JOHN T. HANSEN

ネッター解剖学
カラーリング
テキスト

原書第3版

監訳｜相磯 貞和

Netter's Anatomy
Coloring Book,
3rd Edition

ELSEVIER

南江堂

ELSEVIER

Higashi-Azabu 1-chome Bldg.
1-9-15, Higashi-Azabu,
Minato-ku, Tokyo 106-0044, Japan

NETTER'S ANATOMY COLORING BOOK

Copyright © 2022 by Elsevier Inc. All rights reserved, including those for text and data mining, AI training, and similar technologies.

Publisher's note: Elsevier takes a neutral position with respect to territorial disputes or jurisdictional claims in its published content, including in maps and institutional affiliations.

ISBN: 978-0-323-82673-0

This translation of *Netter's Anatomy Coloring Book, Third Edition* by **John T. Hansen** was undertaken by Nankodo Co., Ltd. and is published by arrangement with Elsevier Inc.

本書，**John T. Hansen** 著：*Netter's Anatomy Coloring Book, Third Edition* は，Elsevier Inc. との契約によって出版されている．

ネッター解剖学カラーリングテキスト 原書第 3 版，by **John T. Hansen**.
Copyright © 2025 Elsevier Japan K.K.
ISBN: 978-4-524-20464-9

All rights reserved. No part of this publication may be reproduced or transmitted in any form or by any means, electronic or mechanical, including photocopying, recording, or any information storage and retrieval system, without permission in writing from the publisher. Details on how to seek permission, further information about the Publisher's permissions policies and our arrangements with organizations such as the Copyright Clearance Center and the Copyright Licensing Agency, can be found at our website: www.elsevier.com/permissions.

This book and the individual contributions contained in it are protected under copyright by the Publisher (other than as may be noted herein).

注意

本翻訳は，エルゼビア・ジャパンがその責任において請け負ったものである．医療従事者と研究者は，ここで述べられている情報，方法，化合物，実験の評価や使用においては，常に自身の経験や知識を基盤とする必要がある．医学は急速に進歩しているため，特に，診断と薬物投与量については独自に検証を行うものとする．法律のおよぶ限り，Elsevier，出版社，著者，編集者，監訳者，翻訳者は，製造物責任，または過失の有無に関係なく人または財産に対する被害および／または損害に関する責任，もしくは本資料に含まれる方法，製品，説明，意見の使用または は実施における一切の責任を負わない．

Netter's Anatomy **Coloring Book**

Third Edition

John T. Hansen, PhD

Emeritus Professor of Neuroscience
Former Schmitt Chair of Neurobiology and Anatomy and
Associate Dean for Admissions
University of Rochester Medical Center
Rochester, New York

ARTISTS

Art based on the works of the **Frank H. Netter, MD,** collection
www.netterimages.com

Modified for coloring by
Carlos A.G. Machado, MD
and
Dragonfly Media Group

ELSEVIER

謝　辞

　私の家族に感謝の意を表します．

　娘の **Amy** は，妻であり，母であり，医師でもあり，自らの選択で医学部へ進む道を描き，私の信頼を得ています……

　息子の **Sean** は，夫であり，父であり，エンジニアでもあり，医学でない道を自ら切り開き，自身の豊かな創造性を示してくれています……

　そして，妻の **Paula** は，母であり，孫たちにとっては祖母であり，教師であり，自らの人生を自ら切り開く意義を理解し，われわれ家族を常に勇気づける心の友でもあります……

原著者紹介

John T. Hansen 博士は，ニューヨーク州ロチェスターにあるロチェスター大学メディカルセンターの神経科学名誉教授，前 Killian J. and Caroline F. Schmitt 神経生物学・解剖学教授・講座主任，入学試験担当副学部長である．

Hansen 博士は，三つの異なる医学部の学生から数多くの教育賞を受賞している．1995～1998年までは教授であり，Robert Wood Johnson 学部長の上級教育担当教員であった．1999年には，米国医科大学協会が毎年全国的に著名な医学教育者に授与される *Alpha Omega Alpha* Robert J. Glaser 特別教育者賞を受賞した．2004～2005年にかけては，米国医科大学協会の学務に関する北東部グループの議長を務めた．2013年には，米国臨床解剖学会において最も名誉ある名誉会員に選ばれた．2018年，ロチェスター大学医学部2018年卒業クラスから *Alpha Omega Alpha* 会員に選出され，2020年にはロチェスター大学医学部から James S. Armstrong 同窓会表彰を受けている．

Hansen 博士は，USMLE ステップの解剖学試験問題作製委員会の委員を務めたほか，米国内外の多くの医学部で多数のファカルティディベロップメントやカリキュラム開発のためのワークショップのメンバーを務めている．

2010年，Hansen 博士は，"多様な背景をもつ学生を採用し，定着させ，優秀な成果を上げ，卒業させるために，擁護，支援，指導，計画，および医学部のイニシアチブを主導した"ことが認められ，最初のロチェスター大学学長ダイバーシティ賞を受賞した．

Hansen 博士の研究領域は，末梢神経系および中枢神経系のドーパミン作動性回路から，神経可塑性，中枢神経系における炎症の研究に及んでいる．Hansen 博士は，権威ある5年間の NIH 研究キャリア育成のための賞のほか，多くの財団および NIH 研究助成金を受賞している．またその研究成果は，米国の主要大学，学会，および多くの国際会議で発表されている．さらに100を超える論文発表のほか，2002年版 *Netter's Atlas of Human Physiology*〔邦題：「ネッター解剖生理学アトラス」（南江堂，2006年）〕の共著者，2003～2021年まで *Netter's Atlas of Human Anatomy*〔邦題：「ネッター解剖学アトラス」（南江堂）〕第3～7版の主席コンサルティング・エディター，*Netter's Anatomy Flash Cards*〔邦題：ネッター解剖学カードブック（南江堂，2017年）〕の the *Essential Anatomy Dissector*，*Netter's Anatomy Coloring Book*〔邦題：「ネッター解剖学カラーリングテキスト」（南江堂）〕の著者であり，*TNM Staging Atlas with Oncoanatomy*〔邦題：「TNM悪性腫瘍分類カラーアトラス」（丸善出版，2014年）〕（同書は世界各国からの630のエントリーから2008年の英国医師会年間最優秀書籍に選ばれた）の共著者である．

イラストレーター紹介

Frank H. Netter 医学博士

Frank H. Netter 氏は，1906年にニューヨーク市で生まれました．彼は，Art Student's League および National Academy of Design で学んだ後に，New Yourk University の medical school に進み，1931年に医学博士（M.D.）の学位を受けました．学生時代には彼のノートの素晴らしいスケッチが医学部の教員や医師達の目に留まり，論文や教科書のために図を描く仕事を依頼されるほどであったといわれています．彼は1933年に外科医となった後も，図譜を描くことを続けていましたが，最終的には医師としての仕事を辞め，画家としての道を選びました．第二次世界大戦中に米国陸軍の軍務に服した後に Netter 氏は，CIBA Pharmaceutical 社（現在の Novartis Pharmaceuticals 社）との長期にわたる共同事業に着手しました．

同社と Netter 氏とのその後の45年にわたる協力により，世界中の医師，医療関係者に広く知られている素晴らしい医学図譜のコレクションが生み出されることとなりました．

2005年に，Elsevier 社は，Netter 氏の作品とすべての彼の手による刊行物の権利を Icon Learning Systems 社より購入しました．今日，Elsevier 社から Netter 氏の作品を用いた50を超える出版物が出版されています．（米国においては www.us.elsevierhealth.com/Netter から，米国外では www.elsevierhealth.com からそれらは入手できます）

Netter 氏の作品は，医学の概念を教える際の図譜の有用性を示す最も素晴らしい例の一つです．全14冊からなる The Netter Collection of Medical Illustrations（邦題：ネッター医学図譜コレクション）には彼の手による数千もの図の大部分が収められており，これまでに発行された最も有名な医学書のうちの一つとなっています．そして The Netter Atlas of Human Anatomy（邦題：ネッター解剖学アトラス）はこの Netter 氏の作品のなかから解剖に関する図譜をまとめたもので，初版は1989年に発行されました．同書は現在18の言語に翻訳されており，世界中の医学・医療にたずさわる専門家あるいは学生の間で広く受け入れられております．

Netter 氏の図は単に美しいだけでなく，より重要な点として，きわめて高い医学的水準を維持したものであるとの評価を得ております．Netter 氏も自ら1949年に次のように述べております．「……主題を明確にすることが目標であり到達点でもある．どのように美しく描かれていても，どのように繊細に細やかに描かれていても，特定の医学上の要点を明らかとするものでなければ，ほとんど価値がない．」実際に，彼は図譜を描くにあたり，計画段階から観察，理解，表現法の選択などのそれぞれの段階において，常にその図譜の意味するところを重視しており，それによりその図譜を学問的に非常に価値あるものとしています．

Frank H. Netter 氏は，1991年に医師・画家としての生涯を閉じられました．

Netter 氏の生涯について興味をもたれた方は，彼の作品が掲載されている Netter Reference collection（ネッター医学図譜コレクション）のホームページ（https://netterimages.com/artist-frank-h-netter.html）をご覧になってください．

Carlos A.G. Machado 医学博士

Carlos A.G. Machado 氏は Novartis 社から Netter 氏の後継者に選ばれ，ネッター医学図譜コレクションに図を提供しつづけ，今日に至っています．

独学で医学図譜について学んだ Machado 氏は循環器専門医であり，Netter 氏の原図に緻密な修正を加える役目を担うとともに，自身の手による Netter スタイルの多くの図をネッター医学図譜コレクションに提供しています．Machado 氏は，優れた写実性と医師と患者の関係にまで及ぶ深い洞察力により，鮮明で訴求性の高い画風を備えています．描こうとする個々の主題について綿密に研究を行う努力により，彼は今日一流の医学図譜画家としての地位を得ています．

Machado 氏の足跡と作品については，Netter Reference collection（ネッター医学図譜コレクション）のホームページ（https://netterimages.com/artist-carlos-a-g-machado.html）をご覧になってください．

序文：本書の使い方

人体解剖は，魅力的かつ複雑なテーマであり，すべての人にとって興味深いものです．解剖学の学習は難しいものではなく，本来は楽しく勉強できるはずです．本書『ネッター解剖学カラーリングテキスト』により，シンプルかつ体系的に，そして楽しく人体解剖学を学ぶことができます．このカラーリングテキストは，あらゆる年齢層の学生を対象としたもので，必要なのは好奇心だけです！

本書に収められている図は，有名な Frank H. Netter 氏によって描かれた図をまとめた『ネッター解剖学アトラス』を土台としています．『ネッター解剖学アトラス』は，世界で最も広く使われている解剖学図譜で，18か国語に翻訳されており，時の試練に耐えて，世界中の何百万人もの学習者に人体解剖学を教える役割を果たしてきました．

なぜカラーリングテキストを用いて解剖学を学ぶのでしょうか？　その最大の理由は，「能動的な学習」は常に「受身の学習」に勝るからだと私は考えています．この学習方法は，見て，知って，学ぶことを密接に結び付けて進める，いい換えれば，「眼から手へ，手から思考へ，思考から記憶へ」と進める勉強法であり，私たちはこの方法が一番覚えられるのです．教科書や，フラッシュカード，動画，解剖学アトラスなどは，どれも人体解剖学を学ぶための重要な手段ですが，われわれを最も引きつける要素は，自分が積極的に学習に取り組むことによって記憶が「強固」になるという点です．

『ネッター解剖学カラーリングテキスト』は，解剖学を体で覚えさせようとするアプローチなのです．

本書の各図では，最も重要な構造が強調されています．色を塗る課題，名称，説明文，要点提示，表によって，学習者は解剖学的にも機能的にも重要な人体構造がその図でなぜ選ばれたかを理解することができます．それぞれの図において，名称をあまり多数つけないようにしたのは，読者のみなさんに最も重要な人体構造に注目してほしいためです．そうはいっても，これは「塗り絵」の本です！　好きな色を塗り，好きなように名称を入れ，図を好きなようにカバーして，自分で試験問題をつくっても構いません．要するに，それぞれの図を自分で勉強しやすいように好きに使ってほしいのです．ほとんどの場合，色の選択は使う人の自由にしてもらえれば結構ですが，できれば，多くの解剖学アトラスと共通に，動脈は赤く，静脈は青く，筋肉は赤褐色に，神経は黄色に，リンパ節は緑色に塗ることをお勧めします．最後に，色鉛筆を使うのが一番よいだろうと思いますが，クレヨンやカラーペン，マーカーなど，お好みのものがあれば，それらを使ってください！　最も大切なことは，楽しく解剖学を学ぶことであり，結局のところ，それがあなたのためでもあるのです！

John T. Hansen 博士

翻訳者一覧・略歴

監　訳

相磯貞和（あいそ さだかず）
1976 年　　慶應義塾大学医学部卒業
1980 年　　慶應義塾大学大学院医学研究科博士課程修了
1980 年　　慶應義塾大学助手（医学部内科学）
1986 年　　慶應義塾大学専任講師（医学部解剖学）
1988 年　　Stanford 大学医学部 Department of Microbiology & Immunology Post-doctoral Fellow
1992 年　　慶應義塾大学教授（医学部解剖学）
2017 年　　慶應義塾大学名誉教授

研究分野　　解剖学，発生学，消化器病学

翻　訳

今西宣晶（いまにし のぶあき）
1984 年　　慶應義塾大学医学部卒業
1984 年　　慶應義塾大学医学部研修医（形成外科）
1988 年　　慶應義塾大学助手（医学部形成外科学）
1990 年　　慶應義塾大学助手（医学部解剖学）
1998 年　　慶應義塾大学専任講師（医学部解剖学）
2007 年　　慶應義塾大学准教授（医学部解剖学）
2024 年　　慶應義塾大学非常勤講師（医学部形成外科学），北里大学客員准教授（医学部解剖学）

研究分野　　肉眼解剖学（血管，脂肪筋膜），形成外科学

歴代翻訳者

平岡芳樹（ひらおか よしき）

監訳者序文

　人の健康にかかわる仕事にたずさわる人々にとって，人体の構造に関する知識が必須であることはいうまでもありません．しかし，人体構造の学習は，複雑な形と多くの名称を関連付けて記憶するという，学習者にとってつらい作業です．しかもこの作業は，カリキュラムのうえから人体に興味をもって医療・医学を学ぼうとしている初学者に求められることがほとんどです．私自身の経験でも，医学をほとんど知らない段階での解剖学用語の記憶を苦痛に感じていたことが，何十年も経った今でも思いだされます．今はまったく逆の立場に立って，医学部の低学年の学生たちに，人体の精緻な機能と密接に結び付いた構造に興味をもつ以前に記憶の作業を求めていることを，とても残念に思っています．

　本書は，このような状況を改善すべく，人体構造を学ぼうとする人々に，可能なかぎり記憶を容易とするための道具を提供しようとする目的でつくられています．簡略な解剖の下図に，学習者が自らの手で色を塗ること（すなわち，カラーリング）により，構造を確認しながら名称を記憶させるという作業は，学習者に解剖学用語とそれが示す構造を結び付けて記憶させる有効な手段であると米国ではいわれており，米国やわが国で複数の類書が出版されています．一見子どもたちの『塗り絵』のような作業を大人がするのもどういうものかと思われるものの，この種の本が初学者のあいだで広く受け入れられているのは，もたらされる学習効果が実感されていることによるものと考えられます．

　そのような状況のなかであえて本書がつくられ，またわが国で翻訳し出版しようと考えた理由は，本書で使われている図が，解剖学図譜として世界的に高い評価を得ているネッターの解剖学アトラスから選ばれたものであるからです．ネッターの解剖学アトラスの特に優れた点は，人体構造をわかりやすく示すために非常によく考えられている構図にあり，本書で解剖学を学ぼうとする人は，その優れた構図の上で自らの手で構造を確認できるとともに，さらに詳しい内容を，元となっているネッター解剖学アトラスで確認できるところにあるからです．また，カラーリングのための図とともに示されている人体構造の簡潔なまとめは，記憶にとどめるのに容易であるように工夫されていることも，本書のもう一つの特徴といえます．

　本書の日本語版第1版が刊行されてから今日までのおよそ14年のあいだに，医学関連分野において解剖学教育が置かれている状況は大きく変わりました．学習者が解剖学を学ぶことに割くことができる時間が大幅に減らされるとともに，内容的にも，構造と名称をひたすら記憶することから，臨床医学・病態と関連付けて解剖学を学ぶことの大切さが重視されるようになっています．そのような状況の変化に対応すべく，第3版である本書では，新たに復習問題と解答が各章末に追加され，またほぼ全章の図に「臨床事項」が加筆されています．本書を用いて解剖学を学ぶ方々，すなわち医学・医療にかかわるさまざまな分野で人体構造を学ぶ人々が，ぜひこのような本書の特徴を理解され，有意義に本書を利用され，人体の構造を臨床医学と関連付けで学んでくださることを訳者は願っています．みなさんが，本書によって人体構造に関する興味を失うことなく，知識を習得し，さらに，病める人のためにその知識を駆使していただければ，わたくしどもの望外の喜びとするところです．

　最後になりましたが，本書を企画された株式会社南江堂の方々をはじめ，編集担当の川場直美氏をはじめとするエルゼビア・ジャパン株式会社の諸氏に心より感謝申し上げます．

2024年8月

相磯貞和

目次

第1章 はじめに
- 1.1 解剖学用語
- 1.2 人体の断面と位置に関する用語
- 1.3 運動
- 1.4 細胞
- 1.5 上皮組織
- 1.6 結合組織
- 1.7 骨格
- 1.8 関節
- 1.9 滑膜性の連結（狭義の関節）
- 1.10 筋肉
- 1.11 神経系
- 1.12 皮膚
- 1.13 体腔

復習問題・解答

第2章 骨格系
- 2.1 骨の構造と分類
- 2.2 頭蓋の外観の構造
- 2.3 頭蓋の内部の構造
- 2.4 下顎骨と顎関節
- 2.5 脊柱
- 2.6 頸椎と胸椎
- 2.7 腰椎，仙椎，尾椎
- 2.8 胸郭
- 2.9 脊椎の関節と靱帯
- 2.10 上肢帯と上腕
- 2.11 肩関節
- 2.12 前腕と肘関節
- 2.13 手根および手
- 2.14 手根および指の関節と運動
- 2.15 下肢帯
- 2.16 股関節
- 2.17 大腿骨と下腿骨
- 2.18 膝関節
- 2.19 足根骨と足の骨
- 2.20 足根関節と足の関節

復習問題・解答

第3章 筋系
- 3.1 顔面表情筋
- 3.2 咀嚼筋
- 3.3 外眼筋
- 3.4 舌と口蓋の筋肉
- 3.5 咽頭および嚥下時の筋肉
- 3.6 喉頭と発生の内在筋
- 3.7 頸部の筋肉
- 3.8 椎前筋
- 3.9 背部の浅層と中間層の筋肉
- 3.10 深背筋（固有背筋）
- 3.11 胸壁の筋肉
- 3.12 前腹壁の筋肉
- 3.13 男性の鼠径部の筋肉
- 3.14 後腹壁の筋肉
- 3.15 骨盤の筋肉
- 3.16 会陰の筋肉
- 3.17 肩後面の筋肉
- 3.18 肩前面の筋肉
- 3.19 上腕の筋肉
- 3.20 橈尺関節の回内，回外運動
- 3.21 前腕前面の筋肉
- 3.22 前腕後面の筋肉
- 3.23 手の内在筋
- 3.24 上肢の筋肉のまとめ
- 3.25 殿部の筋肉
- 3.26 大腿後面の筋肉
- 3.27 大腿前面の筋肉
- 3.28 大腿内側の筋肉
- 3.29 下腿の前面および外側の筋肉
- 3.30 下腿後面の筋肉
- 3.31 足の内在筋
- 3.32 下肢の筋肉のまとめ

復習問題・解答

第4章 神経系と感覚器
- 4.1 神経の構造
- 4.2 神経膠細胞
- 4.3 シナプスの種類
- 4.4 脳
- 4.5 皮質の連結
- 4.6 正中矢状面と脳底の解剖
- 4.7 大脳基底核
- 4.8 大脳辺縁系
- 4.9 海馬
- 4.10 視床
- 4.11 視床下部
- 4.12 小脳
- 4.13 脊髄Ⅰ
- 4.14 脊髄Ⅱ
- 4.15 脊髄神経と末梢神経
- 4.16 皮膚分節知覚帯
- 4.17 脳室
- 4.18 クモ膜下腔
- 4.19 自律神経系の交感神経系
- 4.20 自律神経系の副交感神経系
- 4.21 腸管神経系
- 4.22 脳神経
- 4.23 視神経系Ⅰ
- 4.24 視神経系Ⅱ
- 4.25 聴覚と平衡覚Ⅰ
- 4.26 聴覚と平衡覚Ⅱ
- 4.27 味覚と嗅覚
- 4.28 頸神経叢

目　次

4.29　腕神経叢
4.30　腰神経叢
4.31　仙骨神経叢
復習問題・解答

第5章　心臓血管系

5.1　血液の組成
5.2　概要
5.3　心臓 I
5.4　心臓 II
5.5　心臓 III
5.6　心臓 IV
5.7　動脈，毛細血管，静脈の構造
5.8　頭頸部の動脈
5.9　頭部の動脈
5.10　脳の動脈
5.11　頭頸部の静脈
5.12　上肢の動脈
5.13　下肢の動脈
5.14　胸（下行）大動脈および腹大動脈
5.15　消化管の動脈
5.16　骨盤と会陰部の動脈
5.17　胸部の静脈
5.18　腹骨盤腔の静脈
5.19　門脈大静脈吻合
5.20　上肢の静脈
5.21　下肢の静脈
5.22　出生前後の血液循環
復習問題・解答

第6章　リンパ系：リンパ管とリンパ器官

6.1　概要
6.2　自然免疫
6.3　獲得免疫
6.4　胸腺と骨髄
6.5　脾臓
6.6　扁桃，気管支関連リンパ系組織，虫垂・腸管関連リンパ系組織，および粘膜関連リンパ系組織
6.7　臨床的な観点からみたリンパ系
復習問題・解答

第7章　呼吸器系

7.1　概要
7.2　鼻腔と鼻咽頭
7.3　副鼻腔
7.4　咽頭口部，咽頭喉頭部および喉頭
7.5　気管と肺
7.6　呼吸のしくみ
復習問題・解答

第8章　消化器系

8.1　概要
8.2　口腔
8.3　歯
8.4　咽頭および食道
8.5　腹膜腔と腸間膜
8.6　胃
8.7　小腸
8.8　大腸
8.9　肝臓
8.10　胆嚢と膵臓外分泌腺
復習問題・解答

第9章　泌尿器系

9.1　概要
9.2　腎臓
9.3　ネフロン
9.4　腎尿細管の機能
9.5　膀胱と尿道
復習問題・解答

第10章　生殖器系

10.1　女性生殖器系の概要
10.2　卵巣と卵管
10.3　子宮と腟
10.4　月経周期
10.5　女性乳房
10.6　男性生殖器系の概要
10.7　精巣と精巣上体
10.8　男性尿道と陰茎
復習問題・解答

第11章　内分泌系

11.1　概要
11.2　視床下部と下垂体
11.3　下垂体
11.4　甲状腺と副甲状腺
11.5　副腎
11.6　膵臓
11.7　思春期
11.8　消化器系のホルモン
復習問題・解答

索引

第1章
はじめに

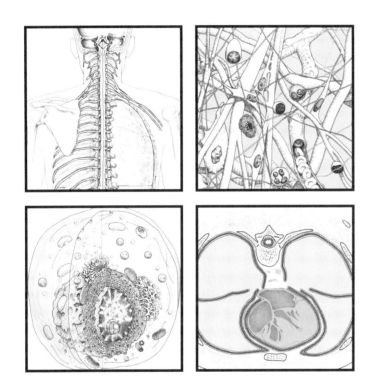

1 解剖学用語

　解剖学においては，基準となる肢位，運動，相互位置関係，断面を定義する用語がある．人体を解剖学的に記載する際には「**解剖学的正位**」での立位に基づいて行われる．この正位は次のように定義される．

- 頭とつま先を前方に向け直立する．
- 両上肢は体の側面に下ろし，手掌は前方に向ける．
- 両下肢は揃え，足は少し離して前方に向ける．

色分けしてみよう

　頭部から下肢まで下方に向かって，人体の各主要部位を異なる色で塗りなさい．

- ☐ 1. 頭部
- ☐ 2. 頸部
- ☐ 3. 胸部
- ☐ 4. 腹部
- ☐ 5. 骨盤
- ☐ 6. 上肢
- ☐ 7. 下肢

　人体各部位の名称は，もともとラテン語やギリシャ語で命名され，特に解剖学の教科書においては今日でもその用語がよく用いられている．英語が使用されている国においては，英語化された用語が用いられることもある．**図1.1**では，人体の主要部位と特定部位を解剖学や臨床で一般的に使用されている用語で示している．

　解剖学の学習は，人体の部位別（**局所解剖**）または系統別（**系統解剖**）に行われる．米国の多くの人体解剖学の実習では，さまざまな系統の構造物の集合体として局所解剖が行われている．たとえば前腕であれば，この局所には皮膚，筋肉，神経，骨および脈管のさまざまな系統の構造物が存在する．もちろん，部位によっては内分泌系，リンパ系，栄養のための消化器系など，他の系統（システム）も関与していることを忘れてはならない．

　解剖学の学習法には系統解剖もあり，系統別に臓器（組織）を学ぶが，各臓器（組織）はたがいに無関係に機能するわけではないことを理解しておく必要がある．本書『ネッター解剖学カラーリングテキスト』は系統別に構成されている．系統解剖は，学部の解剖学（人体解剖生理学）課程，一部の医学部，および解剖学の教育と学習のために解剖済みの標本や模型を使用する解剖学課程でよく用いられる学習法である．

図1.1　はじめに

解剖学用語 1

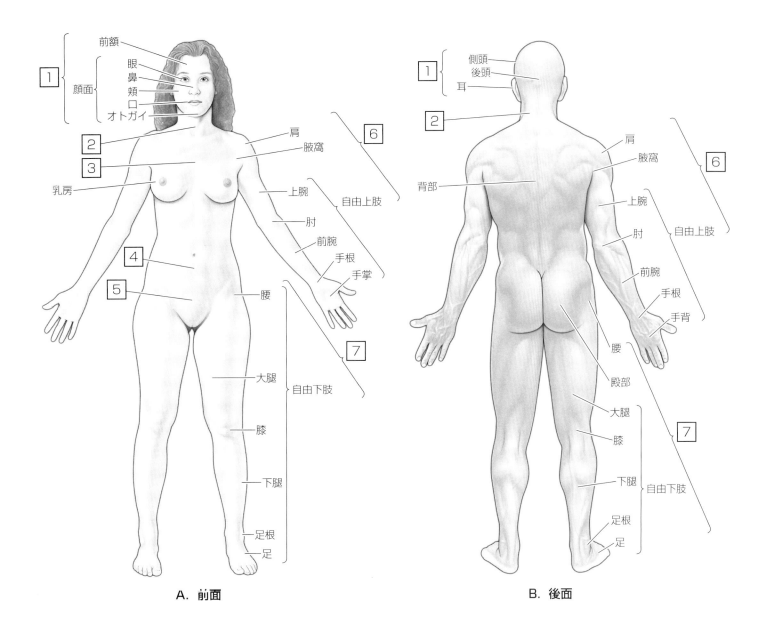

図1.1

1 人体の断面と位置に関する用語

解剖学的な記載は，解剖学的正位で人体を通過する四つの断面のうち一つを基準に行われる．**四つの断面**は以下のとおりである．

- **正中矢状面**：身体の**正中**を通り，左右に均等に分割する縦断面のことである
- **矢状面**：正中矢状面を除き，これに平行な縦断面である．**傍矢状面**とも呼ばれる
- **前額面**：**冠状面**としても知られ，身体を前方（腹側方）部分と後方（背側方）部分に分割するような縦断面である
- **横断面**：断面，水平面あるいは**軸平面**としても知られ，身体を上方部分と下方部分に分割するような，矢状面や前額面に対して直角方向の断面である．放射線科医は軸平面あるいは軸横断面と呼ぶことが多い

このページの表は，一般的に使用されている関係や比較に関する解剖学用語の概要である．いくつかの用語は組み合わせて使用できる．たとえば"**superiormedial**"は「より頭部に近く正中矢状面に近い」という意味である．さらに，**palm**（palmar surface）という用語は手の掌側面，**sole**（plantar surface）は裸足で立っているときの足底面のことを指している．

解剖学者や医師が「左」「右」を表現する場合，常に人や患者の左側，右側を指すのであって，決して解剖学者や医師，学生の自身の左側，右側を指すものではない．

左側と右側が対になっているものは**両側性**，身体の片側だけに存在するものは**片側性**の構造物と呼ぶ（例：胆嚢や脾臓）．**同側**とは身体の同じ側にあることを指し（例：右手母指と右足母趾），**対側**とは身体の反対側にあることを指す（例：右足は左足の対側にある）．

 色分けしてみよう

以下の三つの断面を異なる色で塗りなさい．
- ☐ 1. 矢状面（正中矢状面）
- ☐ 2. 冠状面（前額面）
- ☐ 3. 横断面

用語	意味
前（腹側）	より前面に近い
後（背側）	より背中に近い
上方（頭側）	上方あるいは頭部により近い
下方（尾側）	下方あるいは足により近い
内側	正中線あるいは正中面により近い
外側	正中線あるいは正中面から遠い
近位	基準点により近い
遠位	基準点から遠い
浅	表面により近い
深	表面から遠い
正中面	身体を均等に左右に分割する面
正中矢状面	正中面
矢状面	身体を不均等に左右に分割する面
冠状面	身体を前方部分と後方部分に分割する（均等でも不均等でもよい）面
横断面	身体を上方部分と下方部分に分割する（均等でも不均等でもよい）面（断面あるいは軸断面）

図1.2　はじめに

人体の断面と位置に関する用語 1

A. 人体の断面

B. 位置に関する用語

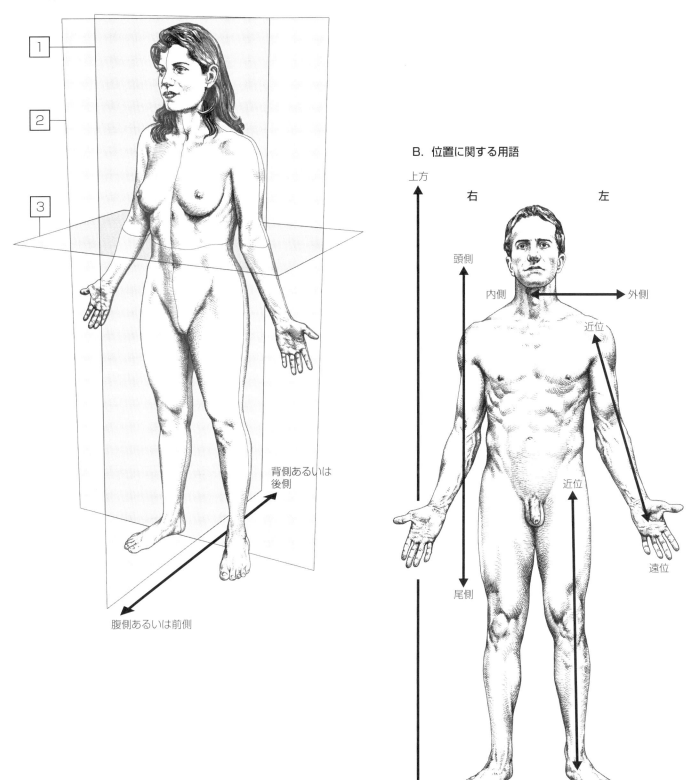

図1.2

1 運動

　身体の運動は，2個もしくはそれ以上の隣接する骨のつなぎ目である関節で起こり，一般的には，骨格筋の収縮（物理的短縮）によって引き起こされる，関節の運動のことである．筋収縮の結果，四肢を動かしたり，背中を曲げたり，指を細かく動かしたり，会話（発声）のために声帯を緊張させたりすることができる．もちろん，全身においてはその他さまざまな運動が起こる．たとえば，腸のなかで食物を移動させる腸管の平滑筋の蠕動運動などがある．ここでは，骨格筋の収縮によって起こる関節の主な運動を以下に列挙し，図示する．

色分けしてみよう

　以下の運動のうち，同じ運動（同じ略語）に対しては同じ色を使い，円を塗り分けなさい．円のなかの文字は，身体に関する基本的な運動の英語の略語である（たとえばFは屈曲）．たとえば，外転（AB）運動は赤，内転（AD）運動は青というように塗り分けなさい．また，図の動きを自分でも真似て，身体のどこで骨格筋の収縮や弛緩を感じるかを記録すると，より効果的である．

- [ ] 1．外転（AB）：中央の基準点から遠ざかるほうへの運動
- [ ] 1．内転（AD）：中央の基準点に近づくほうへの運動．外転の逆の運動
- [ ] 1．外旋（L）：骨や四肢を，その長軸のまわりに外側や正中線から遠ざかるほうに回す運動
- [ ] 1．内旋（M）：外旋と逆の運動で，長軸のまわりに内側や正中線に近づくほうに回す運動
- [ ] 2．屈曲（F）：通常は関節の角度を減じる方向への運動
- [ ] 2．伸展（E）：通常は関節の角度を増す方向への運動．屈曲と逆の運動
- [ ] 3．挙上（EL）：肩をすくめるような，上方に持ち上げる運動
- [ ] 3．下垂（D）：体の一部を下方に動かす運動
- [ ] 4．脊柱の屈曲（F）と伸展（E）：脊柱においては，屈曲は椎体間の角度を減じる方向への運動であり，伸展はこの角度を増す方向への運動である．前屈すると脊柱は屈曲し，後屈して背中を反らすと脊柱は伸展する
- [ ] 5．肘関節の屈曲（F）と伸展（E）
- [ ] 6．手根関節の屈曲（F）と伸展（E）
- [ ] 7．回内（P）：前腕においては橈骨を尺骨のまわりに回転させる運動であり，解剖学的正位から手掌を後方に向けるような動き，あるいは手掌を上にして手を前方に突き出した状態から手掌を下方に向けるような動き
- [ ] 7．回外（S）：回内の逆の運動で，上述の運動では手掌を前方あるいは上方に向ける運動である
- [ ] 8．膝関節での屈曲（F）と伸展（E）
- [ ] 9．円運動（C）：関節のところで空中に円や円錐を描くような運動（股関節での下肢の円運動が描かれている）
- [ ] 10．背屈（DF）：足根関節で足先を持ち上げるような運動（手根関節での伸展と同様の運動であるが，足根関節では伸展というより背屈と呼ばれる）
- [ ] 10．底屈（PF）：足根関節で足先を下垂させるような下方への運動（手関節での屈曲と同様の運動）
- [ ] 11．外反（EV）：足底を外側方向に向ける運動
- [ ] 11．内反（I）：足底を内側方向に向ける運動
- [ ] 12．後退（R）：角度を変えずに身体の一部を後方に移動する運動．ここでは下顎が例として示されている
- [ ] 12．前突（PT）：角度を変えずに身体の一部を前方に移動する運動

臨床事項

　医師は，関節を他動的に動かしたり，その動きに対して患者に抵抗したりしてもらうことで，その動きの範囲や強さを検査する．患者の体格や年齢を考慮しながら特定の動作における関節の「**可動域**」や筋力を評価するうえで，この検査は重要である．また反射運動もさまざまな関節で行われる．たとえば膝蓋腱反射がある．これは，単に筋肉の反射をみているだけでなく，神経筋成分（神経伝導と筋力）全体も評価するものである．

図1.3　はじめに

運動 1

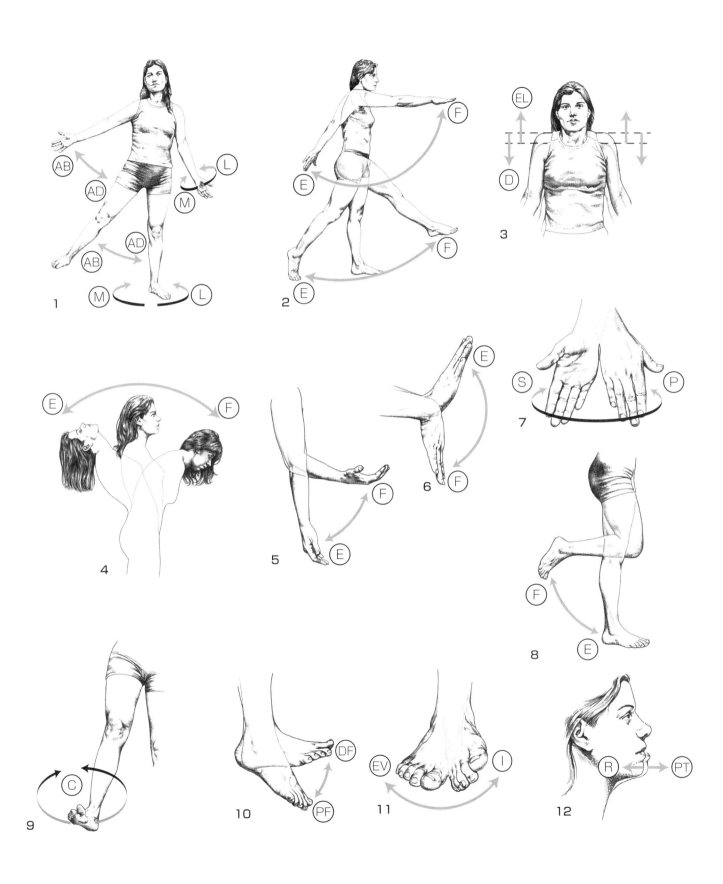

図1.3

1 細胞

細胞は形態的，機能的に全身の組織の基本単位である．人と同じように，細胞も多様性に富むが，一方ほとんどすべての細胞は**細胞小器官**と呼ばれる，多くの基本的な共通の内部構造を有している．細胞小器官の機能は，さまざまなかたちでたがいに協調し，その細胞や組織の特徴ある機能を生みだしている．細胞には**封入体**も存在し，細胞小器官とは異なり膜で囲まれていない．細胞の種類により，小器官の種類や数が異なり，また細胞封入体も異なる．

色分けしてみよう

形態や機能に注意しながら，13の細胞構成要素を異なる色で塗りなさい．

- ☐ 1. ペルオキシソーム：有毒物質を解毒する細胞質内の小胞で，たとえば過酸化水素や脂肪酸を分解する酵素を含んでいる
- ☐ 2. ゴルジ装置：一つ以上の扁平な袋が積み重なっているような膜構造を呈し，細胞内や細胞外で使用するためのタンパク質や脂質を包み込み修飾する
- ☐ 3. 形質膜：いわゆる細胞膜であり，防御，分泌，取り込み，感受性（興奮性の細胞に不可欠な静止電位の維持），接着，支持に関する役割を果たす脂質の2層性構造である．膜は開口分泌と呼ばれるプロセスで分泌小胞と融合し，その内容物を細胞外に放出でき，飲作用と呼ばれるプロセスで細胞外物質を細胞内に取り込むことができる．また，膜にはその表面に神経伝達物質やホルモンなどの特殊な受容体が存在することもある
- ☐ 4. 細胞質：核外にあり，無機イオン，有機分子，中間代謝物，糖質，タンパク質，脂質，RNAを含み，さらに，さまざまな小器官や封入体を含む細胞外基質と呼ばれる液性基質を指す（次ページ図参照）
- ☐ 5. ミトコンドリア：エネルギーを生みだすため，酸化的リン酸化によりATPを産生する二重膜の細胞小器官で外膜と折り重なった内膜をもつ
- ☐ 6. ライソソーム（水解小体）：加水分解酵素を有する小胞である
- ☐ 7. 小胞体（ER）：細胞質内にある膜状構造のネットワークである．その表面には，タンパク質合成のためのリボソーム（粗面小胞体，7A）が散りばめられているものや，リボソームを欠き，脂質合成やステロイド合成に関係するもの（滑面小胞体，7B）がある
- ☐ 8. 中心小体：細胞分裂の際，染色体移動に必須の対になった束様の封入体である
- ☐ 9. 核小体：核内の膜がないが境界のある小さな構造物（通常一つの核に1，2個）で，リボソームRNAとタンパク質の凝集体を含み，活発に成長する細胞ではより大きくなる
- ☐ 10. 細胞核：内膜と外膜の二重膜に囲まれ細胞を制御する構造物．核には染色体，酵素や核小体があり，核膜（エンベロープ）は小さな核膜孔を有する．核内には全部で3種類のRNA（リボソームRNA，転移RNA，メッセンジャーRNA）が形成され，細胞質に移動する
- ☐ 11. リボソーム：RNAとタンパク質を含む細胞質にある非常に小さな粒子で，粗面小胞体に付着しているものと遊離したものがある．メッセンジャーRNA（mRNA）の指示のもと，アミノ酸が連なったタンパク質の情報を翻訳することで，タンパク質合成に関与している
- ☐ 12. 微小線維（マイクロフィラメント）：収縮タンパク質であるアクチンの非常に細い線維で，細胞の強度，支持，細胞内の物質移動を提供し，細胞の伸展，収縮に関与している
- ☐ 13. 微小管：チューブリンと呼ばれるタンパク質からなり，細胞を支持し，細胞内物質輸送を助ける

図1.4　はじめに

細胞 1

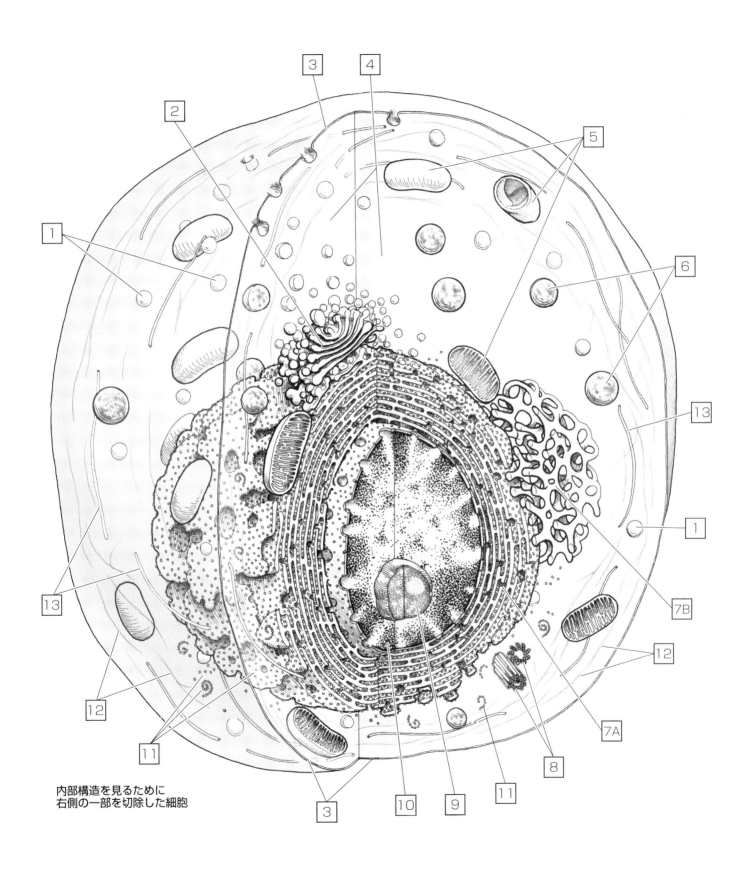

内部構造を見るために
右側の一部を切除した細胞

図1.4

1 上皮組織

　上皮細胞は，人体でみられる四つの基本的組織構造のうちの一つである上皮を形成する（他の三つは結合組織，筋組織，神経組織である）．上皮は身体の外表面を覆い，体腔面を裏打ちし，臓器や腺組織の管や脈管の管腔面を覆い，また臓器の表面を覆う．また，腺の分泌部を形成している．隣接する上皮細胞間には密着結合が存在しているところもあり，外表からの防御壁として機能している．上皮細胞はまた吸収や分泌に関与し，膨張して拡がった面（たとえば，膨張した膀胱の内腔面）に沿って伸展する能力をもっている．

　上皮はいくつかの方法で分類される．まず細胞層の数によって，**単層上皮**（細胞層が一つ），**重層上皮**（細胞層が二つ以上）に分類される．さらに，上皮は細胞の形によって，**扁平上皮**，**立方上皮**，**円柱上皮**に分類される．

色分けしてみよう

以下の細胞の形に基づいて分類された三つの上皮を異なる色で塗りなさい．

- □ 1. 扁平上皮：薄く平らな細胞．細胞の幅がその高さよりも大きい
- □ 2. 立方上皮：立方体の形の細胞．細胞の幅と高さと奥行きがほぼ等しい
- □ 3. 円柱上皮：背が高く円柱状の細胞である．細胞の高さが幅よりも大きい

　上皮は細胞の層数と形の組み合わせによって6種類の上皮に分類され，さらに**多列上皮**および**移行上皮**という特殊な2種類を含め，合計8種類に分類される．

色分けしてみよう

以下の組織や臓器で典型的にみられる8種類の上皮を異なる色で塗りなさい．

- □ 4. 単層扁平上皮：体腔や脈管の内面にみられ，物質輸送の障壁として機能し，単純拡散という物質交換系の一つとして機能する
- □ 5. 単層立方上皮：腺組織の導管や腎尿細管の内面にみられ，吸収や分泌の能力の有無にかかわらず，物質の通路として機能する
- □ 6. 単層円柱上皮：多くの消化管の内面にみられ，その表面で物質の吸収・分泌を行う
- □ 7. 多列上皮：気管，気管支，精管の内面にみられ，障壁としての機能や分泌機能の有無にかかわらず物質の通路として機能する
- □ 8. 重層扁平上皮：皮膚や口腔，食道，腟にみられ，外界からの防御面を形成する．皮膚においては上皮の上に，角質層の防御層が存在する
- □ 9. 重層立方上皮：汗腺や他の大きな外分泌腺の導管にみられ，物質，輸送の障壁や通路として機能する
- □ 10. 重層円柱上皮：外分泌腺の大きな導管にみられ，物質輸送の障壁や通路として機能する
- □ 11. 移行上皮：泌尿器系の器官にみられ，物質の通路となり，拡張できる性質をもっている

臨床事項

　成人において，多くの腫瘍（新生物）は上皮細胞から発生する．**良性腫瘍**は局所的に発生（体内で他の部位に移動することはない）し，多くの場合は被膜で覆われ，ゆっくり成長する．**がん**は被膜で覆われていない**悪性の腫瘍**で，細胞は分裂，増殖し隣接，遠隔の部位に移動して派生的にがんを形成する．この過程は**転移**と呼ばれる．

　がんは，隣接組織と直接接触して拡がることもあれば，多くは血液やリンパを介して転移する．多くのがんは急速に増大し，体内の栄養を大量に消費するため，エネルギーの喪失や体重減少，衰弱を引き起こす．

　上皮細胞由来のがんは**癌腫**（**carcinoma**）と呼ばれる．上述したように，腫瘍には良性と悪性がある．がんになる前に腫瘍は普通，**異形性**（細胞の異常な増殖）や**化生**（細胞の異常な変化）と呼ばれる変化を起こす．ほとんどのがんは皮膚，乳房〔多くは女性であるが，男性にも乳がんは発生する（乳がんの4〜5%）〕，結腸，肺，前立腺（男性）の上皮から発生する．

図1.5　はじめに

上皮組織 1

BM(basement membrane)：基底膜
CT(connective tissue)：結合組織

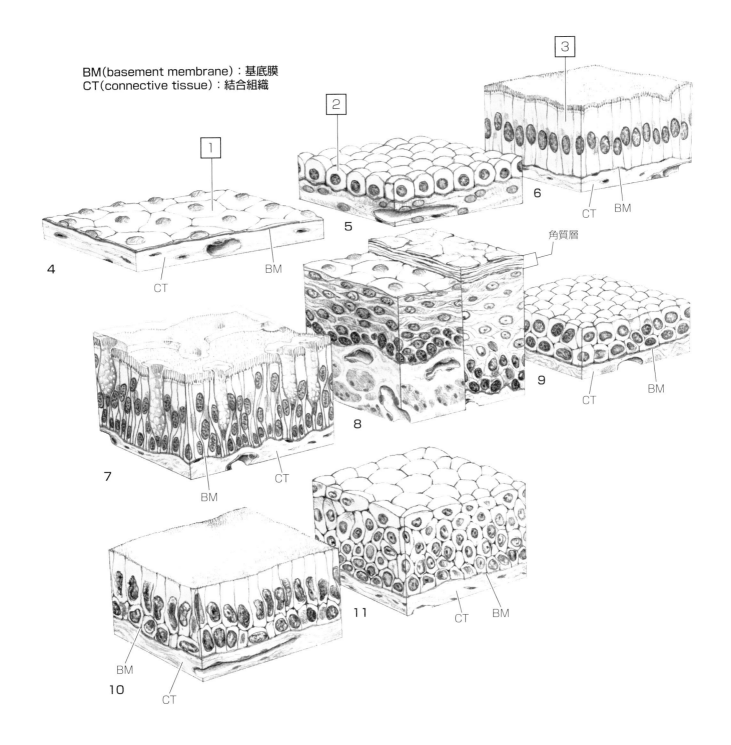

図1.5

1 結合組織

結合組織は特殊な種々の細胞や組織を含んでいる．結合組織の機能には以下のようなものがある．

- 支持
- 輸送
- 貯蔵
- 免疫防御
- 体温調節

結合組織は大きく分けて二つに分類される．

- **固有結合組織**：疎性結合組織と緻密結合組織がある（不規則に，あるいは規則的に組織が配列されている）
- **特殊結合組織**：軟骨，骨，脂肪組織，造血組織，血液，リンパが含まれる

固有結合組織は，**細胞外基質**にあるさまざまな種類の細胞や線維で構成される．**疎性結合組織**は，人体の表面（皮膚）や内部器官系の上皮下に広く分布する．上皮下の疎性結合組織は，皮膚とともに感染防御の第一線として働く．**緻密結合組織**は線維を大量に含んでいるが，細胞そのものは少なく，腱，靱帯，粘膜下組織や皮膚網状層などがあり，支持作用を有する．

結合組織内の線維成分には以下のものがある．

- **膠原線維**：結合組織内に大量に存在し，組織に柔軟性と強度を与える
- **弾性線維**：織り合わされた線維であり，組織に柔軟性を与え，伸展されても元の形に戻ろうとする弾性を与える
- **細網線維**：より細い膠原線維であり，組織に強度を与えるが，線維のなかでは最も少ない

臨床事項

結合組織と筋肉の悪性腫瘍は**肉腫**と呼ばれ，間葉系組織から発生する腫瘍のことである．最も多くみられる成人の軟部組織の肉腫は悪性線維性組織球腫であり，血管周囲の間葉細胞から由来していると考えられている．

コラーゲンには25種類以上の種類があるが，主なものはⅠ型からⅣ型である．Ⅰ型コラーゲンは人体のコラーゲンの90％を占め，皮膚，筋肉，腱，靱帯，骨に多く含まれている．Ⅱ型コラーゲンは軟骨にみられる．Ⅲ型コラーゲンは疎性結合組織にみられ，緩い網状構造や組織や臓器を支持する足場を形成する．Ⅳ型コラーゲンは基底膜にみられ，上皮を支持している．

ケロイドは皮膚の瘢痕組織が最初の傷の範囲を越えて成長したものであり，通常退縮しない．

線維症は，瘢痕組織を形成する線維性結合組織の沈着や過形成の状態のときに使用される用語である．通常，切創，感染，アレルギー，長期の炎症が原因で起こる．

コラーゲンを主な標的とする多くの結合組織疾患のうち，**強皮症**（全身性強皮症）は，自己免疫異常によるコラーゲンの過剰産生の結果から起こる慢性変性疾患である．現在治療方法は確立されていないが，最近の研究では，線維芽細胞のコラーゲン遺伝子の発現増加が指摘されている．

マルファン症候群は，微細線維（マイクロフィブリル）を構成する細胞外タンパク質をコードする遺伝子の欠損によって起こる遺伝性の結合組織疾患である．微細線維は，弾性線維の沈着のための足場となる．

慢性炎症は組織の線維化や壊死を引き起こす．この炎症は，多くの自己免疫疾患，たとえば関節リウマチやいくつかのがんに関連している．

脂肪腫は，成人で最もよくみられる間葉系の軟部組織腫瘍である．ゆっくりと成長し，通常，四肢の近位，背部，肩，頸部にみられる．脂肪吸引や外科的手術により摘出することができる．

色分けしてみよう

結合組織で最も普通にみられる細胞成分を異なる色で塗りなさい．

- □ 1. 形質細胞：免疫グロブリンを産生する．Bリンパ球に由来する
- □ 2. マクロファージ：血液中の単球に由来する貪食細胞である（病原体や細胞の残骸を貪食する）
- □ 3. リンパ球：免疫系の主要な細胞である
- □ 4. 肥満細胞：免疫学的な曝露に早期に反応し，強力な血管作動性物質，走化性物質を分泌する
- □ 5. 脂肪細胞：人体の必要性に応じトリグリセリドの蓄積と放出を行い，ホルモンや成長因子を産生する
- □ 6. 線維芽細胞：すべての線維性要素を合成し，基質も形成する豊富な細胞群
- □ 7. 好酸球：アレルゲン，寄生虫感染症に反応する貪食細胞
- □ 8. 筋線維芽細胞：平滑筋細胞や線維芽細胞と同様な機能と収縮能を有する細胞である
- □ 9. 好中球：外傷や免疫学的な曝露に反応し，貪食作用を有する

図1.6　はじめに

結合組織

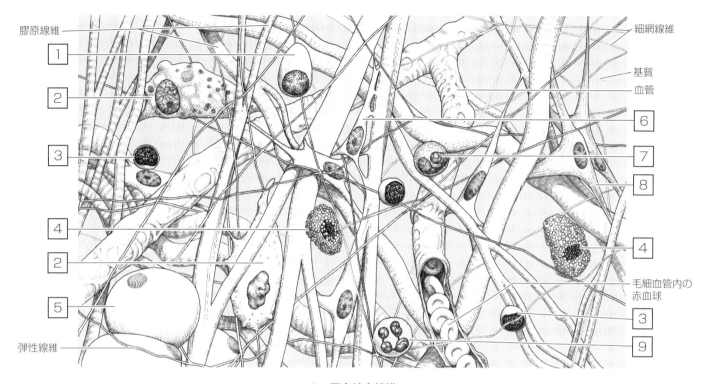

A. 固有結合組織

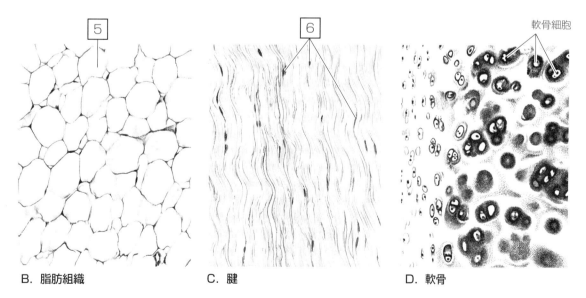

B. 脂肪組織　　C. 腱　　D. 軟骨

図1.6

1 骨格

人体の骨格は，軸骨格と付属肢骨格の二つに分類される．

 色分けしてみよう

各骨格をたがいに区別できるように異なる色で塗りなさい．
- ☐ 1. **軸骨格**：頭蓋骨，椎骨，肋骨，胸骨からなる（これは身体の「軸」あるいは中心線を形成する）
- ☐ 2. **付属肢骨格**：四肢の骨で，上肢帯と下肢帯（これらは上肢下肢の骨を軸骨格に付着させている）を含む

軸骨格は80個の骨からなる．
- 頭蓋骨と頭蓋に付属する骨（耳小骨と舌骨）は29個の骨からなる
- 胸郭（胸骨と肋骨）は25個の骨からなる
- 椎骨は26個の骨からなる

付属肢骨格は134個の骨からなる．
- 上肢帯（対の鎖骨および肩甲骨）は4個の骨からなる
- 上肢は64個の骨からなる
- 下肢帯（寛骨）は2個の骨からなる
- 下肢は64個の骨からなる

骨格は（手足の8個の種子骨を含めて）214の骨で構成されているが，この数は，小さい種子骨の数が不定なため，人によって多少異なってくる．

ヒトの骨格の骨や軟骨は活動的な硬い結合組織で形成されている．軟骨は，特に柔軟性が重要な骨に付着しており，多くの骨の関節面も覆っている．人体のカルシウムの約99％は骨に貯蔵されている．多くの骨はその中央に造血（血球を形成する）細胞の集合体である骨髄を含む腔（髄腔）を有している．骨格形成する骨の重さは体重の約20％である．

頭蓋骨は最も複雑な構造をしている．29個の関連する骨だけではなく，脊髄，神経，血管の通路となる約85の名前がついた孔（規則的なものと不規則なものがある），管，裂がある．**下顎骨**は顔面骨のなかで最も大きく，硬い骨で側頭骨と顎関節を形成している．**舌骨**は頭蓋骨に含まれるが，実際どの骨とも関節をつくらない少しユニークな骨である．だいたい，第3頚椎の高さに位置し，いくつかの頚部の筋肉の付着部となり，会話時や嚥下時に喉頭を上げたり下げたりする．

骨の多くは，その形より扁平骨，不規則骨，短骨，長骨，種子骨に分類される．

 色分けしてみよう

形の異なる五つの種類の骨を異なる色で塗りなさい．
- ☐ 3. 扁平骨
- ☐ 4. 不規則形骨
- ☐ 5. 短骨
- ☐ 6. 長骨
- ☐ 7. 種子骨

骨格系と骨の機能には以下のようなものがある．
- 体の支持
- 組織や臓器の保護
- 筋肉とともに骨格の運動機能
- カルシウムなどの塩類や成長因子，サイトカインの貯蔵
- 血球の供給源

骨の内部構築には以下の2種類がある．
- **緻密骨**：一般に骨の表層にみられる骨の硬い部分であり，骨に強度を与える
- **海綿骨（小柱骨）**：内側の骨髄腔を取り囲み，骨の大部分を構成している小柱状の骨梁で形成される密度の低い網目状構築の部分

骨のほとんどの関節面は**硝子軟骨**で覆われている．硝子軟骨は最もよくみられる軟骨である．次に多い軟骨は**線維軟骨**で，支持力がもっと必要な部位（たとえば膝関節の半月板や椎間円板）にみられる．最も少ないのは**弾性軟骨**で，柔軟性が必要とされる部位（たとえば耳介や喉頭蓋）にみられる．

臨床事項

骨粗鬆症は最も代表的な骨の病気であり，骨の吸収と形成のアンバランスから生じ，骨折を起こす危険性が増大する．約1,000万人の米国人（その80％が女性）が罹患している〔訳注：わが国においても約1,000万人が罹患している〕．

過剰骨は足や頭蓋冠によくみられる．

無血管性壊死は，血液供給が途絶えることにより起こる．これは骨折部位に起こることが多いが，通常，骨の小部分が傷害されるだけである．

図1.7　はじめに

骨格 1

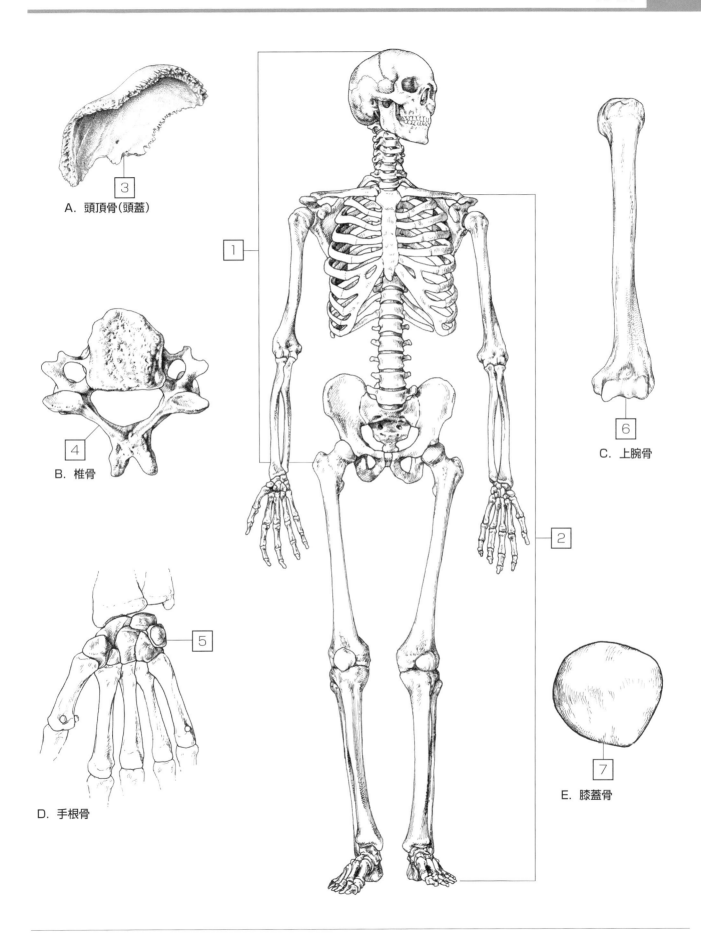

A. 頭頂骨(頭蓋)
B. 椎骨
C. 上腕骨
D. 手根骨
E. 膝蓋骨

図1.7

1 関節

関節は骨と骨の連結部のことを指す．この骨と骨の連結（広義の関節）には人体においては3種類ある．

- **線維性の連結（不動結合）**：線維性結合組織によって連結されている〔たとえば，頭蓋の縫合，長骨間の線維性連結（靱帯結合），釘植（下顎の歯根と歯槽の間）〕
- **軟骨性の連結（線維軟骨結合）**：軟骨あるいは軟骨と線維組織によって連結されている．成長骨の骨端板のような軟骨性連結（軟骨結合）が主要なものであり，脊椎の隣接する椎骨間の椎間板のような線維軟骨結合もある
- **滑膜性の連結（狭義の関節）（可動結合）**：膝関節のように，滑液で満たされ関節腔をもち，この空間は関節包で覆われ，また相対する両者の骨表面は軟骨で覆われている．これが一般的にいわれる関節であり，大きな動きができる

 色分けしてみよう

三つの主要な骨の連結を異なる色で塗りなさい．

- ☐ 1. **縫合**：線維性連結の一つであり，ほとんど可動性はない
- ☐ 2. **骨間膜**：これも線維性連結の一つであるが，いくらか可動性がある
- ☐ 3. **骨端板**：軟骨性連結の一つで，可動性はない
- ☐ 4. **椎間円板**：軟骨性連結の一つで，いくらか可動性がある
- ☐ 5. **滑膜性の連結（狭義の関節）**：最も普通にある関節で，ある範囲の可動性を骨に与える（線維性関節包，滑膜，関節軟骨，関節腔を異なる色で塗りなさい）

一般的には関節において可動性があればあるほど，外傷や脱臼などを起こしやすい．可動性がほとんどないか，まったくない関節は，骨格を強力に支持し，強くしている．

臨床事項

変形性関節症は関節軟骨の進行性の喪失や修復の不全を特徴とする．どの滑膜関節にも起こりうるが，足関節，股関節，椎間関節，手関節に起きやすい．一度関節軟骨が変成，喪失すると，軟骨下骨（軟骨の下にある）と呼ばれる骨の表面が露出し，たがいにこすれ合い，骨の硬化や骨棘の形成が起こり，しばしば著しい疼痛が生じる．

無血管性壊死は，骨端や骨のその他の部位への血液供給の途絶により起こり，骨壊死となる．

変性関節疾患（変形性関節症）は年配者によくみられる疾患で，荷重部の関節（股関節，膝関節）に最も多い．

関節リウマチは免疫応答や感染の過程で起こり，関節軟骨が傷害される．

痛風では，尖った結晶が関節に沈着するために激しい痛みを生じる．この炎症状態は関節の変形を惹起する石灰沈着を形成し，このことは関節の可動性を制限することになる．

骨粗鬆症（多孔質となった骨）は，最もよくみられる骨疾患である．正常な骨組織が失われ，骨の正常な微細構造が消失する．

骨の成長過程でカルシウムが不足すると，**くる病**になる．栄養とホルモンの両者は，骨の石灰化に影響を与える因子である．

図1.8　はじめに

関節 1

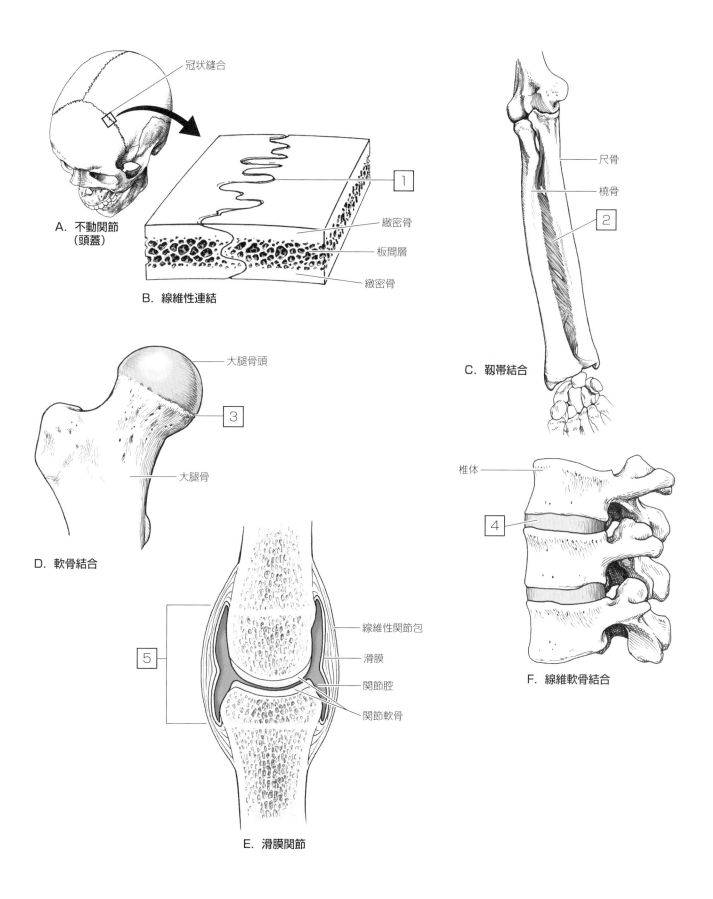

図1.8

1 滑膜性の連結（狭義の関節）

一般的に，滑膜関節はかなりの可動性がある．この関節は，形と運動の種類（1軸，2軸，多軸の関節か，1面，2面，複数の面内での運動か）によって以下の6種類に分類される．

- **蝶番関節**：肘関節のように，屈曲と伸展運動を行う単軸の関節
- **車軸関節**：「いいえ」と頭を左右に振る環椎と軸椎間〔第1と第2の頸椎（けいつい）間〕の関節のように，回転を行う単軸関節
- **鞍関節**：母指の基部の関節（手根中手関節）のように，屈曲，伸展，外転，内転，円運動を行う2軸関節
- **顆状関節（楕円関節）**：指の関節のように，屈曲，伸展，外転，内転，円運動を行う2軸関節
- **平面関節**：鎖骨と肩甲骨（肩鎖関節）間の肩の関節のように，単純に滑走する関節
- **球関節**：股関節のように，屈曲，伸展，外転，内転，内旋，外旋，円運動を行う多軸関節

色分けしてみよう

以下の各滑膜関節で遠位の骨を塗りなさい（遠位の骨は関節運動の際，通常大きく動く）．

- ☐ 1．肘の蝶番関節の尺骨
- ☐ 2．環軸車軸関節の軸椎
- ☐ 3．母指の鞍関節の中手骨
- ☐ 4．膝の顆状関節の脛骨
- ☐ 5．股関節の球関節の大腿骨（骨盤の寛骨臼が関節窩を形成している）
- ☐ 6．肩の肩鎖平面関節の肩甲骨（肩甲骨肩峰と鎖骨間の平面関節）

滑膜の毛細血管の血液が浸透し，滑膜腔には少量の**滑液**が存在し，これは関節の動きを滑らかにする．この滑液は卵白アルブミンのような粘性をもつ．

筋肉が関節上を通過するとき，その腱は**滑液包**と呼ばれる線維性の嚢で囲まれ守られていることがある．その内面は滑膜によって覆われ，少量の滑液を含む．この滑液で満たされた嚢は，摩擦を減弱するためボールベアリングのように，骨の上を腱が滑走するときにクッションとして働く．人体には150以上の滑液包が皮下組織にあり，それらは腱を保護するために，腱や骨や関節の近くに存在する．

臨床事項

関節での運動は，関節を囲む腱に炎症を起こすことがあり，それが二次的に関節と腱のクッションとして働いている**滑液包の炎症**を引き起こすことがある．この炎症により疼痛が生じ，滑液の著明な増量をもたらすことがある．

膝関節（滑膜関節）は，人体のなかで最も複雑な関節であり，特にアスリートでは傷害を受けやすい．最もよくみられるのは**前十字靱帯（ACL）断裂**であり，足を地面にしっかり着けたまま膝を捻る急な旋回や，膝を伸ばした状態で外側から打撃を受けたときに起こることが多い．さらに，前十字靱帯の断裂に加え，内側側副靱帯や内側半月板の損傷を伴うことがある（この三つの損傷は「不幸の三徴候」と呼ばれる）．

滑膜関節は，軽度の摩滅や裂くような力には耐えられるが，加齢とともに変性変化を示してくるようになる．関節軟骨には不可逆性の変性変化が始まり，関節は体重や関節運動のストレスを吸収できなくなってくる．**関節の変性疾患**では，かなりの疼痛を引き起こし，不快感や硬直をもたらす．

関節は，関節周囲を走行する太い動脈からの細い関節枝によって血液供給を受ける．幸いなことに，この関節枝は**関節周囲動脈網**を形成し，ここから安静時，運動時の関節に血液供給が行われる．関節の静脈は動脈に伴行し，動脈と同様に関節包や主として滑膜にみられる．

図1.9　はじめに

滑膜性の連結（狭義の関節）

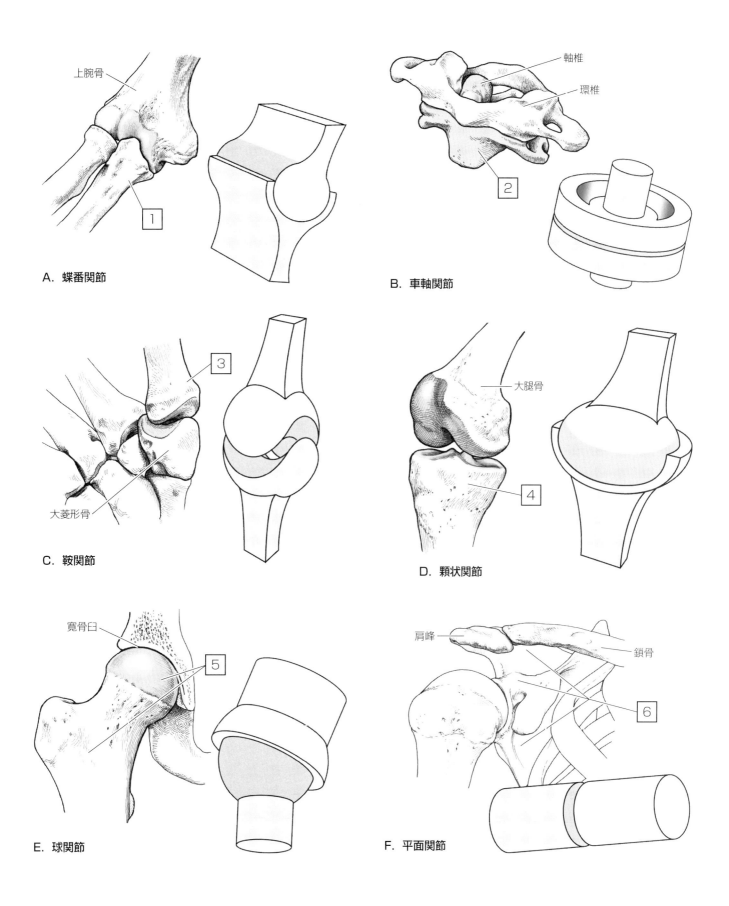

図1.9

1 筋肉

筋細胞（筋線維）が収縮する（短くなる）ことによって，運動が行えたり，姿勢を維持したり，形を変化させたり，管腔組織や臓器の液体を移動させたりすることができる．筋肉には3種類ある．

- **骨格筋**：通常骨に付着している横紋筋であり，関節での骨格の運動に携わる．しかし，骨格筋のなかには眼球，皮膚（顔面筋），粘膜（内舌筋）に付着しているものもある．骨格筋は体性神経によって支配されている
- **心筋**：心臓の壁を形成している横紋筋である．自律神経系によって支配されている
- **平滑筋**：横紋のない筋肉で，毛包に付着したり，さまざまな臓器の壁，眼球（瞳孔の大きさやレンズの厚さを調節している），血管壁に存在したりする．自律神経系によって支配されている

筋収縮は，神経筋接合部での神経刺激や，筋肉の局所におけるパラクリン刺激（さまざまな活性物質の局所的放出による），ホルモンを介しての内分泌刺激に反応して起こる（**図11.1**を参照）．

骨格筋は多数の筋束から構成されている．筋束は筋線維で構成される．さらに，筋線維は筋原線維で構成され，筋原線維は筋フィラメントを容れている．

 色分けしてみよう

以下の骨格筋の要素を異なる色で塗りなさい．

- ☐ 1. 筋線維束：筋周膜として知られる結合組織の鞘で包まれている．筋外膜は完全な一つの筋腹を形成するために，多数の筋線維束を包む結合組織の鞘である
- ☐ 2. 筋線維：1個の筋細胞で構成されるが，筋細胞は多核であるので合胞体（多核原形質塊）を形成する（筋線維は筋内膜で取り囲まれている）
- ☐ 3. 筋原線維：長軸方向に配列し，筋線維細胞の全長にわたっている
- ☐ 4. 筋フィラメント：個々のミオシンフィラメント（厚いフィラメント）とアクチンフィラメント（薄いフィラメント）のことであるが，これらは筋収縮中，たがいに重なり合い滑走する

骨格筋は関節で骨を動かす．各骨格筋は，**起始**（筋肉の固定された側あるいは近位の付着）と，**停止**（筋肉の動くほうあるいは遠位の付着）をもつ．筋肉は，その外観の形で分類される（**図D**参照）．

色分けしてみよう

骨格筋は，その肉眼的な外観の形態で五つに分類される．異なる色で塗りなさい．

- ☐ 5. 紡錘状筋：中央が厚く，両端が細くなっている
- ☐ 6. 方形筋：四つの辺をもつ筋肉
- ☐ 7. 扁平筋：平行な筋線維で形成されている
- ☐ 8. 輪状筋：管を閉じるような括約筋を形成する
- ☐ 9. 羽状筋：外観が鳥の羽のようである（半羽状筋，双羽状筋，多羽状筋に分類される）

心筋は，骨格筋と同様の筋フィラメントの配列を有するが，骨格筋とは異なる構造学的特徴を有している．さらに，心筋は独特の収縮特性をもつ．一つは自動の**規則的収縮能**で，もう一つはその収縮を伝える刺激伝導系の存在である．

平滑筋は通常，紡錘形あるいは先細りした形の長く伸ばされた細胞の束状あるいはシート状構造を呈する．平滑筋の収縮速度は遅く，ゆっくりとした収縮が特徴であり，**蠕動**として知られるように，波のような収縮を引き起こす．

一般に，骨格筋は細胞分裂を行えず，肥大によって太くなることができる（すなわち細胞は大きくなるが，数は増えない）．心筋もまた同様である．一方，平滑筋は細胞分裂を起こすことができ，肥大と増生を起こし（すなわち，細胞は大きくなり，数が増える），再生する能力も持ち合わせている．

臨床事項

患者に，抵抗に逆らって力を入れてもらうことで，筋肉の収縮力をテストすることができる．筋肉そのものも，電気刺激（**筋電図**，**EMG**）によってテストすることができる．

筋萎縮は筋組織の衰弱のことであり，関節を固定したり，筋肉自体の傷害，たとえば肉離れや腱の断裂，その他，血液供給の減少（心筋梗塞）や神経支配の消失で起こる．

図1.10　はじめに

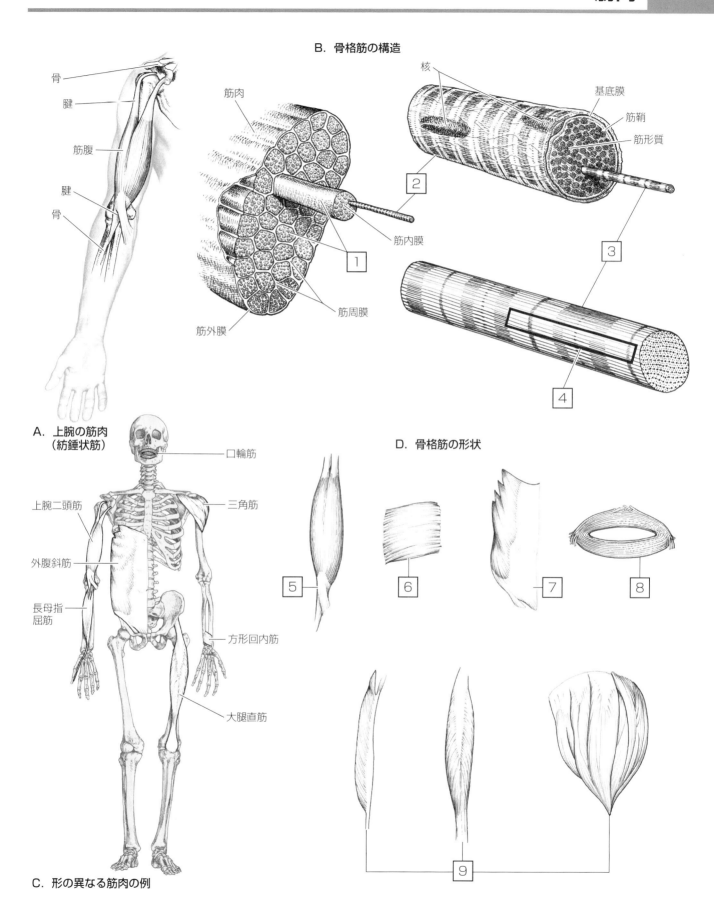

1 神経系

神経系は，ときには局所の特殊な標的へ個々に働きかけ，また，ときには全身に働きかけ，身体の多くの活動を統合し調節する．通常，神経系は非常にすばやく働き，内分泌系や免疫系の効果を調節することもできる．

神経系は構造的に二つに分類される．

- **中枢神経系**（脳と脊髄）
- **末梢神経系**（中枢神経系以外の神経細胞体や神経線維．末梢における体性神経，自律神経，腸管の神経）

脳には以下のものが含まれる．

- **大脳皮質**：感覚と運動の情報処理における最も高次の中枢である．大脳縦裂によって分かれている左右の大脳半球からなり，各半球は前頭葉，頭頂葉，側頭葉および後頭葉から構成されている
- **間脳**：視床（情報の中継と処理機能，大脳皮質への「入口」となり，「社長室長」として大脳皮質への情報の入出力を調整している）と，視床下部（内臓の機能や情動を調整し，自律神経系の調節を行い，下垂体前・後葉を介しホルモン産生に関して役割を果たしている）がある
- **小脳**：滑らかな運動とバランスを調整し，筋肉の位置情報を処理して，行動と認知に関して役割を果たしている
- **脳幹**（**中脳**，**橋**，**延髄**）：身体からの運動と感覚の情報伝達と，重要な自律神経機能を調整する

色分けしてみよう

以下の各葉の大脳皮質を異なる色で塗りなさい．

- ☐ 1. **前頭葉皮質**：運動，視覚，会話，人格に関する中枢
- ☐ 2. **頭頂葉皮質**：感覚情報の中枢，見た物の動きや位置関係の分析（空間識別），味覚，受容性言語を司る
- ☐ 3. **側頭葉皮質**：言語，聴覚，記憶に関する中枢
- ☐ 4. **後頭葉皮質**：視覚に関する中枢

末梢神経は脊髄から起こり，**神経叢**と呼ばれるネットワークを形成する．31対の脊髄神経（8対の頸神経，12対の胸神経，5対の腰神経，5対の仙骨神経，1対の尾骨神経）は，四つの主要な神経叢形成に関与する．

色分けしてみよう

脊髄神経前（腹側）枝によって形成される四つの主要な神経叢を異なる色で塗りなさい．

- ☐ 5. **頸神経叢**：主として頸部の筋肉を支配している（4対の頸神経前枝からなる，C1〜C4）
- ☐ 6. **腕神経叢**：主として，肩と上肢の筋肉を支配している（4対の頸神経前枝と1対の胸神経前枝からなる，C5〜T1）
- ☐ 7. **腰神経叢**：主として大腿前面と内側の筋肉を支配している（4対の腰神経前枝からなる，L1〜L4）
- ☐ 8. **腰仙骨神経叢**：主として殿部，骨盤，会陰，下肢の筋肉を支配している（2対の腰神経前枝，4対の仙骨神経前枝からなる，L4〜S4）

臨床事項

梗塞や**出血**などの血管障害は，大脳皮質のさまざまな特定の部位に損傷をもたらす．**虚血**（十分な血流の不足）や**無酸素**（酸素の不足）は，より広範な機能障害や認知障害，さらに昏睡を引き起こし，より脳全体に損傷をもたらす．たとえば，優位な大脳半球（右利きの人とほとんどの左利きの人では通常，左半球）の皮質に起こった脳卒中は，**表出性失語**（運動性発語障害），**受容性失語**（音声言語の理解障害）や**全失語**（すべての言語や会話の能力が障害される）をもたらす．

図1.11 はじめに

神経系 1

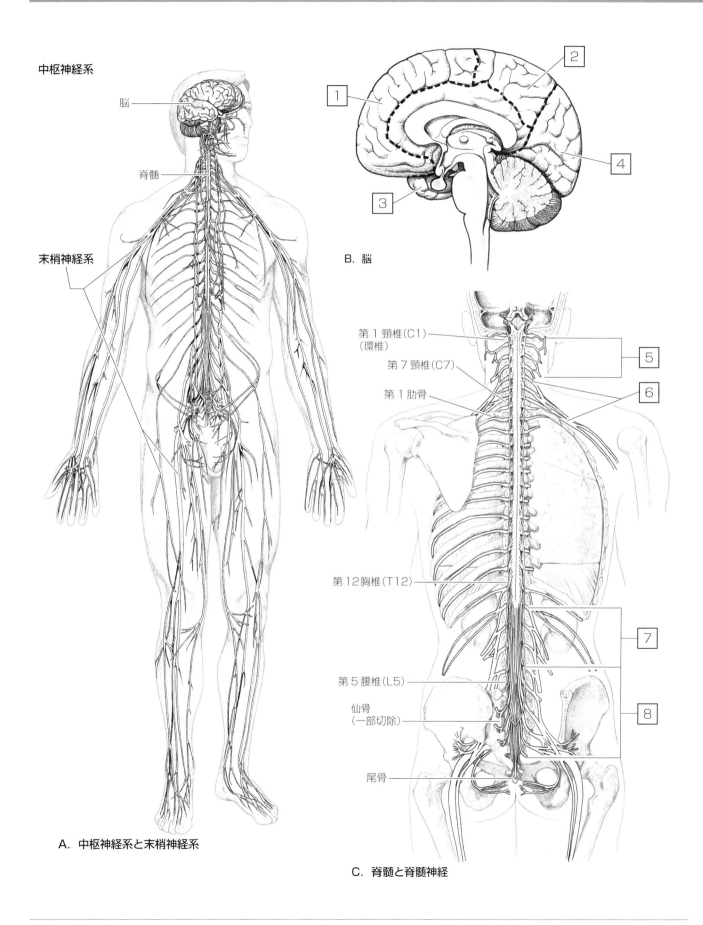

図 1.11

1 皮膚

皮膚は，人体で最大の器官であり，体重の約15%の重さを占める．皮膚は，表皮と真皮の2層で構成されている．

 色分けしてみよう

以下の皮膚の2層を示す図の番号を異なる色で塗りなさい．

- [ ] 1. **表皮**：外胚葉に由来する角化重層扁平上皮で形成される最外表の防御層である
- [ ] 2. **真皮**：中胚葉に由来し，皮膚の厚さの大部分を占め，支持の役割をする緻密結合組織層である

最外層の表皮は，それ自体4層からなる．

 色分けしてみよう

以下の最表層から最内層にかけての表皮の4層を異なる色で塗りなさい．

- [ ] 3. **角化層**：厚く核をもたない細胞20〜30個の厚さの細胞層であり，細胞はケラチンフィラメントが主成分の扁平な細胞である．この層は，水分の蒸発を防ぐ耐久性のある保護層となっている
- [ ] 4. **顆粒層**：細胞1〜3個の厚さの細胞層で，次の層のケラチンフィラメントとなるタンパク質を含むケラトヒアリン顆粒を有している．細胞は扁平になりはじめ，核と細胞小器官は消失しはじめる
- [ ] 5. **有棘層**：細胞数個の厚さの細胞層．細胞は細胞質突起を有するが，細胞が表層に向かうにつれ，その突起は消失していく
- [ ] 6. **基底層**：単層の胚芽細胞層であり，有糸分裂を行い，表層への細胞供給を行っている．下にある真皮に接着している

表皮は，基底層の細胞が皮膚表面に向かって上昇することによって新しく生まれ変わっている．この細胞のターンオーバーは約25〜45日かけて行われ，毎日，数百万個の皮膚の細胞が失われている！

真皮は，乳頭層と網状層からなり，皮膚付属器を有している．真皮乳頭は，表皮に向かって乳頭状に伸び，表皮下面との接着面積を増大させている．乳頭層は膠原線維と弾性線維に富み，血管も豊富である．網状層は乳頭層の下にあり，より厚い（真皮の厚さの約60〜70%を占める）が，乳頭層に比べて細胞は少ない．真皮の深いところと皮下組織には，不定に存在する汗腺に沿って動静脈シャントがある．これは体温調節に寄与している．**アポクリン汗腺**は臭いを生み，腋窩（わきの下），陰嚢，包皮，小陰唇，乳頭，肛門周囲に存在する．**類似（modified）アポクリン汗腺**には，外耳の耳道腺（耳垢をつくる）や眼瞼のモル腺がある．**エクリン汗腺**は体温調節の役割を果たし，1日に500〜700 mLあるいは，それ以上の汗を分泌することができる．

 色分けしてみよう

以下の真皮にみられる表皮の皮膚付属器を異なる色で塗りなさい．

- [ ] 7. **脂腺**．毛包に存在し皮脂を分泌する（ホルモンによる制御下で）
- [ ] 8. **毛包**
- [ ] 9. **汗腺**（数種類ある，上記参照）

さらに，真皮には毛細血管，特殊な受容器，神経，色素細胞，免疫細胞，平滑筋（立毛筋は毛包に付着している）などが存在する．

また，小動脈を赤で，小静脈を青で，神経線維は黄で塗りなさい．以降，本書では**動脈は常に赤で塗り，静脈は青，神経は黄で塗りなさい**．

真皮の下には疎性結合組織層があり，**真皮下組織**あるいは皮下組織（浅筋膜）と呼ばれ，かなりの量の脂肪細胞を含むこともあり，その厚さはさまざまである．

皮膚の機能には以下のものがある．

- 防御：機械的擦過や免疫反応を介して外界刺激からの防御を行う
- 体温調節：血管拡張や収縮を介して，また汗腺の活動によって体温を調節する（体温降下機序として水分蒸発がある）
- 感覚の認識：感触（パチニ小体やマイスネル小体のような機械的受容器），疼痛（侵害受容器）と温度（温度受容器）を感知する受容器を介して認識する
- 内分泌：ホルモン，サイトカインや成長因子の分泌を介する作用
- 外分泌：汗腺からの汗や脂腺からの皮脂の分泌を介する作用

図1.12　はじめに

皮膚 1

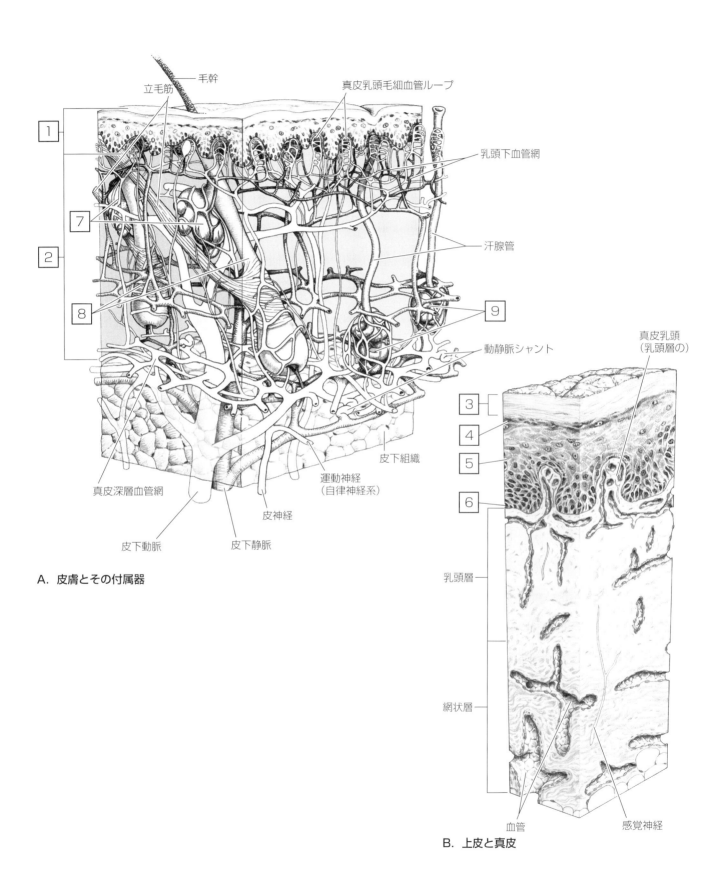

A. 皮膚とその付属器

B. 上皮と真皮

図 1.12

1 体腔

器官系や内臓は，基本的には体腔のなかに隔離されており，これにより内臓は保護され，また，その大きさを拡張させたり収縮させたりすることができる．人体には，二つの主要な体腔系がある．

- **背側腔系**：頭蓋骨と髄膜によって囲まれ，脳を容れている腔と脳と同様の髄膜および脊柱によって囲まれ，脊髄を容れている腔がある
- **腹側腔系**：横隔膜（呼吸における重要な骨格筋）によって，たがいに分割されている**胸腔**と**腹骨盤腔**がある

中枢神経系（脳と脊髄）は3枚の膜によって囲まれている（図4.18参照）．

- **軟膜**：脳と脊髄に密着して覆っている繊細で透明な膜
- **クモ膜**：最外層の硬膜の直下にあり，細かいクモの巣のような膜
- **硬膜**：明らかな血行支配があり，豊富な感覚神経で支配されており，厚くて頑丈な最外層の膜

 色分けしてみよう

以下の脳と脊髄および，それぞれを被覆している膜を異なる色で塗りなさい．

- ☐ 1. 脳と硬膜（1A）
- ☐ 2. 脊髄と硬膜（2A）

胸腔には**左右の胸膜腔**（図7.5参照）と，その間に**縦隔**と呼ばれる一つの空間が存在する．心臓とその後方にある下行胸大動脈，食道は胸腔に存在する．心臓それ自体は**心膜嚢**と呼ばれる袋（図5.3参照）に入っており，心膜嚢は臓側板（臓側層）と壁側板（壁側層）と呼ばれる心膜からなる．

 色分けしてみよう

以下の左右の胸膜腔とその内面を覆う漿膜を異なる色で塗りなさい．

- ☐ 3. **壁側胸膜**：胸壁の裏打ちをなし，内側では縦隔に接する
- ☐ 4. **臓側胸膜**：肺自体を取り囲み，肺門で翻転し壁側胸膜に移行する
- ☐ 5. 心臓と心外膜（5A）

腹骨盤腔もまた漿膜で裏打ちされており，その膜は**腹膜**と呼ばれ，胸腔と同様に壁側腹膜，臓側腹膜からなる．

 色分けしてみよう

以下の腹膜を異なる色で塗りなさい（図8.5参照）．

- ☐ 6. **壁側腹膜**：体壁を裏打ちしている
- ☐ 7. **臓側腹膜**：体壁から翻転し，腹部臓器（器官）の表面を覆っている

臨床事項

健常人では胸膜腔，心膜腔，腹膜腔は，それぞれ潜在的な空間と考えられている．なぜなら，壁側と臓側の漿膜間には通常，臓器の表面を湿った状態で滑らかに維持するための漿液が少量含まれるのみであるからである．この漿液は，呼吸や心拍，消化管蠕動の際に生じる摩擦を減じる役割を果たしている．もし，炎症や外傷で液体（膿や血液）がこの空間に貯留すると臓器の動きを制限することになる．このように液体が貯留すると，潜在的空間は実際に存在する空間となる．器官の機能の低下や持続する炎症の悪化を防ぐために，その液体を取り除く必要に迫られる場合がある．

胸膜腔の過剰な液体は，皮下注射針を用いて行う**胸腔穿刺**と呼ばれる手技でドレナージすることがある．心膜腔からの漿液のドレナージは**心膜穿刺**と呼ばれる．腹膜腔からのドレナージや吸引は**腹膜穿刺**と呼ばれる．

図1.13　はじめに

体腔

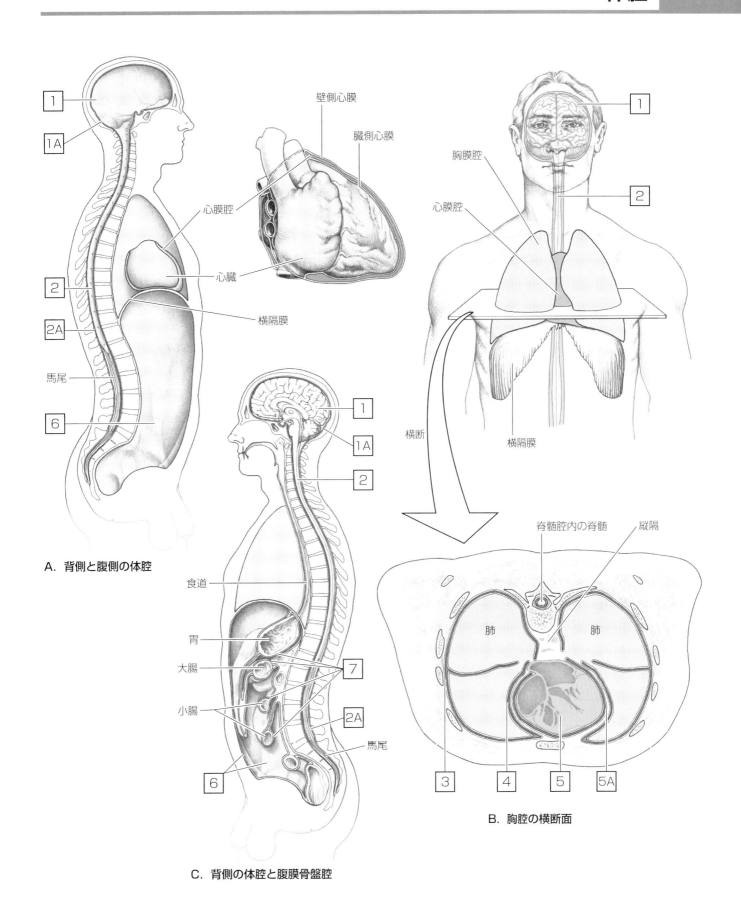

A. 背側と腹側の体腔

B. 胸腔の横断面

C. 背側の体腔と腹膜骨盤腔

図 1.13

📖 復習問題

1. 次の位置関係に関する用語を記入しなさい．
    A. 頭部により近い：
    B. 表面により近い：
    C. 身体を均等に左右に分割する面：
2. 手掌を地面に向かって動かしているときの手の動きを表す用語はどれか？
    A. 内転
    B. 伸展
    C. 底屈
    D. 回内
3. 以下の A～C について答えなさい．
    A. ATPを産生する細胞内小器官の名称は？
    B. その膜に小孔をもつ細胞内小器官の名称は？
    C. RNAの凝集体である細胞内小器官の名称は？
4. 細胞の形による上皮細胞の三つの種類をあげよ．
5. 関節の三つの種類をあげよ．
6. 筋肉の三つの種類をあげよ．
7. 中枢神経系を構成する二つの構造物をあげよ．
8. 脊髄は（A）軟膜，（B）クモ膜，（C）硬膜で覆われている．脊髄に最も近接するものを赤，豊富な神経支配を受け明らかな血行のあるものを青，他の二つの膜の間にあるものを緑の鉛筆で（A，B，C）を丸で囲みなさい．

💡 解答

1A. 上方（頭側）
1B. 浅
1C. 正中矢状面
2. D. 回内
3A. ミトコンドリア
3B. 核
3C. 核小体
4. 扁平上皮，立方上皮，円柱上皮
5. 線維性関節，軟骨性関節，滑膜性関節
6. 骨格筋，心筋，平滑筋
7. 脳と脊髄
8. 赤：軟膜
   青：硬膜
   緑：クモ膜

第2章
骨格系

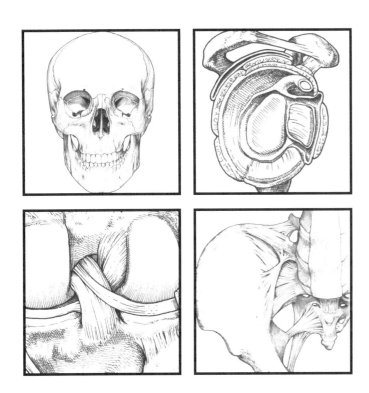

2　骨の構造と分類

骨は結合組織の特殊な形態であり，細胞と基質から構成されている．基質はリン酸カルシウム（ヒドロキシアパタイト結晶）で石灰化されている．これは骨に硬い性質を与え，カルシウムの重要な貯蔵庫として働いている．骨は以下のように分類される．

- **緻密骨**：骨の最外層を形成する密度の高い骨である
- **海綿骨**：薄い骨梁あるいは骨小柱による網目構造を形成し，長骨の骨端や骨幹端にみられる

典型的な長骨は以下のような構造的要素をもつ．

- **骨幹**：骨の軸に相当する部分
- **骨端**：関節軟骨で覆われた骨の両端の膨らんだ部分
- **骨幹端**：骨幹と骨端の間に存在し，骨成長が起こる領域に隣接する円錐状の領域である
- **髄腔**：多くの骨幹の中央部分で血球を産生する幹細胞を含む

 色分けしてみよう

以下の長骨の構造を異なる色で塗りなさい．

- ☐ 1. 骨端
- ☐ 2. 骨幹端
- ☐ 3. 骨幹
- ☐ 4. 関節軟骨（硝子軟骨）
- ☐ 5. 海綿骨
- ☐ 6. 骨膜：骨幹を囲む薄い線維性結合組織の鞘あるいは被膜であるが，関節軟骨で覆われている関節面にはみられない
- ☐ 7. 髄腔
- ☐ 8. 緻密骨

骨形成は主として，後に石灰化する基質（類骨）の沈着と骨の吸収によって起こる．したがって，身体の他の生きている組織と同様に活動的な形成過程である．この過程には三つの主要な細胞が関与している．

- **骨芽細胞**：骨基質を分泌し類骨をつくることによって，新しい骨を形成する
- **骨細胞**：骨芽細胞は骨基質に取り囲まれ石灰沈着が起こり，成熟した骨細胞となる．骨基質の維持に役割を果たす
- **破骨細胞**：酵素で骨基質を融解する大型細胞で，通常，骨が活発にリモデリング（骨の新陳代謝）されている場所にみられる

 色分けしてみよう

以下の緻密骨の構造を異なる色で塗りなさい．

- ☐ 9. 骨単位（オステオン，ハバース系）
- ☐ 10. 静脈（青で塗りなさい）
- ☐ 11. 動脈（赤で塗りなさい）
- ☐ 12. 骨層板：層板の間に骨細胞がはさまれている
- ☐ 13. 骨細胞

骨単位（ハバース系）とは，骨を組織学的にみたときの円柱状の単位構造で，その中心に骨単位を栄養する神経血管束を容れる管（ハバース管）からなる．ハバース管は，同心円状の層状の骨基質で囲まれており，その層状構造には**骨細胞**の多数の突起を容れる骨細管が放射状に並んでいる．緻密骨はこのハバース系で構成されているが，海綿骨は小柱状であり，ほとんど同心円構造や均一な構造を呈さない（図 B の左側を参照）．

臨床事項

くる病は，成長期にカルシウムの欠乏により骨基質が石灰化されないために起こる病気である．この病気は，食事からのカルシウム不足か，ビタミンD欠乏あるいは，その両者から起こる．ビタミンDは小腸からのカルシウム吸収の際に必要な物質のため，ビタミンD欠乏もくる病の原因となる．

骨折など傷害を受けた骨は出血を起こし，その後，自身の再構築を行う．骨も生きている．骨には血管，リンパ管，神経がある．血液供給がなければ骨壊死が生じる（骨は死んでしまう）．

図2.1　骨格系

骨の構造と分類 2

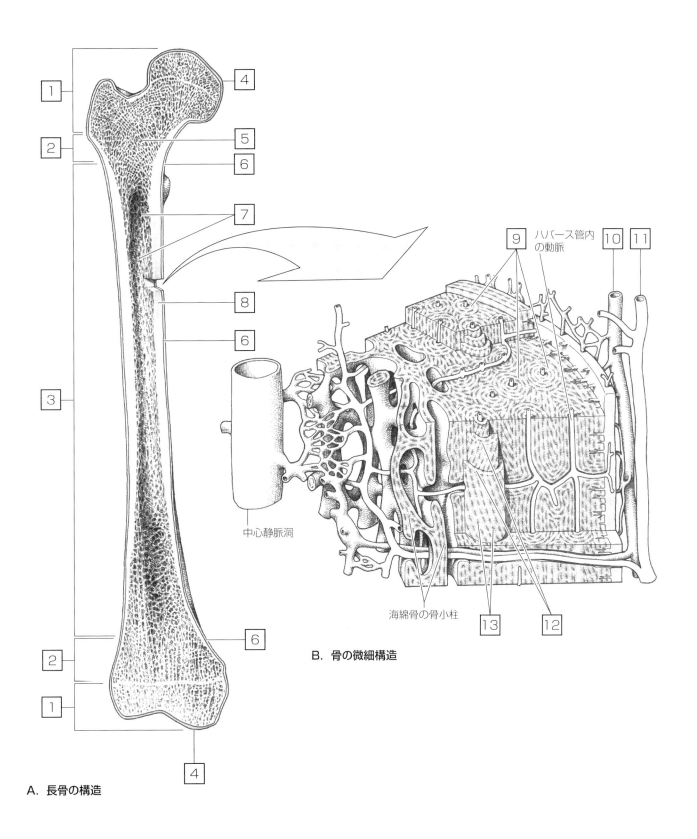

A. 長骨の構造

B. 骨の微細構造

図2.1

2 頭蓋の外観の構造

頭蓋は，**脳頭蓋**（頭蓋冠，脳や髄膜の被膜を含む）と**顔面頭蓋**の二つに分けられる．頭蓋は22個の骨（片側に3個ある耳小骨は除く）で構成され，8個は脳頭蓋を，14個は顔面頭蓋を構成する．眼窩は頭蓋冠（頭蓋帽）と顔面骨の間にあり，7個の異なる骨で構成されている．

 色分けしてみよう

以下の脳頭蓋（頭蓋冠）の骨を異なる色で塗りなさい．1色で塗りつぶしてもよいし，大きい骨なら，斜線を引いてもよいし，点画にしてもよい．

- □ 1. 前頭骨
- □ 2. 頭頂骨（対になっている）
- □ 3. 蝶形骨
- □ 4. 側頭骨（対になっている）
- □ 5. 後頭骨
- □ 6. 篩骨

頭蓋骨はたがいに縫合によって結合しており，これは可動性のない線維性の連結を形成している．縫合は図に示されており，以下のようなものがある．

- ・冠状縫合
- ・ラムダ縫合
- ・矢状縫合
- ・鱗状縫合
- ・蝶頭頂縫合
- ・蝶鱗縫合
- ・頭頂乳突縫合
- ・後頭乳突縫合

 色分けしてみよう

以下の**顔面頭蓋**の骨を脳頭蓋の骨とは異なる色，斜線，点を用いて区別しなさい．

- □ 7. 鼻骨（対になっている）
- □ 8. 涙骨（対になっている）
- □ 9. 頬骨（対になっている）
- □ 10. 上顎骨（対になっている）
- □ 11. 下鼻甲介（対になっている）
- □ 12. 鋤骨
- □ 13. 下顎骨
- □ 14. 口蓋骨（対になっている）

臨床事項

頭蓋側面で前頭骨，頭頂骨，蝶形骨，側頭骨が会合するところを**プテリオン**と呼ぶ．頭蓋骨はここでは薄く，この部位の外傷では，骨の内面と脳を包む硬膜の間を走行している中硬膜動脈が損傷し，頭蓋内出血（**硬膜外血腫**）を起こすことがある．このような骨折は致死的となることがある．

頭蓋骨の骨折，特に頭蓋の薄い骨の骨折では，骨が内側に押され**陥没骨折**となり，その下にある脳を圧迫することがある．骨がいくつかの骨片となる場合は**粉砕骨折**と呼ばれる．頭蓋の底の骨折は**頭蓋底骨折**という．

図2.2　骨格系

頭蓋の外観の構造 2

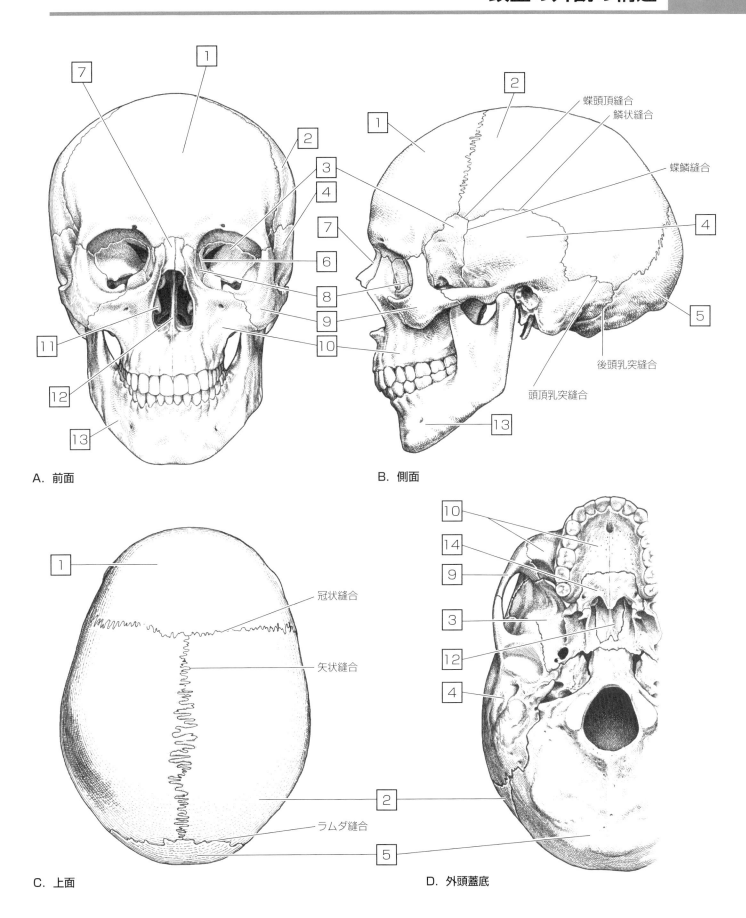

A. 前面

B. 側面 — 蝶頭頂縫合、鱗状縫合、蝶鱗縫合、後頭乳突縫合、頭頂乳突縫合

C. 上面 — 冠状縫合、矢状縫合、ラムダ縫合

D. 外頭蓋底

図 2.2

2 頭蓋の内部の構造

鼻中隔は以下の骨によって構成されている.
- 篩骨垂直板
- 鋤骨
- 口蓋骨
- 鼻中隔軟骨

鼻腔の外側壁は7個の骨で形成されている（以下参照）．

 色分けしてみよう

以下の鼻腔の**外側壁**を構成している骨を異なる色で塗りなさい．
- [ ] 1. 鼻骨
- [ ] 2. 篩骨（上鼻甲介と中鼻甲介）
- [ ] 3. 涙骨
- [ ] 4. 下鼻甲介（単独の骨）
- [ ] 5. 上顎骨
- [ ] 6. 口蓋骨
- [ ] 7. 蝶形骨

頭蓋の内部の底面（内頭蓋底あるいは内頭蓋床）は，**三つの頭蓋窩**に分割される.
- 前頭蓋窩：眼窩の天井を形成し，大脳前頭葉を容れる
- 中頭蓋窩：大脳側頭葉を容れる
- 後頭蓋窩：小脳，橋，延髄を容れる

頭蓋底には多くの穴があいていて，それは**孔**と呼ばれている．重要な構造物，特に脳神経がこれら孔を通過し，頭蓋の外に到達する．血管が脳神経に伴行していることもある．その他の構造物を含め，重要な構造物は頭蓋底の図に記載されている．

色分けしてみよう

各引き出し線は頭蓋の孔を指し，その孔の名称とその孔を通る構造物が記載されている．**図C（内頭蓋底の孔：上面）**をみて，頭蓋底が三つの頭蓋窩で構成されていることに注意しなさい．**前頭蓋窩**は，前方は前頭骨，中央は篩骨垂直板，後方は蝶形骨で構成されている．**中頭蓋窩**は比較的小さく，蝶形骨体と側頭骨の一部で構成されている．**後頭蓋窩**は最も大きく，主に後頭骨と側頭骨で構成されており，一部蝶形骨と頭頂骨も関与している．

図2.3　骨格系

頭蓋の内部の構造 2

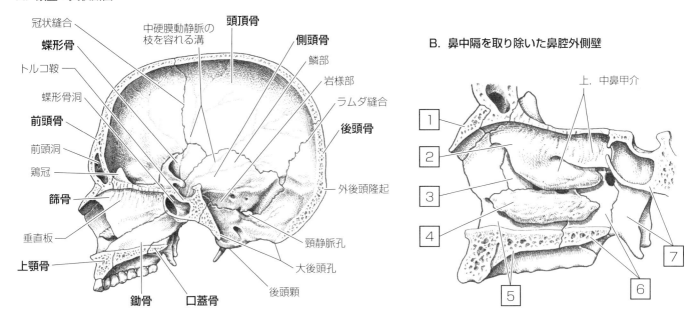

A. 頭蓋：矢状断面

B. 鼻中隔を取り除いた鼻腔外側壁

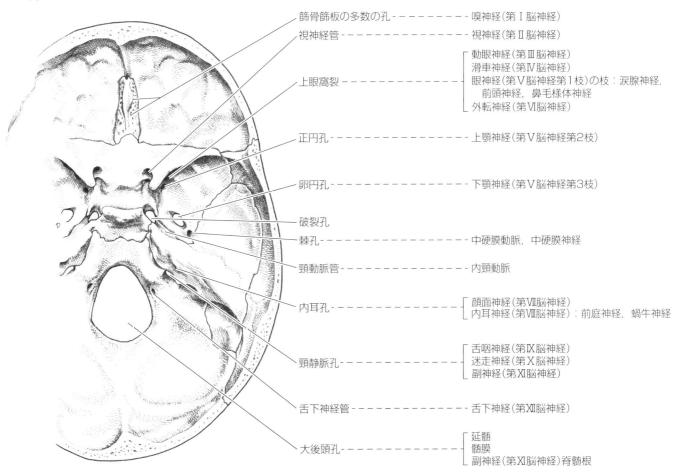

C. 内頭蓋底の孔：上面

図2.3

2 下顎骨と顎関節

下顎骨の構造は下の表にまとめた．下顎骨は側頭骨と関節を形成し，咀嚼時，会話時には下顎骨のみが動き，上顎骨は動かない．下顎の歯は下顎骨の歯槽部に容れられている．

構造	特徴
下顎頭	側頭骨の下顎窩と関節を形成する
下顎孔	下歯槽神経，動静脈がこの孔から骨に入る
歯	16本：4本の切歯，2本の犬歯，4本の小臼歯，6本の大臼歯（第3大臼歯は親知らずと呼ばれる）

 色分けしてみよう

以下の下顎の歯を異なる色で塗りなさい．成人では下顎に16本，上顎に16本の歯があるが，子どもでは乳歯とも呼ばれる合計20本の脱落歯があることに注意せよ．2歳までに乳歯のほとんど，あるいはすべてが生え揃う．

- ☐ 1. 大臼歯（第3大臼歯は親知らずと呼ばれる）（6本）
- ☐ 2. 小臼歯（4本）
- ☐ 3. 犬歯（2本）
- ☐ 4. 切歯（4本）

顎関節は実際には二つの滑膜関節からなり，関節円板によって二つに分けられている．多くの滑膜関節の関節面は硝子軟骨で覆われているが，顎関節では線維軟骨で覆われている．顎関節は滑膜関節で蝶番関節の少し変形した型であり，その構造については下の表にまとめた．

構造	付着	解説
関節包	側頭窩，関節結節から下顎頭	下顎の横への運動，突出，後退を可能にする
外側靱帯	側頭骨から下顎骨	関節包の厚い線維束
関節円板	側頭骨と下顎骨間	関節を二つの滑膜部分に分割する

 色分けしてみよう

以下の顎関節の構造を異なる色で塗りなさい．

- ☐ 5. 関節包
- ☐ 6. 外側靱帯
- ☐ 7. 関節円板

臨床事項

下顎骨は傷害を受けやすい部位にあるので，顔面骨骨折のなかで2番目に**骨折**を起こしやすい（1番目は鼻骨である）．顎関節の**脱臼**は，下顎関節突起が側頭骨関節結節よりも前方に移動したときに起こる（図Eにみられる開口時の位置より前方に）．ときどき，大きなあくびで脱臼が生じることがあり，かなりの痛みを伴う．

齲歯（虫歯）は歯の硬組織が溶かされて起こる．歯髄腔まで侵されると通常，疼痛を伴う感染である歯髄炎となる．

同様に，歯の衛生状態が悪いと歯肉（歯ぐき）の炎症である**歯肉炎**となる．治療せずに放置すると歯槽骨まで侵され**歯周病**となる．

下歯槽神経ブロックは，同側の下顎の歯を治療するために下歯槽神経（三叉神経第3枝の枝）の麻酔をする手技であり，歯科医がよく用いる麻酔である．下歯槽神経が（下歯槽動静脈と）下顎骨に入る下顎孔周囲に注射する伝達麻酔である．このブロックで注射側のすべての下顎の歯が麻酔される．下口唇の皮膚と粘膜，歯肉，オトガイの皮膚も麻酔される．

歯が溶けることによって**齲歯**は起こり，通常，虫歯と呼ばれる．歯髄腔まで侵されると疼痛を伴う感染（**歯髄炎**）となり，その痛みは歯痛と呼ばれる．

図2.4　骨格系

下顎骨と顎関節 2

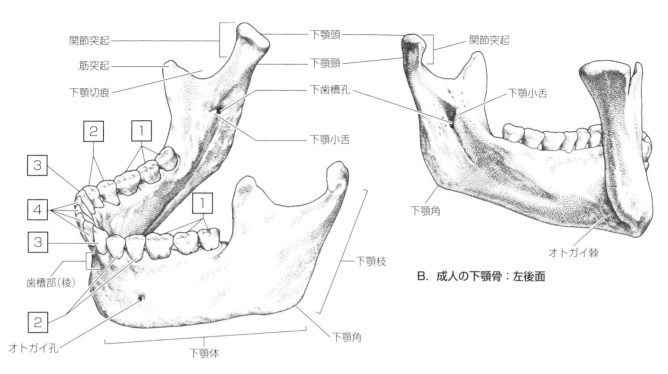

A. 成人の下顎骨：前外側上面

B. 成人の下顎骨：左後面

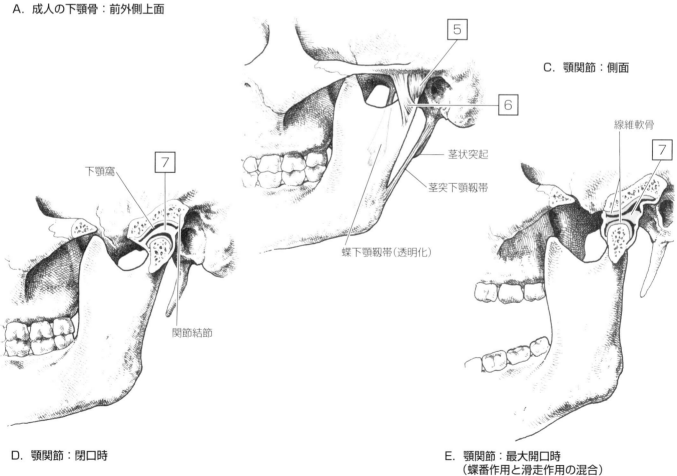

C. 顎関節：側面

D. 顎関節：閉口時

E. 顎関節：最大開口時
（蝶番作用と滑走作用の混合）

図2.4

2 脊柱

脊柱は人体の中心軸を形成し，脊椎動物の分節的特徴を表し，以下のように33個の椎骨で構成されている．

- **頸椎**：合計7個，最初の二つは環椎（C1），軸椎（C2）と呼ばれている
- **胸椎**：合計12個，各々は左右で肋骨と関節を形成している
- **腰椎**：合計5個，大きな椎骨は体重を支えるのに役立つ
- **仙骨**：5個の椎骨が癒合している
- **尾骨**：合計4個，1番目（Co1）は癒合していないことが多いが，2番目から4番目（Co2～Co4）はふつう癒合している．胎児期の尾部の遺残である

側面からの外観では以下のものが認められる．

- **頸椎前弯**：幼児期に自分自身の頭部の重さを支えることができるようになって，2次的に獲得される
- **胸椎後弯**：胎児期のころからみられる1次的な弯曲
- **腰椎前弯**：幼児が立位をとるようになって2次的に獲得される
- **仙椎後弯**：胎児期のころからみられる1次的な弯曲

典型的な椎骨は，以下のようないくつかの共通の構造を有している．

- **椎体**：体重の負荷がかかる部位で，脊椎の下にいくにしたがって大きくなる傾向がある
- **椎弓**：対になった椎弓根と椎弓板によって形成される弓状に突き出た部位
- **横突起**：椎弓根と椎弓板の接合部位から外側に突出しているところ
- **関節突起（関節窩）**：上下に二つずつ関節のためにあるくぼみ
- **棘突起**：両側椎弓板の接合部位から後方に突出している突起
- **椎切痕**：切痕は上下にあり，これが合わさって一つの椎間孔を形成する
- **椎間孔**：脊髄神経根およびその伴行血管が通過する
- **椎孔**：椎弓および椎体で取り囲まれる孔で，脊髄とその髄膜を容れている
- **横突孔**：頸椎の横突起に存在する孔で，椎骨動静脈が通過する

 色分けしてみよう

以下の典型的椎骨の構造を異なる色で塗りなさい．

- ☐ 1．椎体
- ☐ 2．横突起
- ☐ 3．関節窩
- ☐ 4．棘突起
- ☐ 5．椎弓

隣接する椎骨は靱帯によって強固に連結されているが，**線維軟骨性の椎間円板**によって個々の椎体は離れている．個々の椎間円板は衝撃の吸収剤として働き，体重の負荷によって少し圧縮され拡張される．椎間円板の中心部は，ゼラチン状の**髄核**で**線維輪**と呼ばれる同心円状の線維軟骨で囲まれている．線維輪は，過度の圧力や加齢に伴う脱水により弱くなり，髄核が線維輪の外に突出してくる（**椎間板ヘルニア**）ことがあり，神経根が脊髄から出ていくところで圧迫される（図2.7参照）．

 色分けしてみよう

以下の隣接する椎体の矢状断にみられる椎間円板と主要な靱帯を異なる色で塗りなさい．

- ☐ 6．椎間円板：隣接椎体間にある線維軟骨性の円板
- ☐ 7．前縦靱帯：椎体の前面に沿って，隣接する椎体と椎間板を連結する
- ☐ 8．後縦靱帯：椎体の後面に沿って，隣接する椎体と椎間板を連結する
- ☐ 9．棘上靱帯：隣接する棘突起間に存在する
- ☐ 10．棘間靱帯：隣接する棘突起間に存在する
- ☐ 11．黄色靱帯：隣接する椎弓板を連結し，淡黄色の弾性線維を含み椎弓板の分離を起こしてしまうかもしれない急激な屈曲に耐えられるようになっている．この靱帯は，姿勢の維持や屈曲後，背骨をまっすぐにすることにも役立っている

臨床事項

脊柱の顕著な弯曲には，先天的なものと後天的なものがある．**脊柱側弯症**は思春期の女性に多くみられ，胸椎あるいは腰椎棘突起の顕著な側方と回転を伴った弯曲を示す．**猫背**は胸椎の顕著な脊柱後弯症で通常，悪い姿勢や骨粗鬆症に起因する．脊柱前弯症は腰椎の**顕著な前弯**で通常，体幹筋の脆弱あるいは肥満に起因するが，妊娠後期においてもみられる．

図2.5 骨格系

脊柱 2

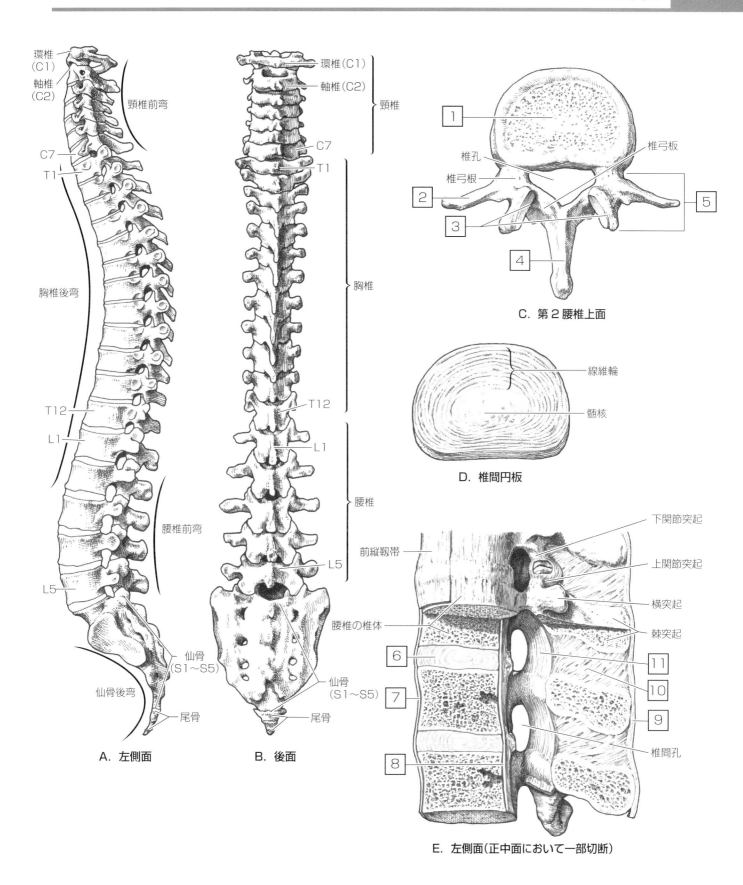

図2.5

2 頸椎と胸椎

頸部は7個の頸椎で構成されている．最初の二つの椎骨は特徴があり，**環椎**（C1），**軸椎**（C2）と名付けられている．環椎（英語では atlas）（C1）は頭部を頸で支えており，肩の上に世界を載せているギリシャ神話のタイタン神族のアトラスのその様から命名されている．軸椎（C2）は頭部が頸のまわりに回転する関節のポイントで，"回転の軸"を形成している．頸部は脊椎のなかでもかなり可動性のある部位で，回旋や側屈と同様に屈曲，伸展を可能にする．7個の頸椎の構造について下の表にまとめた．

環椎（C1）	頸椎（C3～C7）
輪状の骨，上方の関節窩は後頭骨と関節を形成する	椎孔は大きな三角形を呈している
関節窩とともに両側に外側塊がある	横突孔は椎骨動脈が貫通する
椎体，棘突起がない	C3～C5：先が二つに分かれた短い棘突起をもつ
C1はC2の関節面で回旋する	C6とC7：長い棘突起をもつ
椎骨動脈は椎弓後方にある椎骨動脈溝を走行する	C7は隆椎と呼ばれ，通常，後頸部で棘突起が最も後方に突出してみえる
	椎間孔は狭い
	脊髄神経根は圧迫の危険がある
軸椎（C2）	
歯突起が上方に伸びている	
頸椎で最も強固である	

色分けしてみよう

以下の頸椎の構造（図A～C）を異なる色で塗りなさい．

- [ ] 1．環椎後弓
- [ ] 2．脊柱管：脊髄が縦走する
- [ ] 3．歯突起
- [ ] 4．横突孔
- [ ] 5．椎間円板（環椎と軸椎の間には椎間円板はないことに注意）
- [ ] 6．椎体（環椎には椎体がないことに注意）
- [ ] 7．横突起
- [ ] 8．二分棘突起
- [ ] 9．椎弓板

胸椎は12個の椎骨からなる．12対の肋骨は胸椎と関節を形成し，胸椎は頸椎より硬く可動性に乏しい．胸椎の特徴は以下のようなものである．

- ハート形の椎体，肋骨との関節窩をもつ
- 椎孔は小さく円形である（脊髄は椎孔を走行する）
- 長い横突起．T1からT10にだけ肋骨との関節を形成するため肋骨窩をもつ
- 長い棘突起．後方に傾斜し，下位の椎骨と重なり合っている

色分けしてみよう

以下の胸椎の構造（図D～F）を異なる色で塗りなさい．

- [ ] 10．椎体
- [ ] 11．上肋骨窩
- [ ] 12．椎孔
- [ ] 13．棘突起
- [ ] 14．横突肋骨窩
- [ ] 15．下肋骨窩

臨床事項

頭からプールに飛び込み頭をプールの底にぶつけるなど頭頂部に強い衝撃が加わると，環椎の外側塊が圧迫され，前弓あるいは後弓の一方または両側の**骨折**が起こることがある．

頸椎の椎体骨折より重症の**脱臼**のほうが脊髄損傷を起こすことがある．

急激な**頸部の過伸展**は，かつては自動車の追突事故で起こっていた「むち打ち症」を引き起こすことがある．自動車シートのヘッドレストは，この過伸展・過屈曲による損傷を大幅に減少させた．

胸椎は，患者に首と背中を曲げてもらい第7頸椎の棘突起を突出させることで，高位診断することができる．これで胸椎棘突起は数えることができるが，その突起は下方に向かうため，その下の椎体に重なっていることに注意せよ（第3胸椎棘突起は第4胸椎の椎体に重なっている）．胸椎の横突起は通常よく触れ，特に痩せている人では，下位胸椎で肋骨結節や肋骨角も触れることができるかもしれない．

図2.6 骨格系

頸椎と胸椎 2

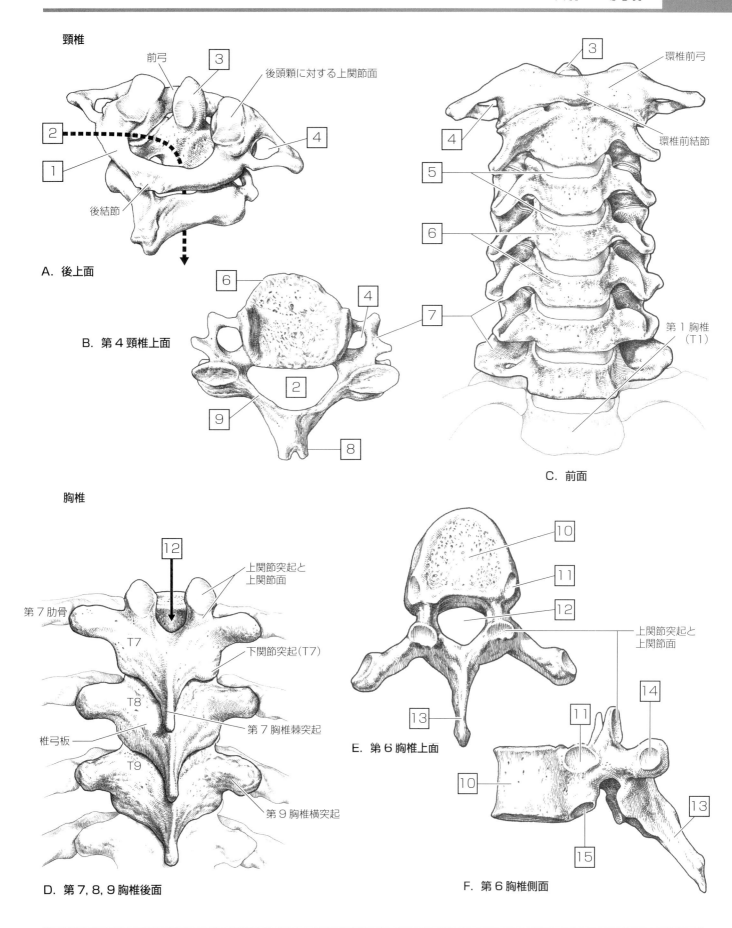

図 2.6

2 腰椎，仙椎，尾椎

腰椎は5個の椎骨からなる．腰椎は比較的大きく体幹の体重を支え，またかなり可動性があるが，頸椎ほどではない．**仙骨**は5個の仙椎が癒合したものであり，一つの楔状の骨を形成する．仙骨は骨盤を支持する役割を果たす．**尾骨**は胎児期の尾部の遺残であり，通常4個の尾椎から形成され，尾方の3個は癒合して一つの骨となっている．尾骨は椎弓を欠き脊柱管をもたない．これら椎骨の一般的特徴を下の表にまとめた．

胸椎	腰椎
ハート形の椎体，肋骨との関節窩をもつ	腎臓のような形をした椎体．体幹支持のため椎体がしっかりしている
小さい円形の椎孔	中程度の三角形の椎孔
長い横突起，T1〜T10では肋骨との関節窩（肋骨窩）をもつ	関節窩は内側あるいは外側に向いている．これは良好な屈曲，伸展を可能にする
長い棘突起，後方に傾斜し，下位の椎骨に重なる	棘突起は短く強固である
	L5は最大の椎骨である

仙椎	尾椎
大きく楔状の骨で体重を骨盤に伝える	Co1（尾椎の1番目）は癒合していないことが多い
5個の椎骨が癒合している．思春期までに完全に癒合する	Co2からCo4までは癒合する
4対の仙骨孔が仙骨の後面および前面（骨盤側）に開いている	椎弓根，椎弓板，棘突起はない
仙骨裂孔は仙骨椎孔の開口部である	胎児期の尾部の遺残である

色分けしてみよう

以下の腰椎（図A），仙骨（図B, C, D, E），尾骨（図B, C, E）の構造を異なる色で塗りなさい．

- [ ] 1. 椎間孔：脊髄からの脊髄神経が通過し，末梢へ向かう
- [ ] 2. 椎間円板
- [ ] 3. 椎体
- [ ] 4. 上関節突起
- [ ] 5. 棘突起
- [ ] 6. 腰仙骨関節面：L5の椎体と関節を形成する
- [ ] 7. 前仙骨孔：脊髄神経が通過する
- [ ] 8. 尾骨
- [ ] 9. 正中仙骨稜：他の部位の椎骨棘突起に相当する

色分けしてみよう

以下の関節を形成した下位脊椎（腰椎，仙椎，尾椎）の像（図D）の構造を異なる色で塗りなさい．

- [ ] 10. 前縦靱帯
- [ ] 11. 椎間円板
- [ ] 12. 脊髄神経（黄で塗りなさい）
- [ ] 13. 棘間靱帯
- [ ] 14. 棘上靱帯

臨床事項

荷重や年齢に相応した変化により，椎間円板の脱水が進むことがある．この過程において，髄核の中心部が線維輪を通して**ヘルニア**を起こすことがある．ヘルニアが最も多くみられる後外側方に起こると，椎間孔から出ていく脊髄神経や神経根を圧迫することがある．

脊髄神経の圧迫により慢性の疼痛が生じることがある．椎間板ヘルニアの多くはL4－L5またはL5〜S1間で起こるが，頸椎の椎間板でも起こることがある．

坐骨神経痛は，腰部の痛みと大腿後面から下腿に放散する疼痛であり，椎間板ヘルニアでよくみられるが，その他の原因も考慮し除外しなければならない．

背部全体の痛みはよくあることであり，以下のいくつかの原因が考えられる．
- 椎間孔を通る神経
- 脊髄を覆う髄膜
- 脊柱の滑膜関節（変形性関節症）
- 脊柱の骨膜や靱帯などの線維組織
- 背部内在筋の筋痙攣（スパスム）

色分けしてみよう

- [ ] 15. 脊髄神経を圧迫しヘルニアを起こしている髄核を塗りなさい．

臨床事項

変形性関節症は最も一般的な関節炎であり，脊柱のような荷重のかかる関節軟骨の変性や摩耗を伴うことが多い．脊椎，指，膝，股関節で進行性の軟骨変性や摩耗が最も多く起こる．通常65歳以上で発症する．危険因子には年齢，性別（男性より女性のほうが多い），関節の外傷，反復性の関節への圧力，肥満，遺伝的リスク，関節炎の既往がある．

図2.7　骨格系

腰椎，仙椎，尾椎

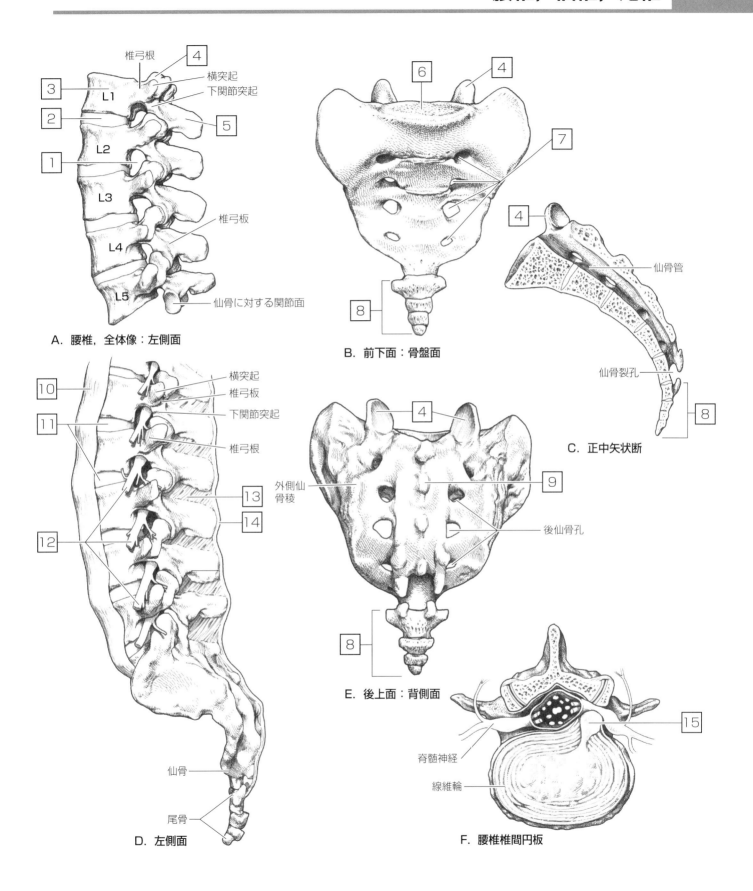

図2.7

2 胸郭

胸郭は軸骨格の一つであり，中央の胸骨と12対の肋骨を含む．肋骨には以下の部分がある．

- **肋骨頭**：肋骨頭は上位椎体の下肋骨窩および，その下の椎骨の椎体の上肋骨窩と関節を形成する（たとえば，第3肋骨頭は第2胸椎の下肋骨窩と第3胸椎の上肋骨窩と関節を形成する）
- **肋骨頸**
- **肋骨結節**：同じ番号の椎骨の横突起と関節を形成する
- **肋骨角**
- **胸骨体**

第1肋骨から第7肋骨までは前方で胸骨と直接関節を形成し，真肋と呼ばれている．

第8肋骨から第10肋骨は上位肋骨の肋軟骨と関節を形成しており，仮肋と呼ばれている．胸骨との連結は間接的である．

第11，12肋骨は椎骨とのみ関節を形成し，浮肋と呼ばれている．その前方部分は後腹壁の筋肉に終わる．

構造	付着	解説
● 関節円板をもつ胸鎖関節（鞍状型，滑膜性）●		
関節包	鎖骨と胸骨柄	挙上，下制，前突，後退，円運動を可能にする
胸鎖靱帯	鎖骨と胸骨柄	前胸鎖靱帯と後胸鎖靱帯とからなる
鎖骨間靱帯	両鎖骨間	左右の胸鎖関節を連結する
肋鎖靱帯	鎖骨から第1肋骨	鎖骨を第1肋骨につなげる
● 胸肋関節（軟骨性連結あるいは軟骨結合）●		
第1胸肋靱帯	第1肋骨から胸骨柄	この関節を固定する
放射状胸肋靱帯	第2〜第7肋骨と胸骨	これら滑膜性の平面関節では，いくらかの滑走運動を可能にする
● 肋骨肋軟骨連結（軟骨性）●		
軟骨	肋軟骨から肋骨	通常この関節は動かない
● 軟骨間関節（滑膜性，平面関節）●		
軟骨間靱帯	肋軟骨間	いくらかの滑走運動を可能にする

胸郭は機能的には，筋肉の付着により呼吸運動に関与し，心臓や肺など胸腔臓器を保護し，頭部と腹部を出入りする重要な構造の通り道となっている．胸郭の上方の開口部は**胸郭上口**と呼ばれ，下方の開口部は**胸郭下口**と呼ばれる．胸郭下口は，呼吸時の重要な骨格筋である横隔膜によって主に覆われている．

上肢は上肢帯で胸郭に連結している．上肢帯には以下のものがある．

- **鎖骨**：体壁側面に上肢を保持するための支柱として働いている
- **肩甲骨**：主として肩関節に作用する17個の筋肉が付着している扁平で三角形の骨である

 色分けしてみよう

以下の胸郭の構造を異なる色で塗りなさい．

- [ ] 1. 肋軟骨
- [ ] 2. 鎖骨
- [ ] 3. 胸骨とその三つの部分
    - 3A. 胸骨柄
    - 3B. 胸骨体
    - 3C. 剣状突起
- [ ] 4. 肋骨頭上関節面：一つ上位の胸椎の下肋骨窩との関節
- [ ] 5. 肋骨頭下関節面：同じ番号の胸椎の上肋骨窩との関節
- [ ] 6. 典型的な肋骨の各部分（6A：肋骨頭，6B：肋骨頸，6C：肋骨結節，6D：肋骨角と残りの肋骨の部分，肋骨体と呼ばれる部分）

臨床事項

胸部外傷には**肋骨骨折**（第1，第11，第12肋骨は通常免れる），挫滅外傷（通常肋骨骨折を伴う），穿通性の胸壁損傷（刃物や銃による損傷）がある．呼吸による胸郭の拡張および縮小のため，肋骨骨折に伴う疼痛はしばしば激しい．

図2.8 骨格系

胸郭 2

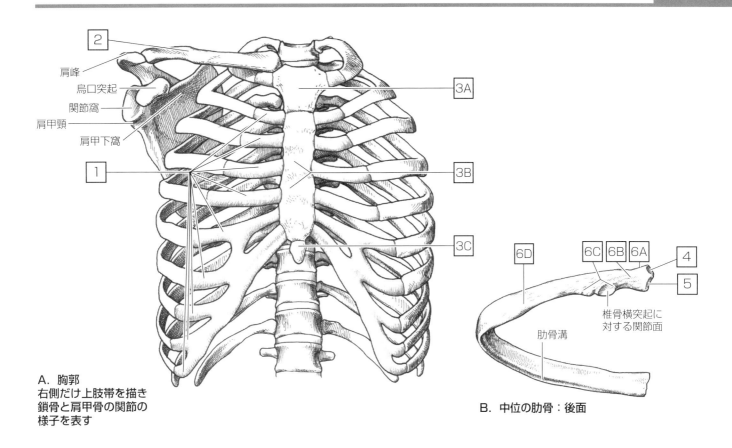

A. 胸郭
右側だけ上肢帯を描き鎖骨と肩甲骨の関節の様子を表す

B. 中位の肋骨：後面

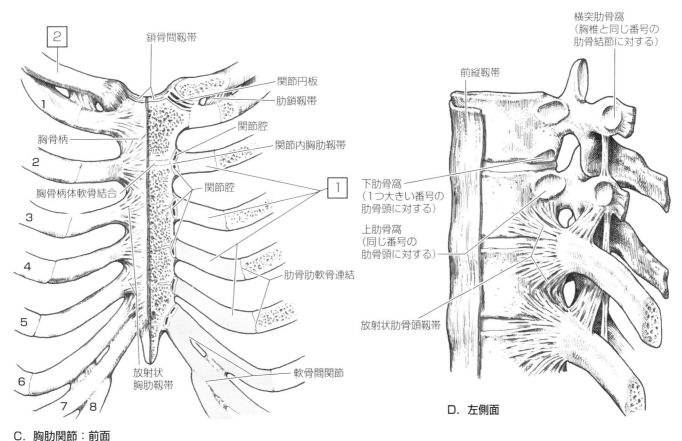

C. 胸肋関節：前面

D. 左側面

図2.8

2 脊椎の関節と靱帯

頭蓋と椎骨の関節は滑膜性の関節であり，他の脊椎の関節と比較してかなり大きい可動性を有する．以下の関節がある．

- **環椎後頭関節**：**環椎**（C1）と後頭骨の間にある．「はい」を意味する頭部のうなずきにみられるように，屈曲および伸展を可能にする
- **環軸関節**：環椎と**軸椎**（C2）間にある．「いいえ」というときに頭を横に振るような回旋運動を行う

構造	付着	解説
● 環椎後頭関節（2軸性，顆状，滑膜性）●			
関節包	関節窩と後頭顆を囲む	屈曲と伸展を可能にする
前環椎後頭膜と後環椎後頭膜	C1の前弓と後弓から大後頭孔	関節の動きを制限する
● 環軸関節（単軸性，滑膜性）●			
蓋膜	軸椎椎体から大後頭孔縁	後縦靱帯の続きである
歯尖靱帯	歯突起から後頭骨へ	非常に小さい
翼状靱帯	歯突起から後頭顆	回転を制限する
環椎十字靱帯	歯突起から環椎の外側塊	十字状を呈し，回転を可能にする

 色分けしてみよう

以下の頭蓋と椎骨の関節（図A〜D）にみられる靱帯を異なる色で塗りなさい．

- ☐ 1. 環椎後頭関節の関節包
- ☐ 2. 環軸関節の関節包
- ☐ 3. 後縦靱帯
- ☐ 4. 翼状靱帯
- ☐ 5. 環椎十字靱帯：上下に走行する縦束と環椎横靱帯

椎弓間の関節は，上下の関節窩間にある滑膜性の平面関節で，若干の滑走性を有する．

椎体間の関節は2次的な軟骨性の関節である．この安定した体重の負荷がかかる関節は，衝撃の吸収材としても働く．

椎間円板は，外側の線維軟骨性の**線維輪**と，内側のゼラチン様の**髄核**からなる．腰部の椎間板は最も厚く，胸椎上部の椎間板は最も薄い．前および後縦靱帯は，この関節の安定性を高める．

構造	付着	解説
● 関節突起間関節（平面，滑膜性）●			
関節包	関節面を囲む	滑走運動を可能にする C5-C6間の関節が最も可動性がある L4-L5間の関節は最も屈曲できる
● 椎骨間の連結（2次的軟骨性（線維軟骨））●			
前縦靱帯	椎体前面と椎間板	強靱で過伸展を防ぐ
後縦靱帯	椎体後面と椎間板	前縦靱帯よりも弱く，過度の屈曲を防ぐ
黄色靱帯	隣接する椎弓板をつなげる	屈曲を制限し，かなり弾性を有する
棘間靱帯	棘突起をつなげる	弱い
棘上靱帯	棘突起の先端をつなげる	より強靱で，屈曲を制限する
項靱帯	C7から後頭骨	棘上靱帯の頸部への続きで強靱である
横突間靱帯	横突起をつなげる	弱い靱帯
椎間板	隣接する椎体間にある	前および後縦靱帯で強固に固定されている

 色分けしてみよう

以下の椎弓および椎体の靱帯（図EとF）を異なる色で塗りなさい．

- ☐ 6. 椎間円板
- ☐ 7. 前縦靱帯
- ☐ 8. 後縦靱帯
- ☐ 9. 黄色靱帯（弾性線維を含むため黄色にみる）
- ☐ 10. 棘間靱帯
- ☐ 11. 棘上靱帯
- ☐ 12. 放射状肋骨頭靱帯

臨床事項

「むち打ち症」は医学用語ではないが，頸部の過伸展時の傷害（筋肉，靱帯，骨損傷）時によく使われる．「むち打ち症」は車の追突事故でよく起こる．追突されると車は急に前方に加速し，弛緩している頸部が過伸展状態で後方に投げ出され，次に車が停止することにより頸部は急激に激しい屈曲状態に戻される．正しく調節したヘッドレストは，この過伸展による傷害の発生を大きく減らす．

図2.9　骨格系

脊椎の関節と靱帯 2

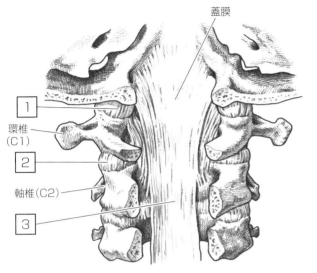

A. 椎体後面の靱帯を露出するために棘突起と椎弓の一部を除去した上方脊柱管：後面

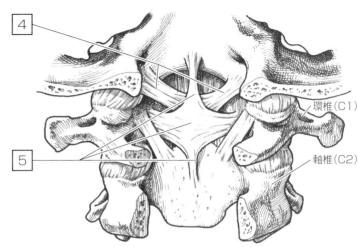

B. 深部の靱帯を露出するために蓋膜の主要部を取り除いた上方脊柱管：後面

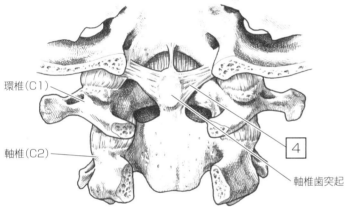

C. 最深部の靱帯を示すために環椎十字靱帯を取り除いた上方脊柱管：後面

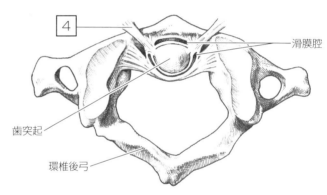

D. 正中環軸関節：上面

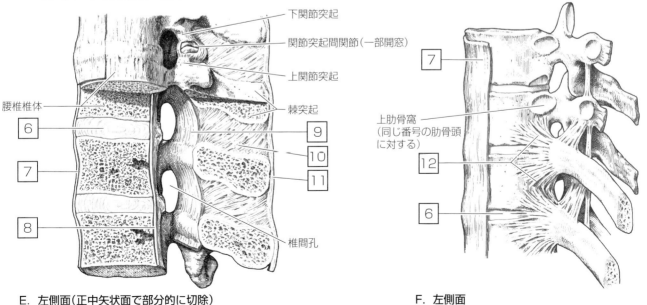

E. 左側面（正中矢状面で部分的に切除）

F. 左側面

図 2.9

2 上肢帯と上腕

上肢帯は上肢を胸壁に付着させている．胸壁に結び付けている唯一の関節は鎖骨と胸骨間の関節であり，鎖骨の他端は肩峰で**肩甲骨**と関節を形成している．**上腕骨**は関節窩で肩甲骨と連結しており，肩関節を形成している．上腕骨の遠位端は肘関節を構成している．肩関節には多くの筋肉が作用し，非常に大きい可動性を有している．三角形の肩甲骨には16個もの筋肉の付着部がある．鎖骨，肩甲骨，上腕骨の構造について下の表にまとめた．

色分けしてみよう

以下の上肢帯の骨（図A）を異なる色で塗りなさい．
- [ ] 1. 鎖骨
- [ ] 2. 肩甲骨
- [ ] 3. 上腕骨

鎖骨	肩甲骨	上腕骨
少しS字状にカーブした円柱状の骨	扁平で三角形の骨	長骨
中1/3は最も細い	浅い関節窩がある	上腕骨頭：肩甲骨の関節窩と関節を形成する
骨化は最初に始まるが，骨化点の融合は最後になる	16個の筋肉が付着	遠位の内顆と外顆：肘で尺骨と橈骨と関節を形成する
膜内骨化で形成	骨折は比較的まれである	外科頸は骨折しやすい部位で，腋窩神経を傷害する危険がある
最も骨折しやすい骨		
上肢を体幹から離しておくための支柱として働く		

色分けしてみよう

以下の上肢帯の骨（図BとC）の構造を異なる色で塗りなさい．
- [ ] 4. 烏口突起
- [ ] 5. 肩甲棘
- [ ] 6. 上腕骨滑車：肘で尺骨と関節を形成する
- [ ] 7. 鎖骨の肩峰関節面：肩峰で肩甲骨と関節を形成する
- [ ] 8. 鎖骨の胸骨関節面：胸骨柄と関節を形成する

臨床事項

鎖骨は，特に子どもにおいて，身体のなかで最も骨折しやすい骨である．通常この骨折は，手をついての転倒や，肩への直接の外傷で起こる．鎖骨骨折は鎖骨中1/3で起こりやすい．

鎖骨は，長骨のなかで胎生2か月目に最初に骨化（膜内骨化）する骨であるが，完全に骨化，融合を完了するのは最も遅く，通常25〜30歳くらいである．

肩鎖関節（**図2.11** 参照）は，強靱な烏口鎖骨靱帯があっても弱い関節で，コンタクトスポーツ（サッカー，ホッケー）のように，打撃を直接受けると**脱臼**を起こすことがある．また，腕を伸ばしたまま転倒することでも起こることがある．

肩甲骨の骨折は通常，自動車事故や鈍な物体が高速でぶつかったときのように激しい直接外傷で起こる．幸いに肩甲骨は厚い筋肉で覆われているため，転移骨折や複雑骨折（骨が皮膚を突き破っている）でない限り，通常は簡単に治療することができる．

図2.10　骨格系

上肢帯と上腕 2

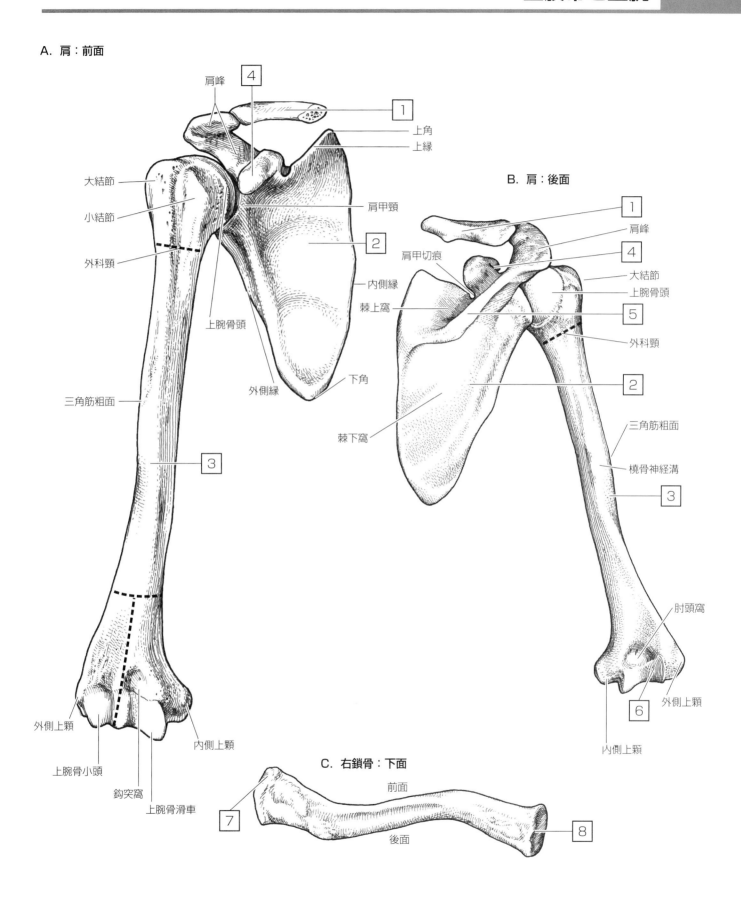

図2.10

2 肩関節

肩関節は多軸性の滑膜性球関節であるため，上肢は非常に大きい可動性を有する．この球関節は窩が浅く，比較的関節包が緩いため，肩関節は脱臼しやすい関節の一つである．**肩鎖関節**は滑膜性の平面関節で，上腕を挙上したり，肩甲骨が回旋したりするとき若干の滑走運動を可能にする．肩関節は四つの**回旋筋腱板筋**で補強され，その腱は関節を安定化させる（**図3.17**の回旋筋も参照せよ）．

・棘上筋
・棘下筋
・小円筋
・肩甲下筋

滑液包は肩関節の線維性関節包から，これら筋肉の腱を隔てることによって摩擦を減じている．さらに，**肩甲骨の関節窩**は浅いが，関節唇と呼ばれる線維軟骨の輪が襟のように関節窩の辺縁に沿って存在していて，窩を深くしている．上腕二頭筋の長頭の腱が肩甲骨の関節上結節に付着するために，その関節包の深いところを貫通していることに注意せよ．肩関節の靱帯と滑液包の構造について下の表にまとめた．

靱帯あるいは滑液包	付着	解説
● 肩鎖関節（滑膜性，平面関節）●		
関節包と関節円板	関節を囲む	上肢挙上，肩甲骨回転の際，滑走運動を可能にする
肩鎖靱帯	肩峰から鎖骨	上方から関節を支持する
烏口鎖骨靱帯（円錐靱帯と菱形靱帯）	烏口突起から鎖骨	鎖骨を固定することによって関節を補強する
● 肩関節（多軸性，滑膜性，球関節）●		
線維性関節包	関節を囲む	屈曲，伸展，外転，内転，前突，円運動を可能にする 最も脱臼しやすい関節
烏口上腕靱帯	烏口突起から上腕骨大結節	上方から関節包を補強する
関節上腕靱帯	関節上結節から上腕骨小結節	上・中・下の肥厚した靱帯からなる
上腕横靱帯	上腕骨の大，小結節全長にわたる	上腕二頭筋長頭を結節間溝に保持する
関節唇	肩甲骨関節窩の縁	関節窩を深くする線維軟骨性の靱帯である
● 滑液包 ●		
肩峰下包		烏口肩峰弓と棘上筋の間
三角筋下包		三角筋と関節包の間
肩甲下筋腱下包		肩甲下筋腱と肩甲頸の間

色分けしてみよう

以下の肩関節の靱帯，腱を異なる色で塗りなさい．滑液包（図**C**と**D**）は青で塗りなさい．

☐ 1．棘上筋腱
☐ 2．肩甲下筋腱
☐ 3．上腕二頭筋腱（長頭）
☐ 4．肩関節の関節包靱帯
☐ 5．棘下筋腱
☐ 6．小円筋腱

臨床事項

肩関節の運動は，ほとんどのどの関節でもそうであるが，関節周囲の**腱に炎症**を起こす可能性があり，また2次的に関節上の筋肉や腱からの衝撃を和らげる滑液包に炎症が及ぶ可能性がある．肩関節においては，棘上筋腱は特に上腕骨大結節，肩峰，烏口肩峰靱帯によってはさまれているので傷害を受けやすい．

肩関節脱臼のうち約95％は前下方脱臼である．この脱臼は，しばしばものを投げる動作で起こる．この動作は，関節包と回旋筋腱板の前方要素（特に肩甲下筋腱）に緊張をかける．

図2.11　骨格系

肩関節 2

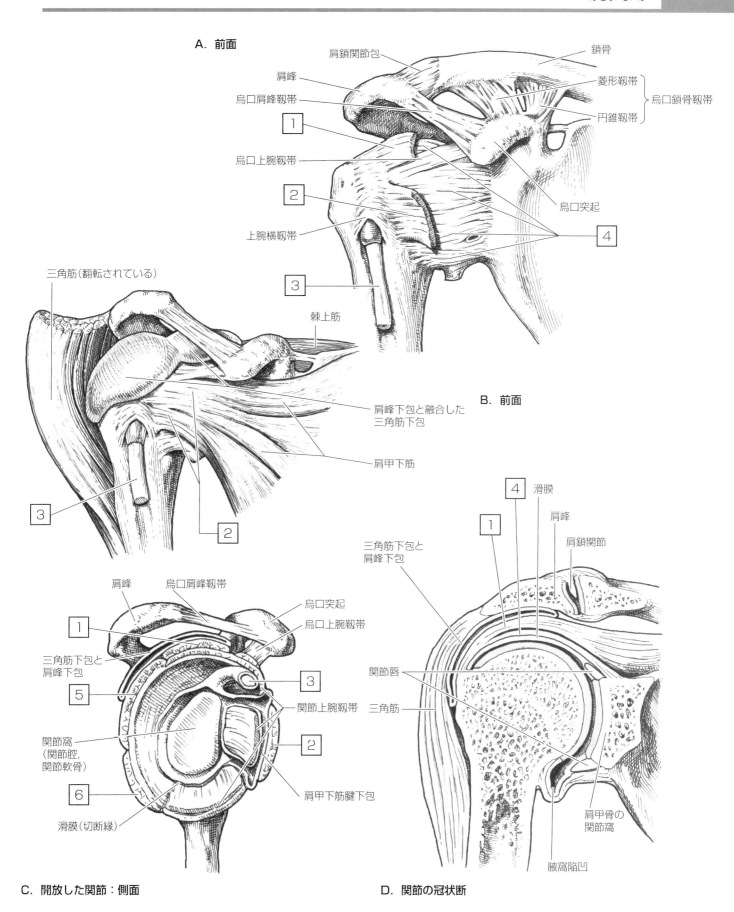

A. 前面
B. 前面
C. 開放した関節：側面
D. 関節の冠状断

図 2.11

2　前腕と肘関節

前腕は肘から手首までの部分で，外側の**橈骨**および内側の**尺骨**の2本の骨よりなる．橈骨は尺骨より短い．肘のちょうど前の領域は**肘窩（cubital fossa）**（cubit は腕尺と訳され，古代の尺度で肘から中指の先端までの長さを意味するが，王が長さを決めるので支配者によって異なっていた）として知られ，静脈穿刺をよく行う場所（採血や注射のための静脈への経路）である．

骨間膜は橈骨と尺骨を連結し，線維性関節の一種である．**回外**〔解剖学的正位で手掌を前面（前方）に向ける運動〕と**回内**〔手掌を後面（後方）に向ける運動〕は，手根および手の特徴ある運動であり，尺骨の上を交叉するように橈骨が動き（回内），尺骨に並ぶように位置する動き（回外）は前腕にだけ起こる運動である（図AとBを参照）．

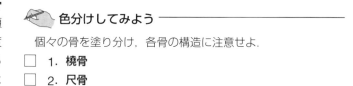

色分けしてみよう

個々の骨を塗り分け，各骨の構造に注意せよ．
- [ ] 1．橈骨
- [ ] 2．尺骨

肘関節は複数の関節から構成される．その靱帯とその特徴について下の表にまとめた．

- **腕尺関節**：肘の屈曲と伸展の関節．尺骨の滑車切痕は上腕骨滑車と関節を形成する
- **腕橈関節**：肘の屈曲と伸展の関節．橈骨頭が上腕骨小頭と関節を形成する
- **上橈尺関節**：回内と回外の関節．橈骨頭は尺骨の橈骨切痕と関節を形成する

靱帯	付着	解説
● 腕尺関節（単軸性，滑膜性，蝶番関節）●		
関節包	関節を囲む	屈曲と伸展を行う
尺側（内側）側副靱帯	上腕骨内側上顆から尺骨の鉤状突起と肘頭	前，後，斜束からなる三角形の靱帯である
● 腕橈関節 ●		
関節包	関節を囲む	上腕骨小頭から橈骨頭
橈側（外側）側副靱帯	上腕骨の外側上顆から尺骨の橈骨切痕と輪状靱帯	尺側側副靱帯より弱いが後外側への安定性を付加する
● 上橈尺（単軸性，滑膜性，車軸関節）関節（遠位橈尺関節の図2.14を参照）●		
輪状靱帯	橈骨頭と尺骨の橈骨切痕を囲む	橈骨切痕に橈骨頭を保持し，回外，回内を可能にする

色分けしてみよう

以下の肘関節の重要な靱帯（図E, F）を異なる色で塗りなさい．
- [ ] 3．外側側副靱帯：肘外側にある
- [ ] 4．輪状靱帯：上橈尺関節の橈骨頭を囲む
- [ ] 5．内側側副靱帯：肘内側にある

臨床事項

肘関節の脱臼は肩，指に次ぎ3番目に多い脱臼である．脱臼は手をついて転倒したときにしばしば起こり，後方脱臼が最も多い．前方脱臼はまれであり，上腕動脈の損傷をもたらすことがある．外側側方脱臼も内側側方脱臼もまれである．肘関節脱臼では，尺骨神経（最もよく傷害を受ける）および／または正中神経が損傷しているかどうか診断する必要がある．

尺骨遠位端骨折は，直接の衝撃や強制的な回内の動きで起こることが多い．橈骨遠位端骨折は，すべての年齢層で前腕の骨折の約80％を占め，手をついて転倒したときによく起こる（コレス骨折）．

図2.12　骨格系

前腕と肘関節

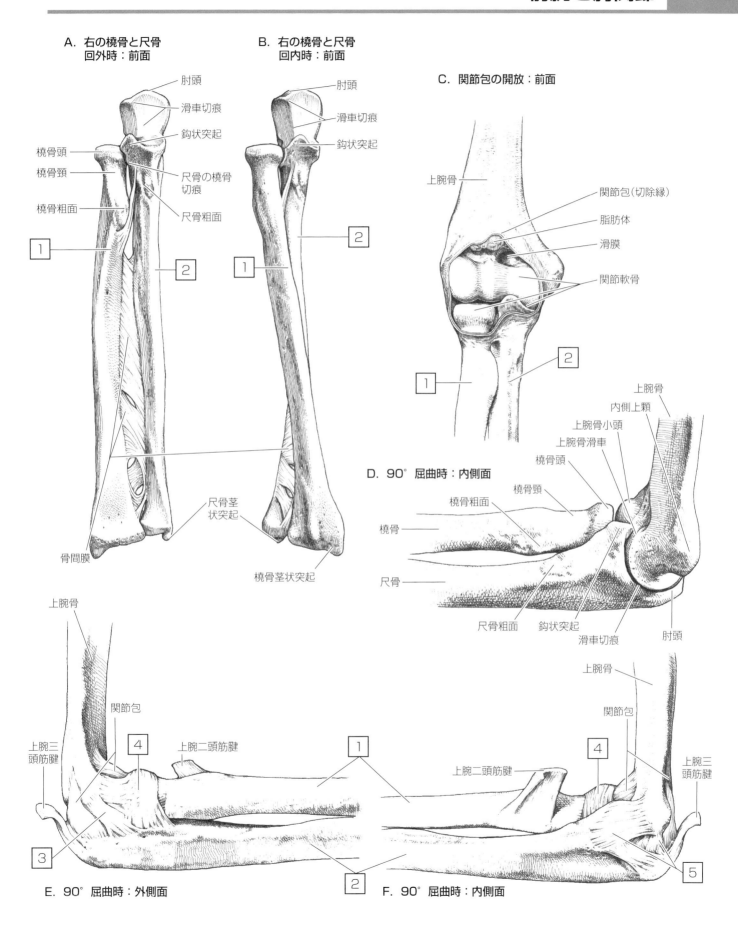

図 2.12

2 手根および手

手根および手は以下の29個の骨からなる.
- 8個の手根骨. 近位列と遠位列で,各列4個の骨からなる
- 5個の中手骨. 手掌で母指と小指の間に拡がる
- 14個の指節骨. 母指(第1指)は2個からなり,残り4指は3個の骨からなる
- 2個の種子骨. 母指中手骨の遠位端に存在する

これらの骨とそれらの特徴は下の表にまとめた.

骨	特徴
● 手根骨近位列 ●	
舟状骨	解剖学的嗅ぎタバコ入れの下にあり,手根で最も起こる骨折である
月状骨	前方が後方より幅広になっている
三角骨	この三つの骨(舟状骨,月状骨,三角骨)は橈骨遠位端と関節を形成する
豆状骨	三角骨の手掌面上にある
● 手根骨遠位列 ●	
大菱形骨	遠位列の骨は近位列手根骨および第1〜5中手骨と関節を形成し,手根の外側に位置する
小菱形骨	大菱形骨と有頭骨間にある楔形の骨
有頭骨	手根骨のなかで最大
有鈎骨	前方に突出する鈎突起をもつ
● 中手骨 ●	
第1指から第5中手骨(母指から小指)	底,体,頭を有する
	断面で三角形を呈する
	第5中手骨が最も骨折しやすい
2個の種子骨	第1中手骨頭に存在する
● 指節骨 ●	
母指以外は3個の骨で構成	底,体,頭を有する
	基節骨,中節骨,末節骨と名付けられている
	中指の末節骨が最も骨折しやすい

手根骨は平面上に並んでいるのではなく,凹面が前方に向いている弓状を呈し,**手根弓**を形成している.前腕の筋肉の腱,血管,神経は,この弓状のくぼみを通り手掌に到達している.結合組織の強固な束である屈筋支帯がこの弓状のくぼみ上に張り,手根管を形成し,ここを腱,血管,神経が通る.

色分けしてみよう

以下の手根と手の骨を異なる色で塗りなさい.中手骨,指節骨はそれぞれ同じ色で塗りなさい.また種子骨は別々の色で塗りなさい.

- [ ] 1. 舟状骨
- [ ] 2. 大菱形骨
- [ ] 3. 小菱形骨
- [ ] 4. 月状骨
- [ ] 5. 三角骨
- [ ] 6. 豆状骨
- [ ] 7. 有鈎骨
- [ ] 8. 有頭骨
- [ ] 9. 中手骨
- [ ] 10. 各指節骨
- [ ] 11. 種子骨(母指の中手骨遠位端に二つある)

臨床事項

舟状骨**骨折**は手根骨骨折のなかで最多である.これは,手をついて転倒したときに起こることがあり,中1/3に多い.骨折により血行不良となると,偽関節や**阻血性骨壊死**が起こることがある.

指の外傷はよくあることである.屈筋や伸筋腱,靱帯の損傷がないかどうか診断しておくことは重要である(**図3.23**参照).中手骨頸部骨折はパンチの殴打で起こることが多い.

図2.13 骨格系

手根および手 2

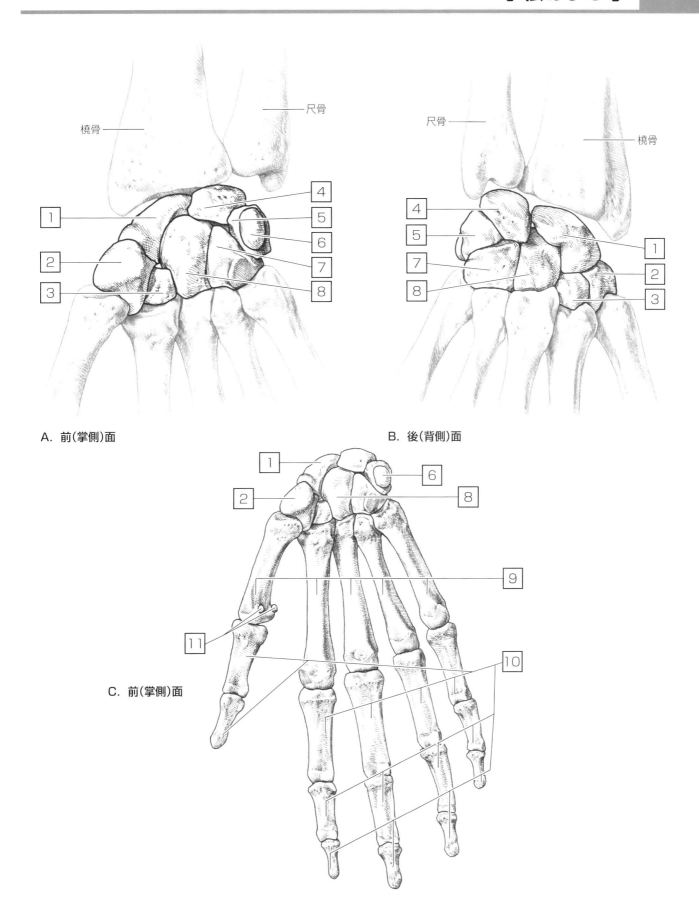

A. 前(掌側)面

B. 後(背側)面

C. 前(掌側)面

図 2.13

2 手根および指の関節と運動

　手首と指の関節の分類と靱帯については下の表にまとめた．手根関節は，前腕の橈骨遠位と舟状骨，月状骨，三角骨，尺骨遠位の関節円板間の橈骨手根関節（2軸性，滑膜性，楕円関節）のことである．また，右ページのこれら関節に関連する指の運動に注意せよ．

色分けしてみよう

以下の主要な靱帯を異なる色で塗りなさい．
- ☐ 1. 掌側橈骨手根靱帯
- ☐ 2. 背側橈骨手根靱帯
- ☐ 3. 手根関節の関節円板
- ☐ 4. 中手指節（MP）関節の関節包
- ☐ 5. 近位指節間（PIP）関節の関節包
- ☐ 6. 遠位指節間（DIP）関節の関節包
- ☐ 7. 中手指節関節の側副靱帯
- ☐ 8. 掌側靱帯（板）

構造	付着	解説
● 橈骨手根関節（2軸性，滑膜性，楕円関節）●		
関節包と関節円板	関節を囲む：橈骨から舟状骨，月状骨，三角骨	支持の役割はほとんどない．屈曲，伸展，外転，内転，円運動を可能にする
掌側橈骨手根靱帯	橈骨から舟状骨，月状骨，三角骨	強靱で安定性がある
背側橈骨手根靱帯	橈骨から舟状骨，月状骨，三角骨	より弱い靱帯である
橈側側副靱帯	橈骨から舟状骨，三角骨	手根骨近位列の安定化
● 下橈尺関節（単軸性，滑膜性，車軸関節）●		
関節包	関節を囲む：尺骨頭から橈骨の尺骨切痕	上方では薄く，回内，回外を可能にする
掌側，背側橈尺靱帯	橈骨，尺骨間に横に拡がる	関節円板が二つの骨を連結する
● 手根間関節（滑膜性，平面関節）●		
手根骨近位列骨間靱帯	隣接する手根骨	若干の滑走運動を可能にする
手根骨遠位列骨間靱帯	隣接する手根骨	骨は前，後，および骨間靱帯で結合されている
● 手根中央関節（滑膜性，平面関節）●		
掌側手根間靱帯	手根骨近位列と遠位列	1/3は手根関節の伸展，2/3は屈曲の際に滑走運動を可能にする
内側，外側手根側副靱帯	舟状骨，月状骨，三角骨から有頭骨と有鉤骨へ	手根骨遠位列（滑膜性，楕円関節）を安定させる
● 手根中手関節（平面，滑膜性関節）（母指を除く）●		
関節包	手根骨から第2〜第5の中手骨	関節を囲む若干の滑走運動を可能にする
掌側，背側手根中手靱帯	手根骨から第2〜第5の中手骨	背側が手根中手靱帯で最も強固である
骨間手根中手靱帯	手根骨から第2〜第5の中手骨	
● 母指の手根中手関節（2軸性，鞍状関節）●		
手根中手靱帯と同じ靱帯	大菱形骨から第1中手骨	屈曲，伸展，内転，外転，円運動を可能にする
		関節炎をよく起こす場所である
● 中手指節関節（2軸性，顆状，滑膜性関節）●		
関節包	中手骨から基節骨	関節を囲む：屈曲，伸展，内転，外転，円運動を可能にする
外側，内側側副靱帯	中手骨から基節骨	屈曲で締まり，伸展で弛緩する
掌側板	中手骨から基節骨	指の骨折の治療の際，屈曲位でギプス固定すると靱帯の短縮を起こす
● 指節間関節（単軸性，滑膜性，蝶番関節）●		
関節包	隣接する指節骨	関節を囲む：屈曲と伸展を可能にする
両側の側副靱帯	隣接する指節骨	斜めに向かっている
掌側板	隣接する指節骨	過度の伸展を防ぐ

図2.14　骨格系

手根および指の関節と運動

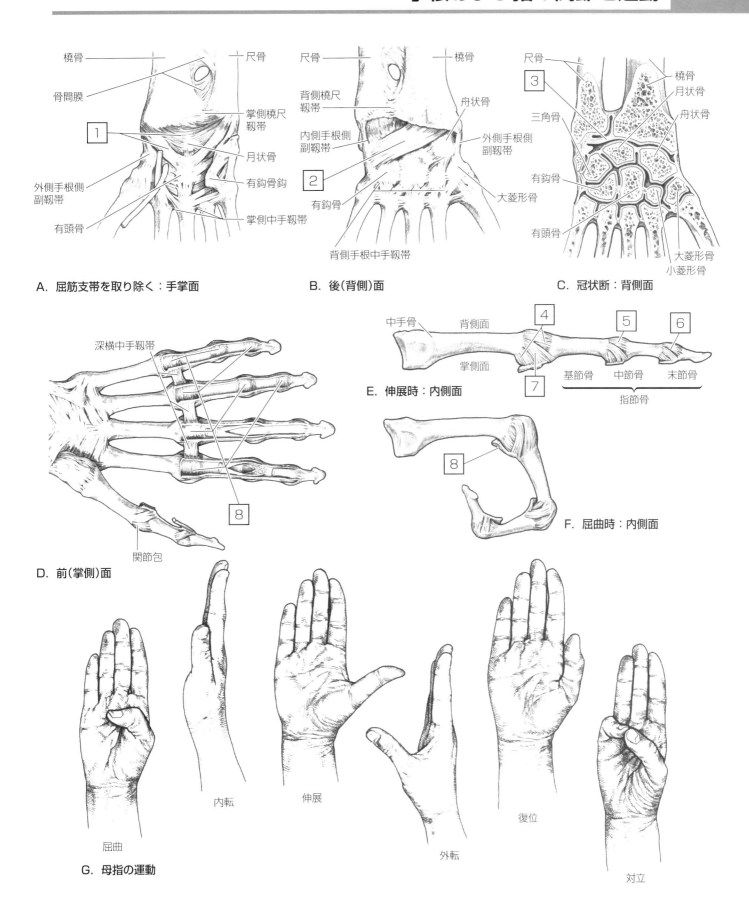

図2.14

2 下肢帯

下肢帯は下肢を体幹に連結させている．骨性骨盤は以下のものを含む．

- **寛骨**：腸骨，坐骨，恥骨と呼ばれる三つの分離した骨が癒合したものである．寛骨臼（大腿骨頭と関節を形成するためのカップ状の構造）で，三つの骨がたがいに相合している．左右の寛骨は後方で仙骨と関節を形成し，前方では恥骨結合で接している
- **仙骨**：5個の仙椎が癒合したものである
- **尾骨**：脊椎の最下端であり，胎生期の尾部の遺残である

 色分けしてみよう

以下の下肢帯を構成する骨を異なる色で塗りなさい．
- ☐ 1. 坐骨
- ☐ 2. 腸骨
- ☐ 3. 恥骨

骨	特徴
● 寛骨 ●		
腸骨	寛骨を形成するため各側の三つの骨は癒合しており，下肢帯を形成するため仙骨と関節を形成する
	腸骨体は坐骨および恥骨と癒合する
	三つの骨は寛骨臼（大腿骨頭と関節を形成するくぼみ）で合する
	腸骨翼（腸骨窩）：腸骨の弱い部分である
坐骨	坐骨体は他の2骨と癒合する
	坐骨枝は恥骨と癒合する
恥骨	恥骨体は他の2骨と癒合する
	恥骨枝は坐骨と癒合する
● 大腿骨（近位部）●		
長骨	身体で一番長い骨であり，非常に強い
大腿骨頭	寛骨臼で寛骨と関節を形成する
大腿骨頸	通常骨折する場所
大転子	殿部の筋肉のいくつかが付着する股関節の一部位
小転子	腸腰筋腱（股関節の強い屈筋）の付着部

臨床事項

骨盤骨折は弱い衝撃でも起こることがある．強い衝撃（墜落事故や自動車事故）で起こる場合は大量出血を引き起こし，生命にかかわることがある．

寛骨の三つの骨は思春期後期に癒合し一つの骨となる．また骨盤の構造には性差があり，女性では出産のために適した形を有する．女性の骨盤は男性より幅広い腸骨稜をもち，骨盤腔の幅は広いが浅く，緩やかな恥骨弓をもっている．寛骨は仙腸関節（平面，滑膜性関節）で仙骨と関節する．この仙腸関節は，安定性と支持を与える強い靭帯で補強されている．この関節と下肢帯の靭帯について下の表にまとめた．

 色分けしてみよう

以下の骨盤における重要な靭帯と軟骨を（図CとD），異なる色で塗りなさい．
- ☐ 4. 後仙腸靭帯
- ☐ 5. 仙棘靭帯：坐骨切痕を大坐骨孔，小坐骨孔に分割する
- ☐ 6. 仙結節靭帯
- ☐ 7. 前仙腸靭帯
- ☐ 8. 恥骨結合：線維性軟骨で形成され，出産時にやや拡張する

靭帯	付着	解説
● 腰仙骨関節* ●		
椎間円板	L5と仙骨の間	ほとんど動きはない
腸腰靭帯	L5の横突起から腸骨稜	剥離骨折を起こすことがある
● 仙腸関節（平面，滑膜性）●		
仙腸靭帯	仙骨から腸骨	ほとんど動きはない
		後仙腸靭帯（強い），前仙腸靭帯（回転時に安定性を与える），骨間（最強）仙腸靭帯からなる
● 仙尾骨結合（結合性）●		
仙尾靭帯	尾骨と仙骨間	若干動く
		前仙尾靭帯，後仙尾靭帯，外側仙尾靭帯で構成され，S5とC1の間に4番目の関節円板がある
● 恥骨結合 ●		
恥骨靭帯	恥骨間	若干動く
		線維軟骨性円板がある
● 副靭帯 ●		
仙結節靭帯	腸骨棘，仙骨から坐骨結節	骨盤の縦方向の安定性を与える
仙棘靭帯	坐骨棘から仙骨，尾骨へ	坐骨切痕を大坐骨孔，小坐骨孔に分割している

＊他の靭帯は，仙椎や関節突起間関節を結び付けている．

図2.15 骨格系

下肢帯 2

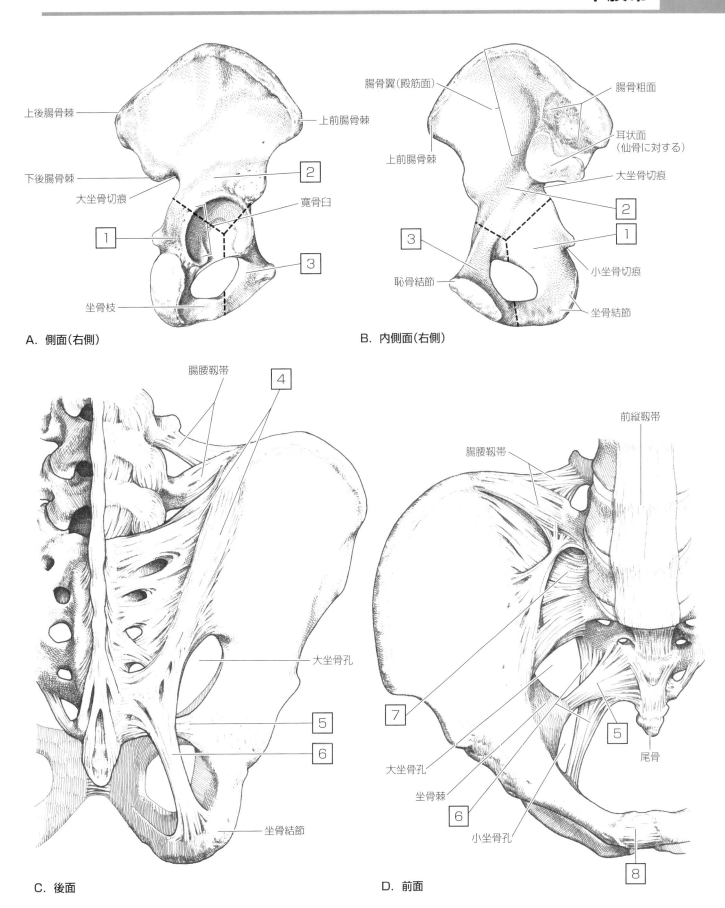

図 2.15

2 股関節

　股関節は，大腿骨頭と寛骨臼間にある多軸性，滑膜性の球関節である．肩関節とは違い，股関節はある程度可動性を犠牲にして安定性と支持性を備えている．肩関節と同様に，寛骨臼は，くぼみを深くする**寛骨臼唇**と呼ばれる線維軟骨性の「唇」で縁取りされている．股関節の構造を下の表にまとめた．股関節の主要な靱帯には，股関節を囲むような三つの靱帯と関節内にある大腿骨頭への靱帯がある．

色分けしてみよう

以下の股関節の靱帯と構造を異なる色で塗りなさい．

- [ ] 1. 腸骨大腿靱帯（ビゲローのY靱帯）：前方に位置する
- [ ] 2. 恥骨大腿靱帯：前方と下方に位置する
- [ ] 3. 坐骨大腿靱帯：後方に位置する
- [ ] 4. 寛骨臼唇：寛骨臼の縁周囲にある線維軟骨
- [ ] 5. 大腿骨頭の関節軟骨
- [ ] 6. 大腿骨頭靱帯：寛骨臼切痕と寛骨臼横靱帯に付着している

靱帯	付着	解説
関節包	寛骨臼縁から大腿骨頸	大腿骨頭と頸部の一部を包む 屈曲，伸展，外転，内転，円運動を行う
腸骨大腿靱帯	腸骨棘と寛骨臼から転子間線	最強の靱帯であり，ビゲローの逆Y字の形をつくる 過伸展と外旋を制限する
坐骨大腿靱帯	寛骨臼から大腿骨頸後方	伸展と内旋を制限する より弱い靱帯である
恥骨大腿靱帯	恥骨枝から大腿骨頸下方	伸展と外転を制限する
寛骨臼唇	寛骨臼	線維軟骨，窩を深くする
寛骨臼横靱帯	寛骨臼切痕下方	大腿骨頭を容れる窩を形成するため，寛骨臼を杯状に整える
大腿骨頭靱帯	寛骨臼切痕と寛骨臼横靱帯から大腿骨頭	骨頭への動脈は靱帯のなかを走行する

臨床事項

　股関節部の骨折はよくある外傷である．若年者においてはしばしば外傷で起こるが，高齢者では骨粗鬆症や転倒が原因になることが多い．このような骨折では大腿骨頸部骨折が多い．

　米国では，約1,000人に10人が生下時に**発育性股関節形成不全**を伴っている．早期の診断と治療で，95%の患児が正常な股関節機能を取り戻す．男児より女児に多い．

　"ヒップポインター"損傷とは，打撲傷（腱や筋肉，周囲の軟部組織への毛細血管性の出血）を指し，通常サッカーやホッケーなどのコンタクトスポーツでみられる怪我である．この用語は，上前腸骨棘に付着する縫工筋などの筋肉が剥離した状態を指すときに使用されることがあるが，これは誤りで，実際には，このとき**剥離骨折**が起こっており，hip pointerとはいわない．

　"チャーリーホース"（こむら返り）は大腿の急な筋肉痛のことを指し，痙攣や虚血，血管の損傷で起こるとされている．

図2.16　骨格系

股関節 2

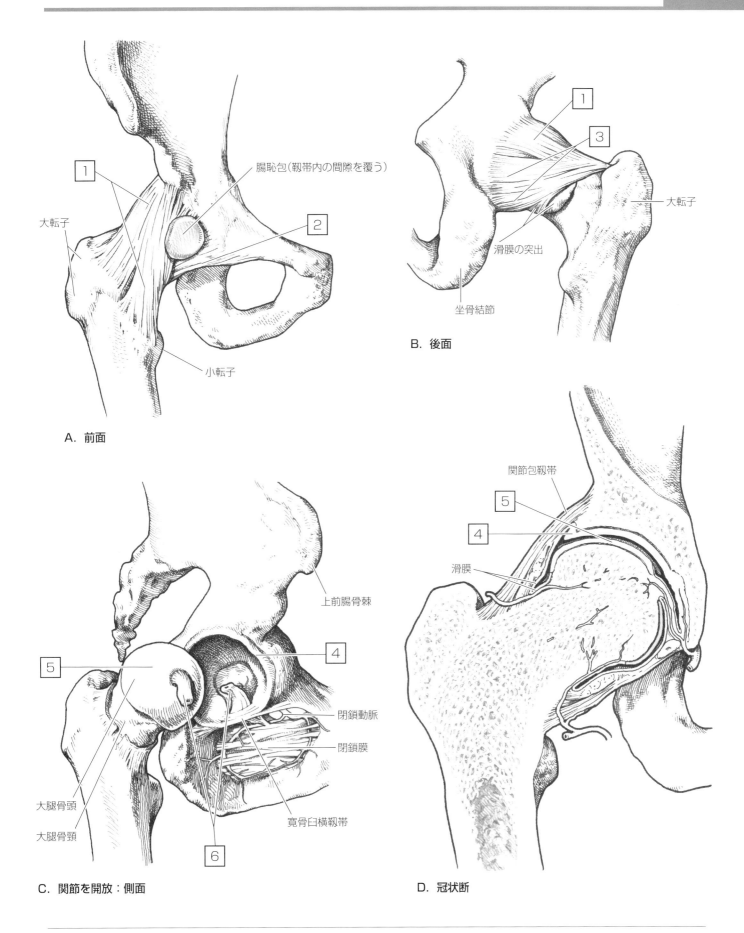

図 2.16

2 大腿骨と下腿骨

大腿骨は大腿部の骨である（解剖学的に大腿部は股関節と膝の間の部分であり，下腿は膝と足根関節の間の部分である）．大腿骨は身体で最長の骨であり，体重を膝から骨盤に伝える．大腿骨の主要な構造は下の表にまとめた．

下腿の骨は**脛骨**と**腓骨**からなる．脛骨は太いほうの骨で，内側に位置する．

脛骨の骨幹は，膝から足根関節までの皮膚直下に触れることができる．大腿骨遠位端と脛骨近位端は膝関節を形成し，**膝蓋骨**といわれる大きい種子骨がこの関節の前方にあり，大腿四頭筋腱に埋まっている．腓骨は体重の負荷がかからない骨であり，下腿の外側に位置する．腓骨は主として筋肉の付着のための骨である．脛骨と腓骨の構造は下の表にまとめた．

構造	特徴
●大腿骨●	
長骨	身体で最長の骨で非常に強い
大腿骨頭	寛骨の寛骨臼と関節を形成する
大腿骨頸	骨折の頻度が高い部位
大転子	股関節部の隆起：いくつかの殿部の筋が付着
小転子	腸腰筋腱（股関節の強い屈筋）の付着部
内側顆と外側顆	脛骨の内側顆と外側顆と関節を形成する大腿骨遠位端の内側と外側の（小さい）部位
●膝蓋骨●	
	大腿四頭筋腱に埋まっている（人体で最大の）種子骨
●脛骨●	
長骨	太く，体重の負荷がかかる骨
近位関節面	大腿骨内側，外側顆と関節を形成する大きい平面
脛骨粗面	膝蓋靭帯の停止部
下関節面	足関節で距骨をはめ込む面
内果	足関節の内側面の隆起
●腓骨●	
長骨	細長い骨，主として筋肉が付着
頸部	ここで骨折が起これば，総腓骨神経を損傷する可能性がある

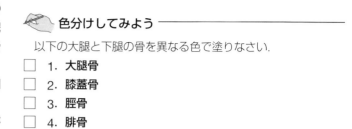

色分けしてみよう

以下の大腿と下腿の骨を異なる色で塗りなさい．
- 1. 大腿骨
- 2. 膝蓋骨
- 3. 脛骨
- 4. 腓骨

臨床事項

大腿骨骨折の多くは関節包内の頸部で起こる．**脛骨骨折**は骨幹が一番狭いところで起こりやすく，骨幹のおよそ下1/3付近に相当する．

脛骨の内側縁の大部分は皮下直下にあるため，骨折の多くは開放骨折となる．脛骨骨折には横骨折，らせん骨折，粉砕骨折（小さい多数の骨片となる），分節骨折（たとえば脛骨の長さの1/3と2/3の2か所で起こる）がある．

腓骨骨折は，外側で足関節の外果のちょうど上あたりで起こりやすい．

多発性骨髄腫は形質細胞の腫瘍で，原発性骨腫瘍のなかで最も悪性度が高い．この有痛性の腫瘍は放射線治療が有効である．さらに，新しい化学療法や骨髄移植により生存率の向上が期待されている．この腫瘍は人体の多くの骨を侵し，下肢では通常，大腿骨と脛骨の近位と遠位端にみられる．

図2.17　骨格系

大腿骨と下腿骨

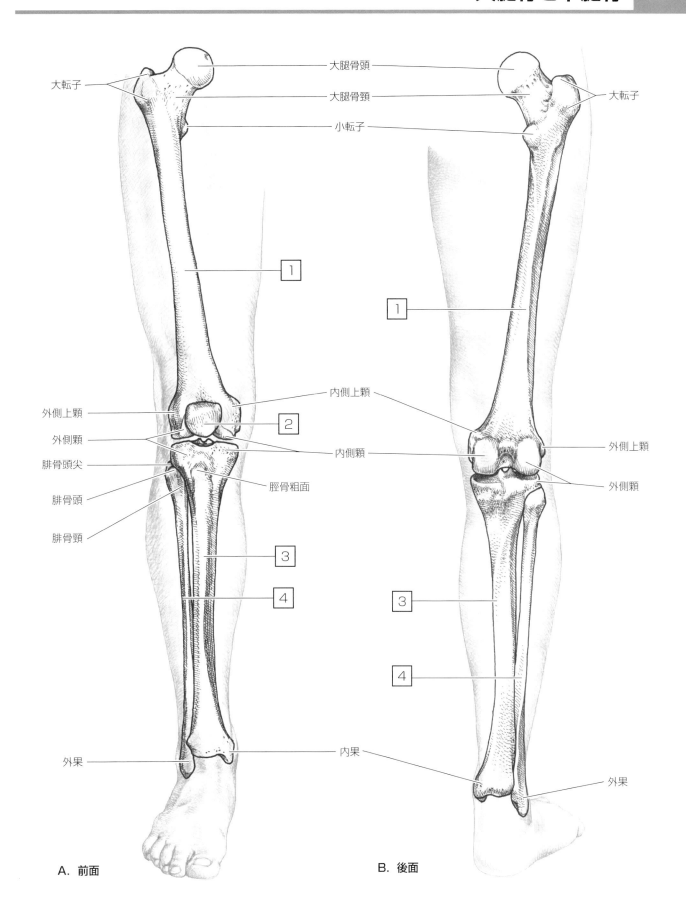

A. 前面　　B. 後面

図 2.17

2　膝関節

膝関節は2軸性で顆状の滑膜性関節であり，身体のなかで最も複雑で精密な関節である．膝関節は屈曲，伸展，若干の滑走運動を行い，屈曲時には内旋も行う．完全な伸展時には，大腿骨は脛骨上で内側に回転し，靱帯は膝をしっかりと固定するために締まる．この膝蓋大腿2軸滑膜性鞍関節は，大腿四頭筋による膝の伸展機構の一部を担っている．この関節の構造については下の表にまとめた．図には主要な靱帯のみ示されている．

色分けしてみよう

以下の膝関節包の内，外にある靱帯を異なる色で塗りなさい．
- ☐ 1. **内側半月**：関節面を深くする脛骨上の線維軟骨性円板であり，膝の衝撃を吸収する役割をする
- ☐ 2. **内側側副靱帯**
- ☐ 3. **後十字靱帯**
- ☐ 4. **前十字靱帯**
- ☐ 5. **外側半月**：脛骨の外側上にある内側半月と同様の線維軟骨性円板である
- ☐ 6. **外側側副靱帯**

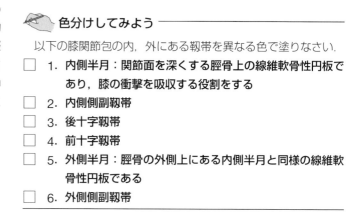

靱帯	付着	解説
● **膝関節（2軸性，顆状，滑膜性関節）** ●		
関節包	大腿骨と脛骨の内側顆，外側顆および膝蓋骨を囲む	線維性で弱い（ほとんど支持性はない） 屈曲，伸展，ある程度の滑走，内旋を可能にする
● **関節包外の靱帯** ●		
内側側副靱帯	大腿骨内側上顆から脛骨内側顆	下腿の伸展と外転を制限する 内側半月に付着している
外側側副靱帯	大腿骨外側上顆から腓骨頭	下腿の伸展と内転を制限する 膝窩筋腱の上を覆っている
膝蓋靱帯	膝蓋骨から脛骨粗面	大腿四頭筋腱の伸展時に働く
弓状膝窩靱帯	腓骨頭から関節包	膝窩筋の上を通過する
斜膝窩靱帯	半膜様筋腱から膝後面	過伸展および外旋を制限する
● **関節包内の靱帯** ●		
内側半月	脛骨の関節間領域で，内側の関節面上にある 内側側副靱帯に付着している	半月状（C字状）で，衝撃を和らげる働きがあり，しばしば断裂を起こす
外側半月	脛骨の関節間領域で外側の関節面上にある	内側半月より円形状で小さい 衝撃を和らげる働きをする
前十字靱帯	脛骨前顆間区から大腿骨外側顆	脛骨上の大腿骨の後方へ滑るのを防ぐ 過伸展で断裂する
後十字靱帯	脛骨後顆間区から大腿骨内側顆	脛骨上の大腿骨が前方へ滑るのを防ぐ 前十字靱帯より短くて強い
膝横靱帯	両半月の前面	両半月を結合し安定させる
後半月大腿靱帯（リスバーグ靱帯）	外側半月後面から大腿骨内側顆	強い
● **膝蓋大腿関節（2軸性，滑膜性，鞍状関節）** ●		
大腿四頭筋腱	四頭筋から膝蓋骨上部	膝関節伸展構造の一部である
膝蓋靱帯	膝蓋骨から脛骨粗面	大腿四頭筋腱の伸展時に働く 膝蓋骨は，脛骨と大腿骨に付着する内側および外側膝蓋支帯によって安定化されている

臨床事項

　比較的弱い**前十字靱帯の断裂**はスポーツ外傷でよくみられ，通常，足を地面にしっかりと固定しているときに，膝をひねるような動きで起こる．前十字靱帯は膝の過伸展を防ぐ役割を果たしているため，足を固定した状態で大腿骨を押さえ脛骨を前方に引き出す動き（前方引き出しテスト）は**前十字靱帯損傷**の診断に使用される．しばしば前十字靱帯損傷は，内側側副靱帯や内側半月の断裂を合併することもある．内側半月は内側側副靱帯に付着している．この前十字靱帯，内側側副靱帯，内側半月の三つの靱帯の複合損傷は**「不幸な三つ組」**として知られている．
　変形性膝関節症は股関節と同様に動作時に疼痛を伴うが，その痛みは天候の変化など他の原因で誘発されることもある．
　膝蓋骨亜脱臼（部分脱臼）は通常，外側方向に起こり，特に思春期の少女や若い女性にかなりよくみられる．

図2.18　骨格系

膝関節 2

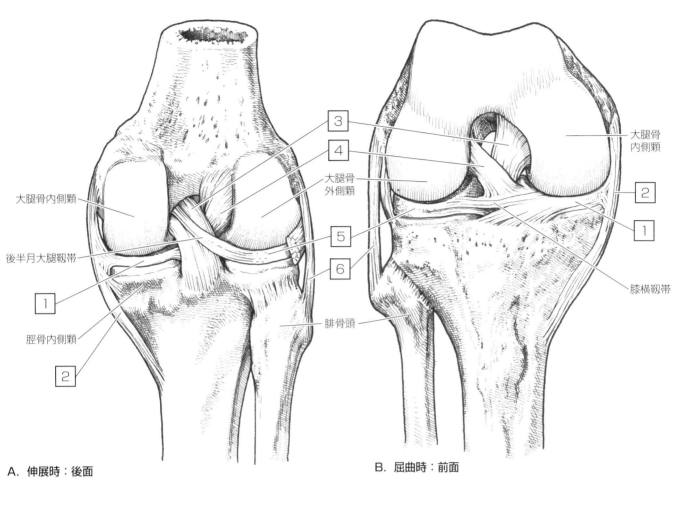

A. 伸展時：後面 B. 屈曲時：前面

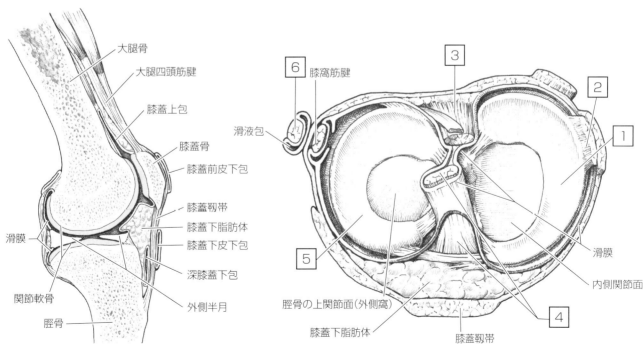

C. 矢状断：膝正中線より外側 D. 脛骨上面

図 2.18

2　足根骨と足の骨

足根と足は，以下の28個の骨で構成されている．
- 7個の足根骨：近位列の2個の骨（距骨と踵骨）と，遠位列の4個の骨（立方骨と3個の楔状骨），それに近位列と遠位列間にある1個の中央の足根骨（舟状骨）で構成されている
- 5個の中足骨：足底の中央部に拡がる
- 14個の趾節骨：母趾は2個の骨で，他の趾は3個の骨で構成される
- 2個の種子骨：第1中足骨遠位の足底面に存在する

足が地面に接するとき，足の骨は一つの平面上に並んでいるのではなく，二つのアーチを有している．各々のアーチは靱帯と筋肉によって支持されている．
- 縦足弓．踵骨の後方部分と5個の中足骨頭によって形成されている．このアーチは足の内側で最も高い弓を形成する（図Eを参照）
- 横足弓．立方骨，楔状骨，中足骨底によって形成される．このアーチは足の内側から外側にかけて形成される（図Fを参照）

骨	特徴
距骨	脛骨から足に体重を伝える．筋肉の付着はない
距骨滑車	脛骨，腓骨と関節を形成する
距骨頭	舟状骨と関節を形成する
踵骨	上方では距骨と，前方では立方骨と関節を形成する
載距突起	距骨頭を支える内側の棚状突起
舟状骨	距骨頭と三つの楔状骨の間にある舟の形をした骨
舟状骨粗面	粗面が大きい場合，窮屈な靴を履くと内側に疼痛が生じることがある
立方骨	最外側の足根骨
長腓骨筋腱溝	長腓骨筋腱が通る
楔状骨	三つの楔の形をした骨
●中足骨●	
母趾から小趾まで第1から第5の数字が付けられている	底，体，頭をもつ 短腓骨筋腱が第5中足骨に停止する
2個の種子骨	短母趾屈筋腱に存在する
●趾節骨●	
母趾を除き，各趾は3個の骨で形成される	底，体，頭をもつ 基節骨，中節骨，末節骨と名付けられる 第5趾は踏まれることによる外傷が多い

　色分けしてみよう

以下の足根の骨を異なる色で塗りなさい．中足骨はすべて同じ色で，趾節骨もすべて別の同じ色で，種子骨はまた異なった色で塗りなさい．
- [ ] 1．踵骨
- [ ] 2．距骨
- [ ] 3．舟状骨
- [ ] 4．楔状骨（すべて同じ色で塗りなさい）
- [ ] 5．立方骨
- [ ] 6．中足骨
- [ ] 7．趾（節）骨
- [ ] 8．種子骨

臨床事項

踵骨骨折は足根骨骨折のなかで最も多く，関節外骨折と関節内骨折がある．多くは関節内骨折で大きな衝撃で，踵で着地したときに起こる．踵骨は海綿骨であるため，距骨のめり込む力に耐えられず骨折が起こる．

図2.19　骨格系

足根骨と足の骨 2

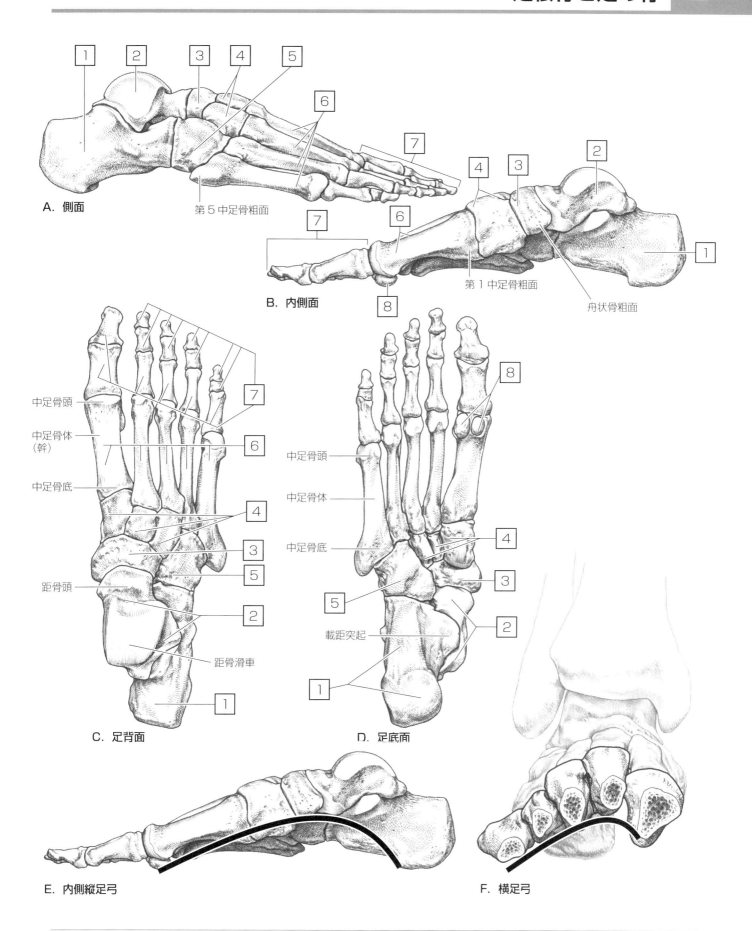

図2.19

2 足根関節と足の関節

足根関節，および足の関節の分類と靱帯について下の表にまとめた．足根関節は，主として距腿（脛骨遠位端と距骨間で体重の負荷がかかる）関節であり，外側に距腓（腓骨遠位端と距骨間）関節がある．

色分けしてみよう

以下の主要な靱帯と関節包を異なる色で塗りなさい．

- [ ] 1. 前距腓靱帯：⎫
- [ ] 2. 後距腓靱帯：⎬ この三つの靱帯が足関節の外側側副靱帯を形成する
- [ ] 3. 踵腓靱帯：⎭
- [ ] 4. 長足底靱帯
- [ ] 5. 内側（三角）靱帯：脛骨から距骨あるいは踵骨に拡がり，四つに分離できる靱帯で構成されている
- [ ] 6. 底側踵舟靱帯：「ばね」靱帯と呼ばれる．内足弓を支持する
- [ ] 7. 近位趾節間関節の関節包
- [ ] 8. 中足趾節関節の関節包

臨床事項

足の捻挫の多くは，足の外側面で着地した際の内反による損傷である．足底が内側にひねられ，外側側副靱帯の構成要素が伸ばされたり断裂したりする．

靱帯	付着	解説
● 遠位脛腓関節（線維性関節あるいは靱帯結合）●		
前脛腓靱帯	脛骨と腓骨の遠位端前面	斜めに走行する
後脛腓靱帯	脛骨と腓骨の遠位端後面	前脛腓靱帯より弱い
下脛腓横靱帯	内果から腓骨	後脛腓靱帯の深部への続きの部分
● 距腿関節（単軸性，滑膜性，蝶番関節）●		
関節包	脛骨と腓骨から距骨	足の底屈および背屈時に機能する
内側（三角）靱帯	内果から距骨，踵骨，舟状骨	足の外反を制限する．内側縦足弓を保持する．四つの部分からなる
外側（側副）靱帯	外果から距骨，踵骨	弱く，しばしば挫く．足の内反に抵抗する．三つの部分からなる
足根間関節（以下の三つの関節）		
● 距踵関節（距骨下，平面，滑膜性関節）●		
関節包	関節の辺縁	内反，外反時に機能する
距踵靱帯	距骨から踵骨	内側，外側，後側の三つの部分からなる
骨間靱帯	距骨から踵骨	強い．両者の骨をつなげる
● 距踵舟関節（部分的に球関節，滑膜性）●		
関節包	部分的に関節を包む	滑走や回旋運動時に機能する
足底踵舟靱帯	載距突起から舟状骨	距骨頭を支持する強い足底靱帯である（ばね靱帯と呼ばれる）
背側距舟靱帯	距骨から舟状骨	背側から距骨を支持する
● 踵立方関節（平面，滑膜性関節）●		
関節包	関節を包む	内反，外反時に機能する
踵立方靱帯	踵骨から立方骨	背側靱帯と底側（短底側靱帯，強い）靱帯と長底側靱帯からなる
● 足根中足関節（平面，滑膜性関節）●		
関節包	関節を包む	滑走運動時に機能する
足根中足靱帯	足根骨から中足骨	背側靱帯，底側靱帯，骨間靱帯からなる
● 中足間関節（平面，滑膜性）●		
関節包	中足骨底	ほとんど可動性がない，横足弓を支持する
中足靱帯	隣接する中足骨	背側，底側，骨間靱帯からなる
深横中足靱帯	隣接する中足骨	隣接中足骨頭をつなげる
● 中足趾節関節（多軸性，顆状，滑膜性）●		
関節包	関節を包む	屈曲，伸展，やや外転と内転，円運動時に機能する
側副靱帯	中足骨頭から基節骨底	強い靱帯
底側靱帯（足底板）	関節包の足底側	体重荷重部の一部
● 趾節間関節（単軸性，蝶番，滑膜性）●		
関節包	各関節を包む	屈曲，伸展時に機能する
側副靱帯	ある趾節骨頭から他の趾節骨底	関節包を支持する
底側靱帯（足底板）	関節包の足底側	関節包を支持する

図2.20　骨格系

足根関節と足の関節 2

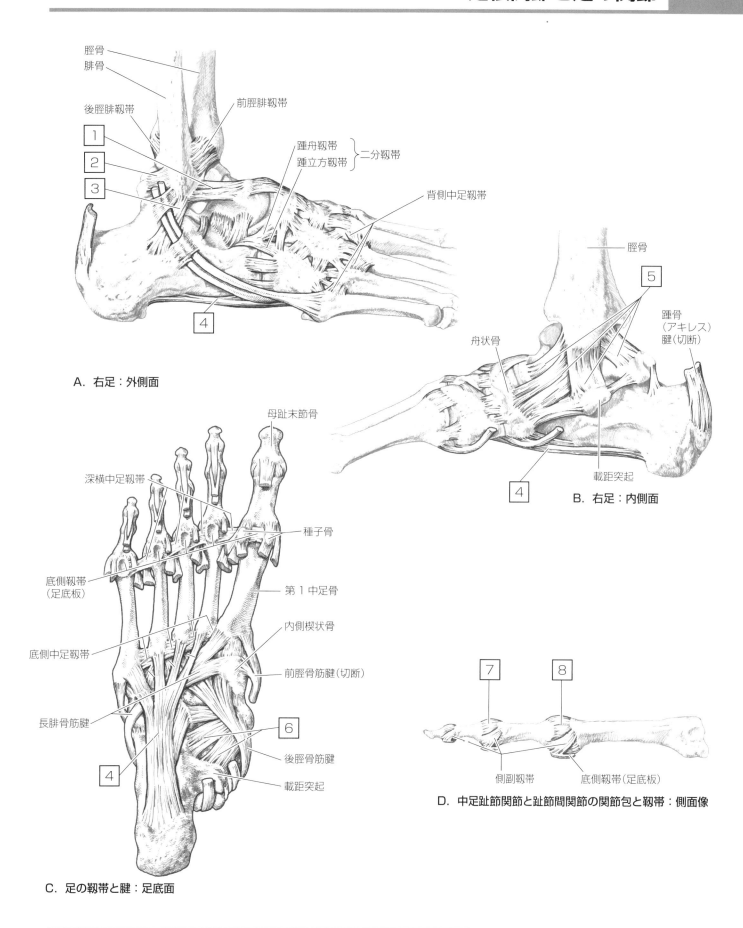

A. 右足：外側面
B. 右足：内側面
C. 足の靭帯と腱：足底面
D. 中足趾節関節と趾節間関節の関節包と靭帯：側面像

図2.20

📖 復習問題

1. 下記の頭蓋骨を指示された色で塗りなさい．
   前頭骨（緑色）
   蝶形骨（黄色）
   頬骨（茶色）
   下顎骨（青色）
   後頭骨（赤色）
   側頭骨（橙色）

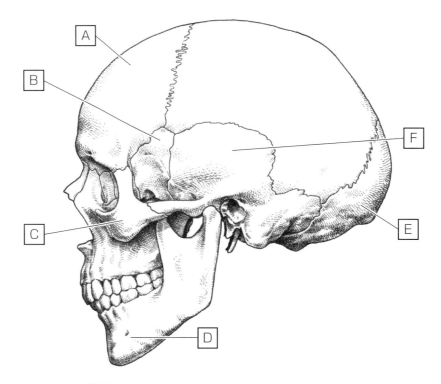

2. 上顎，下顎の前面にある4本の歯の名称は？
3. 胸椎の椎弓は左右の対となる二つの部分で形成されるが，その部分の名称は？
4. 頸椎の横突孔を通っている動脈の名称は？
5. 上肢帯の骨とそれに続く上肢の骨は合計三つあるが，その骨の名称は？
6. 母指の中手骨と関節を形成している手根骨の名称は？
7. 寛骨を形成している三つの骨の名称は？
8. 大腿骨折で最もよく起こる骨折はどの部分か？
9. 膝の靱帯断裂で膝関節の過伸展が起こる靱帯の名称は？
10. 浮肋は何番目の肋骨のことを指すか？

解答

1.

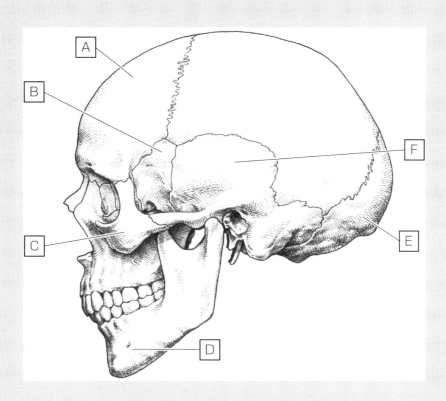

(A) 前頭骨
(B) 蝶形骨
(C) 頬骨
(D) 下顎骨
(E) 後頭骨
(F) 側頭骨
2. 切歯
3. 椎弓根と椎弓板
4. 椎骨動脈
5. 鎖骨，肩甲骨，上腕骨
6. 大菱形骨
7. 腸骨，坐骨，恥骨
8. 大腿骨頸部
9. 前十字靱帯
10. 10，11，12番目の肋骨

第3章
筋系

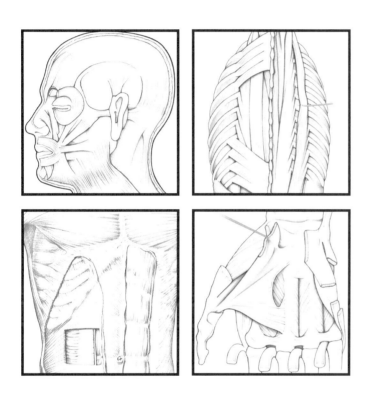

3 顔面表情筋

顔面表情筋は骨格筋であるが，いくつかの特徴がある．まず，この筋肉はすべて発生学的に第二咽頭弓由来であり，**顔面神経（第Ⅶ脳神経）**末梢枝によって支配されている．さらに，大部分は顔面骨あるいは筋膜から起始し，頭部，顔面，前頸部，側頸部の真皮に停止している．主要な筋肉について下の表にまとめた．

これらの筋肉は，すべて顔面神経（第Ⅶ神経）によって支配されている．顔面表情筋は骨格筋であるが，脊髄神経ではなく脳神経である顔面神経の5本の枝によって支配されている点でユニークである．

筋肉	起始	停止	主な作用
後頭前頭筋の前頭筋腹	帽状腱膜	前頭部の皮膚	眉毛，前頭部の皮膚を挙上し，前頭部にしわをつくる
眼輪筋	眼窩内側縁，内側眼瞼靱帯，涙骨	眼窩縁周囲の皮膚，瞼板，上下眼瞼	閉眼：瞬目時には眼瞼部，強く閉じるときは眼窩部
鼻筋	上顎犬歯隆線の上部	鼻軟骨	鼻孔を閉じるように鼻中隔方向へ鼻翼を引き下げる
口輪筋	上方では上顎骨正中矢状面から，下方では下顎骨正中矢状面から．皮膚の裏面からの線維もある	口唇粘膜	口唇を閉じたり突き出したりする（たとえば口笛のときに口をすぼめるように）
上唇挙筋	上顎骨の前頭突起と眼窩下領域	上口唇の皮膚および鼻翼軟骨	上唇を挙上し，外鼻孔を拡げ，口角を挙上する
広頸筋	皮膚，三角筋部および胸筋部の浅筋膜	下顎骨，頰部皮膚，口角，口輪筋	顔面の下方と頸部の皮膚をぴんと張る．下顎骨を下に引っ張る（抵抗に反して）
オトガイ筋	下顎骨の切歯窩	オトガイの皮膚	下口唇を挙上したり，突き出したり，オトガイにしわをつくる
頰筋	下顎骨，翼突下顎縫線，上顎骨および下顎骨の歯槽突起	口角	臼歯に頰を押し付ける．それにより咀嚼を助ける．唇の間から空気を吐き出す

🖌️ 色分けしてみよう

以下の顔面表情筋の重要なものを異なる色で塗りなさい．

☐ 1. **頭蓋表筋（前頭筋と後頭筋）**：この二つの筋肉はたがいに帽状腱膜（幅広く平らな腱）でつながっている
☐ 2. **眼輪筋**：眼瞼を閉じる括約筋である（眼瞼のなかの眼瞼部と眼窩縁の骨に付着する眼窩部がある）
☐ 3. **上唇挙筋**：上口唇を挙上し，外鼻孔を拡げる
☐ 4. **鼻筋**：横部と鼻翼部がある
☐ 5. **口輪筋**：口唇をすぼめる括約筋である
☐ 6. **口角下制筋**：口唇を下げる（口角を下方に引き下げることから，「悲しみ」の筋肉として知られている）
☐ 7. **広頸筋**：前頸部および側頸部を覆う広く薄い筋肉で，顔面下方と頸部の皮膚をぴんと張る
☐ 8. **頰筋**：頰を引き寄せ，咀嚼時に食物を臼歯間に保持する（あまりにも強く収縮すると，この筋肉を嚙んだり，頰を嚙んだりする）
☐ 9. **笑筋**：笑うときの筋肉（頰骨筋群も笑うときの筋肉である）

臨床事項

顔面神経（第Ⅶ脳神経）の片側麻痺（しばしば炎症から起こる）は**ベル麻痺**と呼ばれ，障害側の筋肉が緩むため顔面の左右が非対称となる．ベル麻痺の患者は，眉をひそめたり，額にしわを寄せたり，眼を硬く閉じたり，笑ったり，口をすぼめたり，頸部の皮膚をぴんと張ったりすることができない．急性の突発性ベル麻痺が最も多いが，顔面神経麻痺は単純ヘルペスウイルス（HSV）感染によって引き起こされることがある．ベル麻痺患者には，障害側に**聴覚過敏**（音に対して辛いほど敏感）や味覚障害が起こることがある．額にしわを寄せることができず，眼瞼がわずかに垂れ下がり，笑おうとすると患側の歯がみえず，下唇がわずかに垂れ下がることが多い．

図3.1 筋系

顔面表情筋 3

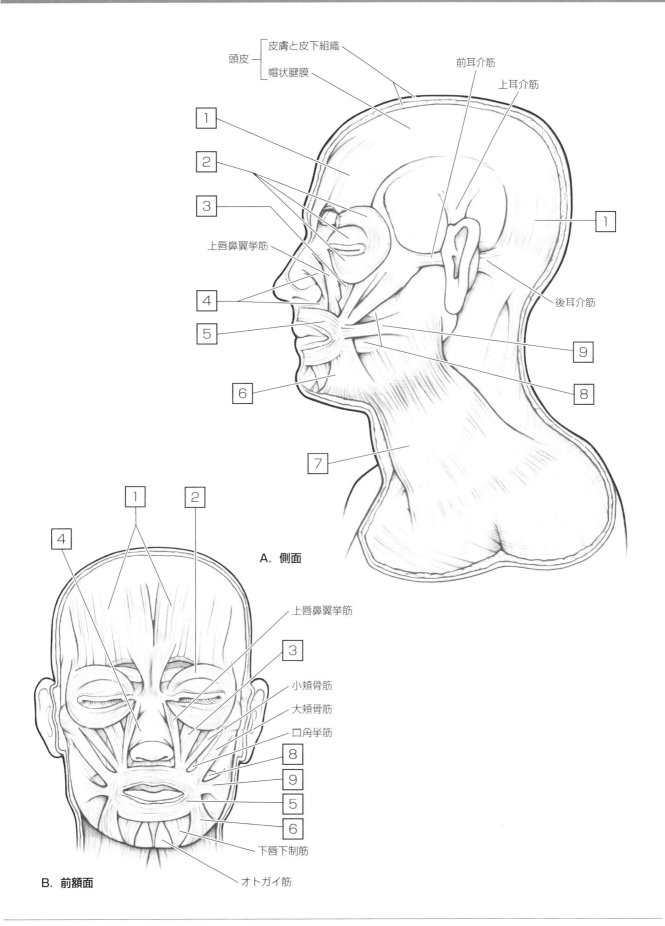

図 3.1

3 咀嚼筋

咀嚼筋は左右で4対ある．咀嚼筋は下顎骨に付着し，発生学的に第一咽頭弓に由来し，すべて**三叉神経（第Ⅴ脳神経）**の第3枝である**下顎神経（第Ⅴ脳神経第3枝）**によって支配される．咬合，咀嚼に重要な筋肉である．

色分けしてみよう

以下の咀嚼筋を異なる色で塗りなさい．

- [ ] 1. **側頭筋**：側頭窩から起こり，下顎骨を挙上する筋膜に包まれた幅広い筋肉である．ものを噛んでいるときに側頭部上で，この筋肉が収縮するのがみえる
- [ ] 2. **咬筋**：下顎骨を挙上する強力な筋肉で，筋肉が収縮するのを頬のところでみることができる．ガムをよく噛む人に明瞭である．咬筋は持続的な使用で肥大するので，長年ガムを噛んでいる人は咬筋が丸く大きくなる傾向がある．咬筋は下顎骨枝と筋突起から起始する
- [ ] 3. **外側翼突筋**：下顎枝の内側に位置する．食事中，下顎を左右に動かすときに重要な筋肉である．顎関節（TMJ）の関節包と関節円板に付着する
- [ ] 4. **内側翼突筋**：下顎枝の内側に位置する．食物を咀嚼するときによく使われる．この筋線維は咬筋と同じ方向に走行するので，顎を閉じるときに咬筋の作用を助ける．左右交互の収縮で食物をすり潰す運動を行う

これらの筋肉について下の表にまとめた．すべて下顎神経（第Ⅴ脳神経第3枝）支配である．

筋肉	起始	停止	主な作用
側頭筋	側頭窩と側頭筋膜	下顎骨筋突起	下顎骨の挙上：後方の線維は下顎骨を後退させる
咬筋	頬骨弓	下顎枝	下顎骨を挙上，前突させる．深部の線維は下顎骨を後退させる
外側翼突筋	上頭：蝶形骨大翼の側頭下面 下頭：翼状突起外側板	下顎骨の翼突筋窩，顎関節の関節円板と関節包	左右両者の収縮で，下顎骨を突出させたり，オトガイを下げる．片側あるいは交互の筋頭部の収縮で，顎を左右に動かし，すり潰し運動をする
内側翼突筋	深頭：翼状突起外側板の内側面と口蓋骨 浅頭：上顎結節	下顎孔より下方で，下顎枝と下顎角の内側面	左右両者の収縮で，下顎骨を挙上する．筋頭部の片側の収縮で下顎骨を突出させる．筋頭部の交互の収縮で下顎の側面を突出させ，すり潰しの運動を行う

臨床事項

破傷風（テタヌス）は破傷風菌の神経毒によって引き起こされる．この毒素は中枢神経系に影響を及ぼし，筋肉の有痛性の緊張性収縮を起こす．特に咬筋に起こるとトリスムスと呼ばれる開口障害の状態となる．この病原菌は土壌，ほこり，糞便中によくみられ，傷や水疱，やけど，皮膚潰瘍，虫刺され，外科的処置で体内に侵入する．不穏，微熱，体のこわばり，ひりひりする痛みなどの症状がある．最終的には項部（後頸部）硬直，トリスムス（開口障害），発語障害（嚥下困難），喉頭痙攣など急性の大規模な筋痙攣を起こす．この病気を予防するためにワクチンがあり，免疫を常に高めた状態にしておくことが重要である．

図3.2　筋系

咀嚼筋 3

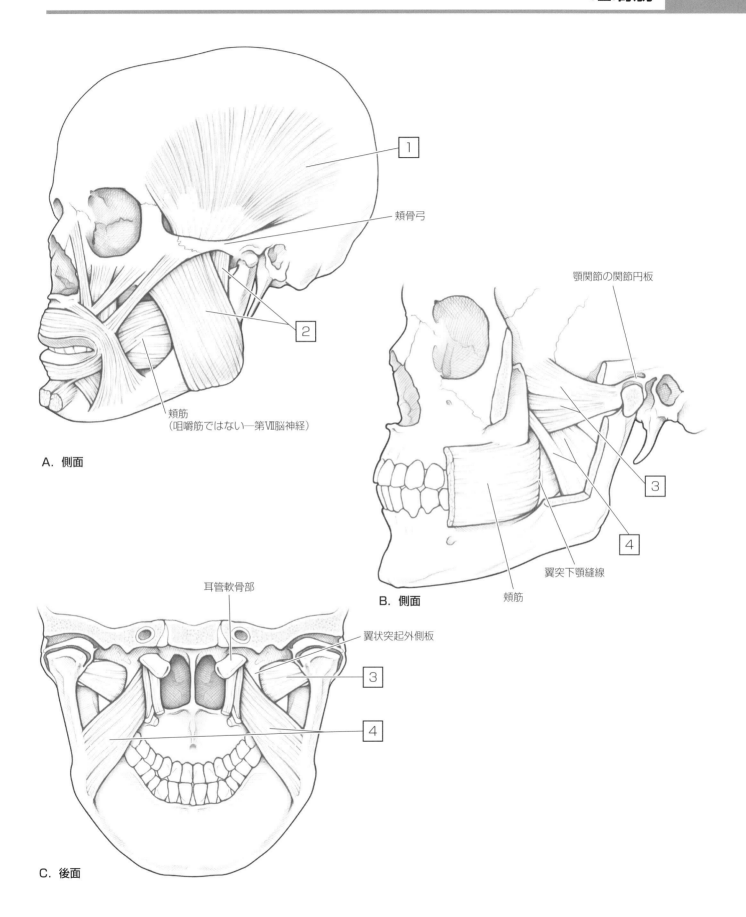

図 3.2

3 外眼筋

眼球の運動に関する筋肉には，外眼筋と内眼筋の2群がある．
- **外眼筋**：眼窩内で眼球自体を動かす六つの骨格筋
- **内眼筋**：瞳孔の大きさを変えたり（瞳孔の散大と収縮），近くや遠方をみるときにレンズの形を変える平滑筋（これら平滑筋は図4.23参照）

色分けしてみよう

以下の各外眼筋を異なる色で塗りなさい．
- ☐ 1. 上斜筋
- ☐ 2. 上直筋
- ☐ 3. 外側直筋
- ☐ 4. 下直筋
- ☐ 5. 下斜筋
- ☐ 6. 内側直筋

六つの外眼筋に加えて，眼窩内には，これらの筋肉とも共同し，上眼瞼を挙上するための上眼瞼挙筋（これに拮抗する作用の筋肉は，顔面表情筋の一つである眼輪筋で閉眼作用をもつ）と呼ばれる骨格筋がある．

色分けしてみよう

以下の筋肉を塗りなさい．
- ☐ 7. 上眼瞼挙筋

外眼筋および上眼瞼挙筋は三つの脳神経，すなわち動眼神経（第Ⅲ脳神経），滑車神経（第Ⅳ脳神経），外転神経（第Ⅵ脳神経）で支配されている．これらの筋肉と神経支配について下の表にまとめた．外眼筋の運動は，実際には複雑で多くの微妙な運動（回転運動を含めて）が含まれるが，表に記載された運動は各外眼筋の解剖学的観点から記述されたものである．臨床的に医師によって検査される眼球運動は**図D**に示されており，この運動は，個々の筋肉の単独の基本的な動き（上方視，下方視，外転，内転）を表している（臨床事項も参照せよ）．

筋肉	起始	停止	神経支配	主な作用
上眼瞼挙筋	蝶形骨小翼，視神経管前上部	瞼板と上眼瞼皮膚	動眼神経（第Ⅲ脳神経）	上眼瞼の挙上
上直筋	総腱輪	角膜のすぐ後方の強膜の上面	動眼神経（第Ⅲ脳神経）	眼球の上転，内転，内旋
下直筋	総腱輪	強膜の後方で眼球の下面	動眼神経（第Ⅲ脳神経）	眼球の下転，内転，内旋
内側直筋	総腱輪	強膜の後方で眼球の内側面	動眼神経（第Ⅲ脳神経）	眼球の内転
外側直筋	総腱輪	強膜のすぐ後方で眼球の外側面	外転神経（第Ⅵ脳神経）	眼球の外転
上斜筋	視神経管の上方の蝶形骨体	滑車を通過し，強膜に停止している	滑車神経（第Ⅳ脳神経）	眼球の内旋，下転，外転
下斜筋	眼窩床の前方	外側直筋停止部より深い外側部の強膜	動眼神経（第Ⅲ脳神経）	眼球の外旋，上転，外転

臨床事項

外眼筋はたがいに拮抗筋，共同筋として働き，多方向の運動に携わっているため，医師はH字形に指を動かし，指を眼だけで追跡させることによって，各筋肉の単独の運動を検査する．右ページの下に描かれている**図D**は，どの筋肉が検査されているか示したものである．たとえば，指を患者の右上方に動かすとき，患者は主として，右眼の上直筋と左眼の下斜筋を使用する．水平方向だけの外転運動は外側直筋によって，同様の内転運動は内側直筋によって行われる．他のすべての運動では，三つの筋肉，すなわち上直筋，外側直筋，下直筋を一緒に使用して眼球を外転でき，また下斜筋，内側直筋，上斜筋を使用して眼球を内転できる．また二つの筋肉，上直筋と下斜筋を使用して眼球を挙上でき，下直筋と上斜筋を使用して下転できる．もし，ある筋肉の筋力低下がみられれば，医師はそれが筋肉の問題なのか神経の問題なのか（筋肉を支配している神経の障害なのか），また両者の問題なのか，鑑別しなければならない．

図3.3　筋系

外眼筋 3

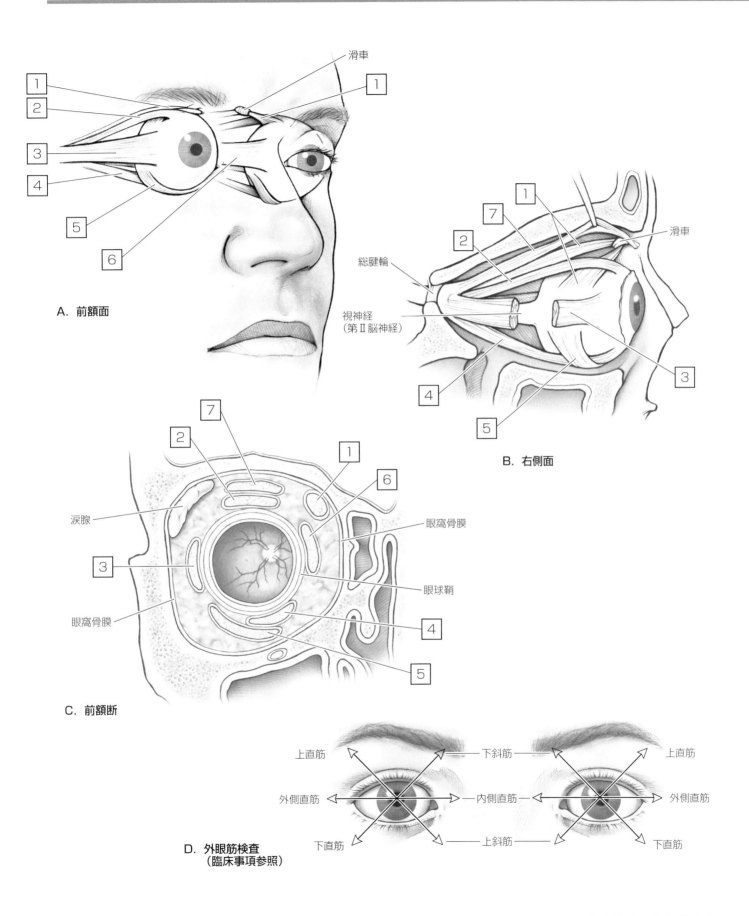

図 3.3

3 舌と口蓋の筋肉

舌の筋肉はすべて骨格筋であり，以下のもので構成される．
- **内舌筋**：骨格筋であり，舌を平らにしたり，伸ばしたり，巻いたりできるように上，下縦舌筋，横舌筋，垂直舌筋から構成されている
- **外舌筋**：舌を動かす（突出，挙上，下制，後退）四つの筋肉がある．四つのこの筋肉名は舌を意味する「glossus」という接尾語をもつ

口蓋舌筋は迷走神経（第X脳神経）によって支配されており，それ以外のすべての舌の筋肉は**舌下神経**（第XII脳神経）によって支配されている．最も重要な外舌筋は**オトガイ舌筋**であり，舌を口腔底に固定するために内舌筋の縦束筋線維と混じっている．筋肉のグラム単位では，オトガイ舌筋（およびその内舌筋成分）は身体のなかで最強の筋肉なのである！

 色分けしてみよう

以下の舌の筋肉を異なる色で塗りなさい．
- ☐ 1. オトガイ舌筋
- ☐ 2. 舌骨舌筋
- ☐ 3. 口蓋舌筋
- ☐ 4. 茎突舌筋

口蓋の筋肉は四つあり，すべて軟口蓋に作用する〔口蓋前方2/3は硬口蓋（粘膜で覆われた骨），後ろ1/3は軟口蓋（線維性筋性）と呼ばれる〕．

 色分けしてみよう

以下の口蓋の筋肉を異なる色で塗りなさい．
- ☐ 5. 口蓋帆張筋
- ☐ 6. 口蓋帆挙筋
- ☐ 7. 口蓋咽頭筋
- ☐ 8. 口蓋垂筋

口蓋舌筋は外舌筋に属するが，軟口蓋にも作用するので，口蓋筋の一つとして考えられている．舌および口蓋の筋肉について下の表にまとめた．

筋肉	起始	停止	神経支配	主な作用
オトガイ舌筋	下顎骨オトガイ棘	舌背と舌骨	舌下神経（第XII脳神経）	舌の下制および前突
舌骨舌筋	舌骨体と舌骨大角	舌の側面と下面	舌下神経（第XII脳神経）	舌の下制および後退
茎突舌筋	茎状突起と茎突舌骨靱帯	舌の側面と下面	舌下神経（第XII脳神経）	舌の後退と飲み込み時の舌の引き上げ
口蓋舌筋	軟口蓋の口蓋腱膜	舌の側面	迷走神経（第X脳神経）と咽頭神経叢	舌後部の挙上，軟口蓋の下制
口蓋帆挙筋	側頭骨（錐体部）と耳管	口蓋腱膜	咽頭神経叢経由の迷走神経（第X脳神経）	飲み込み時の軟口蓋の挙上
口蓋帆張筋	内側翼突板の舟状窩，蝶形骨棘，耳管	口蓋腱膜	下顎神経（第V脳神経第3枝）	軟口蓋を緊張させ，飲み込み時，あくび時に耳管を開く
口蓋咽頭筋	硬口蓋と口蓋腱膜上部	咽頭側壁	咽頭神経叢経由の迷走神経（第X脳神経）	軟口蓋を緊張させ，飲み込み時に咽頭壁を上方，前方，内側に引っ張る
口蓋垂筋	後鼻棘と口蓋腱膜	口蓋垂粘膜	咽頭神経叢経由の迷走神経（第X脳神経）	口蓋垂の短縮，挙上，後退

舌の口腔面は，多くの乳頭を有する重層扁平上皮で覆われている．乳頭には以下のものがある．
- **糸状乳頭**：舌の表面積を増大させる最多の粘膜隆起であるが，味蕾は含んでいない
- **茸状乳頭**：糸状乳頭より大きく，丸い円錐状を呈している．味蕾を含む
- **葉状乳頭**：ヒトでは未発達である．主として分界溝近くの舌の側面に沿ってみられるが，味蕾は含まない
- **有郭乳頭**：大きい帽子状の乳頭で，分界溝のちょうど前で1列に並んでいる．味蕾を含む

図3.4　筋系

舌と口蓋の筋肉 3

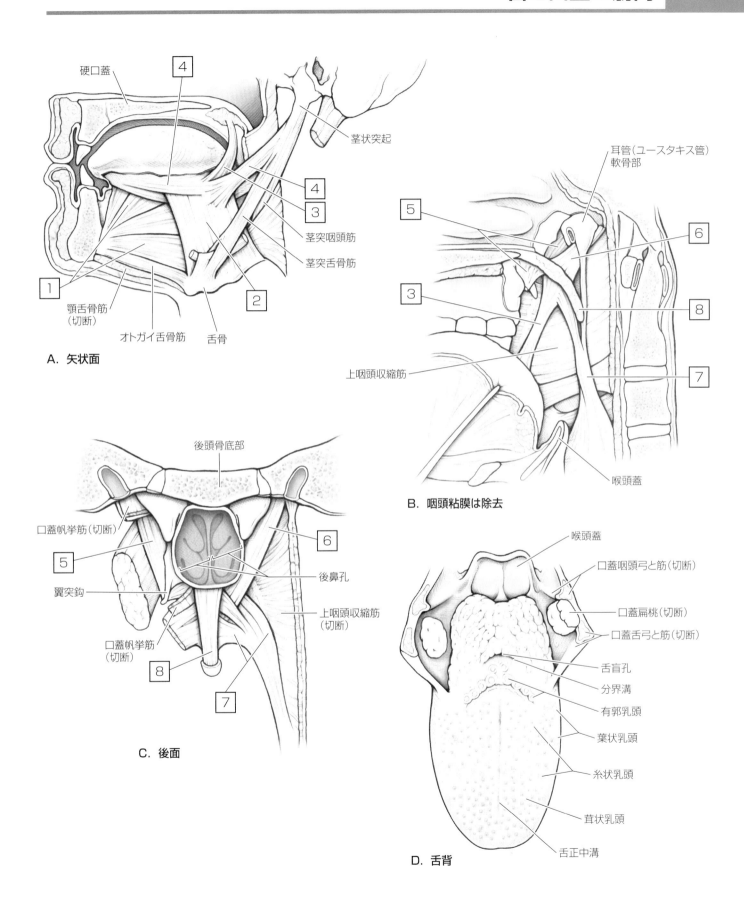

図 3.4

3 咽頭および嚥下時の筋肉

咽頭（いわゆる喉）は筋性の管であり，鼻腔と口腔のすぐ後方にある．咽頭は下方に行くと，第6頸椎と第7頸椎の間の椎間円板の高さ付近で食道に移行している．咽頭の筋肉には以下のものがある．

- **上咽頭収縮筋**：鼻腔と口腔の後方に位置する
- **中咽頭収縮筋**：下顎骨と舌骨の後方に位置する
- **下咽頭収縮筋**：甲状腺と輪状軟骨の後方に位置する
- **茎突咽頭筋**：茎状突起から咽頭側壁に拡がる
- **耳管咽頭筋**：咽頭の内部の小さな筋肉

色分けしてみよう

以下の咽頭筋を異なる色で塗りなさい．
- □ 1. 茎突咽頭筋
- □ 2. 上咽頭収縮筋
- □ 3. 下咽頭収縮筋
- □ 4. 中咽頭収縮筋

筋肉	起始	停止	神経支配	主な作用
上咽頭収縮筋	翼突鈎，翼突下顎縫線，下顎骨の顎舌骨筋線	咽頭縫線	咽頭神経叢経由の迷走神経（第X脳神経）	嚥下時に咽頭壁を収縮させる
中咽頭収縮筋	茎突舌骨靱帯と舌骨角	咽頭縫線	咽頭神経叢経由の迷走神経（第X脳神経）	嚥下時に咽頭壁を収縮させる
下咽頭収縮筋	甲状軟骨斜線と輪状軟骨	咽頭縫線	咽頭神経叢経由の迷走神経（第X脳神経）	嚥下時に咽頭壁を収縮させる
耳管咽頭筋	耳管	咽頭側壁	咽頭神経叢由来の迷走神経（第X脳神経）	嚥下時，会話時に，咽頭と喉頭を挙上する
茎突咽頭筋	茎状突起の内側面	咽頭壁と甲状軟骨の後縁	舌咽神経（第IX脳神経）	嚥下時，会話時に，咽頭と喉頭を挙上する

咽頭は粘膜面からみて三つの領域に分けられる（**図C参照**）．
- **咽頭鼻部**：後鼻孔あるいは鼻腔の開口部から後方の領域と軟口蓋の後方領域
- **咽頭口部**：軟口蓋と舌後方1/3の間の領域
- **咽頭喉頭部（下咽頭）**：喉頭蓋から食道開口部の間の領域

咽頭の筋肉の収縮は，上方に始まり，食塊を咽頭の下方そして食道上部に絞るように波状に起こる．この過程は**嚥下**と呼ばれ，この過程が適切に進行するためには，舌と軟口蓋と咽頭と喉頭が相互に協調した動きを行う必要がある．嚥下の過程を以下に示す．
- 食塊が舌によって硬口蓋に押し上げられる
- 軟口蓋は咽頭鼻部を閉じるため挙上される
- 食塊が舌の働きによって咽頭口部に押し出される
- 食塊が喉頭蓋に到達するにつれ，喉頭が挙上され，喉頭蓋の先端が喉頭口を塞ぐように下方に傾く
- 咽頭収縮筋の収縮は，食塊を喉頭蓋の側方を通るように二つの流れに分割し，食道上部へ絞り出す．この際，軟口蓋は食塊の移動を助けるように下方へ引っ張られる
- 軟口蓋は下方に引かれ，声門裂（声帯ヒダの間の空間）が閉じ，いったん食塊が無事に食道に運ばれたなら，すべての構造が嚥下時の初期状態に戻る

臨床事項

咽頭反射は，舌の後方部分を触れることによって起こる．感覚は舌咽神経（第IX脳神経）の感覚枝によって伝えられ，軟口蓋は迷走神経（第X脳神経）の運動作用によって挙上される．嚥下時に声帯を保護し気管への食物や異物の誤嚥を防ぐため，この反射が引き起こされる．

図3.5 筋系

咽頭および嚥下時の筋肉

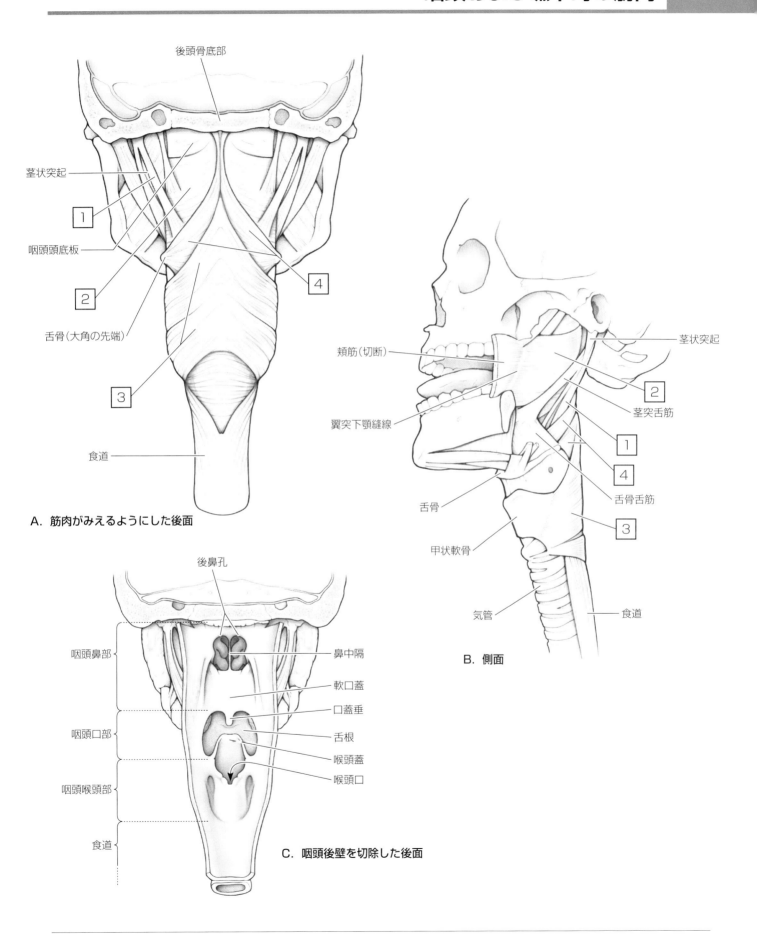

A. 筋肉がみえるようにした後面

B. 側面

C. 咽頭後壁を切除した後面

図3.5

3 喉頭と発声の内在筋

喉頭の内在筋は喉頭軟骨に付着している．喉頭（発声器官）は筋肉と靱帯と軟骨から構成されており，第3頸椎から第6頸椎の高さに位置し，気管の直上方にある．靱帯と膜によって結合された九つの軟骨で構成されている．九つの軟骨について下の表にまとめた．

軟骨	構造
甲状軟骨	左板と右板と喉頭隆起（アダムのリンゴ）
輪状軟骨	甲状軟骨のちょうど下方にある印鑑のような形をした硝子軟骨
喉頭蓋軟骨	甲状軟骨に付着しているスプーン状の弾性軟骨板
披裂軟骨	輪状軟骨上で回転する対となった錐体状の軟骨
小角軟骨	披裂軟骨の先端にある対となった軟骨
楔状軟骨	関節をもたず披裂喉頭蓋ヒダにある対になった軟骨

 色分けしてみよう

以下の喉頭の軟骨を異なる色で塗りなさい．
- [ ] 1. 喉頭蓋軟骨
- [ ] 2. 甲状軟骨
- [ ] 3. 輪状軟骨
- [ ] 4. 披裂軟骨

喉頭の内在筋は主として，**声門裂**（声帯の間の空間）の開閉を行い声帯（靱帯）の緊張を調節し，**前庭裂**の開閉を行い，**前庭ヒダ**上方の開口部（仮声帯）の調節をする．この開閉の動きは嚥下時に誤嚥を防ぐため重要であるが，また，発声中に音質を変えるため前庭の大きさを調節する．これらの内在筋はすべて，迷走神経（第Ⅹ脳神経）の枝である反回神経（下喉頭神経）によって支配されている．

声帯ヒダ（粘膜に覆われた声帯靱帯）は，リード楽器（たとえばサクソフォンやクラリネット）のリードが音を制御するように発声を制御している．声帯ヒダの振動は，声門裂（声帯ヒダ間の空間）を空気が通るときに音を生み出す．後輪状披裂筋は声帯ヒダを外転する唯一の喉頭筋であり，声帯ヒダ間の開口状態を維持するので重要な筋肉である．前庭ヒダは喉頭口を閉じ，誤嚥を防ぐ防御的な役割を果たす．

 色分けしてみよう

以下の喉頭の内在筋を異なる色で塗りなさい．
- [ ] 5. 後輪状披裂筋：声帯ヒダを外転させる唯一の筋肉である
- [ ] 6. 横披裂筋，斜披裂筋：横走する線維と斜走する線維からなる．この筋肉は声帯ヒダを内転させ前庭裂を狭くする
- [ ] 7. 輪状甲状筋：輪状軟骨上で甲状軟骨を前下方に引き，声帯ヒダを伸展することによって声帯ヒダを緊張させる

臨床事項

嗄声は，声帯ヒダの異常な振動や接合を引き起こすあらゆる病態が原因となる．**急性喉頭炎**は喫煙，胃食道逆流性病変，慢性副鼻腔炎，咳，囊胞，手術瘢痕，がん，声の出しすぎや感染などが原因で，炎症や浮腫が起こり嗄声をきたす．喉頭の検査には，鏡を用いて**間接的に視る方法**と，喉頭鏡を用いて直接視る方法がある．**ハイムリック法**は，異物を誤嚥し前庭ヒダの上方に詰まり（喉頭痙攣が声帯ヒダを緊張させ，声門裂が閉じる），空気が気管に入っていかないような緊急時に行われる応急処置である．

図3.6　筋系

喉頭と発声の内在筋 3

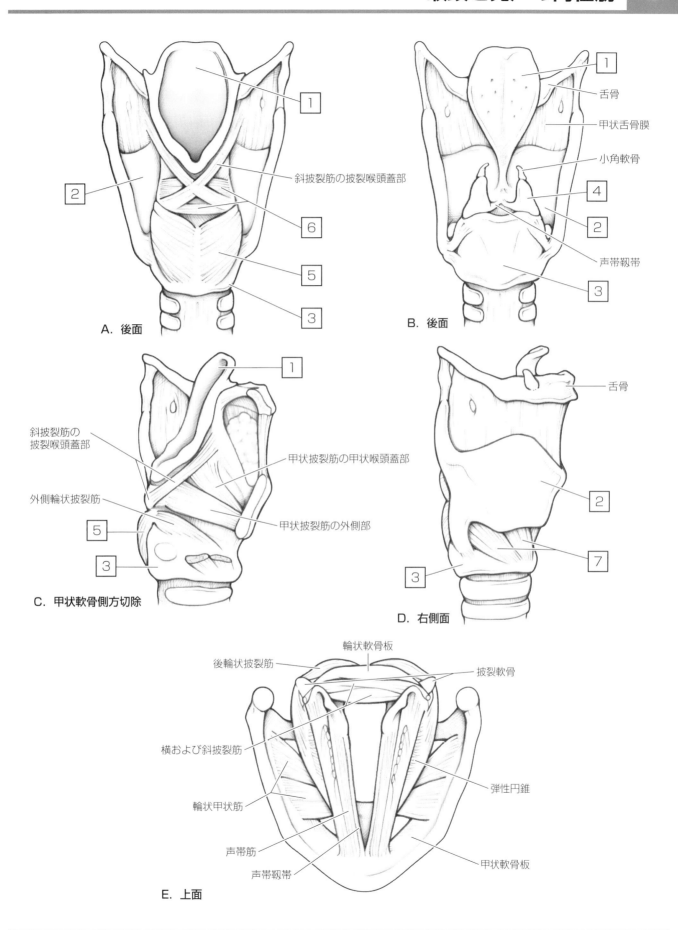

図3.6

3 頸部の筋肉

頸部の筋肉によって頸部はいくつかの三角に分けられる．この三角の概念は頸部の重要な構造物の位置を確認するために，外科医によって使われる．

 色分けしてみよう

以下の三角を異なる色を用い，その境界線を描きなさい（また輪郭で区分された領域を塗りなさい）．

- ☐ 1. 後頸三角：僧帽筋と胸鎖乳突筋の間に形成される．この三角はこれ以上分割できない
  前頸三角：この三角は，さらに以下の三角に分割される
- ☐ 2. 顎下三角：顎下腺を容れる
- ☐ 3. オトガイ下三角：オトガイの下方にある
- ☐ 4. 筋三角：舌骨下で頸部の前方に位置する
- ☐ 5. 頸動脈三角：頸動脈を容れる

一般的に，頸部の筋肉は，嚥下時に喉頭の位置を定めたり，舌骨を固定したり，頭部と上肢を動かしたり，頭部や脊椎に付着し姿勢の保持をする．このなかで重要な筋肉について下の表にまとめた．舌骨の下の筋肉は舌骨下筋と呼ばれ，舌骨の上にあるものは舌骨上筋と呼ばれる．

 色分けしてみよう

以下の筋肉を異なる色で塗りなさい．

- ☐ 6. 茎突舌骨筋
- ☐ 7. 顎二腹筋後腹
- ☐ 8. 胸鎖乳突筋
- ☐ 9. 顎二腹筋前腹
- ☐ 10. 甲状舌骨筋
- ☐ 11. 胸骨舌骨筋
- ☐ 12. 胸骨甲状筋
- ☐ 13. 肩甲舌骨筋

臨床事項

頸部は頭部を胸郭につなげる部位である．頸部の筋肉や血管，内臓諸器官（気管や食道）はすべて，**3枚の筋膜**によって形成される区画のなかに緊密に存在している．この空間は緊密であるために，感染や腫瘍が生じると周囲の柔らかい構造物を圧迫し，かなり強い疼痛を引き起こすことがある．しかし一方，筋膜それ自体は，他の区画に感染が拡大しないように防御的役割を果たしている．頸部の横断図（**図E**参照）において，その分布を明らかにするため筋膜に色を塗りなさい．この3枚の筋膜には以下のものがある．

- **頸筋膜浅葉**：頸部を取り囲み，僧帽筋と胸鎖乳突筋を包む
- **頸筋膜気管前葉**：前頸部に限局し，舌骨下筋，甲状腺，気管，食道を包む
- **頸筋膜椎前葉（深頸筋膜）**：管状の鞘である．椎前筋と脊柱を包む
  頸動脈鞘はこの三つの筋膜と癒合しているが，明瞭であり，総頸動脈，内頸静脈，迷走神経（第X脳神経）を容れている．

筋肉	起始	停止	神経支配	主な作用
胸鎖乳突筋	胸骨頭：胸骨柄 鎖骨頭：鎖骨内側1/3	乳様突起と後頭骨の上項線外側半分	第XI脳神経の脊髄（根，第2，第3頸神経）	片方が収縮すると頭部は収縮側に傾き，さらに回転し顔面は上方反対側に向く．左右一緒に収縮すると頸部は屈曲する
顎二腹筋	前腹：下顎の二腹筋窩 後腹：乳突切痕	舌骨に中間腱が停止	前腹：顎舌骨筋神経（第V脳神経第3枝），下歯槽神経の枝 後腹：顔面神経（第VII脳神経）	下顎骨を下げる．舌骨を挙上し，嚥下時，会話時に舌骨を安定させる
胸骨舌骨筋	胸骨柄と鎖骨内側端	舌骨体	頸神経ワナからのC1〜C3	嚥下後に舌骨と喉頭を下げる
胸骨甲状筋	胸骨柄の後面，第1肋軟骨	甲状軟骨板の斜線	頸神経ワナからのC1〜C3	嚥下後に喉頭と甲状軟骨を下げる
甲状舌骨筋	甲状軟骨の斜線	舌骨体部と舌骨大角	舌下神経経由のC1	舌骨を下げ，舌骨が固定されたときに喉頭を挙上する
肩甲舌骨筋	肩甲切痕近傍の肩甲骨上縁	舌骨の下縁	頸神経ワナからのC1〜C3	舌骨を下げ，固定する
顎舌骨筋	下顎の顎舌骨筋線	舌骨縫線と舌骨体部	顎舌骨筋神経，下歯槽神経〔三叉神経（第V脳神経）第3枝〕の枝	嚥下時，会話時に舌骨，口腔底，舌を挙上し，下顎骨を下げる
茎突舌骨筋	茎状突起	舌骨体部	顔面神経（第VII脳神経）	舌骨を挙上，後退させる

図3.7　筋系

頸部の筋肉 3

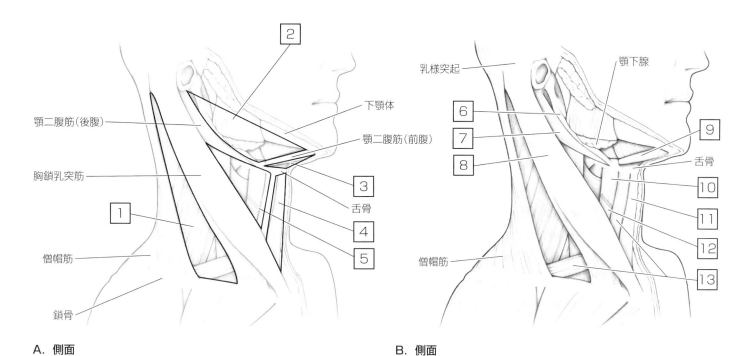

A. 側面

B. 側面

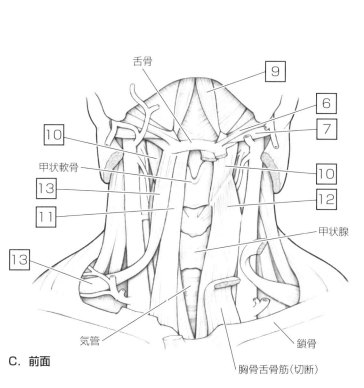

C. 前面

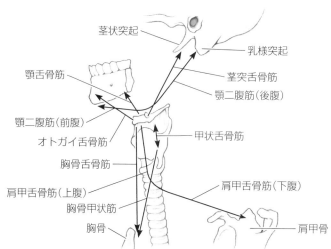

D. 舌骨下・舌骨上筋とその働き

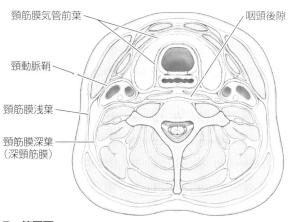

E. 筋区画

図 3.7

3 椎前筋

頸部の頸筋膜椎前葉は椎前の筋肉の多くを包んでいる．椎前の筋肉は脊柱の前に存在し，頭部を動かしたり，頭頸部の位置を保持したりする姿勢筋として働く．斜角筋（前，中，後）はこの筋肉に属し，上部肋骨に付着している．斜角筋はまた呼吸の補助筋としても働き，深吸気時に胸郭を挙上するのを補助する．椎前の筋肉について下の表にまとめた．

色分けしてみよう

以下の椎前筋を異なる色で塗りなさい．

- [ ] 1. 頭長筋
- [ ] 2. 頸長筋
- [ ] 3. 前斜角筋（鎖骨下静脈はこの筋肉の前を通過することに注意）
- [ ] 4. 中斜角筋（鎖骨下動脈は前斜角筋と中斜角筋の間を走行することに注意）
- [ ] 5. 後斜角筋

筋肉	起始	停止	神経支配	主な作用
頸長筋	C4～C7の椎体とC3～C6の横突起への付着をもつT1～T3の椎体	C1（環椎）の前結節，C4～C6の横突起，C2～C6の椎体	C2～C6の脊髄神経	頸椎の屈曲と若干の回旋
頭長筋	C3～C6の横突起の前結節	後頭骨底部	C2，C3の脊髄神経	頭部の屈曲
前頭直筋	C1（環椎）の外側塊	後頭顆前方の後頭骨底部	C1，C2の脊髄神経	頭部の屈曲
外側頭直筋	C1（環椎）の横突起	後頭骨の頸静脈突起	C1，C2の脊髄神経	頭部の外側への屈曲と頭部安定化の補助
後斜角筋	C4～C6の横突起の後結節	第2肋骨	C5～C8の脊髄神経	頸部の側屈と第2肋骨の挙上
中斜角筋	C2～C7の横突起の後結節	第1肋骨	C3～C7の脊髄神経	頸部の側屈と第1肋骨の挙上
前斜角筋	C3～C6の横突起の前結節	第1肋骨	C5～C8の脊髄神経	頸部の側屈と第1肋骨の挙上

臨床事項

前ページの頸部の横断図および筋膜の図（**図3.7**）をみて，気管前筋膜と椎前筋膜の間には**咽頭後隙**と呼ばれる空間があることに注意せよ．感染や膿瘍はこの空間に波及することがあり，頭蓋底から胸腔の上部（上縦隔）のどこにでも拡がる可能性がある．このため，臨床医はこの空間を危険領域として認識している．頸部の外科的処置のために神経ブロックが行われることがある．**頸神経叢ブロック**は，胸鎖乳突筋の中1/3の後縁に沿って数か所麻酔薬を注射する手技である（**図3.7**，**4.28**参照）．

図3.8　筋系

椎前筋 3

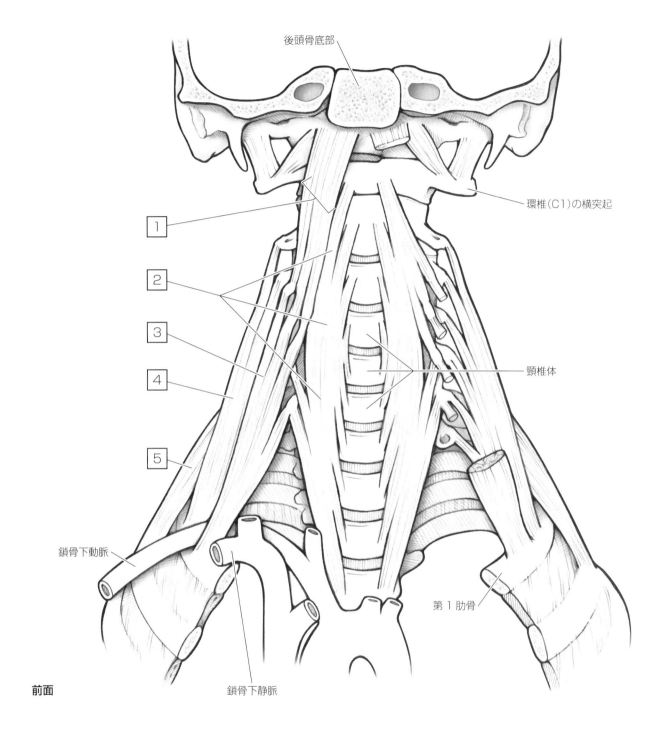

図 3.8

3 背部の浅層と中間層の筋肉

背部の筋肉は機能的に浅層，中間層，深層の三つのグループに分類される．

浅層の筋肉は，主として肩甲骨に作用し，上肢の動きを制御する．

 色分けしてみよう

以下の浅層の筋肉を異なる色で塗りなさい．
- [ ] 1. 僧帽筋：この筋肉と胸鎖乳突筋のみ副神経（第XI脳神経）によって支配される
- [ ] 2. 広背筋

中間層の筋肉は，浅層の直下にある呼吸の補助筋であり，肋骨への付着をもつ．図の右側では僧帽筋と広背筋は切除されており，この中間層の筋肉をみることができる．

 色分けしてみよう

以下の中間層の筋肉を異なる色で塗りなさい．
- [ ] 3. 肩甲挙筋
- [ ] 4. 上後鋸筋：中間層の筋肉，呼吸筋として作用する
- [ ] 5. 大菱形筋（図では深層の筋肉を明らかにするために一部切除されている）
- [ ] 6. 下後鋸筋：中間層の筋肉．呼吸筋として作用する

これら背部の筋肉について下の表にまとめた．

筋肉	上方の付着	下方の付着	神経支配	主な作用
僧帽筋	上項線，外後頭隆起，項靱帯，C7～T12の棘突起	鎖骨外側1/3，肩峰，肩甲棘	副神経（第XI脳神経）とC3，C4（固有感覚）	肩甲骨の挙上，後退，回旋．下位の線維は肩甲骨を下げる
広背筋	T7～T12の棘突起，胸腰筋膜，腸骨稜，下位3，4肋骨	上腕骨（結節間溝）	胸背神経（C6～C8）	上腕骨の伸展，内転，内旋
肩甲挙筋	C1～C4の横突起の後結節	肩甲骨上角から肩甲棘までの肩甲骨内側縁	C3，C4と肩甲背神経（C5）	肩甲骨の内側への挙上と関節窩を下方に傾ける
大・小菱形筋	小菱形筋：項靱帯とC7～T1の棘突起 大菱形筋：T2～T5の棘突起	小菱形筋：肩甲棘の内側縁 大菱形筋：肩甲棘基部より下の肩甲骨内側縁	肩甲背神経（C4，C5）	肩甲骨を後退させ，回旋させて関節窩を下げ，また肩甲骨を胸壁に固定する
上後鋸筋	項靱帯，C7～T3の棘突起	第2～第5肋骨の上面	T1～T4	肋骨の挙上
下後鋸筋	T11～L2の棘突起	第9～第12肋骨の下面	T9～T12	肋骨の引き下げ

背部の浅層と中間層の筋肉は，脊髄神経前枝によって分節的に支配されている（第XI脳神経で支配される僧帽筋を除く）．浅層の筋肉は発生学的には胎生期に背部に移動してくるが，上肢の筋肉として機能する．

臨床事項

長胸神経の障害により前鋸筋が麻痺すると（**図3.18**参照），肩甲骨の内側縁が後方に突出し翼のようにみえる（翼状肩甲骨）．

図3.9　筋系

背部の浅層と中間層の筋肉 3

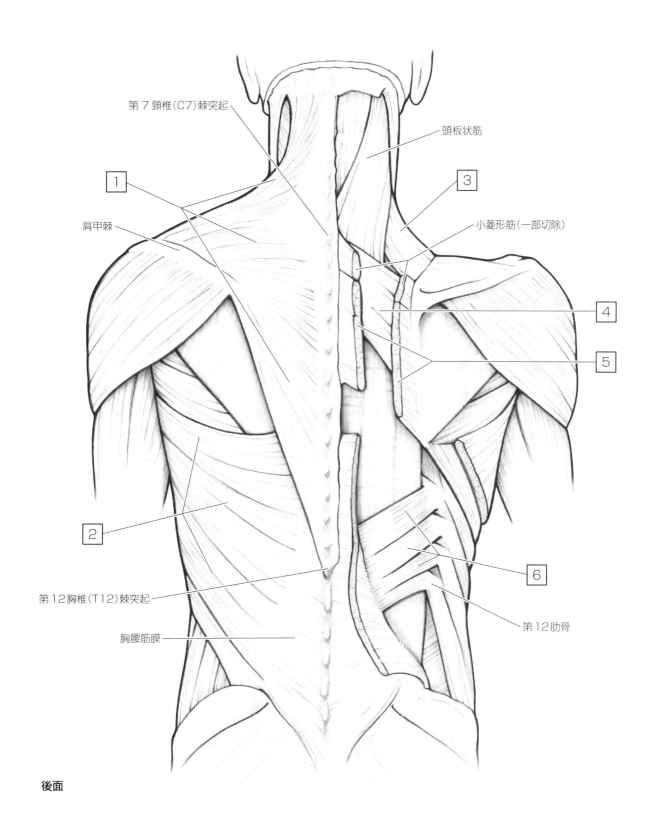

図 3.9

3 深背筋（固有背筋）

深背筋（固有背筋）は中間層の下にある。これらは頭頸部の運動や脊柱の姿勢制御に関与している。この深層の筋肉はさらに、**浅層**（板状筋）、**中間層**（脊柱起立筋）、**深層**（横突棘筋）から構成される。これらは脊柱を支持するとともに脊柱の運動も可能にし、脊髄神経後枝によって支配されている。横突棘筋は深背筋であるが、後頸部にもあり後頭直下の領域に及ぶ。これらの筋肉について下の表にまとめた。

- ☐ 1. 頭板状筋
- ☐ 2. 腸肋筋（脊柱起立筋の一つ、最長筋のすぐ外側にある）
- ☐ 3. 最長筋（脊柱起立筋の一つ、半棘筋のすぐ外側にある）
- ☐ 4. 棘筋（脊柱起立筋の一つ、背部の最も内側にある）
- ☐ 5. 大後頭直筋（後頭下領域）
- ☐ 6. 下頭斜筋〔後頭下領域、この5から7の筋肉で後頭下三角を形成する（図C参照）〕
- ☐ 7. 上頭斜筋（後頭下領域）

 色分けしてみよう

以下の深層の筋肉を異なる色で塗りなさい。

筋肉	上方の付着	下方の付着	神経支配*	主な作用
● 浅層 ●				
頭板状筋	項靱帯、C7～T4の棘突起	側頭骨乳様突起と上項線外側1/3	中位頸神経	両側の収縮：頸部の伸展 片側の収縮：頭部の側屈と同側への回旋
頸板状筋	T3～T6の棘突起	横突起（C1～C3）	下位頸神経	両側の収縮：頸部の伸展 片側の収縮：頸部の側屈と同側への回旋
● 中間層 ●				
脊柱起立筋	仙骨後面、腸骨稜、棘上靱帯、下位腰椎と仙椎の棘突起	腸肋筋：下位肋骨角と頸椎横突起 最長筋：肋骨結節と肋骨角の間、胸椎と頸椎の横突起、乳様突起 棘筋：上位胸椎と中位頸椎の棘突起	各々の領域の脊髄神経	脊柱と頭部の伸展と側屈
半棘筋	C4～T12の横突起	頸部と胸部の棘突起	各々の領域の脊髄神経	頭部、頸部、胸郭の伸展と対側への回旋
多裂筋	仙骨、腸骨、T1～T12の横突起、C4～C7の関節突起	2椎から4椎上方にかけての椎骨棘突起	各々の領域の脊髄神経	脊柱の安定化
回旋筋	頸部、胸部、腰部の横突起	1椎から2椎上方にかけての椎弓板と椎骨横突起	各々の領域の脊髄神経	脊柱の安定化、伸展、回旋
● 深層 ●				
大後頭直筋	軸椎棘突起	下項線外側	後頭下神経（C1）	頭部の伸展と同側への回旋
小後頭直筋	環椎後結節	下項線中央部	後頭下神経（C1）	頭部の伸展
上頭斜筋	環椎横突起	後頭骨	後頭下神経（C1）	頭部の伸展と側屈
下頭斜筋	軸椎棘突起	環椎横突起	後頭下神経（C1）	顔面を同側に向けるための環椎の回旋

*脊髄神経後枝

図3.10　筋系

深背筋（固有背筋） 3

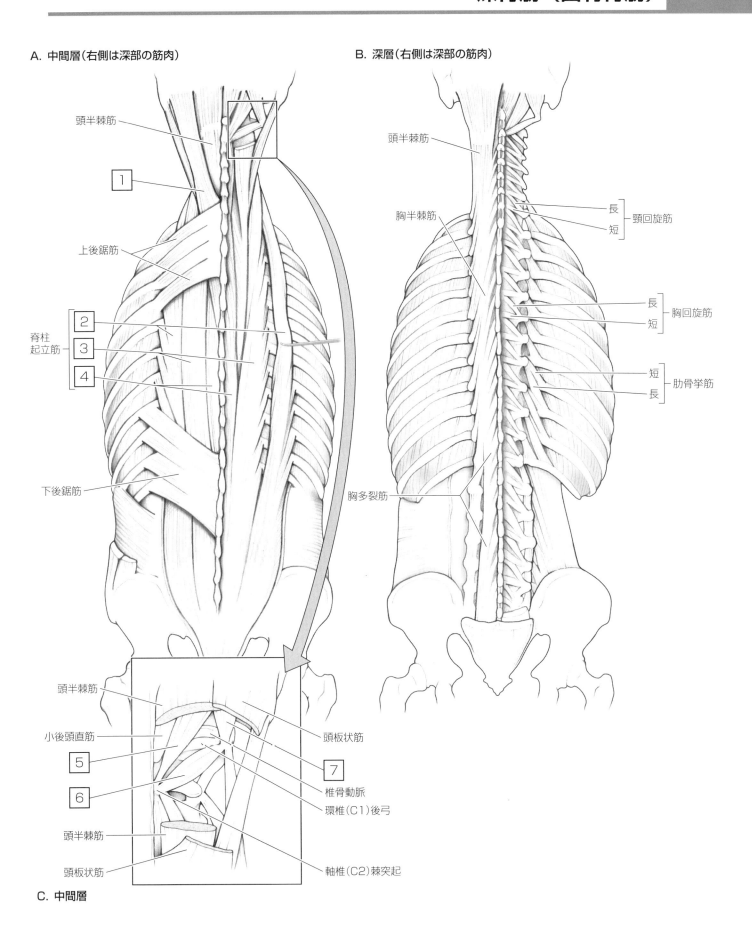

図3.10

3 胸壁の筋肉

胸壁の筋肉は肋間隙を埋め，胸骨や椎骨および肋骨や肋軟骨に付着している．機能的には，この胸壁の筋肉は肋間隙を堅固にし，呼気時に肋間が外方へ膨らむのを防いだり，吸気時に陥凹するのを防いでいる．個々の肋間筋の正確な役割は，多くの筋電図による研究にもかかわらず，明らかにされていない．

大，小胸筋は肋間筋上の前胸壁にあるが，これらの筋肉は実際上肢の運動を行うので後述する（**図3.18**参照）．肋間神経や肋間動静脈は横断面でみられるように，内肋間筋と最内肋間筋の間を走行する．

色分けしてみよう

以下の筋肉を異なる色で塗りなさい．

- [ ] 1. **外肋間筋**：三つの肋間筋のうち最外層にある．筋線維は上外側から下内側方向に走行する
- [ ] 2. **内肋間筋**：肋間筋の中央層で線維は上内側から下外側方向に走行する傾向がある
- [ ] 3. **最内肋間筋**：線維の走行はほとんど内肋間筋と同じで，ときどき内肋間筋に癒合する
- [ ] 4. **胸横筋**

筋肉	上方の付着	下方の付着	神経支配	主な作用
外肋間筋	肋骨下縁	一つ下の肋骨上縁	肋間神経	肋骨の挙上，肋間の支持
内肋間筋	肋骨下縁	一つ下の肋骨上縁	肋間神経	吸気時に肋間が押し出されたり引き込まれたりするのを防ぎ，努力呼気時に肋骨を下げる
最内肋間筋	肋骨下縁	一つ下の肋骨上縁	肋間神経	肋骨の挙上
胸横筋	第2～第6肋軟骨の内面	胸骨下方の後面	肋間神経	肋骨と肋軟骨の引き下げ
肋下筋	下位肋骨角近傍の内面	それより2ないし3下方肋骨の上縁	第2～第5肋間神経	肋骨の引き下げ
肋骨挙筋	C7とT1～T11の横突起	それより下位の肋骨結節と肋骨角の間	下位胸神経の後枝	肋骨の挙上

臨床事項

胸腔に貯留し，肺を縮小させる可能性のある液体（血液，細胞外液，膿）や空気を排出するために，胸壁を穿通して胸腔に針やカテーテルを挿入する必要がある場合がある．各肋骨の下縁には肋間溝を通る肋間神経，肋間動静脈が走行するため，傷つけないよう針やカテーテルの挿入は注意深く行う必要がある．

喘息や**肺気腫**は，呼吸困難をきたす一般的な呼吸器疾患である．患者は，胸腔を拡大させるため呼吸補助筋も使う傾向にある．たとえば吸気時には，胸鎖乳突筋や斜角筋など頸部の筋肉を使う．

図3.11　筋系

胸壁の筋肉 3

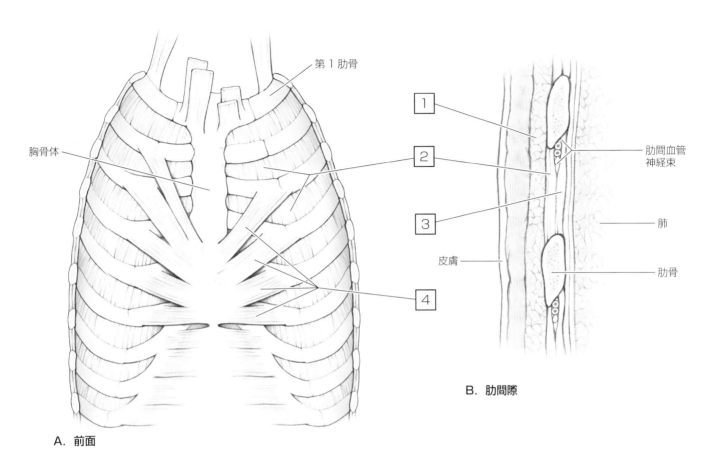

A. 前面

B. 肋間隙

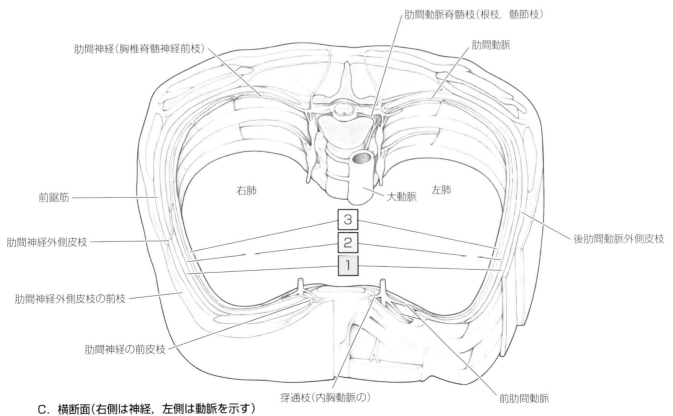

C. 横断面（右側は神経，左側は動脈を示す）

図3.11

3 前腹壁の筋肉

三つの筋肉（外腹斜筋，内腹斜筋，腹横筋）は腹壁を囲み，層構造を示す．この3層構造は胸壁の肋間筋の層構造と同じであり，胸部から腹部への連続した構造である．

この前腹壁の筋肉の機能には以下のものがある．
- ものを持ち上げるときや排便中，排尿中，出産中に，腹壁を圧迫し，腹腔内圧を上昇させる
- 努力呼気時に，横隔膜の運動を助ける（これは前腹壁に打撃が与えられたときなど思いがけず起こり，息が絞り出されるような状態）
- 体幹の屈曲や回旋を助ける
- 腹壁を緊張させる

 色分けしてみよう

この3層の筋肉を異なる色で塗りなさい．浅層から深層へ筋線維の方向に注意しながら塗りなさい．
- [ ] 1. 外腹斜筋
- [ ] 2. 内腹斜筋
- [ ] 3. 腹横筋

筋肉	起始	停止	神経支配	主な作用
外腹斜筋	第5〜第12肋骨の外側面	白線，恥骨結節，腸骨稜前半分	下位6胸神経と肋下神経	腹部内臓の圧縮と支持，体幹の屈曲と回旋
内腹斜筋	胸腰筋膜，腸骨稜前2/3，鼡径靱帯外側2/3	第10〜第12肋骨の下縁，白線，鼡径鎌を経由して恥骨	下位六つの胸神経および第1腰神経の前枝	腹部内臓の圧縮と支持，体幹の屈曲と回旋
腹横筋	第7〜第12肋軟骨の内側面，胸腰筋膜，腸骨稜，鼡径靱帯外側1/3	内腹斜筋腱膜と癒合した白線，恥骨稜，鼡径鎌（結合腱）を経由した恥骨櫛	下位六つの胸神経および第1腰神経の前枝	腹部内臓の圧縮と支持
腹直筋	恥骨結合と恥骨稜	剣状突起と第5〜第7肋軟骨	下位六つの胸神経の前枝	体幹の屈曲，腹部内臓の圧縮

二つの正中の筋肉（腹直筋と錐体筋）は腹直筋鞘のなかに存在する．腹直筋鞘は，腹壁の3層の筋肉（1〜3）の腱膜が鞘状となったものである．腹直筋鞘後葉は弓状線（下1/4に位置する）以下では欠如しており，そこでは横筋筋膜のみが腹直筋と接している（図B 弓状線より下参照）．

腹直筋鞘の層構造	解説
弓状線より上の前葉	外・内腹斜筋の癒合した腱膜により形成される
弓状線より上の後葉	内腹斜筋と腹横筋の癒合した腱膜によって形成される
弓状線以下	前面では，すべての三つの筋肉の腱膜が癒合し前葉を形成する．後面では，腹直筋は横筋筋膜のみで接している

 色分けしてみよう

以下の前腹壁の正中にある筋肉を，以前に使用した色とは異なる色で塗りなさい．
- [ ] 4. 腹直筋（三つの腱画に注意しなさい，six-pack absとして有名）
- [ ] 5. 錐体筋

臨床事項

壁の脆弱により深部の構造物が異常に突出することを**ヘルニア**というが，ヘルニアは前腹壁に起こることがあり，典型的なものには以下のものがある．
- 臍ヘルニア：通常3歳まで，あるいは40歳以上でみられる
- 白線ヘルニア：正中の白線に沿って，しばしば心窩部に起こる
- 瘢痕ヘルニア：腹部手術瘢痕のところに起こる
- 鼡径ヘルニア：鼡径部（腹部と大腿部の境界）の鼡径管に関連している

 色分けしてみよう

以下の腹直筋鞘を形成する各筋肉の腱膜を，筋肉とは異なる色で塗りなさい．ただし，筋肉との関係に注意しなさい．
- [ ] 1A. 外腹斜筋腱膜
- [ ] 2A. 内腹斜筋腱膜
- [ ] 3A. 腹横筋腱膜

図 3.12　筋系

前腹壁の筋肉

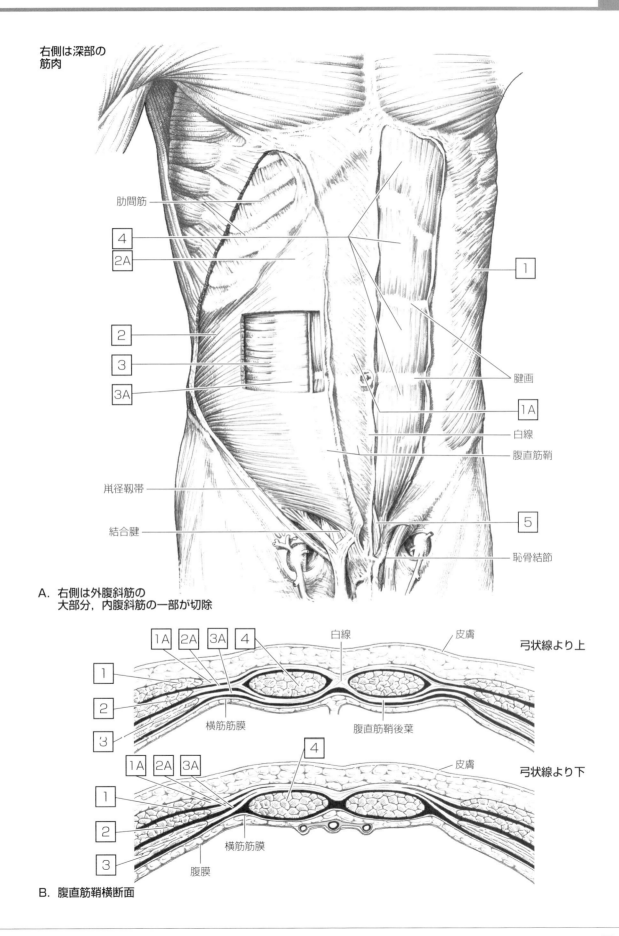

A. 右側は外腹斜筋の大部分，内腹斜筋の一部が切除

B. 腹直筋鞘横断面

図 3.12

3 男性の鼠径部の筋肉

　鼠径部の筋肉自体に男女差はない．しかしながら，鼠径管における精索の存在および胎児期の精巣下降は，男性においてこの領域を臨床的に特徴あるものにしており，この構造により男性に鼠径ヘルニアが多い．

　発生中，精巣は後腹壁にある胎生期の元来の場所から鼠径管（前腹壁下方で外側から内側に向かう斜めの通り道）を通って下降し，陰嚢に収まる．左右の精巣は**精索**がつながっており，精索は精管とその他の構造物を容れている．精管は精子が体腔に再び入り，精嚢（左右）の排出管と合流する通り道となる．精管の末梢は前立腺を通る射精管となり，精子は性的刺激で尿道前立腺部に排出される（**図10.6**参照）．

　精巣下降の際，精索は鼠径管のなかを走行するにつれ，腹壁構造物から由来する精巣のいくつかの筋膜を巻き込み下降する．この筋膜には以下のものがある．

- **外精筋膜**：外腹斜筋腱膜から由来する
- **精巣挙筋膜**：内腹斜筋に由来する．この筋膜は，精巣挙筋の細い骨格筋線維を含んでいる
- **内精筋膜**：横筋筋膜から由来する

精索は以下の構造物を容れている．

- 精管
- 精巣動脈，精巣挙筋動脈，精管動脈
- 蔓状静脈叢
- 交感神経線維
- 陰部大腿神経陰部枝（精巣挙筋を支配する）
- リンパ管

　鼠径管それ自体は，腹部の筋肉を通過する細い通路であり，その両端には鼠径輪がある．深鼠径輪は腹部深部に開き，浅鼠径輪は恥骨結節のちょうど外側の皮下に開く．鼠径管の構造は次に示した．

 色分けしてみよう

　以下に示す鼠径部の構造や精索などの構造物を異なる色で塗りなさい．

- ☐ 1. 精管
- ☐ 2. 外腹斜筋とその腱膜
- ☐ 3. 内腹斜筋
- ☐ 4. 腹横筋
- ☐ 5. 横筋筋膜
- ☐ 6. 外精筋膜（精索を覆っている）
- ☐ 7. 精巣挙筋膜（精巣挙筋）
- ☐ 8. 内精筋膜

臨床事項

鼠径ヘルニアには二つのタイプがある．

- **間接ヘルニア**：鼠径ヘルニアの75％を占める．ヘルニアは下腹壁動静脈の外側で起こり，深鼠径輪を通り，鼠径管を通る．精巣下降の際に，精索のなかに腹膜の突出（鞘状突起）が形成されるが，その遺残が原因でそのなかにヘルニアが起こる．したがって，このヘルニアは精索の3層のすべての筋膜によって覆われている
- **直接ヘルニア**：鼠径ヘルニアの25％を占める．下腹壁動静脈の内側で起こり，鼠径管後壁の脆弱部が前方に膨隆する．このヘルニアは精索とは関係ない
- 鼠径ヘルニアは女性より男性のほうに多くみられる．これは男性の精巣下降に関係していると思われる

　精巣は腹壁背側から下降し始め，胎児発生の9〜12週ごろに腰部上部に到達する．この移動は脊柱と骨盤の拡大成長によるところが大きい．陰嚢への下降は通常，出生直前あるいは出生後すぐに起こる．

　一方，胎児の卵巣も腹壁背側から下降し始めるが，発生12週ごろには骨盤へ移動し，そこに留まる．

図3.13　筋系

男性の鼠径部の筋肉 3

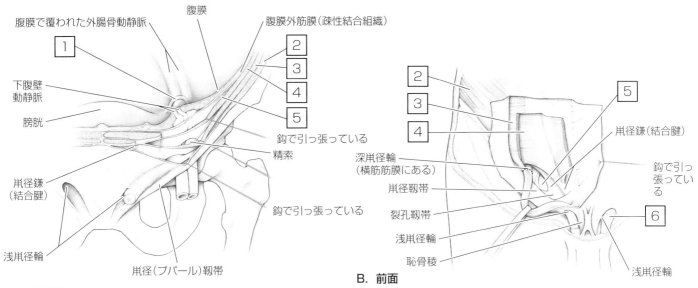

A. 鼠径管

B. 前面

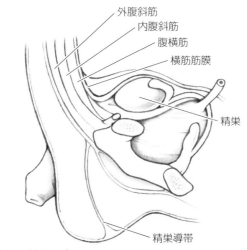

C. 胎児の精巣下降

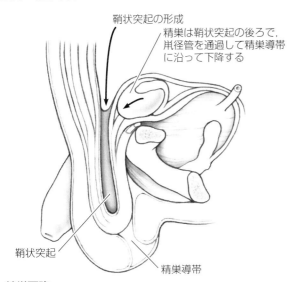

D. 精巣下降

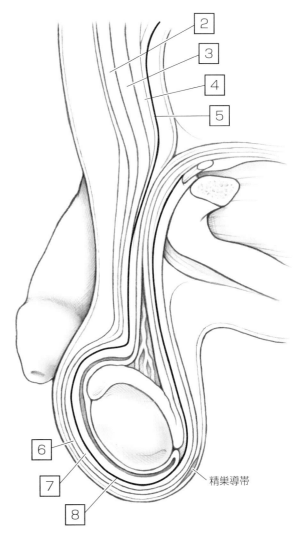

E. 成人における構成

図 3.13

3　後腹壁の筋肉

後腹壁の筋肉は，腹膜腔の後ろにあり，その前面は以下の構造によって腹膜腔とは隔てられている．

- 横筋筋膜
- さまざまな厚さの腹膜腔外の脂肪層
- 腹膜腔を囲んでいる壁側腹膜

後腹壁の筋肉は，骨性胸郭下縁と小骨盤腔の入り口までの後壁の空間を満たしている．しばしば，**横隔膜**は後腹壁の筋肉の一つとされ，その上方はほとんど第8胸椎体の高さにまで及ぶ．横隔膜の収縮は腱中心を下方に引き，これにより胸腔の容積は増加し，体外の圧より少し陰圧となる．その結果，空気は受動的に気管，肺に入る．横隔膜の弛緩と拡張した肺の弾性的な復元によって，通常の呼気時に空気は排出される．これらの筋肉について下の表にまとめた．

 色分けしてみよう

以下の後腹壁の筋肉を異なる色で塗りなさい．

- □ 1. 横隔膜（腱中心は塗らなくてよい）
- □ 2. 腰方形筋
- □ 3. 大腰筋
- □ 4. 腸骨筋：この筋肉と大腰筋は癒合し，腸腰筋という一つの筋肉として機能する

小腰筋は常に存在するとは限らない．腰部の脊柱を弱く屈曲させる作用がある．

横隔膜の中央部分は腱状となり，右脚と左脚によって腰椎に付着している．右脚と左脚は，大動脈が腹部に出てくるところの上を通る正中弓状靱帯によって結合されている．**下大静脈**は第8胸椎の高さで横隔膜を通り，右心房に合流する．**食道**は前，後迷走神経幹とともに第10胸椎の高さで横隔膜を通り，大動脈は第12胸椎の高さで横隔膜を通る．

筋肉	起始	停止	神経支配	作用
大腰筋	腰椎横突起：T12〜L5の椎体側面と椎間板	大腿骨小転子	L1〜L3神経の前枝経由の腰神経叢	上方で腸骨筋と共同し，股関節の屈曲を行う．下方では脊柱を側方に屈曲させたり，体幹の屈曲を行う．座位では体幹のバランスを取る，下方で腸骨筋と共同し体幹を屈曲する
腸骨筋	腸骨窩上2/3，仙骨翼，仙腸骨靱帯前方	大腿骨小転子と小転子より下方で大腰筋の靱帯より下方の大腿骨骨幹	大腿神経（L2〜L4）	大腰筋と共同し，股関節の屈曲と安定化を行う
腰方形筋	第12肋骨の下縁内側半分と腰椎横突起の先端	腸腰靱帯と腸骨稜内唇	T12とL1〜L4神経の前枝	脊柱の伸展，側方への屈曲を行う．吸気時に第12肋骨を固定する
横隔膜	剣状突起，下位六つの肋軟骨，L1〜L3の腰椎	腱中心に収束する	横隔神経（C3〜C5）	吸気時に腱中心を下方および前方に引く

臨床事項

大腰筋の高さでの椎間板の炎症は**腰筋膿瘍**を引き起こすことがあり，最初大腰筋の上方起始部に現れる．この炎症は大腰筋筋膜の下で拡がるため，下方は鼠径靱帯まで及ぶ可能性がある．

腸腰筋は後腹壁に存在するため，腹部のさまざまな器官（尿管，腎臓，膵臓，結腸，虫垂，リンパ管，神経）と関係がある．この領域で炎症が起こると，医師は腸腰筋検査を行う．患者に健側を下にして横になってもらい，患側（疼痛のある側）の大腿を過伸展してもらう．疼痛が起こると「psoas徴候陽性」となる．たとえば疼痛が虫垂炎で起きている場合，患者を左側臥位にし右下肢を過伸展させると疼痛が生じる．これが**psoas徴候陽性**である．

図3.14　筋系

後腹壁の筋肉 3

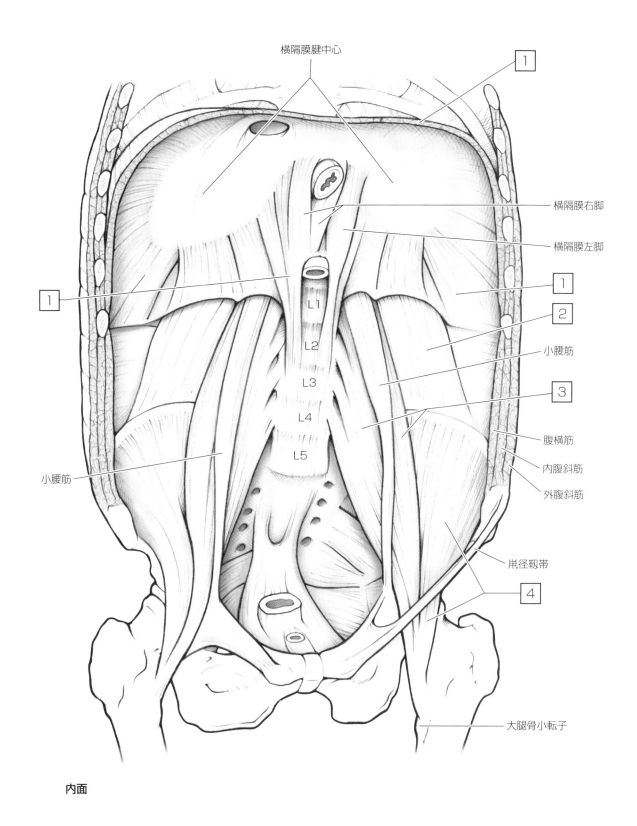

図 3.14

3 骨盤の筋肉

骨盤の筋肉は，一つは骨盤側壁を裏打ちしており（内閉鎖筋と梨状筋），これは大腿骨に付着している．そして，もう一つは骨盤底を覆っており（肛門挙筋，尾骨筋），**骨盤隔膜**を形成する．骨盤隔膜を形成するこの二つの筋肉は，ほとんどの陸生脊椎動物が本来意図していた使用とは異なる用途となっている．たとえば，多くの陸生の哺乳類は4足歩行だが，われわれヒトは2足歩行で直立姿勢をとっている．2足歩行では腹部骨盤臓器を支えるため，骨盤底下部に大きな圧力がかかる．動物において後ろ脚の間にしっぽを挟んだり（尾骨筋），あるいはしっぽを振るために使われたりする筋肉（肛門挙筋）が，ヒトではしっぽがもはやなくなったため支持的役割を果たすようになった．肛門挙筋は，実際には恥骨尾骨筋，恥骨直腸筋，腸骨尾骨筋の三つの別々の筋肉が一つに癒合したものである．

骨盤の筋肉について下の表にまとめた．

色分けしてみよう

以下の骨盤の筋肉を異なる色で塗りなさい．

- [ ] 1. 肛門挙筋：実際には三つの筋肉が癒合している．それは元来しっぽを振るための筋肉であった
- [ ] 2. 内閉鎖筋
- [ ] 3. 尾骨筋：しばしば部分的に線維性である．それは元来しっぽを巻き込むための筋肉であった
- [ ] 4. 梨状筋：西洋梨の形をした筋肉である．西洋梨のように一方の端が他端より広い

筋肉	起始	停止	神経支配	主な作用
内閉鎖筋	閉鎖膜骨盤面と骨盤の骨	大腿骨大転子の内側面	内閉鎖筋への神経（L5〜S1）	伸展された大腿の外旋．股関節で屈曲された大腿の外転
梨状筋	第2〜第4仙椎の前面と仙結節靱帯	大腿骨大転子の上縁	L5，S1，S2の前枝	伸展された大腿の外旋．屈曲された大腿の外転．股関節の安定化
肛門挙筋	恥骨体，肛門挙筋腱弓，坐骨棘	会陰腱中心，尾骨，肛門尾骨縫線，前立腺壁あるいは腟壁，直腸，肛門管	S3，S4の前枝，陰部神経の会陰神経	骨盤内臓器の支持，骨盤底の挙上
尾骨筋（坐骨尾骨筋）	坐骨棘と仙棘靱帯	仙骨下方と尾骨	S4，S5の前枝	骨盤内臓の支持，尾骨の前方への牽引

臨床事項

排便中，肛門挙筋，特に直腸の周りの筋線維は肛門直腸領域（直腸と肛門管）をまっすぐにし，排便を容易にするために弛緩する．直腸と肛門管の間の正常な角度は約90°（これは肛門直腸接合部を閉鎖するのに役立つ）であるが，排便中，この角度は40°〜50°増加する（肛門管は前方に振れる）．この弛緩は肛門括約筋の弛緩（示されていないが）を伴っており，肛門管を開く．

図3.15　筋系

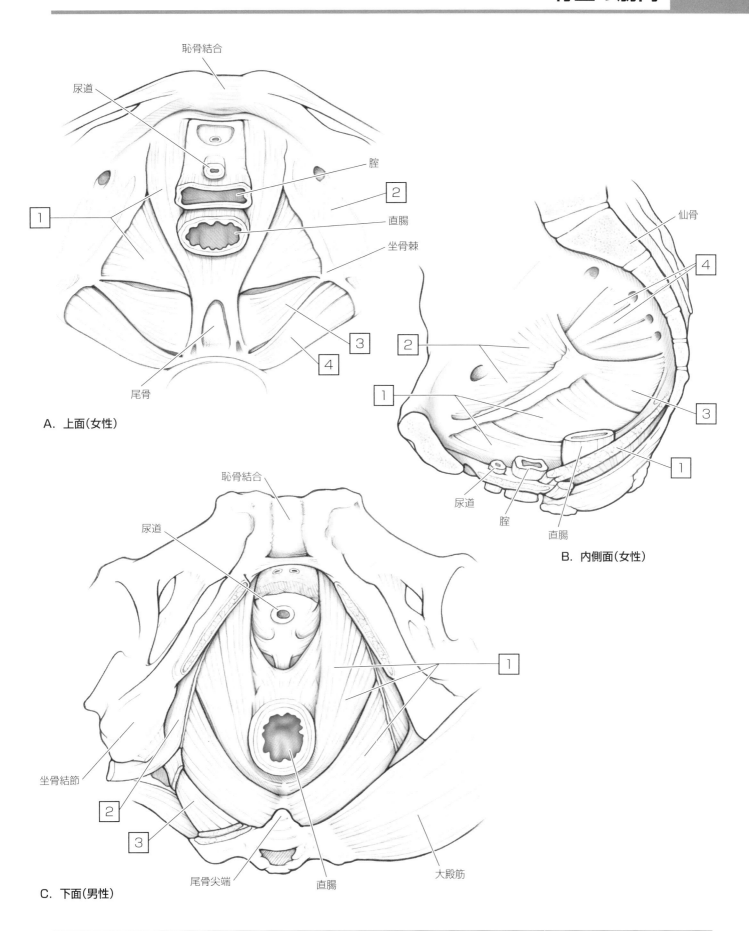
図 3.15

3 会陰の筋肉

会陰は左右大腿間にあるダイヤモンドの形をした領域である．それは左右の坐骨結節を結ぶ線によって，前方の**尿生殖三角**と後方の**肛門三角**に分けられる．会陰の境界は以下のものを含む．

- 前方は恥骨結合
- 側方は坐骨結節
- 後方は尾骨

浅会陰隙の筋肉は骨格筋であり，以下のものがある．

- **坐骨海綿体筋**：男性において海綿体（勃起組織）を囲み，女性では陰核脚（これも勃起組織）を囲む対となった筋肉
- **球海綿体筋**：男性では尿道球を囲む正中の筋肉であり，女性では前庭球を囲むために割れた正中の筋肉である．これらもまた勃起組織構造をもつ
- **浅会陰横筋**：会陰腱中心を固定する対となった筋肉（この筋肉はしばしば非常に薄く，みつけるのが困難である）
- **外肛門括約筋**：肛門を閉じる働きをし，肛門挙筋上に存在する

会陰腱中心は，会陰にとって筋肉の重要な繋留地点となっている．球海綿体筋，浅会陰横筋，肛門挙筋，外肛門括約筋は，すべてこの腱中心に付着をもつ．尿生殖三角は外生殖器を容れるが，一方，**肛門三角**〔坐骨肛門窩（坐骨直腸窩）と呼ばれる空間〕は大部分，脂肪と線維組織で満たされている．

尿生殖三角の筋肉の深部には，男性では外尿道括約筋がある（尿が通過するときや射精が起こっているとき以外は，この括約筋が尿道膜性部を閉じている）．女性では，尿道括約筋は深会陰隙で尿道圧縮筋および尿道腟括約筋と癒合する．これらすべての筋肉は両性で，随意の制御下にあり，仙骨神経叢（腹側枝）からの陰部神経（S2〜S4）によって支配されている．

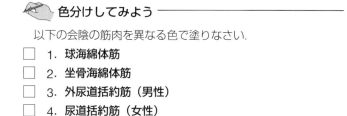

色分けしてみよう

以下の会陰の筋肉を異なる色で塗りなさい．

- ☐ 1. 球海綿体筋
- ☐ 2. 坐骨海綿体筋
- ☐ 3. 外尿道括約筋（男性）
- ☐ 4. 尿道括約筋（女性）
- ☐ 5. 尿道圧縮筋（女性）
- ☐ 6. 外肛門括約筋

臨床事項

出産時，会陰の極度の伸展や裂傷を避けるため，出産口を大きくする必要があるときがある．**会陰切開**と呼ばれる切開が出産を容易にするため，腟口に対して後正中に（正中会陰切開），あるいは後外側に行われることがある．ただし，会陰腱中心は会陰の筋肉にとって重要な支持構造であるため，その機能の温存のためにも，会陰切開部は注意深く縫合することが重要である．

現在，会陰切開は以前より行われなくなってきている．

女性の腹圧性尿失禁は，腹腔内圧が上昇したときに尿が漏れてしまうことで，多くの場合，以下のような骨盤底の支持組織が衰えることと関連している．

- 内側，外側恥骨膀胱靱帯（膀胱を支える靱帯）
- 肛門挙筋（尿道膀胱移行部で支える）
- 尿道括約筋の機能

直腸開口部の周辺部〔坐骨肛門窩（坐骨直腸窩）〕は感染しやすく，膿瘍や膿の貯留（**坐骨直腸膿瘍**）が起こることがあり，疼痛を伴い，隣接する肛門管内に破裂することがある．

図 3.16　筋系

会陰の筋肉 3

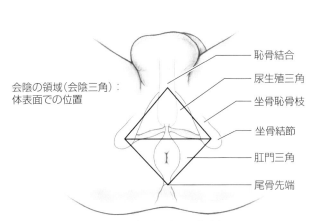

A. 会陰の領域(会陰三角):体表面の解剖

B. 深部の解剖

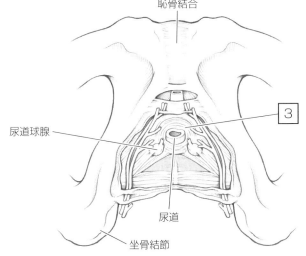

C. 男性:下面

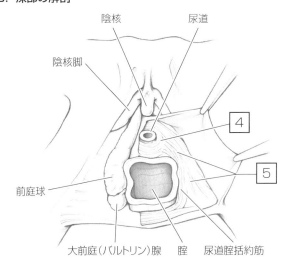

D. 女性:深部の解剖

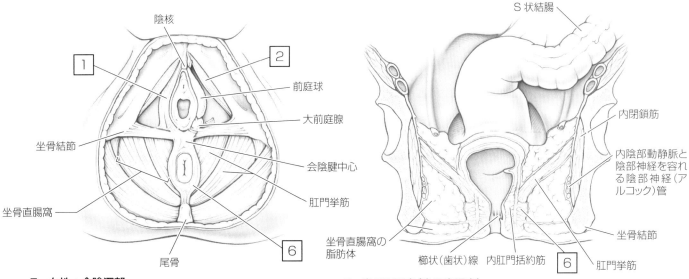

E. 女性:会陰深部

F. 坐骨肛門窩(坐骨直腸窩)

図 3.16

3 肩後面の筋肉

肩後面の筋肉は肩甲骨に付着しており（広背筋は下角にわずかに付着している場合もあり，付着していない場合もある），肩甲骨および肩関節の運動を助けている．

上腕を20°以上に外転させると，肩甲骨は肩甲骨下角とともに外側へ回旋し始める（これは関節窩を上方に傾斜させることになる）．肩甲骨の筋肉は主として肩甲骨を挙上し，その回旋を容易にするが，肩甲骨を安静位（上腕の内転）に戻す役割もある．これらの筋肉について下の表にまとめた．

これらの筋肉のなかで，四つの筋肉は肩関節の浅い球関節（この浅さは大きな可動性を与えている）を安定化させるために独特の役割を果たしており，**回旋筋腱板**と呼ばれている．これらは以下の筋肉を含む．

- 棘上筋
- 棘下筋
- 小円筋
- 肩甲下筋：肩甲下窩で肩甲骨の前面にある

筋肉	近位付着	遠位付着	神経支配	主な作用
僧帽筋	上項線内側1/3，外後頭隆起，項靱帯，C7〜T12の棘突起	鎖骨外側1/3，肩峰，肩甲棘	副神経（第XI脳神経）	肩甲骨の挙上，後退，回旋．上方の筋線維が挙上，中央の筋線維が後退，下方の筋線維が肩甲骨を下げる
広背筋	T7〜T12の棘突起，胸腰筋膜，腸骨稜，下位3肋骨	上腕骨結節間溝	胸背神経（C6〜C8）	肩関節で上腕骨を伸展，内転，内旋させる
肩甲挙筋	C1〜C4の横突起	肩甲骨内側縁の上部	肩甲背神経（C4，C5）と頸神経（C3，C4）	肩甲骨を挙上，肩甲骨を回旋させることによって，関節窩を下方に傾斜させる
大・小菱形筋	小菱形筋：項靱帯とC7とT1の棘突起 大菱形筋：T2〜T5の棘突起	肩甲棘から下角までの肩甲骨内側縁	肩甲背神経（C4，C5）	肩甲骨を後退，関節窩を下げるために肩甲骨を回旋させる．胸壁に肩甲骨を固定する
棘上筋（回旋筋腱板の筋肉）	肩甲骨棘上窩と深筋膜	上腕骨大結節の上面	肩甲上神経（C5，C6）	上腕の外転の開始．回旋筋腱板と共同して作用する
棘下筋（回旋筋腱板の筋肉）	肩甲骨棘下窩と深筋膜	上腕骨大結節	肩甲上神経（C5，C6）	肩関節で上腕を外旋させる．関節窩に骨頭を保持するのを助ける
小円筋（回旋筋腱板の筋肉）	肩甲骨外側縁	上腕骨大結節	腋窩神経（C5，C6）	肩関節で上腕を外旋させる．関節窩に骨頭を保持するのを助ける
大円筋	肩甲骨下角の後面	上腕骨結節間溝内側唇	肩甲下神経下方（C5，C6）	上腕の外転，肩の内旋
肩甲下筋（回旋筋腱板の筋肉）	肩甲骨肩甲下窩	上腕骨小結節	肩甲下神経上方と下方（C5，C6）	肩関節で上腕を内旋および内転させる．関節窩に上腕骨頭を保持するのを助ける

色分けしてみよう

以下の筋肉を異なる色で塗りなさい．

- [ ] 1．僧帽筋
- [ ] 2．肩甲挙筋
- [ ] 3．棘上筋
- [ ] 4．棘下筋
- [ ] 5．小円筋（棘下筋と混合することがある）
- [ ] 6．大円筋
- [ ] 7．肩甲下筋（肩甲骨の前面にある）

臨床事項

回旋筋腱板は肩関節の上面，後面，前面を補強する．それゆえ肩関節脱臼の95%は前下方の方向に起こる．ボールを投げるときの動きのように，肩関節での上腕の繰り返しの外転，伸展，外旋および屈曲は回旋筋腱板に緊張を強いる．特に棘上筋腱は，肩峰上および烏口肩峰靱帯上でこすられる．この腱の断裂は比較的スポーツ傷害で多くみられる．

図3.17　筋系

肩後面の筋肉 3

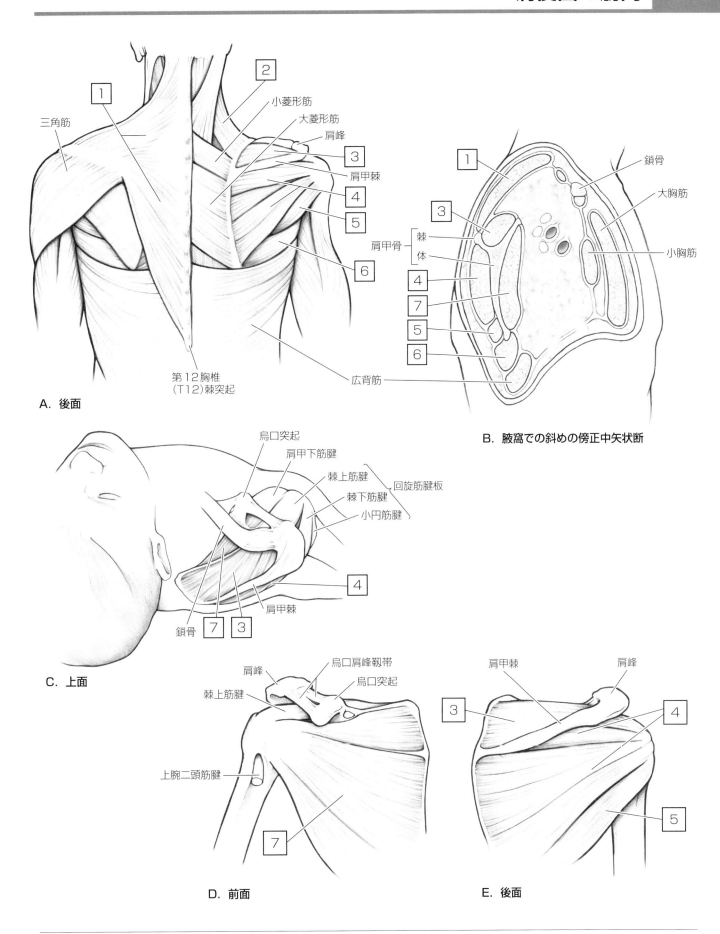

図 3.17

3 肩前面の筋肉

肩の前面の筋肉は上肢帯（肩甲骨と鎖骨）あるいは上腕骨に付着し，上肢帯と肩の運動を助ける．これらの筋肉は肩を帽子のように覆っていたり（三角筋），前胸壁，側胸壁から起始する．下の表にまとめた．

肩前面と後面の筋肉は腋窩を形成し，このピラミッド形の腋窩には，肩を通過し上肢へ向かう重要な血管神経が通過する．腋窩の六つの境界としては，以下のものがある．

- **腋窩底面**：腋窩筋膜や腋窩の皮膚
- **腋窩尖部**：第1肋骨，鎖骨，肩甲骨上部で囲まれており，肩や上腕に出入りする血管神経の通り道となる
- **前壁**：大，小胸筋
- **後壁**：肩甲下筋，大円筋，広背筋
- **内側壁**：胸郭上方，肋間筋，前鋸筋
- **外側壁**：上腕骨近位部（結節間溝）

色分けしてみよう

以下の筋肉を異なる色で塗りなさい．

- [ ] 1. 三角筋
- [ ] 2. 大胸筋
- [ ] 3. 前鋸筋
- [ ] 4. 鎖骨下筋
- [ ] 5. 小胸筋

筋肉	近位付着	遠位付着	神経支配	主な作用
大胸筋	鎖骨内側半分，胸骨，上位六つの肋軟骨，外腹斜筋腱膜	上腕骨結節間溝	外側胸筋神経（C5〜C7）と内側胸筋神経（C8〜T1）	肩関節で上腕を屈曲，内転，内旋させる．
小胸筋	第3から第5までの肋骨	肩甲骨烏口突起	内側胸筋神経（C8〜T1）	肩甲骨外側角を下げ，前方に出す
前鋸筋	上位八つの肋骨の外側面	肩甲骨内側縁	長胸神経（C5〜C7）	肩甲骨を前方に出し回旋させ，胸壁に向かって肩甲骨を前方に引く
鎖骨下筋	第1肋骨と肋軟骨の境界	鎖骨下面	鎖骨下筋神経（C5，C6）	鎖骨を下げ，鎖骨を固定する
三角筋	鎖骨外側1/3，肩峰，肩甲棘	上腕骨三角筋粗面	腋窩神経（C5，C6）	前部：肩関節で上腕を屈曲，内旋させる 中央部：肩関節で上腕を外転させる 後部：肩関節で上腕を伸展し，外旋させる

臨床事項

インピンジメント症候群は，上腕骨頭と肩峰下面の間の狭い空間である肩峰下腔のさまざまな軟部組織の損傷を表す用語である．棘上筋腱と肩峰下滑液包はこの狭い空間にあり，オーバーヘッド動作の反復，回旋筋腱板の筋力低下，解剖学的な破格，組織の変性が顕微外傷を引き起こす．反復動作により滑液包炎，腱炎，回旋筋腱板断裂が生じる．アスリート（反復運動）と高齢者（外転をあまり行わない）は，この症候群になりやすい．

たとえば上腕骨上部の骨折，特に外科頸骨折で，腋窩神経が損傷すると三角筋の萎縮が起こる．健側と比較すると，患側の肩が平らとなり左右で非対称にみえるため，三角筋の萎縮が明らかとなる．上腕近位部外側面の皮膚の感覚が消失し，患側の上肢は15°以上の外転を行うことができなくなる．

図3.18　筋系

肩前面の筋肉 3

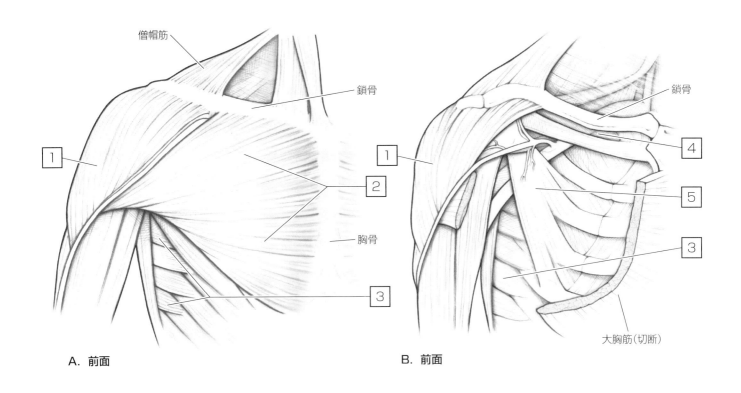

A. 前面

B. 前面

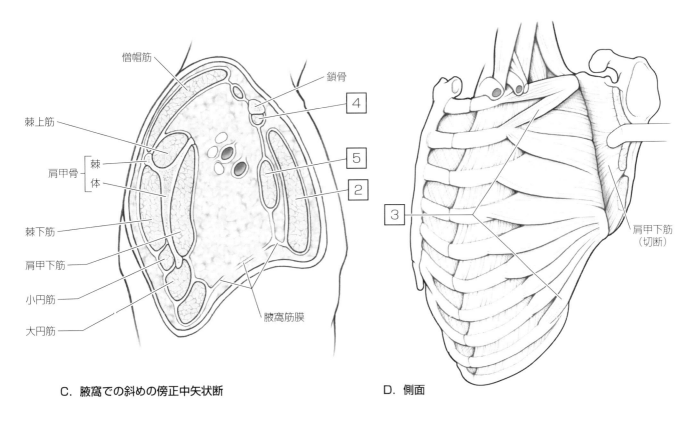

C. 腋窩での斜めの傍正中矢状断

D. 側面

図 3.18

3 上腕の筋肉

上腕（肩から肘までの間）は，結合組織の筋間中隔によって二つの区画に分けられる．
- **前方区画**：基本的に肘および肩を屈曲する筋肉を容れる
- **後方区画**：基本的に肘を伸展する筋肉を容れる

さらに，上腕二頭筋は屈曲された前腕を強力に回外する筋肉で，右利きなら木にねじをねじ込むときに使われ，もし左利きならねじを外すときに使われる筋肉である．上腕二頭筋はその二つの筋腹が外からよくみえるので，多くの重量挙げ選手が注目するが，上腕の屈筋のうち，肘関節で前腕を最も強力に屈曲する筋肉は，上腕二頭筋ではなく，上腕筋である．前方区画と後方区画の筋肉について下の表にまとめた．

 色分けしてみよう

以下の筋肉を異なる色で塗りなさい．
- □ 1. 上腕二頭筋（長頭と短頭がある）
- □ 2. 烏口腕筋
- □ 3. 上腕筋
- □ 4. 上腕三頭筋：3頭からなる．内側頭は長頭と外側頭の深部に位置する
- □ 5. 肘筋：ときに前腕の伸筋群に分類される

筋肉	近位付着	遠位付着	支配神経	主な作用
上腕二頭筋	短頭：肩甲骨烏口突起の先端 長頭：肩甲骨関節上結節	橈骨粗面と上腕二頭筋腱膜を介して前腕筋膜	筋皮神経（C5, C6）	前腕が屈曲しているときに回外する 前腕を肘で屈曲させる
上腕筋	上腕骨前面遠位1/2	尺骨鈎状突起と尺骨粗面	筋皮神経（C5, C6）	前腕をすべての肢位において肘で屈曲させる
烏口腕筋	肩甲骨烏口突起の先端	上腕骨内側面の中1/3	筋皮神経（C5～C7）	肩での上腕の屈曲と内転を助ける
上腕三頭筋	長頭：肩甲骨関節下結節 外側頭：上腕骨後面 内側頭：橈骨神経溝の下方の上腕骨後面	尺骨肘頭の後面と前腕筋膜	橈骨神経（C6～C8）	前腕を肘で伸展させる 主な肘での伸筋である 長頭は外転した上腕骨の頭部を固定する
肘筋	上腕骨外側上顆の後面	肘頭の外側面と尺骨後面の上部	橈骨神経（C5～C7）	三頭筋が肘を伸ばすのを助ける 尺骨を回内の際に外転させる

臨床事項

上腕二頭筋の**断裂**は近位の腱のところで起こり，筋腹ではめったに起こらない．上腕二頭筋腱は，身体のなかで自然断裂の率が最も高い腱である．この断裂は，回旋筋腱板損傷や繰り返しの持ち上げ運動（重量挙げ選手など）に関連して，40歳以上の人で多くみられる．腱断裂は長頭の腱に最も多くみられ，結節間溝に沿う肩関節部や筋腱接合部で起こる．

上腕二頭筋腱炎は通常，筋肉の酷使や反復運動による筋肉の炎症が原因となる．野球の投手やアメリカンフットボールのクォーターバックなど，投げる動作を行うアスリートにこの炎症が起こる危険性が高い．

上腕二頭筋腱反射は，上腕二頭筋が問題ないか検査する深部腱反射のことである．患者に上肢の力を抜き回外してもらった状態で，上腕二頭筋腱を打腱器で軽く叩いたり，二頭筋腱の上に検者の母指を置き，爪を上から叩くことによって行われる．この検査は上腕二頭筋の反射収縮（反射運動）を引き起こし，筋肉だけでなく筋皮神経（C5, C6）の検査にもなる．

末梢神経障害や脊髄損傷（脊髄から運動神経が出ていくところの前角部）があると，**伸張反射**が低下もしくは消失する．

図3.19　筋系

上腕の筋肉 3

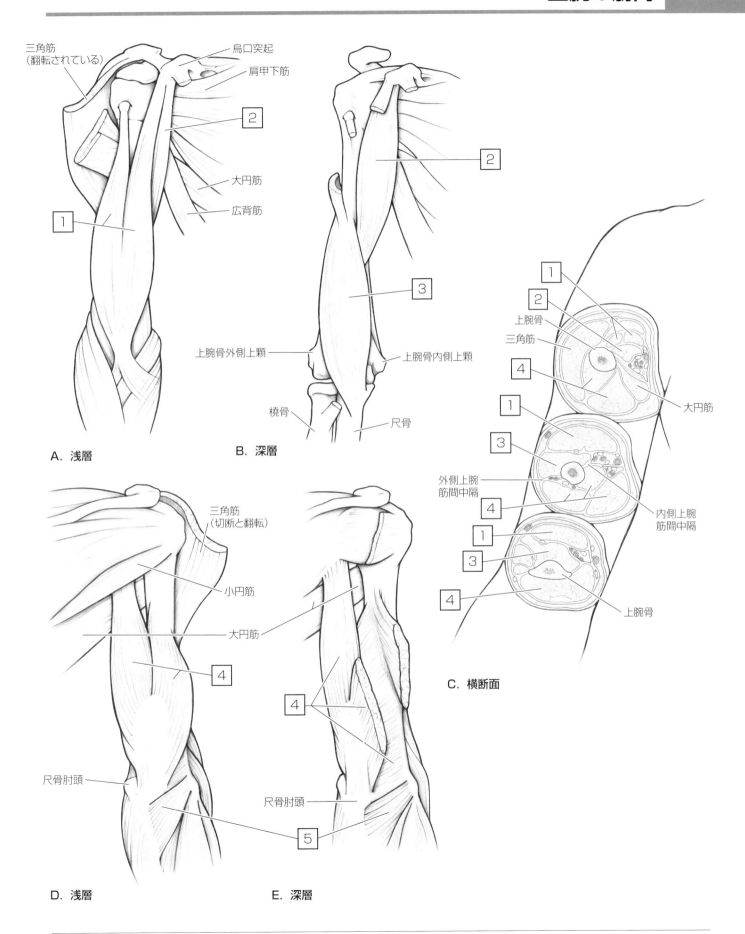

図 3.19

3 橈尺関節の回内，回外運動

橈尺関節で回外，回内を行う筋肉が各々二つある．**回外**は，解剖学的正位で手掌が前方を向いている前腕の状態であり，橈骨と尺骨が並んでいる．**回内**は，解剖学的正位で手掌を後方に向ける運動，あるいは肘関節が90°曲がっている状態では手掌が地面に向かう運動である．

回内筋は前腕にあり，一つはより浅層で，肘の近くに存在し（円回内筋），もう一つは手関節の近くで，前腕の筋肉の深部に存在する（方形回内筋）．「円」という単語は丸い地球を示す（90°屈曲された前腕で回内は，手掌は地面あるいは地球に向いている）．一方，「方形」という単語は手関節の回内筋の四角の形を示している．回内筋が収縮すると，近位は円回内筋，遠位は方形回内筋の作用によって，橈骨は固定された尺骨を横切るように移動する．尺骨は肘関節において上腕骨の遠位端とともに安定化し，回内，回外ではほとんど動かない．

回外運動に役立つ筋には上腕二頭筋も含まれる．上腕二頭筋は肘関節で屈曲された状態で強力な回外筋となるが，前腕が伸展された状態では，前腕の伸筋群の一つである回外筋がその役割を果たす．右ページの図に示すように，回外筋が収縮すると，交叉した橈骨は戻され，内側に尺骨が並んだ配列となる．

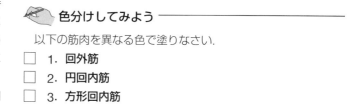

色分けしてみよう

以下の筋肉を異なる色で塗りなさい．
- 1．回外筋
- 2．円回内筋
- 3．方形回内筋
- 4．上腕二頭筋

臨床事項

橈骨骨折のとき，骨に付着している筋肉は橈骨と尺骨の正常な配列を変化させる．もし橈骨の骨折線が円回内筋の停止より上にある場合，近位の骨片は屈曲され，上腕二頭筋と回外筋の作用および牽引によって回外する．遠位骨片は円回内筋と方形回内筋（**図D**参照）によって回内する．

円回内筋の停止より遠位で起こる橈骨の中央あるいは遠位の骨折では，回外筋と円回内筋は橈骨の近位骨片を中立の位置に保持する．しかし，遠位骨片は回外筋の作用が及ばず（**図E**参照），方形回内筋によって回内する．

図3.20　筋系

橈尺関節の回内，回外運動

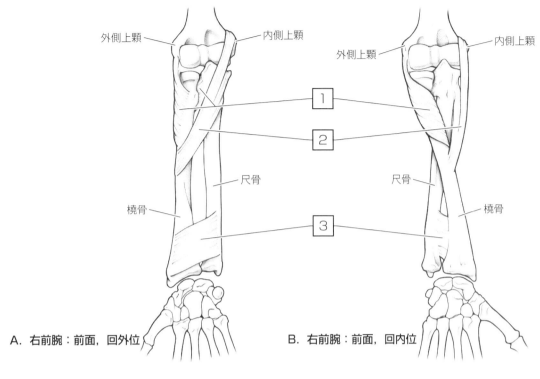

A. 右前腕：前面，回外位
B. 右前腕：前面，回内位

C. 前腕の運動

橈骨粗面は橈骨の回外，回内の程度の有用な指標となる

A. 全回外位では，橈骨粗面は尺骨のほうに向いている
B. 約40°回外位では，粗面はほぼ後ろに向いている
C. 中立位では，粗面はまっすぐ後ろを向いている
D. 全回内位では，粗面は外側に向いている

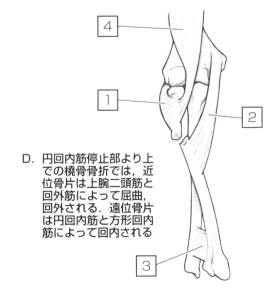

D. 円回内筋停止部より上での橈骨骨折では，近位骨片は上腕二頭筋と回外筋によって屈曲，回外される．遠位骨片は円回内筋と方形回内筋によって回内される

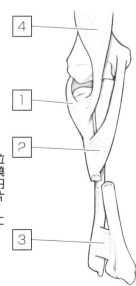

E. 円回内筋停止部より遠位での遠位および中間位橈骨骨折では，回外筋と円回内筋によって近位骨片は中立位に保持される．遠位骨片は方形回内筋によって回内される

図 3.20

3 前腕前面の筋肉

　前腕は，結合組織の筋間中隔によって二つの筋区画に分割される．前方の区画は，基本的に手関節や指を屈曲させる筋肉を容れる．前方の区画において，表層の筋肉は上腕骨内側上顆から起始し，一方，深部の筋肉は前腕の骨（橈骨と尺骨）あるいはこれらの骨を結ぶ骨間膜から起こる．握り拳をつくるために，手を非常に硬く握りしめ，手関節を屈曲するならば，これら筋肉の収縮が前腕前面で確認できる．これら筋肉について下の表にまとめた．

色分けしてみよう

以下の筋肉を異なる色で塗りなさい．

- [ ] 1. 円回内筋
- [ ] 2. 橈側手根屈筋（手関節を外転もさせる）
- [ ] 3. 長掌筋：約10％の人で欠如する．この筋肉はヒトではほとんど重要ではないが，ネコでは爪を引っ込ませる作用をする
- [ ] 4. 尺側手根屈筋（手関節を内転もさせる）
- [ ] 5. 浅指屈筋
- [ ] 6. 深指屈筋
- [ ] 7. 長母指屈筋

筋肉	近位付着	遠位付着	神経支配	主な作用
円回内筋	上腕骨内側上顆と尺骨鉤状突起	橈骨外側面中央	正中神経（C6，C7）	前腕の回内と肘関節の屈曲
橈側手根屈筋	上腕骨内側上顆	第2中手骨底	正中神経（C6，C7）	手関節で手の屈曲と手の外転
長掌筋	上腕骨内側上顆	屈筋支帯遠位1/2と手掌腱膜	正中神経（C7，C8）	手関節で手の屈曲と手掌腱膜を張る
尺側手根屈筋	上腕頭：上腕骨内側上顆 尺骨頭：肘頭と尺骨後縁	豆状骨，有鉤骨鉤，第5中手骨	尺骨神経（C7〜T1）	手関節で手の屈曲と内転
浅指屈筋	上腕尺骨頭：上腕骨内側上顆，内側側副靱帯，尺骨鉤状突起 橈骨頭：橈骨前面の上1/2	手掌面で内側4本の指の中節骨体	正中神経（C8〜T1）	内側4本の中節骨の屈曲，基節骨，前腕，手関節も弱く屈曲させる
深指屈筋	尺骨の内側面と前面の近位3/4と骨間膜	手掌面で内側4本の指の末節骨底	内側部：尺骨神経（C8〜T1） 外側部：正中神経（C8〜T1）	内側4本の末節骨の屈曲 手関節の屈曲を助ける
長母指屈筋	橈骨前面と近傍の骨間膜	手掌面で母指の末節骨底	正中神経（前骨間神経）（C7，C8）	第1指（母指）指節骨の屈曲
方形回内筋	尺骨前面遠位1/4	橈骨前面の遠位1/4	正中神経（前骨間神経）（C8〜T1）	前腕の回内

臨床事項

　浅指屈筋の検査は，患者の示指（第2指），環指（第4指），小指（第5指）を伸展位で保持させ深指屈筋の作用を取り除くことができる．この状態で患者に中指（第3指）を近位指節間（PIP）関節で曲げるように指示する．深指屈筋の検査は，患者の中指のPIP関節を伸展位で保持し，遠位指節間（DIP）関節を曲げるように指示し，中指の先端を屈曲させることでできる．

図3.21　筋系

前腕前面の筋肉 3

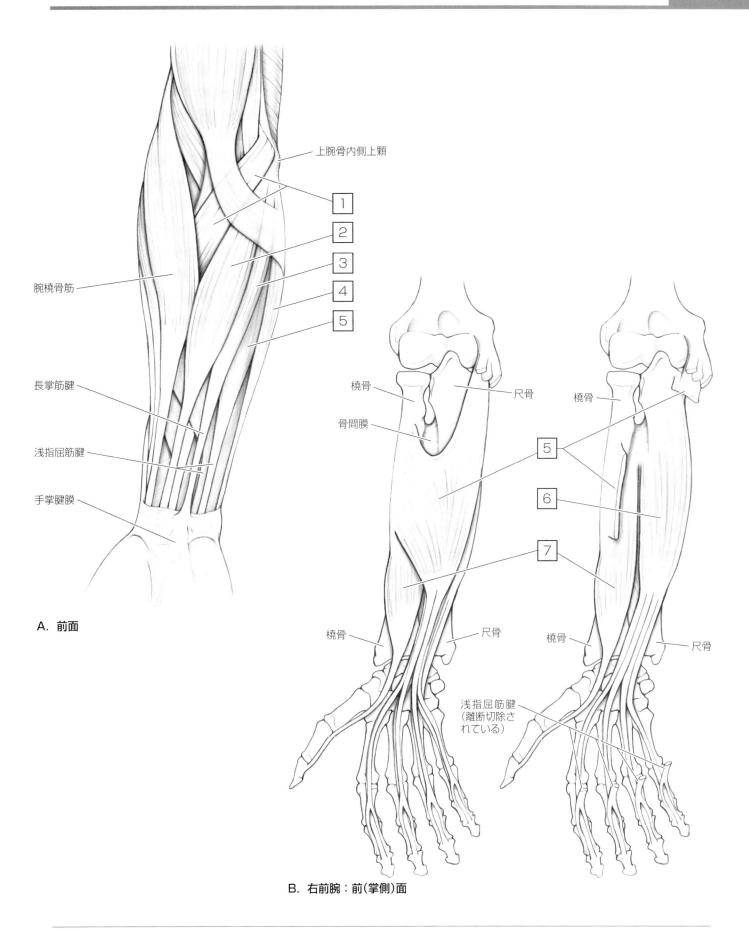

A. 前面

B. 右前腕：前(掌側)面

図 3.21

3 前腕後面の筋肉

　前腕は，結合組織の筋間中隔で二つの筋肉の区画に分割される．後方の区画では，基本的には手関節と指を伸展する筋肉を容れており，表層の筋肉は主として上腕骨外側上顆から起こり，一方，深部の筋肉は前腕の骨（橈骨と尺骨）あるいはこれらの骨を結ぶ骨間膜から起こる．指と手関節を過伸展し，前腕を回内すると，これらの筋肉の収縮を前腕後面で確認できる．何かを握っているときに手関節を伸展すると，握力はさらに強さを増す．これらの筋肉について下の表にまとめた．

筋肉	近位付着	遠位付着	神経支配	主な作用
腕橈骨筋	上腕骨外側上顆稜の近位2/3	橈骨遠位端の外側面	橈骨神経（C5，C6）	肘関節で前腕の屈曲．特に回内回外中間位において働く
長橈側手根伸筋	上腕骨外側上顆稜	第2中手骨底	橈骨神経（C6，C7）	手関節での手の伸展と外転
短橈側手根伸筋	上腕骨外側上顆	第3中手骨底	橈骨神経（深枝）（C7，C8）	手関節での手の伸展と外転
総指伸筋	上腕骨外側上顆	内側4指の指背腱膜	橈骨神経（後骨間神経）（C7，C8）	中手指節関節での内側4指の伸展　手関節での手の伸展
小指伸筋	上腕骨外側上顆	第5指の指背腱膜	橈骨神経（後骨間神経）（C7，C8）	中手指節関節と指節間関節での第5指の伸展
尺側手根伸筋	上腕骨外側上顆と尺骨後縁	第5中手骨底	橈骨神経（後骨間神経）（C7，C8）	手関節での手の伸展と内転
回外筋	上腕骨外側上顆，外側側副靱帯，橈骨輪状靱帯，尺骨の回外筋窩と回外筋稜	橈骨近位1/3の外側面，後面，前面	橈骨神経（深枝）（C7，C8）	前腕の回外
長母指外転筋	尺骨および橈骨の後面と骨間膜	第1中手骨底の外側面	橈骨神経（後骨間神経）（C7，C8）	手根中手関節で母指基節骨の外転と伸展
短母指伸筋	橈骨後面と骨間膜	母指基節骨底の背側面	橈骨神経（後骨間神経）（C7，C8）	手根中手関節での母指基節骨の伸展
長母指伸筋	尺骨中1/3の後面と骨間膜	母指末節骨底の背側面	橈骨神経（後骨間神経）（C7，C8）	中手指節関節と指節間関節での母指末節骨の伸展
示指伸筋	尺骨後面と骨間膜	第2指の指背腱膜	橈骨神経（後骨間神経）（C7，C8）	第2指の伸展と手関節での手の伸展を助ける

色分けしてみよう

以下の筋肉を異なる色で塗りなさい．

- 1. 尺側手根伸筋（手関節を内転もする）
- 2. 小指伸筋
- 3. 腕橈骨筋：その神経支配のため前腕後面の筋肉の一つとして扱うが，この筋肉は実際には肘関節での前腕の屈曲を行う
- 4. 長橈側手根伸筋（手関節の外転にもかかわる．手関節を伸展させることにより握力を強める際に重要な筋肉である）
- 5. 短橈側手根伸筋（手関節の外転にもかかわる．手関節を伸展させることにより握力を強める際に重要な筋肉である）
- 6. 総指伸筋
- 7. 長母指外転筋
- 8. 短母指伸筋
- 9. 長母指伸筋
- 10. 示指伸筋

臨床事項

　臨床では上腕骨外側上顆炎と呼ぶ病態となっている**テニス肘**は，実際には外側上顆の近位で起始する短橈側手根伸筋（おそらく，最も重要な手関節の伸筋である）の腱が問題であるため，テニス肘の名称はいくらか誤解のある診断名である．さらに，多くの患者は別にテニス選手ではない．テニス肘で起こる痛みは，外側上顆の遠位，後面で起こり，手関節の伸展，特に抵抗に反しての伸展で強まる．その痛みは筋肉，支配神経，肘関節自身の何かの問題などで起こる．

図3.22　筋系

前腕後面の筋肉 3

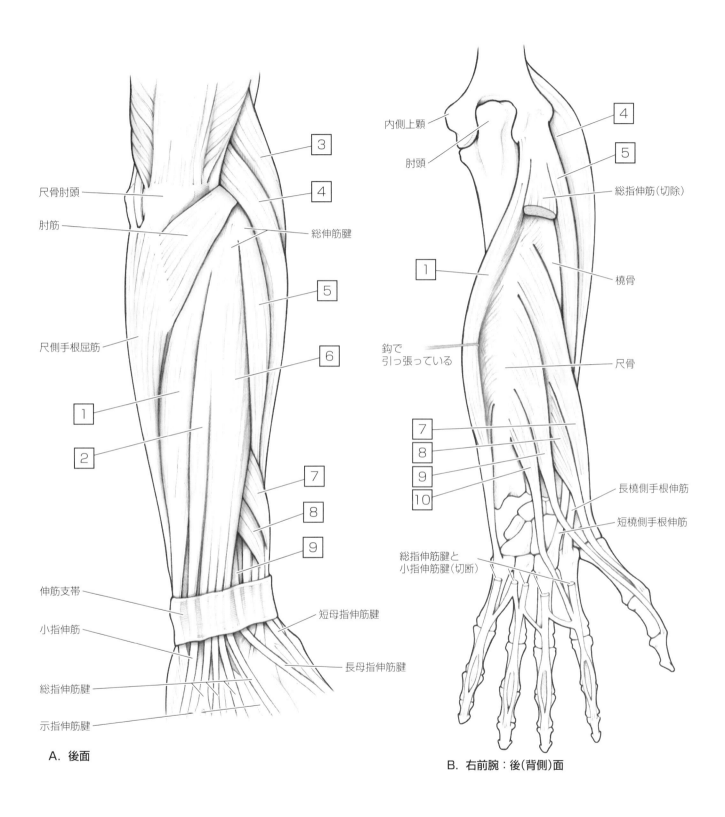

図 3.22

3 手の内在筋

手の内在筋は，指も動かす前腕の長い屈筋や伸筋と補完しながら指の運動を行う．以下の二つの筋群が最表面に存在する．
- **母指球**：三つの母指球筋からなる母指基部の円錐体
- **小指球**：三つの小指球筋からなる小指基部の円錐体

深部の内在筋には以下のものがある．
- **母指内転筋**：手掌の深部にあり，母指を内転させる
- **虫様筋**：深指屈筋腱に付着する四つの小さい筋肉
- **骨間筋**：中手骨間に手掌では三つ，手背では四つの骨間筋が存在する．掌側骨間筋は指を内転し，背側骨間筋は指を外転する

これらの内在筋について下の表にまとめた．

色分けしてみよう

以下の筋肉を異なる色で塗りなさい．
- [ ] 1. 母指対立筋（母指球筋）
- [ ] 2. 短母指外転筋（母指球筋）
- [ ] 3. 短母指屈筋（母指球筋）
- [ ] 4. 母指内転筋
- [ ] 5. 小指外転筋（小指球筋）
- [ ] 6. 短小指屈筋（小指球筋）
- [ ] 7. 小指対立筋（小指球筋）
- [ ] 8. 背側骨間筋
- [ ] 9. 掌側骨間筋

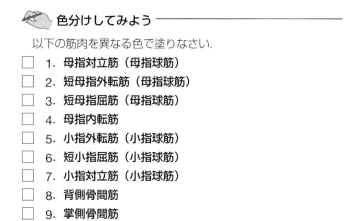

筋肉	近位付着	遠位付着	神経支配	主な作用
短母指外転筋	屈筋支帯と舟状骨結節，大菱形骨結節	母指基節骨底	正中神経（反回枝）(C8～T1)	中手指節関節での母指の外転
短母指屈筋	屈筋支帯と大菱形骨結節	母指基節骨底外側面	正中神経（反回枝）(C8～T1)	母指基節骨の屈曲
母指対立筋	屈筋支帯と大菱形骨結節	第1中手骨側面	正中神経（反回枝）(C8～T1)	手掌中央への母指の対立および母指の内旋
母指内転筋	斜頭：第2，第3中手骨底と有頭骨　横頭：第3中手骨体の前面	母指基節骨底内側面	尺骨神経（深枝）(C8～T1)	第3指に向かっての母指の内転
小指外転筋	豆状骨と尺側手根屈筋腱	第5指基節骨底内側面	尺骨神経（深枝）(C8～T1)	第5指の外転
短小指屈筋	有鈎骨鈎と屈筋支帯	第5指基節骨底内側面	尺骨神経（深枝）(C8～T1)	第5指基節骨の屈曲
小指対立筋	有鈎骨鈎と屈筋支帯	第5中手骨掌側面	尺骨神経（深枝）(C8～T1)	母指の対立位にもっていきながら，第5中手骨を前方に引き，回旋させる
第1，第2虫様筋	深指屈筋腱の外側二つ	第2指と第3指の指背腱膜外側面	正中神経 (C8～T1)	中手指節関節での指の屈曲と指節間関節の伸展
第3，第4虫様筋	深指屈筋腱の内側三つ	第4指と第5指の指背腱膜外側面	尺骨神経（深枝）(C8～T1)	中手指節関節での指の屈曲と指節間関節の伸展
背側骨間筋	二つの中手骨の相対する面	指背腱膜と第2～第4の基節骨底	尺骨神経（深枝）(C8～T1)	指の外転および中手指節関節での指の屈曲，指節間関節の伸展
掌側骨間筋	第2，第4，第5中手骨の掌側面	指背腱膜と第2，第4，第5基節骨底	尺骨神経（深枝）(C8～T1)	指の内転および中手指節関節での指の屈曲，指節間関節の伸展

図3.23　筋系

手の内在筋 3

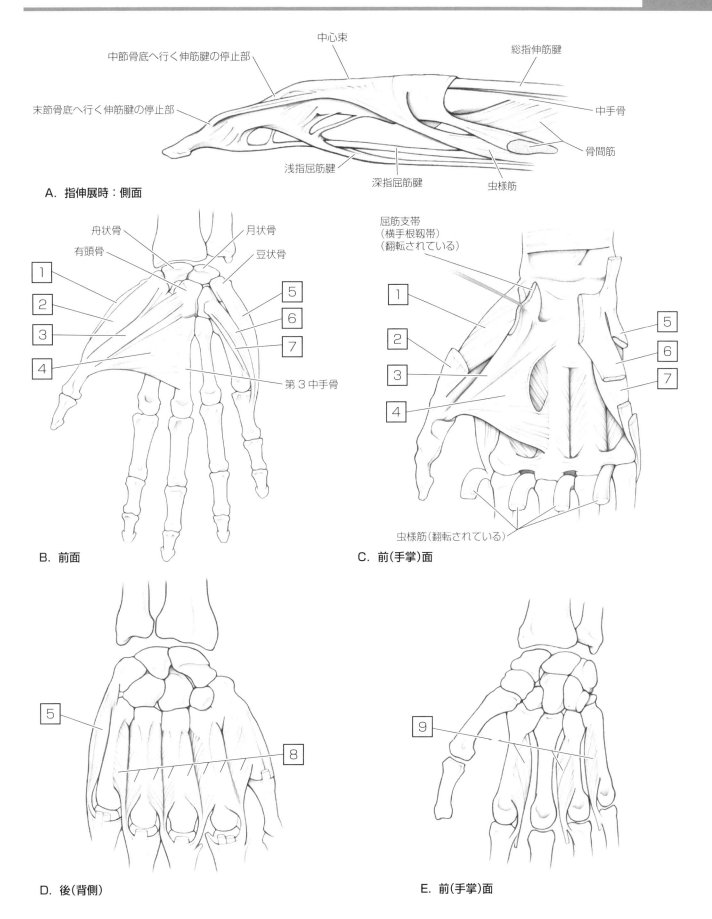

図 3.23

3 上肢の筋肉のまとめ

　上肢の筋肉の作用を学ぶ最もよい方法はまず，筋肉が前方あるいは後方のどちらの区画にあるかを知り，それから個々の筋肉の基本的な作用を学ぶことである．ほとんどの筋肉は個々に作用するのではなく，共同して作用する．

　一般的に，背部上方と前胸壁の筋肉は主として肩関節に作用し，上腕の筋肉は主として肘関節に作用し（いくつかは肩関節に作用する），前腕の筋肉は主として手関節と指に作用する．上肢の関節に作用する筋肉について下の表にまとめた（この表は網羅的なものでなく，主要な筋肉のみが記載されている*）．

肩甲骨		肩関節	
挙上	肩甲挙筋，僧帽筋	屈曲	大胸筋，烏口腕筋
下制	小胸筋	伸展	広背筋，大円筋
突出	前鋸筋	外転	三角筋，棘上筋
関節窩の下制	菱形筋	内転	大胸筋，広背筋
関節窩の挙上	前鋸筋，僧帽筋	内旋	肩甲下筋，大円筋，大胸筋，広背筋
後退	菱形筋，僧帽筋	外旋	棘下筋，小円筋

肘関節		橈尺関節	
屈曲	上腕筋，上腕二頭筋	回内	回内筋（円回内筋と方形回内筋）
伸展	上腕三頭筋，肘筋	回外	回外筋，上腕二頭筋

手関節		中手指節関節	
屈曲	橈側と尺側手根屈筋	屈曲	骨間筋と虫様筋
伸展	すべての手根伸筋	伸展	総指伸筋
外転	橈側手根屈筋と伸筋	外転	背側骨間筋
内転	尺側手根屈筋と伸筋	内転	掌側骨間筋
円運動	すべての筋肉の共同	円運動	すべての筋肉の共同

近位指節間関節		遠位指節間関節	
屈曲	浅指屈筋	屈曲	深指屈筋
伸展	骨間筋と虫様筋	伸展	骨間筋と虫様筋

*筋肉の補助的な作用は各筋肉の表に詳しく記載されている．

色分けしてみよう

以下の筋肉を異なる色で塗りなさい．

- ☐　1．上腕二頭筋
- ☐　2．上腕筋
- ☐　3．上腕三頭筋
- ☐　4．腕橈骨筋
- ☐　5．長橈側手根伸筋
- ☐　6．総指伸筋
- ☐　7．小指伸筋
- ☐　8．橈側手根屈筋
- ☐　9．尺側手根屈筋
- ☐　10．浅指屈筋

臨床事項

上肢神経損傷の概要

　肩甲上神経損傷では，肩の回旋運動の減弱に伴って，上腕や頸に放散する肩の疼痛が起こる．

　筋皮神経損傷では，前腕外側の知覚低下に伴って，肘の屈曲の筋力低下と，肘の屈曲した状態での回外運動の減弱が起こる．

　長胸神経損傷は「翼状肩甲骨」を引き起こす．

　腋窩神経損傷（まれではある）では，三角筋の筋力低下と外転運動の減弱が起こる．

　橈骨神経損傷は，下垂手，肘外側部の疼痛と圧痛，前腕の外側に放散する痛みを引き起こす．肘，手首，指の伸展運動と回外運動の減弱を起こす．

　前腕の**正中神経損傷**は，手掌の外側2/3，母指，示指，中指と環指の外側の皮膚知覚の喪失を引き起こす．特に手関節の手根管内で傷害されやすく，母指球筋の萎縮や母指の筋力低下が起こる．手首や指の屈曲，前腕の回内が障害されることがある．

　尺骨神経損傷は，環指の内側半分と小指の掌側面の知覚の喪失を引き起こす．「鷲手」は，環指と小指の運動神経麻痺によって起こる変形である．尺骨神経は，特に上腕骨の内側上顆（よくぶつける肘の突起）の後方を通過するところと，尺側手根屈筋の2頭間を通って手関節の手根管を通過するところで傷害されやすい．

図3.24　筋系

上肢の筋肉のまとめ 3

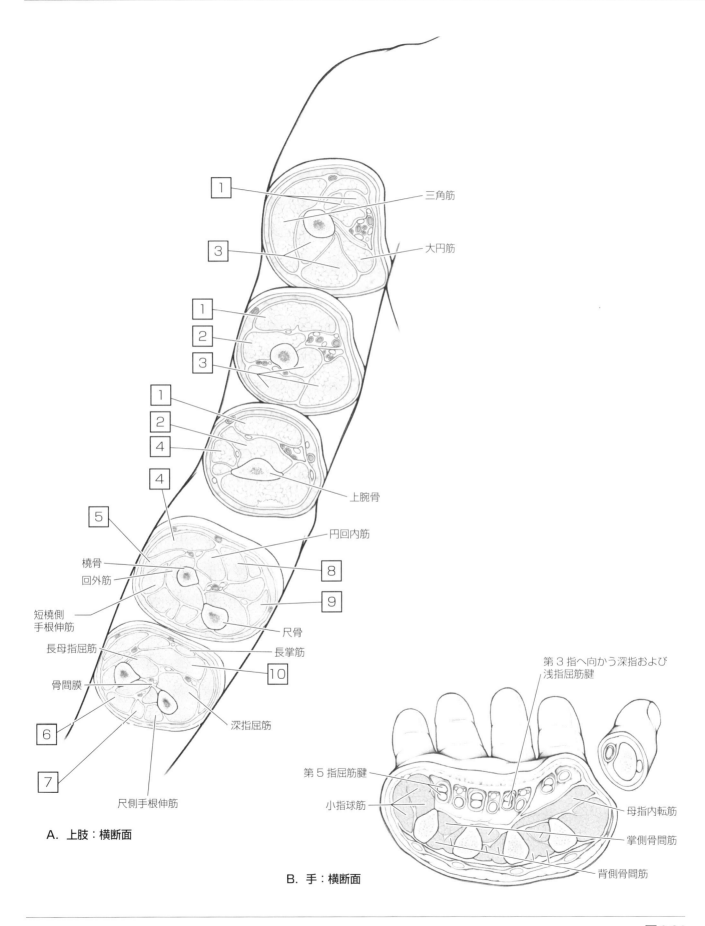

A. 上肢：横断面

B. 手：横断面

図 3.24

3 殿部の筋肉

殿部の筋肉は股関節で大腿骨を伸展，外転，外旋させる．大殿筋は一つの筋肉として，身体で最強の筋肉であり，座位から立ち上がるとき，階段を昇るときなど，特に伸展時に重要な筋肉である．その他の殿部の筋肉は大殿筋の深部にある．殿部の筋肉について下の表にまとめた．

色分けしてみよう

以下の筋肉を異なる色で塗りなさい．

- [ ] 1. 中殿筋
- [ ] 2. 大殿筋
- [ ] 3. 小殿筋
- [ ] 4. 梨状筋：仙骨前面と仙結節靱帯の骨盤内面から起こる
- [ ] 5. 内閉鎖筋：これもまた骨盤腔内面から起こる
- [ ] 6. 上・下双子筋：両筋は内閉鎖筋の腱によって分けられている
- [ ] 7. 大腿方形筋

筋肉	近位付着	遠位付着	神経支配	主な作用
大殿筋	後殿筋線より後方の腸骨，仙骨と尾骨の背側面，仙結節靱帯	多くの線維は脛骨外側顆に侵入する腸脛靱帯に終わる いくつかの筋線維は大腿骨殿筋粗面に停止する	下殿神経（L5～S2）	股関節で大腿を伸展させ，外旋を補助する 大腿を安定化させ，屈曲位から体幹を起立させるときに補助する
中殿筋	腸骨外面	大腿骨大転子外側面	上殿神経（L4～S1）	股関節で大腿を外転，内旋させる 片足を挙上したとき，対側肢上で骨盤を安定化させる
小殿筋	腸骨外側面	大転子前面	上殿神経（L4～S1）	股関節で大腿を外転，内旋させる 片足を挙上したとき，対側肢上で骨盤を安定化させる
梨状筋	仙骨前面と仙結節靱帯	大転子上縁	L5～S2の前枝の枝	股関節で伸展された大腿を外旋させ，股関節で屈曲された大腿を外転させる 寛骨臼での大腿骨頭を安定化させる
内閉鎖筋	閉鎖筋膜の骨盤面と周囲の骨	大腿骨大転子内側面	内閉鎖筋への枝（L5～S2）	股関節で伸展された大腿を外旋させ，股関節で屈曲された大腿を外転させる 寛骨臼での大腿骨頭を安定化させる
上・下双子筋	上双子筋：坐骨棘 下双子筋：坐骨結節	大腿骨大転子内側面	上双子筋：内閉鎖筋を支配する神経 下双子筋：大腿方形筋を支配する神経	股関節で伸展された大腿を外旋させ，股関節で屈曲された大腿を外転させる 寛骨臼での大腿骨頭を安定化させる
大腿方形筋	坐骨結節外側縁	大腿骨転子間稜の大腿方形筋結節	大腿方形筋への枝（L4～S1）	股関節で大腿を外旋させる

臨床事項

中殿筋と小殿筋の衰弱や麻痺では，骨盤が不安定となる．なぜなら，これらの筋肉は歩行中，片足が地面から離れ，下肢が振られているとき，骨盤を外転させ，その位置を維持させることによって骨盤を安定化させているからである．もし衰弱が起きれば，歩行中に骨盤が不安定となり，健側に傾く．

図3.25　筋系

殿部の筋肉 3

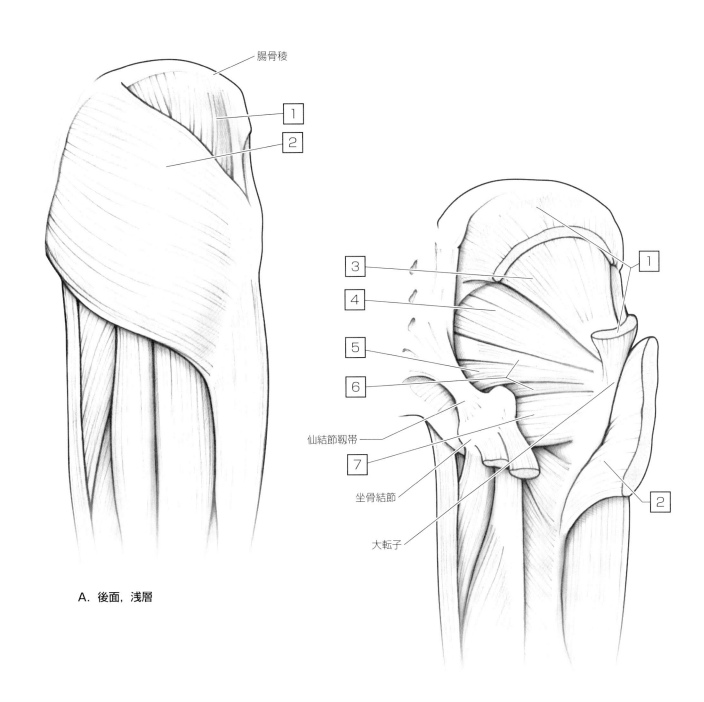

腸骨稜

仙結節靱帯

坐骨結節

大転子

A. 後面, 浅層

B. 後面, 深層

図 3.25

3 大腿後面の筋肉

大腿は，結合組織の筋間中隔によって，三つの筋肉の区画に分割される．後区画の筋肉は，基本的には股関節を伸展させ膝関節を屈曲させる．この区画の四つの筋肉のうち三つは，ハムストリングを構成する．

 色分けしてみよう

以下の筋肉を異なる色で塗りなさい．
- [ ] 1．半腱様筋
- [ ] 2．半膜様筋
- [ ] 3．大腿二頭筋，短頭（これはハムストリングの筋肉ではない）
- [ ] 4．大腿二頭筋，長頭

これらすべての筋肉は坐骨結節から起始し，股関節の伸展と膝関節の屈曲を行う．大腿二頭筋の短頭はハムストリングの筋肉ではなく，基本的に膝の屈曲を行う．これらの筋肉について下の表にまとめた．

筋肉	近位付着	遠位付着	神経支配	主な作用
半腱様筋	坐骨結節	脛骨上部内側面	坐骨神経の脛骨神経部分（L2～S2）	股関節で大腿を伸展させ，膝関節で下肢を屈曲させ，下肢を内旋させる 股関節と膝関節を屈曲した状態で体幹を伸展させる
半膜様筋	坐骨結節	脛骨内側顆の後方部分	坐骨神経の脛骨神経部分（L5～S2）	股関節で大腿を伸展させ，膝関節で下肢を屈曲させ，下肢を内旋させる 股関節と膝関節を屈曲した状態で体幹を伸展させる
大腿二頭筋	長頭：坐骨結節 短頭：粗線と大腿骨外側顆上線	腓骨頭外側面，ここで腱は外側側副靱帯によって分かれている	長頭：坐骨神経の脛骨神経部分（L5～S2） 短頭：坐骨神経の総腓骨神経部分（L5～S2）	膝関節での下肢の屈曲と外旋 股関節で大腿を伸展させる〔たとえば，歩行し始めのとき（長頭のみ）〕

臨床事項

ハムストリングは2関節にまたがり，股関節の伸展と膝の屈曲を行う．それゆえ，激しい運動を行う前にはハムストリングのストレッチをし，筋肉に十分な血液を送り，筋線維レベルで活性化させウォームアップしておくことが重要である．

運動量の多い人は，たとえば椎間板ヘルニアのような腰椎に原因があっても**股関節の痛み**を訴えることがある．殿部の痛みは滑液包炎やハムストリングの損傷で起こることがある．**骨盤痛**は骨盤内の疾患を示唆していることがある．骨盤痛においては，その痛みが関連痛かどうか，他の原因があるかどうかを見極めるため，あらゆる原因を想起して注意深い経過観察をすることが必要である．

殿部の筋肉内注射は，筋肉が大きく薬剤の静脈内への吸収がよいため一般的な注射部位の一つである．その注射は，坐骨神経損傷や血行のよい殿部の血管損傷による血腫を避けるため，上外側1/4の領域で行う．

図3.26　筋系

大腿後面の筋肉 3

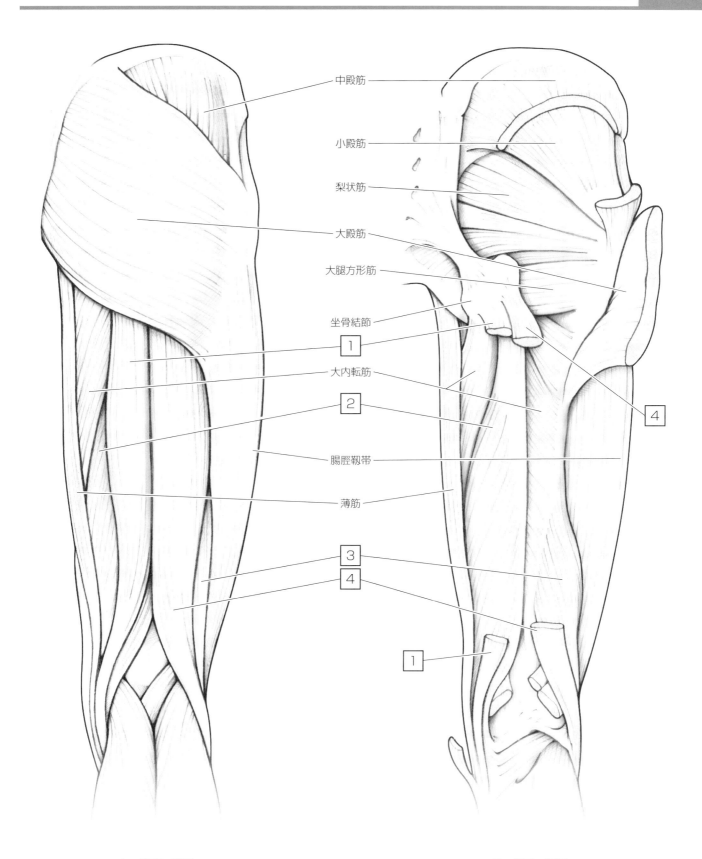

A. 後面，浅層　　　　　　　　　　　　B. 後面，深層

図 3.26

3 大腿前面の筋肉

　大腿の筋肉は，結合組織の筋間中隔によって三つの区画に分割される．前区画の筋肉は基本的には膝関節を伸展させるが，いくつかの筋肉は股関節と膝関節にわたっており，両関節に作用する．さらに，後腹壁の二つの筋肉，すなわち大腰筋と腸骨筋（腸腰筋）は大腿上部を通過し，股関節の最強の屈筋として作用する（図3.14で，この二つの筋肉の起始，停止，神経支配，作用を確認）．大腿前面の筋肉について下の表にまとめた．

色分けしてみよう
以下の筋肉を異なる色で塗りなさい．
- [ ] 1. 大腰筋
- [ ] 2. 腸骨筋：大腰筋と腸骨筋は癒合して腸腰筋を形成する
- [ ] 3. 大腿筋膜張筋
- [ ] 4. 縫工筋：「縫工」とは，足を組んで座って縫い物をしている仕立屋のことを意味する．ちょうど股関節と膝関節を屈曲した状態であり，これが縫工筋の作用である
- [ ] 5. 大腿直筋：このリストの5から8の筋肉は大腿四頭筋を形成する．この四つの筋肉は下方において癒合して大腿四頭筋腱を形成し，膝蓋靱帯に続く
- [ ] 6. 外側広筋
- [ ] 7. 内側広筋
- [ ] 8. 中間広筋

筋肉	近位付着	遠位付着	神経支配	主な作用
大腿筋膜張筋	上前腸骨棘と前腸骨稜	脛骨外側顆に付着する腸脛靱帯	上殿神経（L4〜S1）	股関節での大腿の外転，内旋，屈曲．膝関節の伸展維持を助ける
縫工筋	上前腸骨棘とその下方の切痕上部	脛骨内側面上部	大腿神経（L2, L3）	股関節での大腿の屈曲，外転，外旋．膝関節の屈曲
● 大腿四頭筋 ●					
大腿直筋	下前腸骨棘と寛骨臼上方の腸骨	膝蓋骨底と膝蓋靱帯に移行して脛骨粗面に停止	大腿神経（L2〜L4）	膝関節での下肢の伸展および股関節の安定化　腸腰筋が股関節で大腿を屈曲するのを助ける
外側広筋	大転子，大腿骨粗線外側唇と殿筋粗面	膝蓋骨底と膝蓋靱帯に移行して脛骨粗面に停止	大腿神経（L2〜L4）	膝関節での下肢の伸展
内側広筋	転子間線と大腿骨粗線の内側唇，大腿骨大転子	膝蓋骨底と膝蓋靱帯に移行して脛骨粗面に停止	大腿神経（L2〜L4）	膝関節での下肢の伸展
中間広筋	大腿骨骨幹の前面と外側面	膝蓋骨底と膝蓋靱帯に移行して脛骨粗面に停止	大腿神経（L2〜L4）	膝関節での下肢の伸展

臨床事項
　打腱器で膝蓋靱帯を軽く叩くと**膝蓋腱**反射が起こり，屈曲した膝が伸展位方向に持ち上がる．この反射により，筋肉と大腿神経支配の障害を検査する．

図3.27　筋系

大腿前面の筋肉

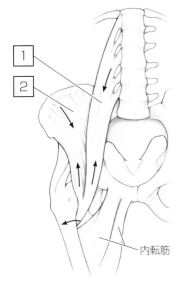

注：矢印は腸腰筋の作用方向を示す（大腰筋と腸骨筋）

内転筋

A. 腸腰筋

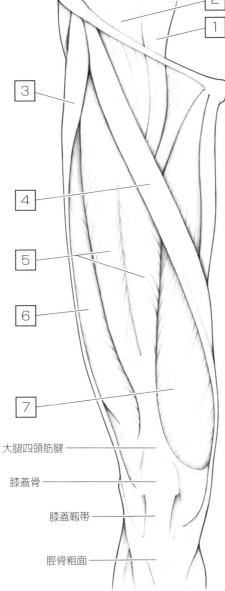

大腿四頭筋腱
膝蓋骨
膝蓋靱帯
脛骨粗面

B. 前面

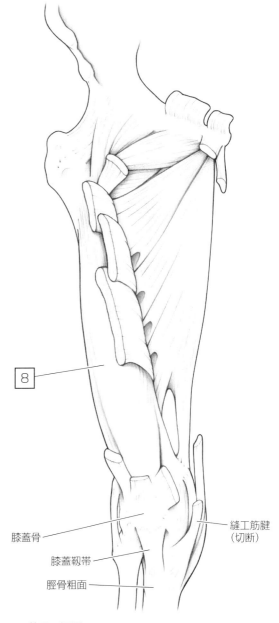

膝蓋骨
膝蓋靱帯
脛骨粗面
縫工筋腱（切断）

C. 前面，深層

図3.27

3 大腿内側の筋肉

大腿の筋肉は，結合組織の筋間中隔によって三つの区画に分割される．内側区画の筋肉は，基本的に股関節で下肢を内転させる．股関節と膝関節にわたり，両者の関節に作用する筋肉もある．これらの筋肉について下の表にまとめた．

色分けしてみよう

以下の筋肉を異なる色で塗りなさい．

- ☐ 1．恥骨筋
- ☐ 2．長内転筋
- ☐ 3．薄筋
- ☐ 4．短内転筋：長内転筋（図では切断されている）の深部にある
- ☐ 5．外閉鎖筋：大腿の非常に深いところにある
- ☐ 6．大内転筋：股関節での最強の内転筋である

筋肉	近位付着	遠位付着	神経支配	主な作用
恥骨筋	恥骨上枝	小転子直下の大腿骨恥骨筋線	大腿神経：閉鎖神経からの枝を受けることもある（L2～L4）	股関節での大腿の内転と屈曲
長内転筋	恥骨稜下方の恥骨体	大腿骨粗線の中1/3	閉鎖神経（L2～L4）	股関節での大腿の内転
短内転筋	恥骨体と恥骨下枝	恥骨筋線と大腿骨粗線の近位部	閉鎖神経（L2～L4）	股関節での大腿の内転と若干の屈曲
大内転筋	恥骨下枝，坐骨枝，坐骨結節	殿筋粗面，粗線，大腿骨内側顆上線（内転筋部），大腿骨内転筋結節（ハムストリング部）	内転筋部：閉鎖神経（L2～L4） ハムストリング部：坐骨神経の脛骨神経部分	股関節での大腿の内転 内転筋部：股関節での大腿の屈曲 ハムストリング部：大腿の伸展
薄筋	恥骨体と恥骨下枝	脛骨内側面の上部	閉鎖神経（L2, L3）	股関節での大腿の内転 膝関節での下肢の屈曲と内旋を助ける
外閉鎖筋	閉鎖孔縁と閉鎖膜	大腿骨転子窩	閉鎖神経（L3, L4）	股関節での大腿の外旋 寛骨臼での大腿骨頭の安定化

臨床事項

「鼠径部肉離れ」は，よくある運動競技での外傷であり，内側区画の一つまたは複数の内転筋の伸展や断裂による．長内転筋，大内転筋は特に傷害を受けやすい．ハムストリングは二つの関節にまたがっており，ランニングやウォーキングで活発に使われる筋肉であるため，激しい運動前には十分ストレッチを行いほぐしておかないと，肉離れを起こすことがある．

こむら返りは筋肉の硬直や痛みのことを指し，通常ふくらはぎに起こることが多いが，前区画の大腿四頭筋やハムストリングに起こることがある．

肉離れや**腱断裂**も，アスリートではよくある怪我である．

図3.28　筋系

大腿内側の筋肉 3

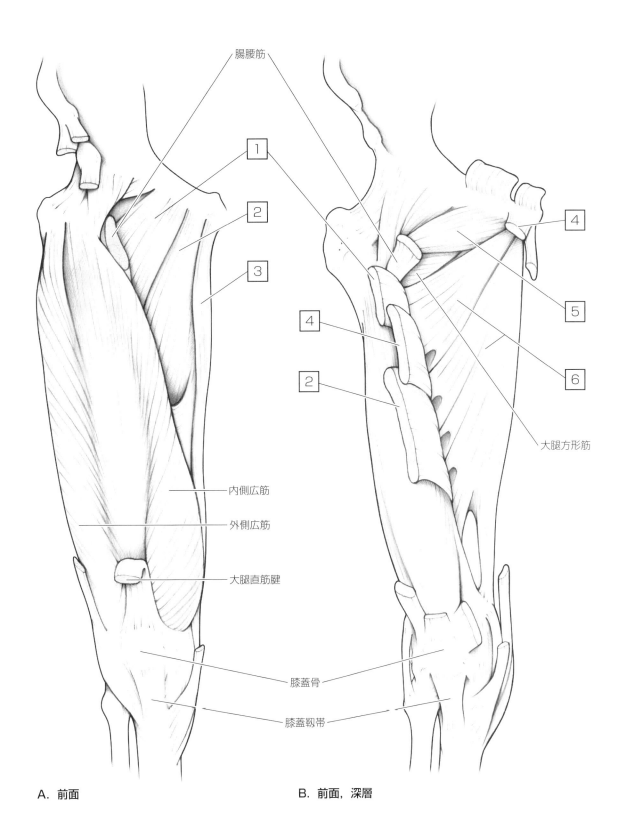

図 3.28

3 下腿の前面および外側の筋肉

　下腿の筋肉は，結合組織の筋間中隔によって三つの区画に分割される．前区画の筋肉は以下の作用を有する．

- 足関節での足の背屈
- 足趾の伸展
- 足の内反（足底を内方に向ける）

　下肢の筋肉は，ちょうど上肢と逆の位置関係にあることを理解しなさい．下肢の屈筋は**後**区画（上肢では前区画）にあり，伸筋は**前**区画（上肢では後区画）にある．この位置関係の相違は，胎児期に上肢と下肢は回旋するが，その方向が逆になるためである．

　外側区画の筋肉は，基本的に足を外反させる（足底を外方に向ける）作用がある．以上の二つの区画の筋肉について下の表にまとめた．

色分けしてみよう

以下の筋肉を異なる色で塗りなさい．

- [ ] 1. **長腓骨筋**：この腱は足底の深くで横切り，第1中足骨に停止する
- [ ] 2. **前脛骨筋**
- [ ] 3. **短腓骨筋**：この腱は第5中足骨に停止する
- [ ] 4. **長趾伸筋**
- [ ] 5. **長母趾伸筋**
- [ ] 6. **第3腓骨筋**：腱のみで，長趾伸筋の外側部が分かれたものである

筋肉	近位付着	遠位付着	神経支配	主な作用
前脛骨筋	脛骨外側顆と外側面上半分，骨間膜	内側楔状骨内側足底面と第1中足骨底	深腓骨神経（L4，L5）	足関節での足の背屈と内反
長母趾伸筋	腓骨前面中央部と骨間膜	母趾末節骨底背側面	深腓骨神経（L5〜S1）	母趾の伸展と足関節での足の背屈
長趾伸筋	脛骨外側顆，骨間膜と腓骨の前面上3/4	外側4趾の末節骨と中節骨	深腓骨神経（L5〜S1）	外側4趾の伸展と足関節での足の背屈
第3腓骨筋	腓骨と骨間膜の前面下方1/3	第5中足骨底背面	深腓骨神経（L5〜S1）	足関節での足の背屈，足の外反を助ける
長腓骨筋	腓骨頭と腓骨外側面上2/3	第1中足骨底足底面と内側楔状骨	浅腓骨神経（L5〜S2）	足の外反と足関節での弱い底屈
短腓骨筋	腓骨外側面下2/3	第5中足骨粗面の背側面	浅腓骨神経（L5〜S2）	足の外反と足関節での弱い底屈

臨床事項

　前方コンパートメント症候群（しばしば**脛骨過労性骨膜炎（シンスプリント）**と呼ばれる）は，前区画の筋肉の過度の収縮によって起こる．これらの筋肉上の疼痛は足関節に放散し，伸筋腱上の足背に達する．通常この症候群は慢性的なものであり，スペースの限られた区画での筋肉の腫脹は神経や血管の圧迫を起こす可能性がある．急性のコンパートメント症候群（急激な，進行性の腫脹）では，その圧力から神経や血管を解放するために外科的に筋膜切開をしなければならないことがある．

　側方コンパートメント症候群（運動性症候群）は，長腓骨筋と短腓骨筋の筋肉の酷使から起こり，その痛みは足関節のすぐ上方の下腿外側下1/3に生じる．

図3.29　筋系

下腿の前面および外側の筋肉

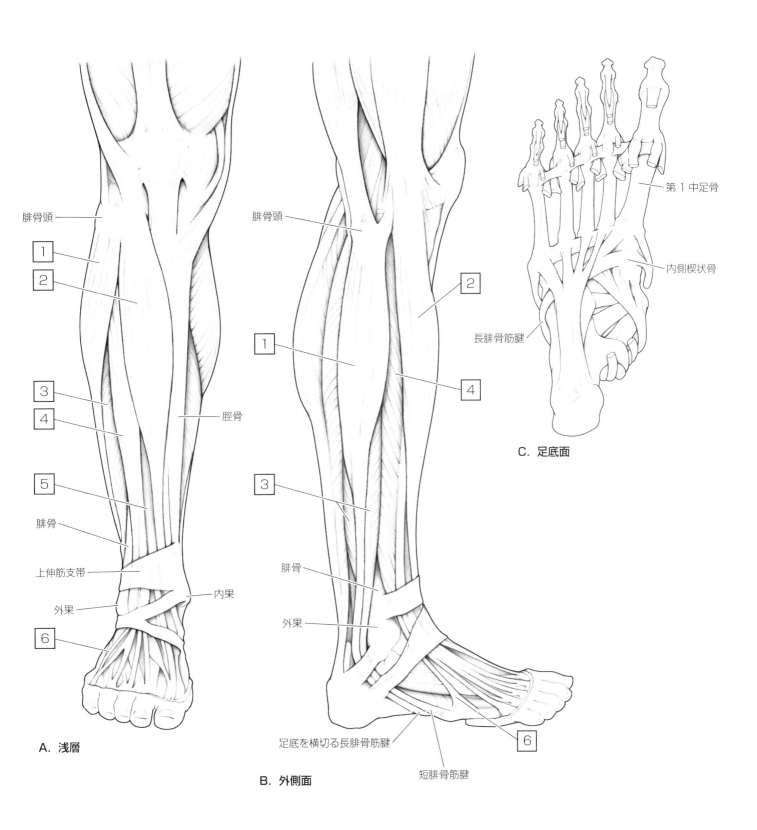

図 3.29

3 下腿後面の筋肉

下腿の筋肉は，結合組織の筋間中隔によって三つの区画に分割される．後区画の筋肉の作用として，以下のものがある．
- 足関節で足を底屈させる
- 趾を屈曲する
- 足を内反する（足底を内方に向ける）

後区画の筋肉は，浅層筋群と深層筋群に分けられる．浅層筋群の筋肉（腓腹筋，足底筋，ヒラメ筋）は，すべてその腱が合わさって強力な踵骨（アキレス）腱となって踵（踵骨隆起）に停止している．残りの筋肉が後区画の深層筋群の筋肉となる．これらの筋肉について下の表にまとめた．

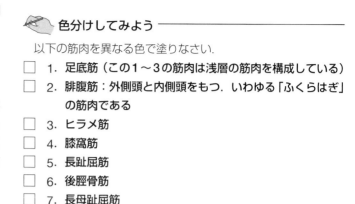

色分けしてみよう

以下の筋肉を異なる色で塗りなさい．
- ☐ 1. 足底筋（この1～3の筋肉は浅層の筋肉を構成している）
- ☐ 2. 腓腹筋：外側頭と内側頭をもつ．いわゆる「ふくらはぎ」の筋肉である
- ☐ 3. ヒラメ筋
- ☐ 4. 膝窩筋
- ☐ 5. 長趾屈筋
- ☐ 6. 後脛骨筋
- ☐ 7. 長母趾屈筋

筋肉	近位付着	遠位付着	神経支配	主な作用
腓腹筋	外側頭：大腿骨外側顆外側面 内側頭：内側顆上方の大腿骨膝窩面	踵骨腱となり踵骨後面に停止	脛骨神経（S1, S2）	足関節での足の底屈，膝関節での下肢の屈曲
ヒラメ筋	腓骨頭後面，腓骨後上方1/4とヒラメ筋線と脛骨内側縁	踵骨腱となり踵骨後面に停止	脛骨神経（S1, S2）	足関節での足の底屈，下腿の安定化
足底筋	大腿骨外側顆上線の下方端と斜膝窩靭帯	踵骨腱となり踵骨後面に停止	脛骨神経（S1, S2）	足関節での足の底屈時および膝関節屈曲時に，腓腹筋を軽度に補助する
膝窩筋	大腿骨外側上顆と外側半月	ヒラメ筋線の上方の脛骨後面	脛骨神経（L4～S1）	膝関節での下腿の軽度の屈曲と内旋，脛骨の固定
長母趾屈筋	腓骨後面下方2/3と骨間膜下方	母趾末節骨底	脛骨神経（S2, S3）	母趾の屈曲と，足関節での足の軽度の底屈
長趾屈筋	ヒラメ筋線下方の脛骨後面内側部	外側4趾末節骨底の足底面	脛骨神経（S2, S3）	外側4趾の屈曲と足関節での足の底屈，縦足弓の支持
後脛骨筋	骨間膜，ヒラメ筋線下方の脛骨後面，腓骨後面	舟状骨粗面，楔状骨，立方骨，第2，第3，第4中足骨底	脛骨神経（L4, L5）	足関節での足の底屈と内反

臨床事項

脛骨過労性骨膜炎（シンスプリント）は，脛骨骨幹の遠位2/3の内側に沿った疼痛を表し，アスリートにはよくある症候群の一つである．第1の原因は，ランニング中に足を地面から離す際，後脛骨筋腱が反復して牽引されることによる．

踵骨（アキレス）腱の炎症は疼痛性であり，丘や凹凸のある地面を走るランナーによく起こる．アキレス腱への反復する緊張は，踵が地面に当たるときや，足を底屈した状態で足や趾を上げるときにかかる．アキレス腱は人体のなかで最強の腱である．アキレス腱は血液循環が乏しいため，この腱の断裂はゆっくり治癒する．そのため，この断裂は重傷である．一般的に多くの腱の外傷は，その血行が乏しいため治癒には時間がかかる．

図3.30　筋系

下腿後面の筋肉 3

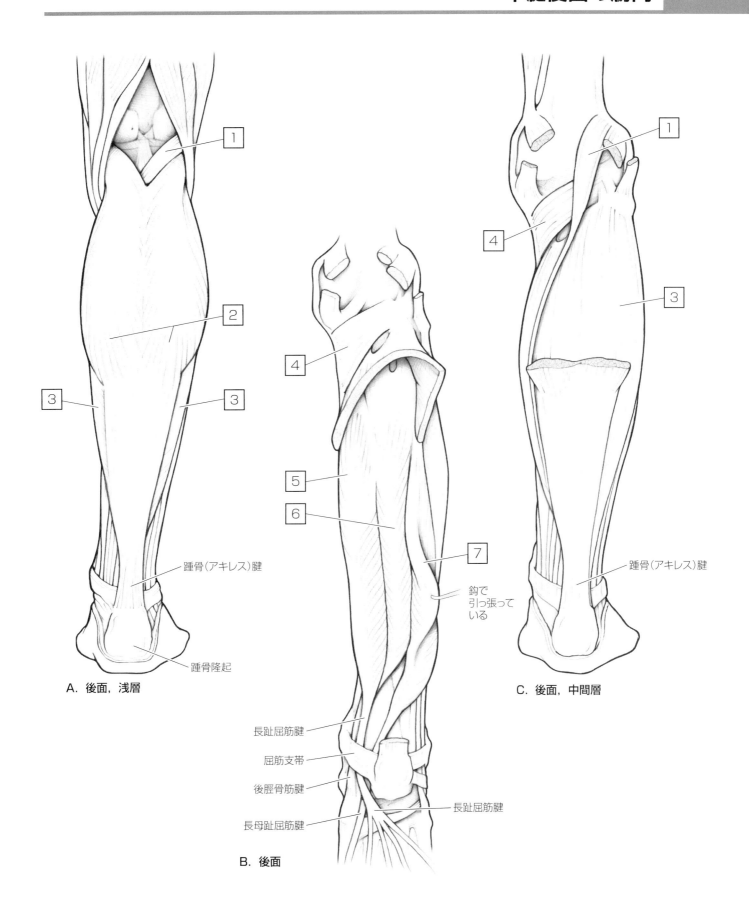

A. 後面, 浅層

踵骨(アキレス)腱
踵骨隆起

B. 後面

長趾屈筋腱
屈筋支帯
後脛骨筋腱
長母趾屈筋腱
長趾屈筋腱
鈎で引っ張っている

C. 後面, 中間層

踵骨(アキレス)腱

図3.30

3 足の内在筋

足の内在筋は足底で4層に配列しており，足に入っていく下腿の長い屈筋腱の作用を補完する．これらの筋肉について下の表にまとめた．

筋肉	近位付着	遠位付着	神経支配	主な作用
母趾外転筋	踵骨隆起の内側突起，屈筋支帯，足底腱膜	第1趾基節骨底内側面	内側足底神経（S1，S2）	母趾の外転と屈曲
短趾屈筋	踵骨隆起の内側突起，足底腱膜，筋間中隔	外側4趾中節骨の両側面	内側足底神経（S1，S2）	趾節間関節での外側4趾の屈曲
小趾外転筋	踵骨隆起の内側外側突起，足底筋膜，筋間中隔	第5趾基節骨底外側面	外側足底神経（S1～S3）	小趾の外転と屈曲
足底方形筋	踵骨足底面の外縁と内側面	長趾屈筋腱の後外側縁	外側足底神経（S1～S3）	外側4趾の屈曲時に長趾屈筋を助ける
虫様筋	長趾屈筋腱	外側4趾上の趾背腱膜内側面	最内側：内側足底神経 外側三つ：外側足底神経（S2，S3）	基節骨の屈曲，外側4趾の中節骨と末節骨の伸展
短母趾屈筋	立方骨の足底面と外側楔状骨	母趾基節骨底の両側面	内側足底神経（S1，S2）	母趾基節骨の屈曲
母趾内転筋	斜頭：第2から第4中足骨底 横頭：第3から第5中足趾節関節の足底靱帯	両頭の腱はともに第1趾基節骨底の外側に付着している	外側足底神経深枝（S2，S3）	母趾の内転，横足弓の維持を助ける
短小趾屈筋	第5中足骨底	第5趾基節骨底外側面	外側足底神経浅枝（S2，S3）	小趾の基節骨の屈曲
底側骨間筋（三つ）	第3から第5中足骨底の内側面	第3趾から第5趾基節骨底の内側面	外側足底神経（S2，S3）	第3趾から第5趾の内転，中足趾節関節の屈曲，趾節骨の伸展
背側骨間筋（四つ）	第1から第5中足骨の隣接側	1番目：第2趾基節骨の内側 2番目から4番目：第2趾から第4趾の外側	外側足底神経（S2，S3）	第2趾から第4趾の外転，中足趾節関節の屈曲，趾節間関節の伸展

色分けしてみよう

以下の筋肉を異なる色で塗りなさい（足底の筋肉は図にみられるように，頑丈な足底腱膜の下にいくつかの層を形成している）．

☐ 1. 短小趾屈筋
☐ 2. 小趾外転筋
☐ 3. 虫様筋：長趾屈筋に付着する四つの小さい筋肉
☐ 4. 短母趾屈筋：外側頭，内側頭の2頭をもち，その腱は二つの小さい種子骨を含んでいる
☐ 5. 母趾外転筋
☐ 6. 短趾屈筋
☐ 7. 足底方形筋
☐ 8. 底側骨間筋：趾を内転させる三つの筋肉
☐ 9. 母趾内転筋：横頭，斜頭の2頭をもつ
☐ 10. 背側骨間筋：趾を外転させる四つの筋肉

臨床事項

足底の皮膚直下で，足の内在筋の表層に足底腱膜がある．これは踵から趾まで伸びる幅広の平らな腱である．**足底腱膜炎**は踵痛のよくある原因で，特にジョギングする人に起こりやすく，踵の付着部での炎症から起こり，しばしばその痛みは趾のほうに放散する．

図3.31　筋系

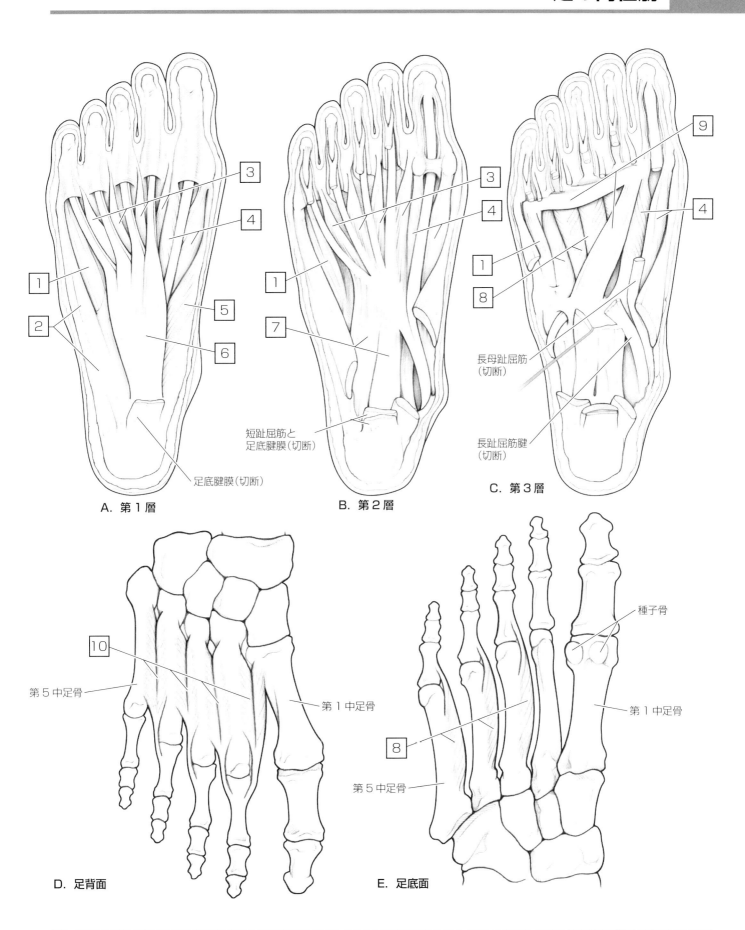

図3.31

3 下肢の筋肉のまとめ

　下肢の筋肉の作用を学ぶ最もよい方法は，まず筋肉がどの**区画**にあるかを知り，それから個々の筋肉の基本的な作用を学ぶことである．単独で作用する筋肉はほとんどなく，共同して作用する．

　一般的に殿部の筋肉は股関節を伸展させ，下肢を外転させ，回旋させる．大腿前面の筋肉は膝関節を伸展させるように働き，一方，内側の筋肉は股関節で下肢を内転させる．大腿後面の筋肉は股関節を伸展させ，膝関節を屈曲させる．下腿外側の筋肉は足を外反させ，下腿前面の筋肉は足関節を背屈させ，趾を伸展させる．一方，下腿後面の筋肉は足関節を底屈させ，趾を屈曲する．

股関節	膝関節
屈曲：腸腰筋，大腿直筋，縫工筋	屈曲：ハムストリング，薄筋，縫工筋，腓腹筋
伸展：ハムストリング，大殿筋	伸展：大腿四頭筋
外転：中殿筋と小殿筋，大腿筋膜張筋	内旋：半腱様筋，半膜様筋
内旋：中殿筋と小殿筋	外旋：大腿二頭筋
外旋：内閉鎖筋，双子筋，梨状筋	
内転：内転筋群	

足関節	中足趾節関節
底屈：腓腹筋，ヒラメ筋，後脛骨筋，長趾屈筋，長母趾屈筋	屈曲：骨間筋と虫様筋
背屈：前脛骨筋，長趾伸筋，長母趾伸筋，第3腓骨筋	伸展：長趾伸筋，短趾伸筋
	外転：背側骨間筋
	内転：底側骨間筋

趾節間関節	足根間関節
屈曲：長趾屈筋，短趾屈筋	外反：長腓骨筋，短腓骨筋，第3腓骨筋
伸展：長趾伸筋，短趾伸筋	内反：前脛骨筋，後脛骨筋

色分けしてみよう

以下の筋肉を異なる色で塗りなさい．

- [ ] 1. 大腿直筋
- [ ] 2. 縫工筋
- [ ] 3. 薄筋
- [ ] 4. 大内転筋
- [ ] 5. 前脛骨筋
- [ ] 6. ヒラメ筋
- [ ] 7. 後脛骨筋
- [ ] 8. 長腓骨筋
- [ ] 9. 母趾内転筋
- [ ] 10. 小趾外転筋

臨床事項

　下垂足は，足関節での足の背屈ができなくなることであり，歩行中足が垂れた状態になる．下垂足の患者は歩行の遊脚期に地面に足を引きずったり，つまずいたりしないように膝を上げなければならない（鶏歩）．典型的には，下垂足は腓骨頸（ちょうどコーヒーテーブルや車のバンパーの高さ）の周囲で皮下浅層を通過する総腓骨神経や深腓骨神経の外傷で起こる．第5腰神経を圧迫する椎間（第4,5腰椎間）板ヘルニアでも，その神経損傷の症状が起こることがある．

　下肢神経の臨床のまとめ

　大腿神経の障害は膝蓋腱反射（第3,4腰神経）（膝関節伸展）で検査される．

　閉鎖神経の損傷（椎間板ヘルニア）により，大腿の内転障害が起こる．

　坐骨神経（人体で最大の神経）は脛骨神経と総腓骨神経からなる．**脛骨神経損傷**により足の底屈ができなくなり，内反の力が弱まり，引きずり歩行となる．**総腓骨神経損傷**では下垂足となり，鶏歩（足を高く上げて歩行）となる．

図3.32　筋系

下肢の筋肉のまとめ 3

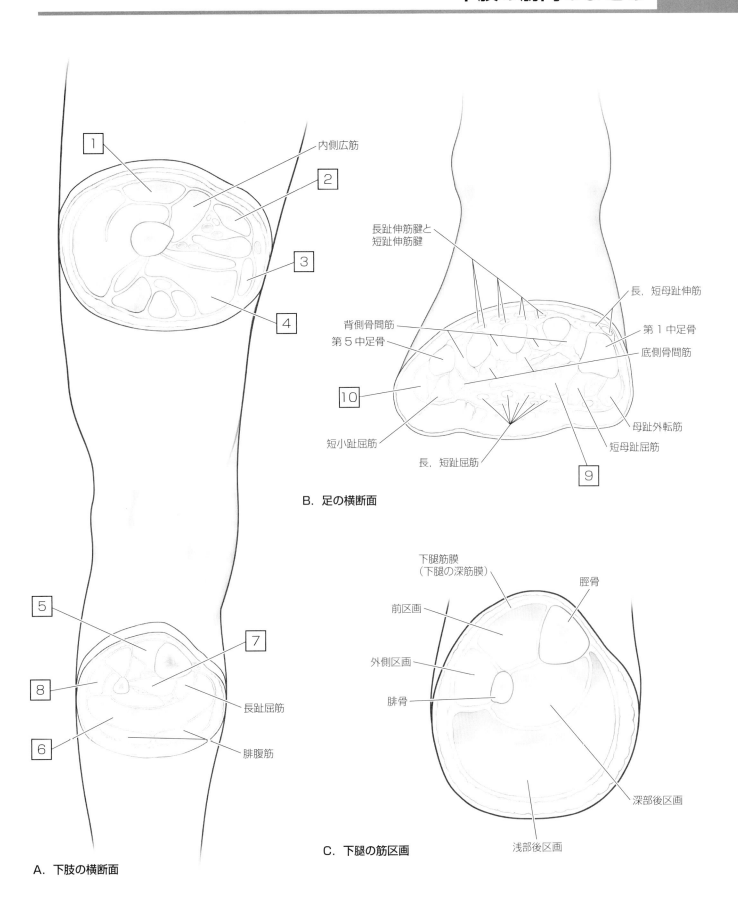

図 3.32

📖 復習問題

1. ベル麻痺（片側の顔面神経の炎症）の患者は，なぜ，同側の瞼を閉じることができなくなるのか．
2. 眼球運動検査で内転と下転ができない場合，どの筋肉が麻痺しているか．
3. 咽頭後壁に並び嚥下を補助する三つの筋肉は何か．
4. 脊髄神経後枝で神経支配されている深背筋（固有背筋）は，次のうちどれか．
    A. 脊柱起立筋
    B. 広背筋
    C. 肩甲挙筋
    D. 菱形筋
    E. 下後鋸筋
5. 鼠径部にヘルニアが起こり，腸管と腸間膜の一部が陰嚢に下降している．この患者は次のどのヘルニアと考えられるか．
    A. 大腿ヘルニア
    B. 直接ヘルニア
    C. 裂孔ヘルニア
    D. 間接ヘルニア
    E. 臍ヘルニア
6. アスリートが回旋筋腱板を損傷した．次のどの筋肉の断裂の可能性が高いか．
    A. 棘下筋
    B. 肩甲下筋
    C. 棘上筋
    D. 大円筋
    E. 小円筋
7. 鼠径部の肉離れは次のどの筋肉に多いか．
    A. 長内転筋
    B. 大腿直筋
    C. 縫工筋
    D. 半腱様筋
    E. 内側広筋

以下に記述する筋肉を色分けして塗りなさい．

8. この筋肉は，少数ではあるが欠損している人がいる（赤色で塗りなさい）．
9. この筋肉は橈骨神経で支配されている（青色で塗りなさい）．
10. この筋肉は手関節を屈曲し尺骨神経で支配されている（緑色で塗りなさい）．

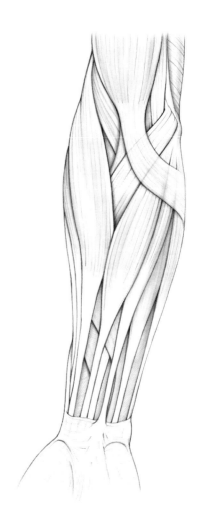

解答

1. 顔面表情筋の眼輪筋が麻痺するため
2. 上斜筋
3. 上, 中, 下咽頭収縮筋
4. A
5. D
6. C
7. A
8. 長掌筋
9. 腕橈骨筋
10. 尺側手根屈筋

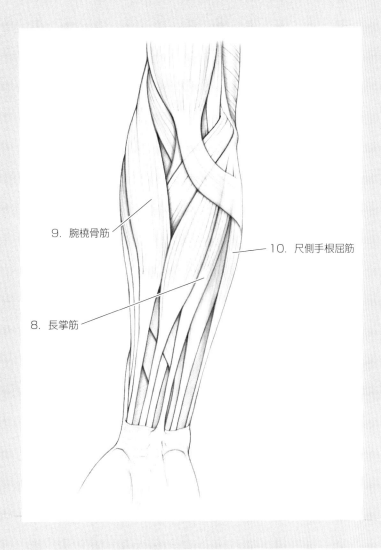

第4章
神経系と感覚器

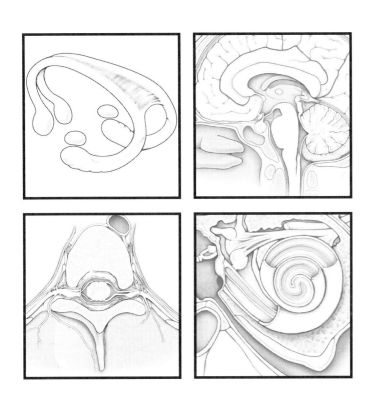

4 神経の構造

神経細胞はニューロンと呼ばれており，その構造は個々のニューロンの機能的特徴を反映している．情報は主として**軸索**と呼ばれる突起を経由して，別のニューロンに伝えられる．軸索は**シナプス**と呼ばれる特殊な接合部で他のニューロンと接している．シナプスは，**樹状突起**と呼ばれる突起上，あるいは**細胞体**もしくは**神経細胞形質**と呼ばれる神経細胞体上に存在する．

通常，ニューロンは多数の樹状突起と1本（時にはもたない）の軸索をもつ．他の多くの細胞と同様，ニューロンはゲノムを容れる核（およびその核小体），細胞質内には多数のミトコンドリア，多くの粗面小胞体，ゴルジ装置やその他の細胞内小器官を有する（図1.4参照）．樹状突起は，枝分かれした突起で広範なネットワークを形成している．樹状突起では，他のニューロンの軸索が終末となり，放出された神経伝達物質を受け取っている（**樹状突起棘**で終末となることもある）．

単一の軸索自体が多数に分岐し，非常に多くの神経細胞体（**軸索細胞体間シナプス**）や樹状突起（**軸索樹状突起間シナプス**）とシナプスを形成する．

後根神経節の一次感覚ニューロンや，脳神経節の一部のように樹状突起をもたないニューロンもあれば，網膜のアマクリン細胞のように軸索をもたないニューロンもある．また，**樹状突起間シナプス**による広範な神経ネットワークも存在する．

色分けしてみよう

以下のニューロンの構造を異なる色で塗りなさい．
- ☐ 1．樹状突起
- ☐ 2．軸索
- ☐ 3．神経細胞体

ニューロンは，神経細胞体から起こる1本の軸索に沿って，進行する活動電位を介して遠心性情報を伝える．その軸索は通常，別のニューロンや，たとえば筋肉細胞のような標的細胞上にシナプスを形成する．ニューロンには多くの異なった型があるが，以下はよくみられる型である．

- **単極ニューロン（しばしば偽単極ニューロンと呼ばれる）**：1本の軸索をもつが，T字形に2本の長い突起に分かれ，一方が遠位となり他方が中枢となる．脳神経節や後根神経節の一次感覚ニューロンにみられる
- **双極ニューロン**：1本の軸索と一つの樹状突起をもつ．まれではあるが，網膜や嗅上皮にみられる
- **多極ニューロン**：1本の軸索と2個あるいはそれ以上の多くの樹状突起をもつ（樹状突起樹）．最も一般的にみられ，おそらくニューロンの約99％を占める

色分けしてみよう

以下のニューロンを異なる色で塗りなさい．
- ☐ 4．単極ニューロン（偽単極ニューロン）
- ☐ 5．双極ニューロン
- ☐ 6．多極ニューロン

ヒトの神経系は何十億という多くのニューロンを含んでいるが，機能的には大きく分けて三つに分類される．

- **運動ニューロン**：中枢神経系あるいは神経節（中枢神経系外のニューロンの集合体）から標的細胞（効果細胞）に遠心性刺激（インパルス）を伝える．体性遠心性軸索は骨格筋を標的とし，内臓遠心性軸索は平滑筋，心筋，腺組織を標的とする
- **感覚ニューロン**：受容体から中枢神経系に求心性刺激（インパルス）を伝える．体性求心性軸索は痛み，温度，触覚，圧力，固有（深部）感覚を伝え，内臓求心性神経線維は器官，腺組織，平滑筋から中枢神経系に，痛みや他の感覚（たとえば嘔気）などを伝える
- **介在ニューロン**：感覚ニューロンと運動ニューロンの間の刺激（インパルス）を伝え，細胞間ネットワークの融合や統合を行う．介在ニューロンはおそらくニューロンの99％以上を占めている

ニューロンの直径は数μm〜100μm以上と幅がある．それらは多数の分岐する**樹状突起**をもち，この突起上には，多数のニューロンとの受容領域を何倍も増加させる樹状突起棘が散らばっている．軸索は非常に短かったり，1m以上の長さがあったりする．そして軸索の直径もさまざまであり，直径1〜2μmの軸索は**ミエリン鞘**で覆われている．中枢神経系では，軸索は**希突起膠細胞**と呼ばれる特殊な神経膠細胞でミエリンが形成される．一方，末梢神経系の軸索はすべて**シュワン細胞**と呼ばれる神経膠細胞で取り囲まれる．シュワン細胞はまた，末梢神経系の多くの軸索でミエリンを形成する．

臨床事項

ニューロンは代謝が非常に活発な好気性細胞であり，多くの糖と酸素を必要としている．ニューロンはエネルギーをほとんど蓄えることができないため，血液供給が障害されると容易に**虚血**となる．ニューロンもまた，ゲノム的に非常に活発で多様性に富む．

図4.1 神経系と感覚器

神経の構造 4

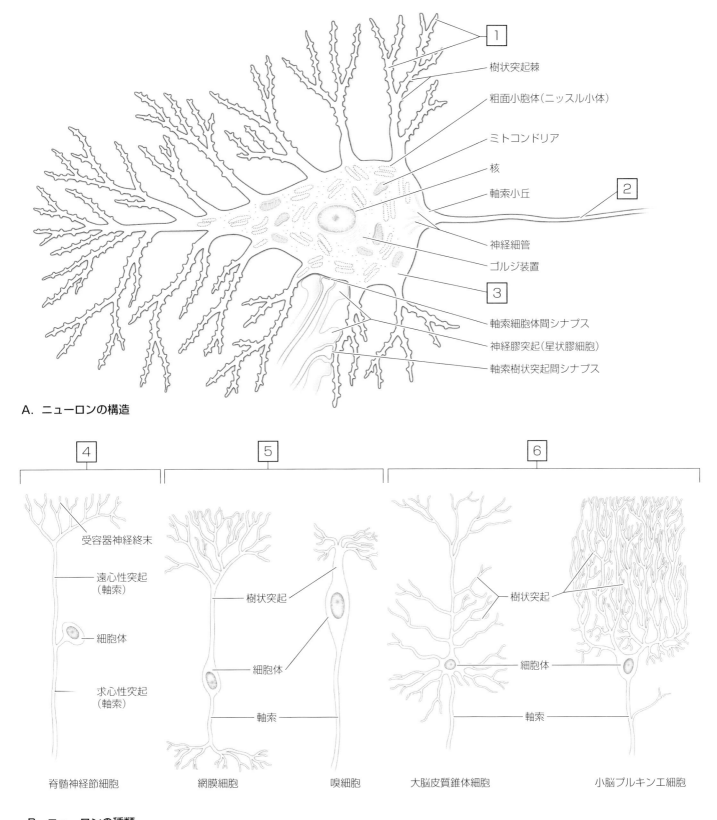

A. ニューロンの構造

B. ニューロンの種類

図 4.1

4 神経膠細胞

　神経膠細胞はニューロンを支え，中枢神経系ではその数はニューロンの約10倍である．神経膠細胞は新しい軸索のミエリンを形成し，中枢神経系でみられる生後の成長の大部分は，この膠細胞の増加による．神経膠細胞は以下のような機能を有する．

- ニューロンとシナプスを外観上，区分する
- 細胞外分画のイオンを解離する
- ニューロンやその突起に栄養供給を支援する
- 成長を支援し，成長因子を分泌する
- ニューロンの情報伝達機能のいくつかを支援する
- 軸索をミエリン形成する
- 残骸を貪食し，炎症反応に関与する
- 血液脳関門の形成に関与する

神経膠細胞には以下のようなものがある．

- **星状膠細胞**：神経膠細胞のなかで最多である．中枢神経系ニューロンの物理的，代謝的支援を行い，毛細血管内皮細胞の密着結合を支持する終足突起により，血液脳関門の形成に寄与する．また，脳の外表面を保護する軟膜–神経膠膜を形成する軟膜細胞（軟膜）に接している
- **希突起膠細胞**：中枢神経系のミエリンの形成と維持の役割を担う小さな神経膠細胞である．一つの希突起膠細胞は，30本以上の軸索各々に分節的にミエリンを形成する
- **小膠細胞**：中枢神経系の神経膠細胞のなかで最小であり，最も少ない（しかし，少ないといっても，まだ中枢神経系においてニューロンよりはるかに多く存在する）．これは貪食細胞であり，炎症反応に関与している．不要なシナプスを除去し，シナプス部位を修復し，貪食作用，インターロイキンやサイトカインの放出による細胞傷害に反応し，免疫反応に関与する
- **上衣細胞**：脳脊髄液を容れている脊髄中心管や，脳室の内面を覆っている．**伸長上衣細胞**と呼ばれる特殊な上衣細胞は，脳脊髄液中の物質を捕捉し，中枢神経の特定の部位へその物質を運び，その部位の神経機能に影響を及ぼす
- **シュワン細胞**：末梢神経系の神経膠細胞である．それらは，すべての軸索を取り巻き，軸索の多くをミエリン形成している．また栄養供給を支援し，末梢神経の軸索の再生を促進させ，細胞片を貪食し，きれいにする

上衣細胞は脳室を裏打ちし，軟膜は脳や脊髄の表面を覆う．

色分けしてみよう

以下の中枢神経系の神経膠細胞を異なる色で塗りなさい．

- □ 1．星状膠細胞
- □ 2．希突起膠細胞（ミエリンを形成する突起をもつ）
- □ 3．小膠細胞
- □ 4．上衣細胞

臨床事項

　希突起膠細胞の機能障害は**多発性硬化症**においてみられる．この疾患は自己免疫疾患で，脱髄が起こるため神経伝導が低下し，さまざまな神経症状（運動，感覚，視覚障害，眼球運動障害，情動障害）が出現する．

　残念ながら，中枢神経系の神経膠細胞は**脳腫瘍**の主要な発生母地となる．星状膠細胞腫，希突起膠細胞腫，上衣細胞腫，神経膠芽腫は，神経細胞を損傷する浸潤性の強い腫瘍であり，大きく成長する可能性があり，化学療法や放射線療法に対して，高い抵抗性を示す．

　小膠細胞は，傷害された細胞や病原体が存在すると活性化し，炎症や神経細胞のアポトーシスを惹起する炎症性サイトカインや他のメディエーターのような物質を放出する．神経細胞の破壊の一例として**アルツハイマー病**がある．その炎症反応は，小膠細胞と星状膠細胞の両者の反応によって起こる．

図4.2　神経系と感覚器

神経膠細胞 4

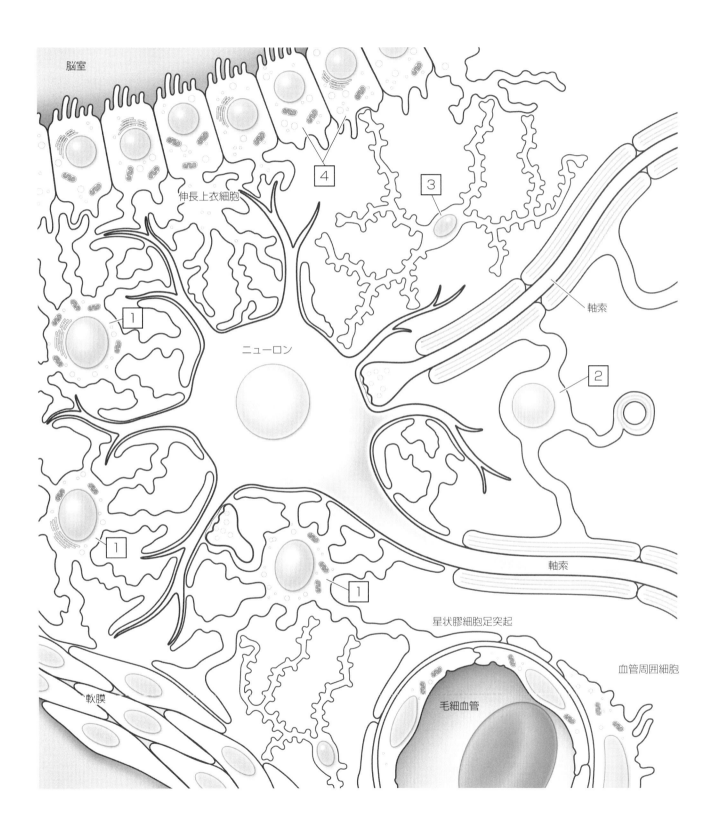

図 4.2

4　シナプスの種類

　神経系での主要な情報交換の手段はシナプスによる．シナプスは，軸索あるいはしばしば幾千もある軸索終末の分岐が，別のニューロンあるいは標的細胞と接する部位のことを指す．典型的には，一つのニューロンは，樹状突起分岐上（樹状樹）や樹状突起棘上あるいは神経細胞体上に，多数のシナプスによる接触を有している．軸索は，その標的に近づくにつれてミエリン鞘を失い，通常広範囲に分岐し，**シナプスボタン**として標的上で終わる．シナプスでの情報の伝達は電気化学的伝達によって行われ，**シナプス間隙**への神経伝達物質の放出に始まる．その神経伝達物質は標的細胞上のシナプス後膜の受容体に結合し，段階的な興奮や抑制反応あるいは神経調節性効果が始まる．

　シナプスの典型的な形態は，**軸索細胞体間シナプス**（軸索と標的ニューロンの細胞体）と，**軸索樹状突起間シナプス**（軸索と標的ニューロンの樹状突起あるいは樹状突起棘）である．他には，標的神経の軸索終末とシナプスを形成するもの（**軸索軸索間シナプス**）があり，このシナプスでは標的神経終末からの神経伝達物質の放出を妨げ，シナプス前抑制の働きが行われている．その他に，**相反性シナプス**があり，一方向への伝達ではなく双方向の伝達が行われ神経細胞同士が情報を交換し合う．**連続シナプス**は，1本の軸索内にシナプス小胞の集団が近接して多数みられ，標的膜の長い距離にわたって伝達物質が放出される．樹状突起束の**樹状突起間シナプス**は，神経細胞が標的と協調して活性化する一つのメカニズムである．

 色分けしてみよう

以下の典型的なシナプスの構造物を異なる色で塗りなさい．
- ☐ 1．シナプス小胞：神経伝達物質や神経調節物質を含む
- ☐ 2．開口分泌を行っているシナプス小胞：シナプス小胞膜がシナプス前膜と融合し，神経伝達物質が間隙に放出される
- ☐ 3．シナプス後膜：シナプス後受容体が伝達物質と結合する膜は厚く，そこで適正な段階的反応が始まる

シナプスには以下のようなさまざまな形態がある．
- ・単純なシナプス：軸索樹状突起間シナプスあるいは軸索細胞体間シナプス（最も普通のタイプ）
- ・樹状突起棘シナプス
- ・樹状突起稜シナプス
- ・軸索軸索間シナプスをもつ単純なシナプス
- ・軸索軸索間シナプスと軸索樹状突起間シナプスの両者をもつシナプス
- ・結節状シナプス
- ・樹状突起間シナプス
- ・相反性シナプス
- ・連続シナプス

　シナプスは動的な構造物であり，顕著な可塑性を有している．新しいシナプスは多くの場所で頻繁に形成される．一方でいくつかのシナプスは，使用されなくなったり，標的細胞の欠損や退化，老化や病気に伴う変性などのさまざまな原因で取り除かれたりする．

図4.3　神経系と感覚器

シナプスの種類 4

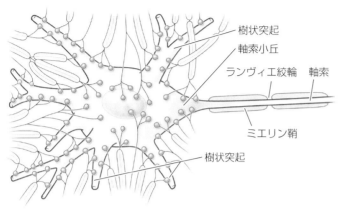

運動ニューロンとその樹状突起に終わる
シナプス前ニューロンには非常に多くの
シナプスボタンがある

A. シナプス終末の概要図

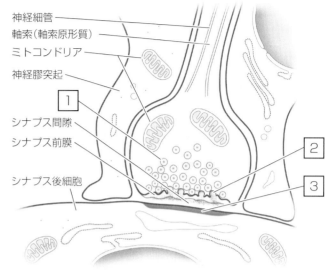

B. シナプスボタンの拡大断面像

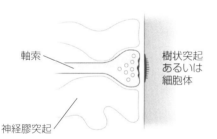

C. 単純な軸索樹状突起間あるいは軸索細胞体間シナプス

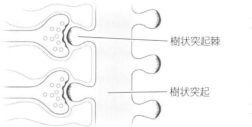

D. 樹状突起棘シナプス

E. 樹状突起稜シナプス

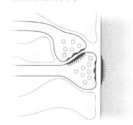

F. 軸索軸索間シナプスをもつ単純なシナプス

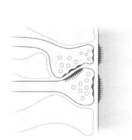

G. 軸索軸索突起間シナプスと軸索樹状突起間シナプス両者をもつシナプス

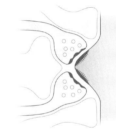

H. 結節状シナプス

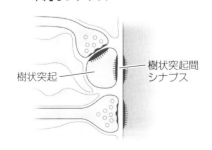

I. 樹状突起間シナプス

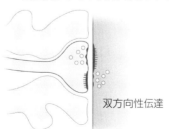

J. 相反性シナプス

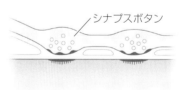
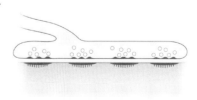

K. 連続シナプス

図 4.3

4 脳

ヒトの脳は以下の部分から構成される．第1章を参照せよ．
- 大脳（大脳皮質）
- 間脳（視床，視床下部，松果体）
- 中脳（脳幹の一部である）
- 橋（小脳と延髄につながっている．脳幹の一部である）
- 延髄（脊髄へつながっている．脳幹の一部である）
- 小脳

大脳は二つの大きな半球に分割され，回旋状の大脳皮質によって特徴づけられる．皮質組織を折りたたみ一つの密な塊を形成することによって，ニューロンの分布する表面積を著明に増加させている．大脳皮質は外観からみえる四つの葉と，皮質の深部にある一つの葉（島）に分けられる．

 色分けしてみよう

以下の大脳皮質の五つの葉を異なる色で塗りなさい．
- ☐ 1. 前頭葉
- ☐ 2. 頭頂葉
- ☐ 3. 後頭葉
- ☐ 4. 側頭葉
- ☐ 5. 島：側頭葉の内側で深部にある5番目の葉である

大脳皮質の区域は，特殊な機能的性質と結び付いている．これらの領域の多くは重なり合い，またいくつかの領域は，個人がもつ特殊な能力（たとえば，音楽や芸術の才能，鍛え抜かれたアスリートなど）によって発達していたり，先天的な異常（先天的な欠損）や脳卒中のような病態からくる特殊な状態によって未発達となっていることがあり，個人で発達の程度はさまざまなことがある．

 色分けしてみよう

以下の大脳半球の機能的領域を異なる色で塗りなさい．
- ☐ 6. 一次運動野（中心溝のすぐ前方）
- ☐ 7. 一次感覚野（中心溝のすぐ後方）
- ☐ 8. 一次視覚野
- ☐ 9. 一次聴覚野

中心溝のちょうど前の皮質のしわは，前頭葉の**中心前回**である．一次運動野はこの回に位置しており，この皮質領域上で人体の部位が地図状に表される．たとえば，母指のような人体のある部位の運動機能に関する皮質ニューロンは，中心前回のある特定の領域に同定される．この分布関係を表すために，運動のホムンクルス（小さい人間）が運動皮質野に描かれ（**図 E** 参照），各部位の絵の大きさは，この部位を支配する皮質野の領域を表している．運動皮質野の顔面，口腔や手の領域は不釣り合いに大きいことに注意してほしい．感覚皮質野（**図 D** 参照）は特に顔面と手で大きい．

頭頂葉の**中心後回**は一次感覚野であり，感覚機能に関連する皮質領域である．運動野と同様に，感覚のホムンクルスはこの皮質野上に描かれる（**図 E** 参照）．

臨床事項

運動機能と感覚機能は，大脳皮質の特定領域に存在しているため，外傷や中枢神経系の病変，血管系の疾患が特定の運動機能や感覚機能の喪失をもたらすことがある．

図4.4　神経系と感覚器

脳 4

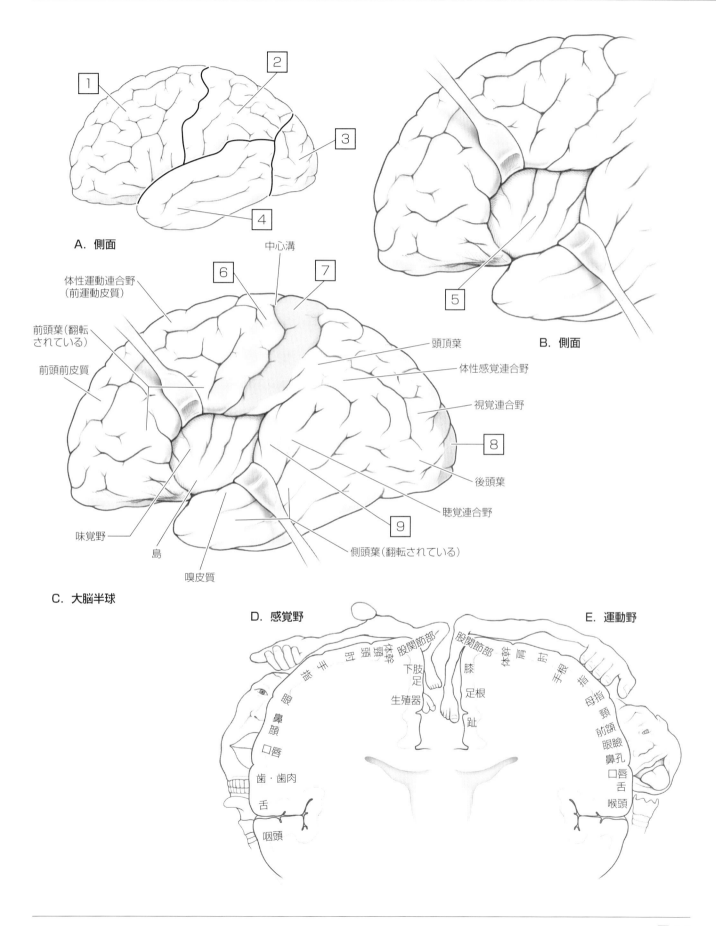

図 4.4

4 皮質の連結

皮質ニューロンを容れている大脳半球の回旋状の表面が**灰白質**であり，それは深部の**白質**の上にある．白質は脳の深部領域から起こる神経線維や大脳半球間の相互接続している神経線維から構成されている．この神経線維の大部分を取り巻いているミエリンが灰白質に比較し白色にみえるため，その神経線維の走行路は白質と呼ばれる．主要な白質路としては，以下のものがある．

- **脳梁**：左右の大脳半球を連結する交連線維（**図AとC参照**）
- **連合神経路**：同側の大脳半球内の皮質領域を連結する（**図B参照**）
- **放線冠**：皮質，皮質下神経核と脊髄間の双方向性の連結．視床や大脳基底核のそばを通過する際には幅が狭くなり，**内包**となる（**図CとD参照**）

左右の大脳半球を結ぶ主要な線維路は**脳梁**と呼ばれている．この交連線維は，左右に分離した大脳半球間の機能活動について重要な調節を行っている．前頭葉と後頭葉を結ぶ線維は特に正中を交叉した後，各々，吻側と尾側で弧を描く．本質的に，脳梁は大脳皮質下神経核の天井を形成している（中枢神経系の神経核は，同じ機能を担うニューロンの集合体を表す用語である）．

さらに，神経線維の**連合路**は大脳皮質を前後方向につなげ，前頭葉の領域を後頭葉とつなげる非常に長い経路として存在したり，あるいは，より短い経路として存在している．

最後に，**放線冠**と呼ばれる扇状の形をした白質神経路は，皮質から下方と尾方に放射状に拡がる投射系を示す．この放射冠は尾状核と視床を内側におき，被殻を外側におき，その間を下行する（この部位においてその放射状線維は**内包**と呼ばれる）．この投射路の軸索は大脳皮質と下方脳幹や脊髄領域を連結しながら，上行も下行もしている．

 色分けしてみよう

以下の白質神経線維路を異なる色で塗りなさい．
- [ ] 1. 脳梁
- [ ] 2. 放線冠
- [ ] 3. 内包

臨床事項

大脳皮質はよく組織化されており，各領域は**一次皮質野**と呼ばれ，体性感覚野，三叉神経感覚野（頭部，顔面，顎の感覚），視覚野，聴覚野，運動野がある．**血管病変**（虚血や無酸素となる出血や梗塞）やその他の**占拠性病変**（外傷，変性疾患）は，全身の機能障害や認知障害をもたらし，**昏睡**に至ることもある．たとえば，優位半球（通常，右利きの人と大部分の左利きの人においては左半球）の皮質障害は**表出性失語症**（ブローカ中枢は表出言語の開始を担う），**受容性失語症**（ウェルニッケ中枢は音声言語の理解を担う），**全失語症**（言語とコミュニケーションのすべての面で高度に障害されている）をもたらす．

皮質の連結 4

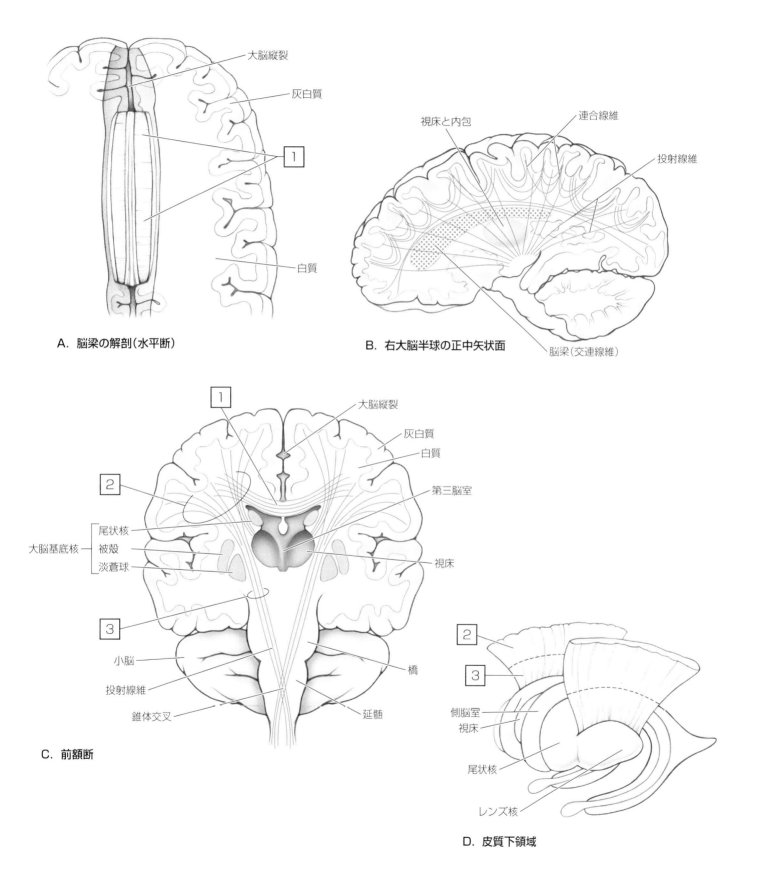

A. 脳梁の解剖（水平断）
B. 右大脳半球の正中矢状面
C. 前額断
D. 皮質下領域

図 4.5

4 正中矢状面と脳底の解剖

間脳（主要構成要素は視床，視床下部，松果体）と**脳幹**（中脳，大脳，橋，小脳，延髄を含み，さらに延髄が脊髄上部につながる）を通る大脳半球間の正中矢状断で脳をみると，脳深部の正中線での構造の大部分がみえる．同様に，脳の底面図と脳幹の分離図は，大脳のレベルより下に位置する脳の個々の部位を明確にするのに役立つ．

まず第1に，突出した脳梁や大脳半球間の交連結合に注目してほしい．その主要部には以下のものがある．

- **脳梁膝**：前方部
- **脳梁体**：大きな中央部
- **脳梁膨大**：後部

脳梁の直下には，以下のような**間脳の構造物**がある．

- **視床**：視床は，脳幹と脊髄からの運動，感覚，自律神経の情報を大脳皮質に伝え，また大脳皮質と相互に連結しているので，皮質を管理する「優秀な秘書」といわれる
- **視床下部**：視床の下に位置し，下垂体との連結は神経内分泌機能において重要な役割を果たしている
- **松果体**：メラトニンを分泌する内分泌器官であり，概日リズムを調整するのに重要である

中脳は視床を通り上行，下行する神経線維路を容れている．それはまた以下の構造をもつ．

- **小丘**：上丘と下丘は感覚核でそれぞれ視覚反射，聴覚反射と関連している
- **大脳脚**：下行運動神経を脊髄に送り，小脳への連結も有している

橋は文字どおり，小脳を他の脳（中脳）の部分や脊髄に橋のようにつなげている．深部神経線維路のいくつかは高次の脳中枢を脊髄につなげ，一方もっと浅いところの神経線維路は，三つの大脳脚を経由して皮質と小脳間の情報を中継する．

延髄は脳幹を脊髄に連結しており，上行下行神経線維路のすべてが延髄を通り，この領域にある運動核，感覚核でシナプスを形成している．重要な呼吸循環中枢もまた延髄に存在している．

色分けしてみよう

以下の間脳，中脳，橋，延髄の構造を異なる色で塗りなさい．

- [ ] 1. 脳梁
- [ ] 2. 松果体
- [ ] 3. 中脳小丘（上丘と下丘）
- [ ] 4. 視床下部乳頭体
- [ ] 5. 視床
- [ ] 6. 小脳脚（上，中，下）
- [ ] 7. 延髄

臨床事項

脳幹の病変は，しばしば第Ⅲ～第Ⅻ脳神経の特異的な障害を引き起こし，同側の小脳障害とともに，体性感覚と体性運動機能の喪失をもたらす．

前脳の病変は通常，身体の対側の運動障害と感覚喪失を引き起こす．大脳半球に及ぶ広範な病変では認知障害をもたらし，大脳基底核のような特定の領域の病変は運動異常をもたらす（**図4.7**参照）．両側の**海馬の病変**は短期記憶の喪失，錯乱，見当識障害をもたらす．**辺縁系の病変**は恐怖，不安，強迫性障害，情緒不安定をもたらす．

図4.6 神経系と感覚器

正中矢状面と脳底の解剖 4

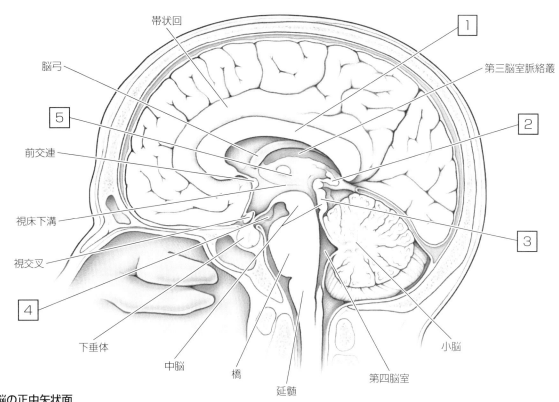

A. 脳の正中矢状面

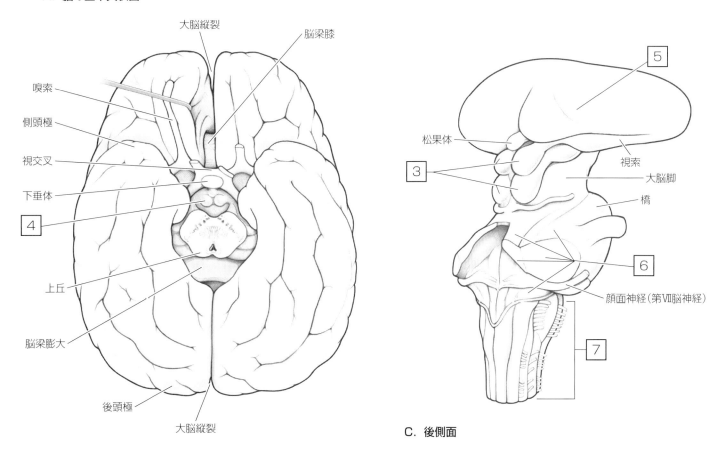

B. 脳底面（脳幹と小脳は取り去ってある）

C. 後側面

図 4.6

4 大脳基底核

　大脳基底核は，骨格筋の筋緊張を潜在意識下に制御したり，学習した運動の調整を行う．いったん，ある任意の運動，たとえば歩行や手を伸ばして取ろうとする運動が皮質的に始まると，その運動を行う自然のリズムやパターンが大脳基底核によって潜在意識下に制御される．さらに，大脳基底核は不必要な運動を抑制する．大脳基底核間の連結は複雑であり，興奮と抑制の両者の経路を含んでおり，そしてさまざまな伝達物質（ドパミン，グルタミン酸，GABA，アセチルコリン，5-ヒドロキシトリプタミン，サブスタンスPなど．以下の複雑な流れ図に要約される）が使われる．この流れ図を暗記することは重要ではないが，このネットワークの相互関係が複雑であることを理解せよ．

　大脳基底核には以下のものがある．
- **尾状核**：間脳の上に弧を描くように存在し，大きな頭と細い尾部をもつ
- **被殻**：被殻と淡蒼球でレンズ核を形成する
- **淡蒼球**：被殻と淡蒼球でレンズ核を形成する

色分けしてみよう

以下の大脳基底核の核を異なる色で塗りなさい．
- ☐ 1. 尾状核（頭部と尾部）
- ☐ 2. 被殻
- ☐ 3. 淡蒼球
- ☐ 4. レンズ核

臨床事項

　大脳基底核の障害では，多動になったり，あるいは逆に運動低下に陥る．**ハンチントン（舞踏）病**は，尾状核（その他のいくつかの部位）のニューロン変性の結果起こり，不随意運動の亢進，情動障害，認知障害をもたらす．この病気の痙動は，抑制を失ったダンサー（舞踏病様運動）に似ており，**舞踏病**という用語は，この病態を適切に特徴づけている．

　ハンチントン（舞踏）病と対比される疾患に**パーキンソン病**がある．黒質緻密部のドパミン分泌ニューロンの変性，および尾状核と被殻へのドパミン作動性入力の低下の結果起こる．この進行性の疾患は，運動緩徐（遅い動き），安静時律動的振戦，筋硬直，前傾姿勢，仮面様顔貌，引きずり歩行を示すようになる．

　他の大脳基底核の病変は，**アテトーシス**（四肢や顔面に起こる緩慢な不随運動），**痙性斜頸**（首の不随回旋運動），**ジストニア**（筋緊張異常），**片側バリズム**（片側上下肢を投げ出すような急速で粗大な不随運動）を引き起こす．治療方法には，ドパミン補充や脳深部刺激療法の他に，外科的切除もある．

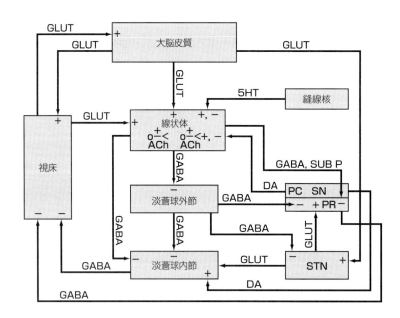

ACh：アセチルコリン
DA：ドパミン
GABA：γ-アミノ酪酸
GLUT：グルタミン酸
5HT：5-ヒドロキシトリプタミン（セロトニン）
PC：緻密部
PR：網様部
SN：黒質
STN：視床下核
SUB P：サブスタンスP

図4.7　神経系と感覚器

大脳基底核 4

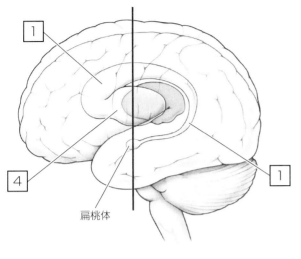

A. Cの縦断レベル

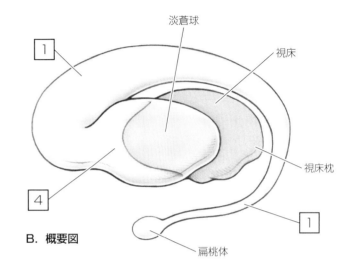

B. 概要図

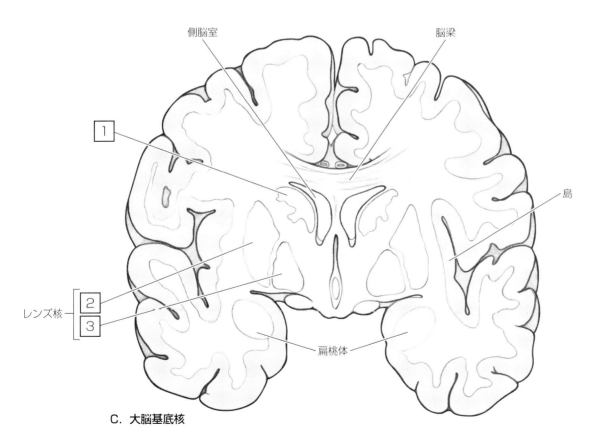

C. 大脳基底核

図 4.7

4 大脳辺縁系

　大脳辺縁系は，間脳の周囲に環状に配置され，以下の機能を有する構造の総称である．大脳辺縁系は情動行動（恐怖，激しい怒り，喜び，性的覚醒）や内的，外的刺激の解釈（意識して行う機能と自律機能の連結や記憶と検索のような表裏一体の機能）に関与する．どの構造が実際に大脳辺縁系を構成しているのか，単に辺縁系と連絡しているのか，さまざまな意見があるが，大脳辺縁系を構成している構造としては，基本的に以下のものがある．
- 帯状回
- 海馬傍回
- 海馬（記憶）
- 扁桃体（扁桃体とその軸索突起は分界条と呼ばれ，視床下部と前脳基底部のほうに突出している）
- 中隔核：海馬のちょうど吻側に位置し，情動を制御する
- 視床下部（自律神経機能と神経内分泌機能）
- 嗅覚野（におい）

　大脳辺縁系前脳部は，視床下部の神経内分泌および内臓自律神経との連結を介して反応する．この反応には，脳幹を通る広範な神経回路と交感・副交感遠心性神経系の制御が関与している．したがって，大脳辺縁系は皮質領域や脳幹と幅広い連結を形成し，刺激と感情，そしてこれらに惹起された意識行動が幅広く統合される．

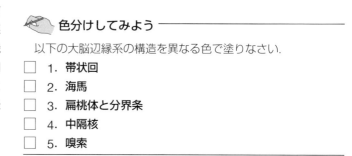

色分けしてみよう
以下の大脳辺縁系の構造を異なる色で塗りなさい．
- 1．帯状回
- 2．海馬
- 3．扁桃体と分界条
- 4．中隔核
- 5．嗅索

臨床事項
　視床下部は，神経内分泌機能や自律神経機能の中枢として，また他の大脳辺縁系とともににおいや情動の情報処理中枢として働き，**心身症**において重要な役割を果たす．ストレスやそれに伴う感情は自律神経支配される臓器に反応を引き起こす．この反応は，心身症や情動によって起きる病気の特徴である．

　前脳の外傷は海馬体，扁桃体とその周辺構造に両側性の障害をもたらす．物や顔を視覚的に認知できない視覚失認，口唇傾向（何でも口に運ぶ），情動反応の低下，強迫的な食物摂取，短期記憶障害，性欲亢進などを引き起こす．これらの神経行動学的な変化は，側頭葉の前内側部や扁桃体，記憶にかかわる皮質や海馬体の両側性の障害による．

図4.8　神経系と感覚器

大脳辺縁系 4

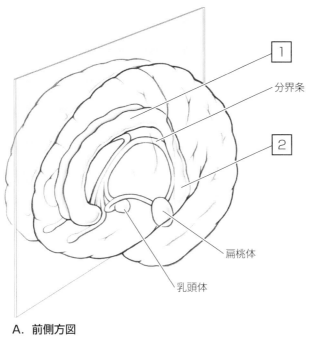

A. 前側方図

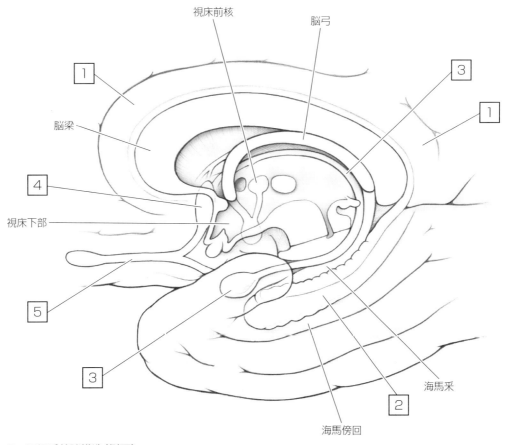

B. 辺縁系前脳構造(側面)

図 4.8

4 海馬

海馬は扁桃体から伸び，歯状回と密接に関係して上前方へ間脳へと弧を描く．海馬は，歯状回，固有海馬，海馬台からなる．その外観は（冠状断で）タツノオトシゴ（海馬）に似ており，それが海馬という言葉が実際に意味するものである．海馬は側頭葉内側の一部を占め，側脳室の側頭極のちょうど内側に位置する．海馬の遠心性線維路は**脳弓**である．脳弓は，脳梁の下で視床下部乳頭体に向けて前方へ弧を描き，乳頭体で神経線維の多くは終わっている．海馬体（歯状回，固有海馬，海馬台）は大脳辺縁系，視床および皮質関連野と多くの連結を有している．

機能上，海馬と扁桃体は記憶の保存と記憶へのアクセスに重要である．さらに，海馬は空間の位置的関係の認識に重要な役割を果たしている．一方，扁桃体はさまざまな感覚記憶に関連しており，特に恐怖や嫌悪などの情動反応に結び付けている．

海馬の四つの領域 CA1〜CA4 は，特徴ある微細構造によって区別され，相互に連絡している．

色分けしてみよう

以下の海馬体の構造を異なる色で塗りなさい．
- 1. 脳弓体
- 2. 脳弓脚
- 3. 歯状回
- 4. 海馬

臨床事項

アルツハイマー病は老年性認知症のよくある原因である．ニューロンの進行性の変性疾患であり，特に前頭葉，側頭葉，頭頂葉にみられる．アルツハイマー病では，海馬体の多くの皮質領域とその皮質結合で神経細胞の変性が起こりやすい．神経原線維変化（ニューロンの形質内の線維の蓄積）が皮質，海馬，前脳基底部や脳幹のいくつかの領域によくみられる．海馬体の神経回路が破壊されると，短期記憶と中期記憶を長期記憶に定着させることができない．記憶喪失や認知障害は，見当識や言語，他の皮質の高度な機能の進行性障害を招く．

図4.9　神経系と感覚器

海馬 4

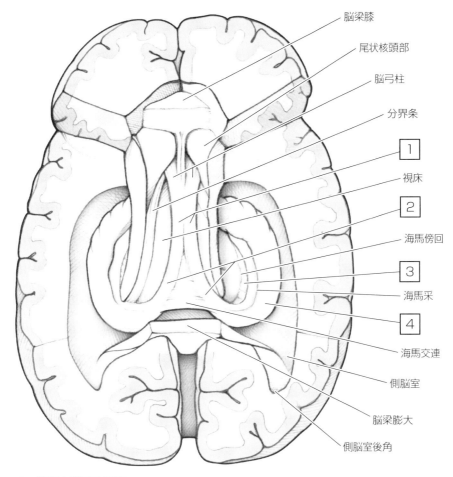

A. 海馬と脳弓の構造

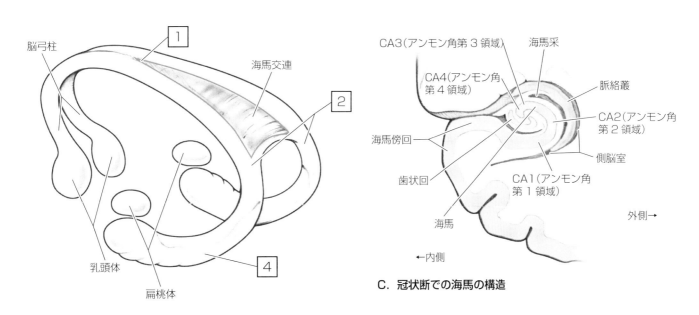

B. 脳弓の立体構造

C. 冠状断での海馬の構造

図 4.9

4 視床

　左右の視床は第三脳室によって分けられ，間脳の大部分（約80%）を形成する．視床核は卵形の塊を形成し，三つの主要な群に分けられる．
- 前核群
- 内側核群
- 外側核群

　視床の中心は最も重要である．基本的に，嗅覚情報以外の感覚の情報はすべて視床でシナプスをつくり，より高位の皮質領域へ向かう．したがって，視床は情報を仕分け編集するので，脳の**"優秀な秘書"**とみなされている．脊髄および脳幹からの感覚，運動，自律神経系の情報は，視床を経由して皮質に伝えられ，視床核は皮質と相互に連結されている．白質路である視床髄板は視床を通り，皮質へ情報を中継する．

　大脳皮質へ向かう途中で視床を通過する入力線維には，以下の機能がある．
- 視床下部からの情動や内臓機能を調節する
- 小脳と大脳基底核からの自発運動を管理する
- 感覚機能を統合する
- 視覚，聴覚情報を中継する
- 自律神経系や大脳辺縁系の機能に関与する

　一般的に，視床核は以下の皮質野に投射する（これらの連結の多くは双方向性である）．
- **後外側腹側核（VPL）**：一次感覚野（中心後回）
- **後内側腹側核（VPM）**：一次感覚野と一次体性感覚野
- **外側腹側核（VL）**：一次運動野（中心前回）
- **中間腹側核（VI）**：一次運動野（中心前回）
- **前腹側核（VA）**：運動前野と補充運動野
- **前核群**：帯状回
- **背側外側核（LD）**：帯状回と楔前部，前頭頂皮質
- **後外側核（LP）**：楔前部と上頭頂小葉
- **背側内側核（MD）**：前前頭皮質と前頭葉
- **視床枕**：頭頂葉，側頭葉，後頭葉の連合野

 色分けしてみよう

以下の視床核を異なる色で塗りなさい．
- ☐ 1. 背側内側核（MD）
- ☐ 2. 視床枕
- ☐ 3. 後外側核（LP）
- ☐ 4. 後外側腹側核（VPL）
- ☐ 5. 後内側腹側核（VPM）
- ☐ 6. 前核群

臨床事項

　視床は，数本の小動脈から血液供給を受けている．幸運にも，これらの動脈が選択的に梗塞を起こすことは滅多にない．この血液供給が損なわれると，意識，覚醒，情動，記憶，運動，体性感覚，視覚の障害や幻覚を引き起こす．

図 4.10　神経系と感覚器

視床 4

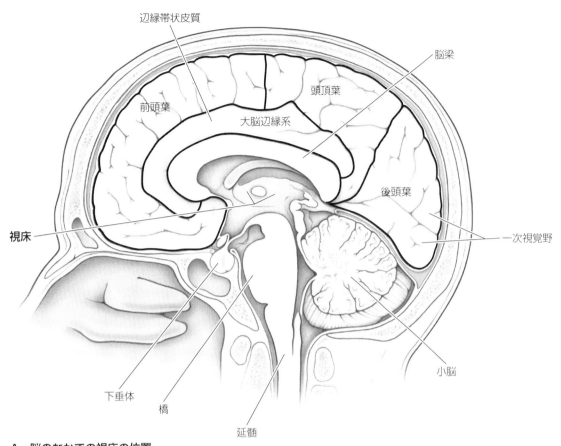

A. 脳のなかでの視床の位置

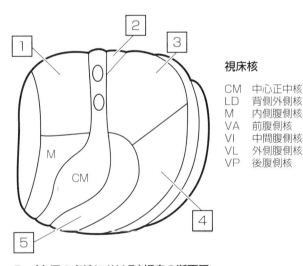

B. （右図の点線における）視床の断面図

視床核

CM　中心正中核
LD　背側外側核
M　　内側腹側核
VA　前腹側核
VI　中間腹側核
VL　外側腹側核
VP　後腹側核

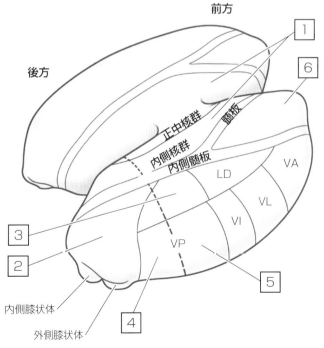

C. 視床の外観図（網様核と視床外側髄板は取り除かれている）

図 4.10

4 視床下部

視床下部は，視床と第三脳室の下に位置し，視床と視床上部（松果体）を除いた間脳の残りの大部分である．視床下部は，前後方向に視交叉部（視索上部），隆起部（漏斗隆起部），後部（乳頭部）に区分される．視床下部はさらに，内外側方向で脳室周囲帯，中間帯，外側帯に分けられる．中間帯と外側帯の間の傍正中面には，脳弓柱の有髄線維がみられる．主要な核と機能は図に示してある．

色分けしてみよう

以下の主要な視床下核を異なる色で塗りなさい．

- 1. 室傍核
- 2. 視床下部外側核（野）
- 3. 背内側核
- 4. 視索前域外側核（野）
- 5. 視床下部前野
- 6. 視索前域内側核（野）
- 7. 視索上核
- 8. 視交叉上核
- 9. 腹内側核
- 10. 乳頭体核（複合体）
- 11. 脳室周囲核
- 12. 視床下部後野

機能的に，視床下部は内臓の調節と恒常性において非常に重要であり，他の脳領域（中隔核，海馬，小脳扁桃，脳幹，脊髄）と幅広い連結を有する．特に，主要な機能として以下のものがある．

- ・自律神経系（心拍数，血圧，呼吸，消化）の調節
- ・情動反応の表出と調節
- ・水分バランスと口渇
- ・日々の生物学的周期に関連する睡眠と覚醒
- ・体温調節
- ・食物摂取量と食欲の調節
- ・生殖行動と性行動
- ・内分泌調節

臨床事項

視床下部は，このように遠隔に到達する調節作用を広範囲にわたり有しているので，**視床下部の損傷**は情緒不安定，性機能障害，肥満，睡眠障害，やせ，脱水，体温調節障害など重大な結果をもたらす．

視床下部は**多くの機能**（神経内分泌と内臓機能）**を制御している**．この制御には，たとえば摂食行動，飲水行動，生殖行動など，運動と感覚の処理の調節がある．この調節は，直接制御されたり多くのシナプスを介して制御されたりする．たとえば，人が周囲から脅威を感じると，皮質と大脳辺縁系はその脅威を理解し，適切な行動（逃げる，凍り付く，あるいは冷静に行動する）をとるために，視床下部と運動の適切な回路を即座に選択する．同様に，そのような状況下では喜び，恐怖，怒りといった過去と同様の出来事を思い出すかもしれない．このような感情は血圧を上昇させ，不安を生み，「闘争か逃走」の自律神経機能を活性化させ，神経内分泌反応を刺激する．したがって，視床下部は大脳辺縁系-視床下部-自律神経-神経内分泌制御の交差点に位置するといえる．

視床下部 4

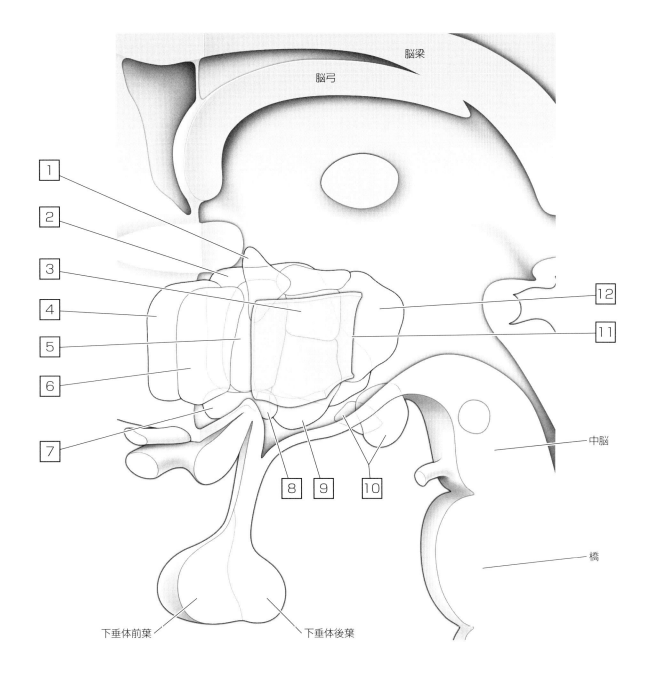

図 4.11

4 小脳

　小脳は，左右の小脳半球から構成されており，中央で**虫部**によって連結され，大脳皮質のように表面は灰白質（ニューロン）で覆われている．深部小脳核は白質に埋もれており，白質は断面でみると，肉眼的には樹状の形態を示している．小脳は，橋と延髄の上に乗っており，三つの小脳脚によって間脳と脳幹に連結されている．

- **上小脳脚（間脳に連結している）**：求心性および遠心性線維があり，視床と連結し，それから大脳運動野と連結する
- **中小脳脚（橋に連結している）**：橋から小脳に向かう求心性線維だけである．皮質によって惹起された随意運動に関する情報を伝える
- **下小脳脚（延髄に連結している）**：求心性線維と遠心性線維があり，体と前庭系からの感覚情報（固有受容感覚）を伝達する

 色分けしてみよう

　小脳は，解剖学的に三つの葉（ここでは右側のみを示してある）をもつ．各々を異なる色で塗りなさい．
- ☐ 1．前葉
- ☐ 2．後葉
- ☐ 3．片葉小節葉

　小脳は縦方向に組織されているために，各半球は三つの機能帯をもっている．

 色分けしてみよう

　以下の小脳の三つの機能帯（左側のみ）を異なる色で塗りなさい．
- ☐ 4．小脳半球外側部：運動の計画を行う
- ☐ 5．傍虫部（中間帯）：四肢の運動を調節する
- ☐ 6．虫部（正中部）：身体平衡と眼球運動を調節する

　各々の機能区分は，特定の深部小脳核と関係がある．
　機能的には，深部の小脳核が運動の順序調整を行い，そのうえで小脳皮質がより細かく調整を行う．一般的に小脳は以下のような機能を有する．

- 歩行時に型どおりの運動を行い，バランスを取るために使われる姿勢維持の筋肉を制御する
- 大脳運動野によって惹起される四肢の運動を調節する
- 随意運動や習得された運動，熟練した運動の計画に関与する
- 眼球運動に役割を果たす
- 認知に役割を果たす

臨床事項

　栄養失調は，しばしば慢性アルコール中毒に伴い，小脳皮質の変性を招くが，その変性は小脳前方より始まることが多い（**前葉症候群**）．その結果，協調性のないよろめき歩行が起こる場合があり，これは**運動失調**として知られている．前葉の障害は下肢の協調運動に影響を及ぼし，開脚歩行や強直性歩行となる．
　小脳半球外側部への傷害は，上肢下肢両者の運動失調，軽度の筋緊張低下，構音障害（会話に影響する），眼球運動障害の原因となる．
　片葉小節葉の選択的損傷は，視覚の追従能力の障害，眼振（眼球の不随意のリズミカルな振動），めまい，平衡感覚の喪失を引き起こす．たとえば，片葉小節葉の小節は第四脳室上にあり，この脳室の天井から発生した**髄芽腫**と呼ばれる腫瘍が小節を圧迫してくると，身体の平衡や眼球運動に影響を及ぼす．

図 4.12　神経系と感覚器

小脳 4

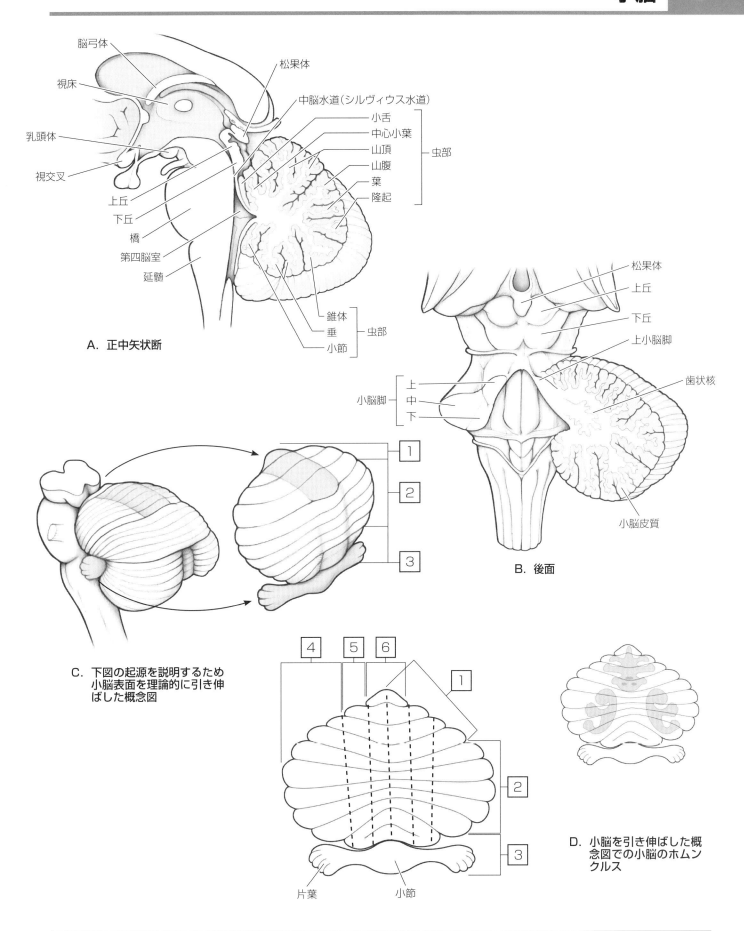

図 4.12

4 脊髄 I

脊髄は延髄から直接続いている．頭蓋底の大後頭孔から下方に伸び，椎骨により形成された脊柱管のなかを走行する．

脊髄は頸部と腰部で少し直径が太い．これは，上肢や下肢で非常に多くの筋肉を神経支配するため，ニューロンや軸索が増加したことによる．脊髄は，先が細くなってほぼL1-L2の椎骨の高さで終わっている．この先細りの部分を**脊髄円錐**と呼ぶ．この高さより下では，各神経細根は各々の高さまで下行し，束を形成する．その様子が馬のしっぽに似ているので**馬尾**と呼ばれる．脊髄は下方で**終糸**によって尾骨に固定される．脊髄の構造には以下のものがある．

- 脊髄神経は31対ある（頸神経8対，胸神経12対，腰神経5対，仙骨神経5対，尾骨神経1対）
- 各脊髄神経は前根と後根からなる
- 運動ニューロンは脊髄灰白質（前角）に存在する
- 感覚ニューロンは脊髄神経節（後根神経節とも呼ばれる）に存在する
- 脊髄神経前枝はしばしばいくつか収束し，神経叢（神経軸索のネットワーク）を形成する

体性（皮膚と骨格筋を神経支配する）末梢神経の典型的な構造は，脊髄前角（灰白質）の運動ニューロンが，ミエリンが形成された軸索を出し前根を通り，末梢神経となり骨格筋の神経筋接合部で終わる．同様に，皮膚に終わる神経終末は感覚性の軸索を脊髄に向けて送る．したがって，個々の末梢神経は数百，数千の体性の運動性および感覚性の軸索を含んでいる．感覚性ニューロンは，脊髄神経節（神経節は末梢でのニューロンの集合体であり，脳での神経核に相当する）に局在している細胞体を有する偽単極ニューロンであり，これは脊髄の後角（灰白質）へ軸索を送る．脊髄の各高さにおいて，灰白質は脊髄の中心にニューロンが固まり，蝶の形をしており，その羽に相当する部分が後角と前角を表す．

色分けしてみよう

以下の脊髄の構造を異なる色で塗りなさい．

- ☐ 1. 脊髄
- ☐ 2. 馬尾：脊髄より下にある神経根の集合束
- ☐ 3. 横断面でみえる脊髄白質：神経線維の上行路と下行路
- ☐ 4. 感覚性神経線維とその偽単極ニューロン（脊髄神経節内にある）
- ☐ 5. 脊髄の中心にある灰白質（横断面でみられる）
- ☐ 6. 運動ニューロンと骨格筋への軸索

臨床事項

椎間板ヘルニアでは脊髄神経が傷つきやすい状態となっており（図2.7参照），放散痛や運動障害が起こることがある．

さらに神経根と末梢神経は，脳神経にも障害を及ぼす急性炎症性自己免疫脱髄状態（**ギラン・バレー症候群**）になることがある．通常，四肢，体幹，呼吸，咽頭，顔面の筋肉の比較的対称性の上行性の衰弱や反射の消失が急速に進行し，さまざまな感覚障害や自律神経障害を伴う．しばしば，腸管感染症の一つであるカンピロバクターに対する自己免疫反応が，この急性反応の引き金となる．

図4.13　神経系と感覚器

脊髄 I 4

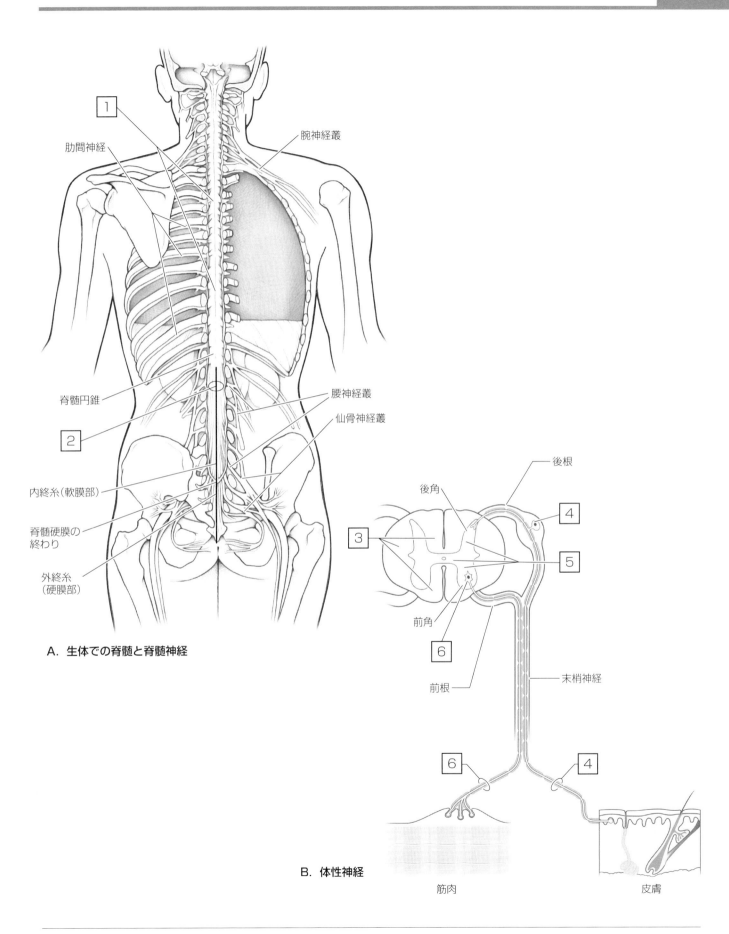

A. 生体での脊髄と脊髄神経

B. 体性神経

図 4.13

4 脊髄 II

　大脳皮質の灰白質は脳の表面に存在するが，一方，脊髄では灰白質とそれに関係するニューロンは脊髄の中心に存在し，周囲の白質とは区別できる蝶の形あるいはH字形をした領域を形成する．四肢の神経支配に関係する脊髄領域（C5〜T1とL1〜S4の高さは各々，腕神経叢，腰仙骨神経叢に相当する）は，より多くの量の灰白質を有する．灰白質は**後角**と**前角**とに分けられる．後角は末梢から感覚性神経線維を受け，一方，前角は脊髄神経に入るため遠心性の軸索が出ていくところである．T1とL2の脊髄間においては，側角（外側灰白柱）があり，ここには自律神経系の交感性節前ニューロンが存在している．

　脊髄の白質は，頭側から尾側へと下方に向かうにつれ減少してくる．白質は後索と側索と前索に分けられ，多くの神経線維路を含んでいる．一般的に，これら線維路には以下のものがある．

- **後索**：上行路であり，一般的には，下肢（薄束），上肢（楔状束）からの固有感覚（筋肉や関節の位置），触覚，触覚の識別覚（大きさ，形の識別）を伝える
- **側索**：固有感覚，痛み，温度，触覚を高次の中枢へ伝える上行路であり，また熟練した動きや節前ニューロンへの自律神経情報に関する下行路である
- **前索**：痛み，温度，触覚を伝えるいくつかの上行路と，屈筋および伸筋の収縮や弛緩，筋緊張，姿勢，頭部の運動を制御する反射運動や，いくつかの熟練した運動を伝える下行路

 色分けしてみよう

以下の白質神経線維路を異なる色で塗りなさい．

☐ 1. 後索（楔状束と薄束）：四肢からの固有感覚，触覚，触覚の識別覚を伝える上行線維
☐ 2. 外側皮質脊髄路（錐体路）：熟練した運動を伝える下行線維
☐ 3. 赤核脊髄路：屈筋支配のニューロンを制御する下行線維
☐ 4. 外側（延髄）網様体脊髄路：自律神経系の節前ニューロンを制御する下行線維
☐ 5. 前あるいは内側（橋）網様体脊髄路：伸筋を支配するニューロンを制御する下行線維
☐ 6. 前索（内側および外側前庭脊髄路，視蓋脊髄路，前皮質脊髄路）：筋の緊張，姿勢，頭部の運動を制御する反射運動や，いくつかの熟練した動きを伝える下行線維
☐ 7. 前脊髄小脳路：固有感覚を伝える上行線維
☐ 8. 外側脊髄視床路と脊髄網様体路：痛み，温度，触覚を伝える上行線維
☐ 9. 後脊髄小脳路：固有感覚を伝える上行線維

臨床事項

　下位運動ニューロンは，骨格筋を支配する前角のニューロンである．末梢神経でのこれらのニューロンあるいは軸索の障害は，筋肉の随意反応と反射の欠損をもたらし，筋萎縮を引き起こす．脱神経された筋肉は，**線維攣縮**（細かいぴくぴくした動き）と**筋線維束性攣縮**〔筋線維群（筋肉の運動単位）の短い収縮〕を引き起こす．

　上位運動ニューロンは，中枢神経系のより高次のところに存在し，軸索を脳幹あるいは脊髄へ送る．一般的に，これらニューロンあるいは軸索の障害は痙性麻痺，筋伸展反射の亢進，クローヌス（周期的な痙攣），受動運動に対する折りたたみナイフ反応（筋緊張亢進），筋萎縮のない状態（筋肉の不使用によるものを除いて）を引き起こす．

　筋萎縮性側索硬化症は，脳神経と脊髄前角の運動ニューロン変性による進行性の致死的疾患である．筋力低下，筋萎縮はいくつかの筋肉で起こり，一方，他の筋肉には痙縮や反射亢進が起こる．

　悪性貧血では後索の障害が起こることがあり，足や下肢（時に手や上肢）に知覚異常，細かい識別触覚や振動覚，関節位置覚の喪失をもたらす．

　側索の障害は，同側の筋緊張の亢進を伴った**痙性不全対麻痺**，筋伸展反射（痙縮），伸展性足底反応を引き起こす．

図4.14　神経系と感覚器

脊髄 II 4

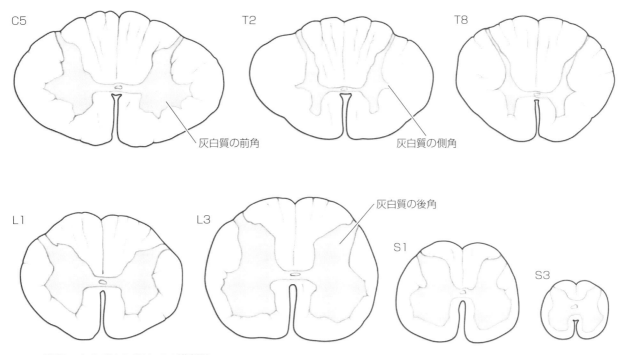

A. 脊髄のさまざまな高さでの横断像

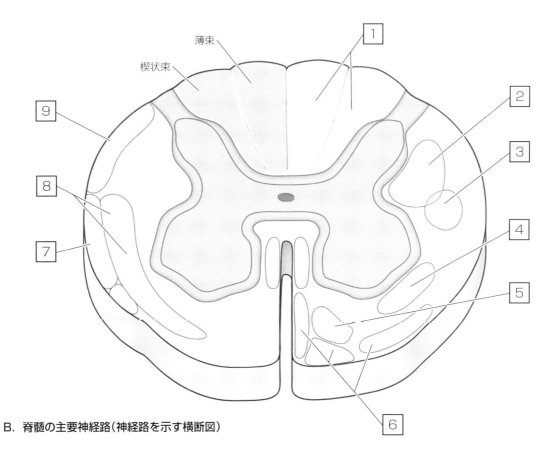

B. 脊髄の主要神経路（神経路を示す横断図）

図 4.14

4 脊髄神経と末梢神経

脊髄は31対の脊髄神経を出し，それらは主要な2本の枝となる．

- **脊髄神経後（背側）枝**：後方へ向かう小枝で，皮膚や内在背部骨格筋（脊柱起立筋，横突棘筋）に出入りする運動や感覚情報を伝える（図3.10参照）
- **脊髄神経前（腹側）枝**：外側，前方へと向かうより大きな枝である．頸部，四肢，体幹の残りすべての皮膚，骨格筋を神経支配している

（感覚性，運動性）神経線維が脊髄本体から出て末梢に向かうと，その神経線維は末梢神経系に属することになる．末梢神経系には以下の系がある．

- **体性神経系**：皮膚，骨格筋，関節への感覚性と運動性の神経線維（図B体性神経要素に図示されている）
- **自律神経系**：すべての平滑筋（内臓や脈管を含む），心筋，腺組織（図B遠心性の自律神経要素に図示されている）へ向かう感覚性，運動性神経線維
- **腸管神経系**：腸液の分泌，吸収，自律運動（元来は自律神経系の一部分であると考えられている）を制御する胃腸管の神経叢や神経節．最適な制御のために自律神経系に連結されている（図4.21参照）

体性神経系の特徴は以下のとおりである．

- 一つのニューロンからなる運動神経系である
- 運動（遠心性）ニューロンは中枢神経系にあり，1本の軸索突起が末梢の標的，たとえば一つの骨格筋に向かう
- 感覚（求心性）ニューロン（偽単極性ニューロン）は，脊髄神経節と呼ばれる末梢神経節に局在し，皮膚，筋肉，関節からの感覚情報を中枢神経系（脊髄）に伝える

末梢神経系での自律神経系の特徴は以下のようである．

- 運動系は2本のニューロンからなる．最初のニューロンは中枢神経系に，次のニューロンは末梢の自律神経節に局在する
- 最初のニューロンの軸索は節前線維と名付けられ，次のニューロンの軸索は節後線維と名付けられる
- 自律神経系は交感神経系と副交感神経系の2系統ある
- 感覚ニューロン（偽単極性ニューロン）は，体性神経系と同様に（図Bでは示されていない）脊髄神経節に局在し，内臓から中枢神経系に感覚の情報を伝える．大部分の「内臓反射」（無意識の感覚）と一部の痛覚は，副交感神経と一緒に逆行性（遠心性）に伝わる．一方，心臓や腹腔内の大部分の臓器からの「内臓痛」の線維は，交感神経とともに走行する内臓求心性線維で中枢に伝わる

色分けしてみよう

以下の自律神経系の構造を異なる色で塗りなさい．

- [ ] 1. 前（腹側）根（遠心性線維を含む）
- [ ] 2. 前枝
- [ ] 3. 後（背側）枝（固有背筋へ）
- [ ] 4. 脊髄神経節（感覚ニューロンを含む）
- [ ] 5. 後根（求心性線維を含む）
- [ ] 6. 感覚軸索と脊髄神経節の神経細胞体（図B）
- [ ] 7. 運動軸索と前角の神経細胞体（図B，体性）
- [ ] 8. 前根の自律神経節前線維は交感神経幹神経節（自律神経節）へ向かう（図B，遠心性の自律神経要素）
- [ ] 9. 後根の自律神経節後線維は交感神経幹神経節から背部皮膚へ向かう（図B，遠心性の自律神経要素）

臨床事項

末梢神経系の感覚，運動，自律神経ニューロンは，中枢神経系（脳と脊髄）に構成要素を有している．これら中枢の構成要素は，たとえば**多発性硬化症**のような中枢神経系の脱髄疾患で障害されやすい．末梢神経の軸索はシュワン細胞で保護されているが，末梢神経ニューロパチーや**ギラン・バレー症候群**のような脱髄疾患になるおそれがある．感覚の末梢神経軸索の障害は感覚の喪失をもたらし，運動の末梢神経軸索の障害は運動，筋力，筋緊張，反射の喪失をもたらす．

図4.15　神経系と感覚器

脊髄神経と末梢神経 4

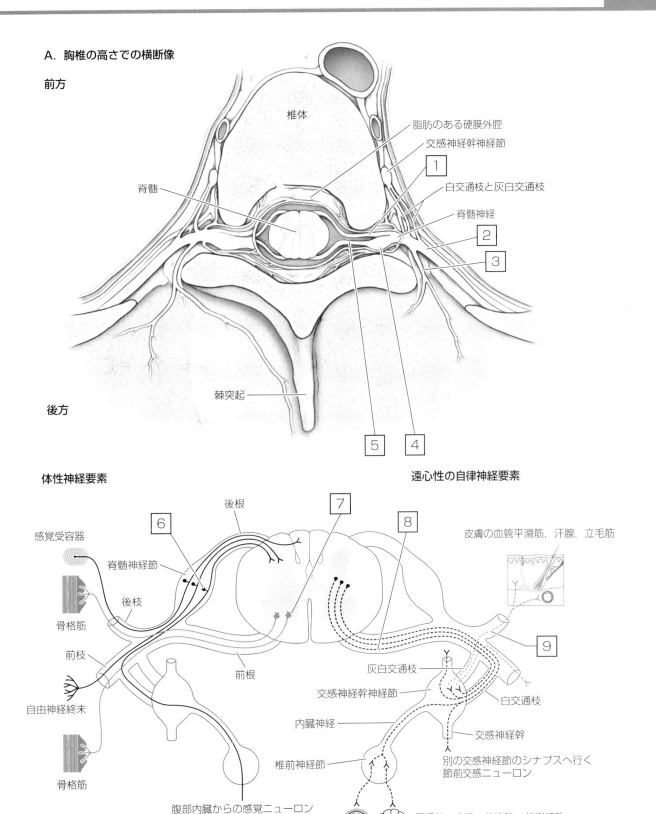

A. 胸椎の高さでの横断像

B. 末梢神経系の要素

図 4.15

4 皮膚分節知覚帯

単一の脊髄神経の高さで，かつ単一の後根に由来する体性感覚神経線維に支配される皮膚の領域を**皮膚分節**（デルマトーム）と呼ぶ（同様に，頭部の皮膚のうち側部から前部にかけては，脳神経である三叉神経の3分枝のうちのいずれかによって支配されている．これについては後述する）．このような感覚神経線維を有する神経細胞は，特定の脊髄神経の高さにある単一の脊髄神経節に存在する偽単極神経細胞である（脊髄神経は31対あり，それぞれの脊髄神経の高さに左右1対あるので，「脊髄神経の高さ」というとき，それぞれ1対の神経，1対の神経根，および1対の神経節を意味していることに注意すること）．第1頸神経C1は感覚神経線維を有するが，皮膚への寄与はほとんどない．したがって，皮膚分節パターンは，頭頂部において第2頸神経C2から始まる．

皮膚分節は身体表面を帯状に区分する．この皮膚区分は，感覚神経入力を受ける脊髄神経の高さに対応している．皮膚に接触することによって伝えられる感覚は，主に圧覚と痛覚である．皮膚分節パターンを知っていれば，特定の脊髄セグメントを同定したり，その脊髄のレベルにおける脊髄の状態（損傷の有無）を調べることができる．

一定の皮膚領域を支配し皮膚分節を構成する感覚神経線維は，神経線維同士の重複がある程度みられる．そのため，一定の皮膚領域は，単一の脊髄神経の高さに由来する神経線維と，その脊髄神経の高さの一つ上と下の神経に由来する神経線維で支配される．たとえば，T5の皮膚分節は，T4とT6の高さに由来する感覚神経線維が一部重複して存在する．このように，皮膚分節によって脊髄神経の高さをかなり正確に予測することができるのであるが，個体差も珍しいことではなく，また重複も存在する．

体表における主要な皮膚分節には次のようなものがある．

C4	鎖骨の高さ	T10	臍の高さ
C5, C6, C7	上肢外側	L1	鼠径部と大腿前面上方
C8, T1	上肢内側	L1, L2, L3, L4	下肢の前面と内側面，殿部
C6	母指	L4, L5, S1〜L4	足
C6, C7, C8	中手	L4	下腿内側
C8	小指	L5, S1	下肢の後外側と足背
T4	乳頭の高さ	S1	足の外側

 色分けしてみよう

身体の各領域における脊髄の区分に対応した皮膚分節を指示した色で塗りなさい（1対ある尾骨神経に関しては描かれていないが，支配を受ける肛門の部位を円く囲ってある）．

- ☐ 1．頸部皮膚分節：C2〜C8（緑）
- ☐ 2．胸部皮膚分節：T1〜T12（青）
- ☐ 3．腰部皮膚分節：L1〜L5（紫）
- ☐ 4．仙骨部皮膚分節：S1〜S5（赤）

臨床事項

ある**一つの脊髄神経後根**が切断または損傷された場合，皮膚分節によって示された皮膚の感覚が低下するが，その皮膚領域の上下にある皮膚分節が重複しているため，完全な感覚脱失とはならない．**椎間板ヘルニア**の場合（図2.7参照），後根が圧迫され，皮膚分節の分布に従い放散痛が生じる．頸椎の場合はC5-C6とC6-C7の皮膚分節に，腰椎の場合はL4-L5とL5-S1の皮膚分節に最も多く症状が出る．

図4.16　神経系と感覚器

皮膚分節知覚帯 4

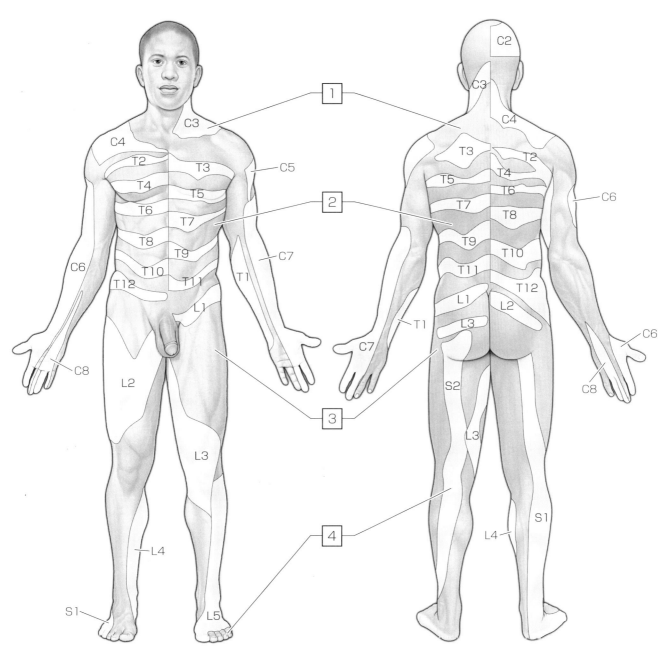

デルマトーム（皮膚分節）

図 4.16

4 脳室

細い脊髄中心管は脳脊髄液を含み，頭方へ連続して脳で腔が拡がり四つの脳室となる．すなわち，

- **第四脳室**：橋および延髄の頭側部の上に位置する
- **第三脳室**：視床核の間の間脳正中部に位置する
- **二つの側脳室**：二つの大脳半球それぞれに存在するC字形脳室．まず前方に伸びた後，上方，背側方向，そして最後に下方に伸びて側頭葉へ伸展する

これら脳室は脳脊髄液で満たされている．脳脊髄液を産生するのは**脈絡叢**（毛細血管網と分泌上皮からなる）である．脈絡叢は各側脳室の床部に存在する．サイズは小さいながら，第三脳室，第四脳室の天蓋部にも脈絡叢が分布する．24時間で約500 mLの脳脊髄液が産生される．脳脊髄液の役割を下に示す．

- 脳と脊髄を支持し，クッションの役割を果たす
- 正常なリンパ系機能の一部を担う
- 容積が150 mLあるクモ膜下腔と脳室を満たす

脳脊髄液を吸収するのは，主にクモ膜顆粒と脳および脊髄の軟膜静脈である．クモ膜顆粒は上矢状静脈洞に突出している．

側脳室の脈絡叢が脳脊髄液を分泌する．脳脊髄液は，室間孔（モンロー孔）を通って第三脳室へ流れ，そこから狭い中脳水道（シルヴィウス水道）を通って第四脳室へ流れる．さらに，脊柱管へ，あるいは第四脳室の開口部（外側口および正中口）を通って，脳と脊髄のまわりのクモ膜下腔（軟膜とクモ膜の間）に流れ込む．正常な場合には，脳脊髄液の分泌と**クモ膜顆粒**および細い軟膜静脈による吸収のバランスが取れている．

色分けしてみよう

以下の脳室の構造物を異なる色で塗りなさい．

- ☐ 1．第三脳室
- ☐ 2．側脳室
- ☐ 3．第四脳室
- ☐ 4．第三脳室脈絡叢（図B）
- ☐ 5．脊髄中心管

臨床事項

脳室系における過剰な脳脊髄液の蓄積（過剰産生もしくは吸収の低下）を**水頭症**と呼ぶ（図C参照）．臨床的には，水頭症を3種類に分類する．

- **閉塞性水頭症**：通常，中脳水道，室間孔，あるいは外側口もしくは正中口の先天性の狭窄（狭くなること）によって起こる．脳室における脳脊髄液の正常な流れを妨げる中枢神経系腫瘍によって閉塞が起こることもある
- **交通性水頭症**：脳室系の外で起こる閉塞．クモ膜顆粒周囲のクモ膜下腔における出血が圧を増加させることが原因と考えられる
- **正常圧水頭症**：成人における症候群であり，その症状は進行性の認知症，歩行障害，尿失禁などである

図4.17　神経系と感覚器

脳室 4

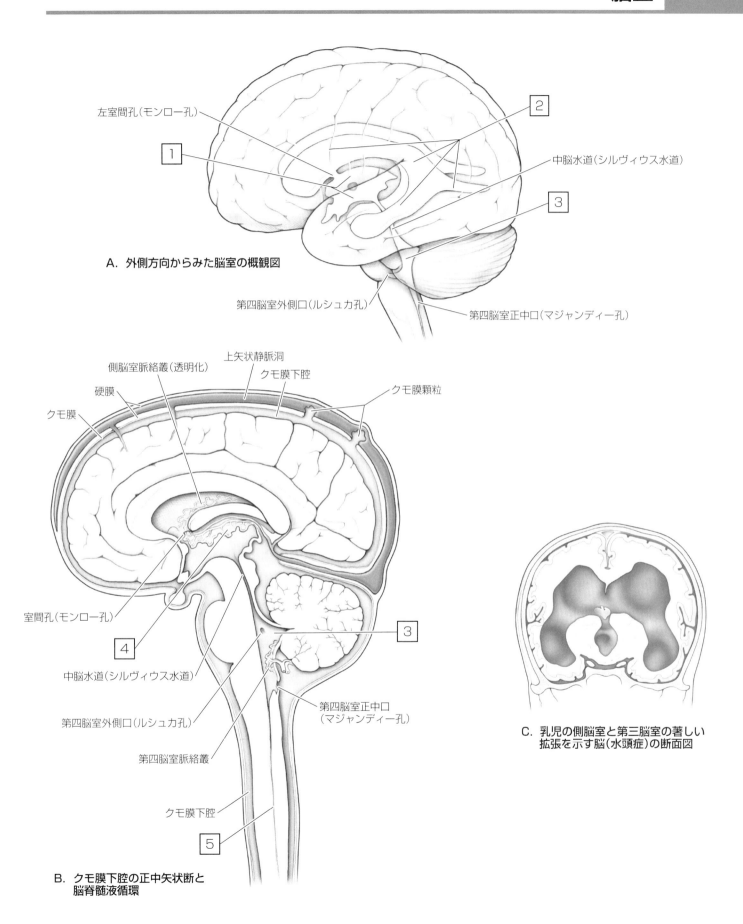

図 4.17

4 クモ膜下腔

脳と脊髄は**髄膜**と呼ばれる3種類の膜で覆われ，脳脊髄液に浸っている．

色分けしてみよう

脳と脊髄の硬膜を塗りなさい．その後，脊髄の断面上にみえる3層の髄膜を異なる色で塗りなさい．

- [ ] 1. **硬膜：感覚神経終末が数多く分布する厚い外側の膜**
- [ ] 2. **クモ膜：無血管性で硬膜の下に直接密着しているクモの巣状の薄い膜**
- [ ] 3. **軟膜：脊髄を直接覆う内層の透明な薄い膜**

厚い脳硬膜は，頭蓋骨の内面を覆う**骨膜層**と，クモ膜に密着する**髄膜層**の2層からなる．脳硬膜は脊髄硬膜に連続している．

脳脊髄液が**クモ膜下腔**と呼ばれる腔を満たしている．これは，髄膜のうちクモ膜と軟膜の二つの層の間にできた腔である．上記のように，脳脊髄液は脳室を循環し，外側口と正中口を通りクモ膜下腔に流れ込む．クモ膜下腔内を脳脊髄液は，脳と脊髄に沿いこれらを覆うように流れ，仙髄S2の高さにある硬膜嚢の最下端まで至る．

脳脊髄液の分泌は**脈絡叢**によって行われる．一方，その吸収は主に上矢状静脈洞の**クモ膜顆粒**でなされる．また，その量は少ないが，中枢神経系全域にわたって存在する細い軟膜静脈や脊髄静脈からも吸収される．クモ膜顆粒はクモ膜のふさ状突起であり，硬膜静脈洞を形成する分離した硬膜を貫通する．クモ膜顆粒は，脳脊髄液を静脈洞の血中へ運ぶ一方向弁として働く．

さらに，脳には小さな**髄膜リンパ管**がある．脳の静脈還流は，脳の間質からの老廃物の除去を補助しており，髄膜リンパ管はその役割を一部担っている．間質の代謝産物は脳から脳脊髄液に排出され，脳脊髄液は主に硬膜の静脈系に送られるが，小さな髄膜リンパ管にも送られる．この髄膜リンパ管による排出は，特に脳の活動が低下している安静時（睡眠）に重要である．この髄膜リンパ系は**グリンパティックシステム**と呼ばれ，脳の間質性老廃物を除去する一方のシステムとして，きわめて重要である．

色分けしてみよう

クモ膜顆粒の構造を指示された色で塗りなさい．

- [ ] 4. **大脳を覆う軟膜（緑）**
- [ ] 5. **クモ膜とクモ膜顆粒（クモ膜絨毛）（赤）**
- [ ] 6. **硬膜静脈洞を形成する分離した硬膜（黄）**
- [ ] 7. **上矢状静脈洞内の静脈血**：頭皮から頭蓋骨を貫いて静脈洞に注ぐ細い導出静脈との連絡にも注意を払うこと（この部位も青で塗りなさい）

臨床事項

脳脊髄液を採取して臨床的な検査を行う場合には，腰椎穿刺（脊椎穿刺）を実施すればよい．腰部クモ膜下槽のクモ膜下腔に針を挿入する．脊髄自体に刺さらないように，正中線上でL3–L4もしくはL4–L5椎骨棘突起間に針を挿入する（脊髄の下端は，おおむねL1–L2の高さである，**図D**参照）．

さらに，馬尾の神経線維を直接麻酔するために麻酔薬を硬膜外腔（硬膜の上）に投与することもできる．硬膜外麻酔薬は硬膜嚢に滲み込んで神経根に到達する．このような麻酔薬は，腰椎穿刺と同様の高さで投与するのが普通である（**図E**参照）．

クモ膜下腔

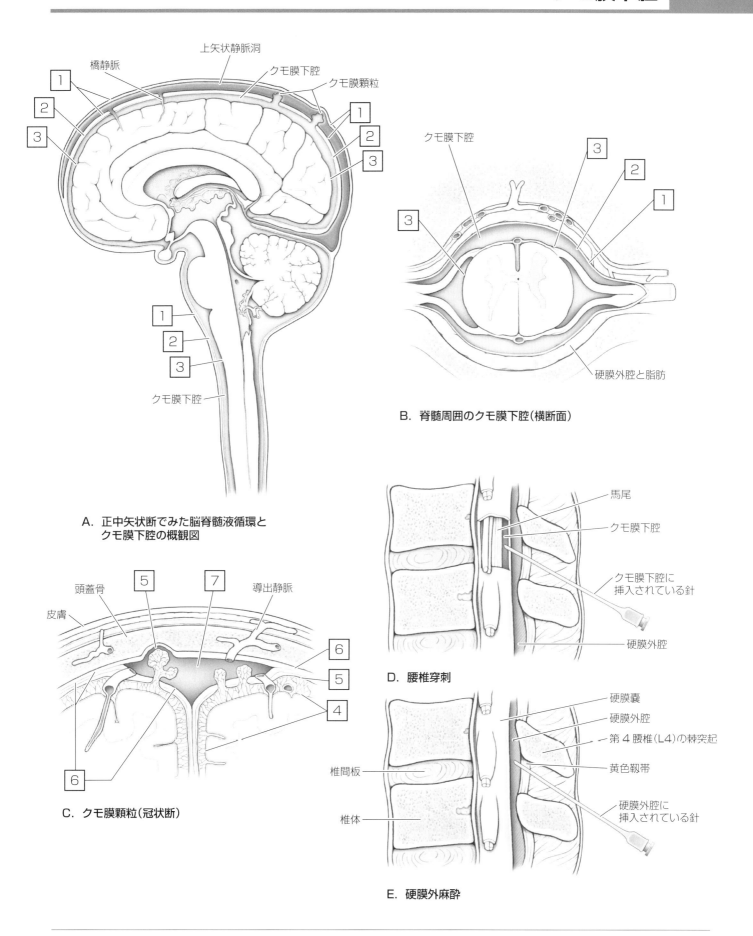

図 4.18

4 自律神経系の交感神経系

　自律神経系は**交感神経系**と**副交感神経系**に分けられる．末梢神経系の体性神経系とは異なり，自律神経系は節前ニューロンと節後ニューロンからなる2ニューロン系である．この系において，中枢神経系の節前ニューロンは末梢神経に軸索を送り，**末梢自律神経節**の節後ニューロンとの間にシナプスをつくる．次に，節後ニューロンは，標的組織（平滑筋，心筋，腺など）に軸索を送る．自律神経系は内臓神経系である．その理由は，身体のなかでほとんどの臓器が平滑筋壁および/または分泌腺組織を有しているからである．

　交感神経系は**胸髄腰髄系**とも呼ばれる．その理由を以下にあげる．

- 交感神経系の節前ニューロンは，脊髄のT1〜L2の高さにある
- 交感神経系の節前ニューロンは，上記の脊髄14分節の中間外側灰白質にある

　節前軸索は，脊髄のT1〜L2の前根から出て脊髄神経に入る．その後，白交通枝を経て**交感神経幹**に入る．交感神経幹は，両側性の神経節の鎖であり，頭蓋の基部と尾骨の間にある椎体のすぐ外側を走行する．交感神経幹に入りこんだ節前軸索は，以下の三つのうち，いずれかに当てはまる．

- T1〜L2の高さで交感神経幹の節後ニューロンとの間にシナプスをつくる．あるいは，上行もしくは下行して31脊髄神経のいずれかの高さで交感神経幹のニューロンとの間にシナプスをつくる
- 交感神経幹をそのまま通り抜け，**内臓神経**に入り腹骨盤腔内で**椎前神経節**内（腹腔神経節，上腸間膜動脈神経節，下腸間膜動脈神経節）でシナプスをつくる
- 交感神経幹をそのまま通り抜け，内臓神経に入り椎前神経節をそのまま通り抜けた後，**副腎髄質**の細胞との間にシナプスをつくる

　交感神経節後ニューロンの軸索は，以下の四つのうち，いずれかに当てはまる．

- 交感神経幹ニューロン由来の軸索は灰白交通枝を経て再び脊髄神経に入り，31脊髄神経のいずれかに合流した後，身体のさまざまな部位に分布する
- 上記と同様の経路をたどるが，頭部を血管に沿って走行する，あるいは心臓-肺神経叢に加わった後，頭部，胸部，および骨盤臓器に分布する
- 椎前神経節の節後ニューロンから出て，血管とともに走行し骨盤臓器に至る
- 副腎髄質の節後細胞は**内分泌細胞（パラニューロン）**に分化する．パラニューロンは軸索がなく，ホルモン（アドレナリンおよびノルアドレナリン）を直接血流中に放出する

色分けしてみよう

　交感神経の節前ニューロンとその軸索を赤（実線）で，また節後ニューロンとその軸索を緑（破線）で塗りなさい（両図とも）．

　節前軸索はシナプスにおいて**アセチルコリン**を放出する．一方，節後軸索が放出する伝達物質は**ノルアドレナリン**である（ただし，汗腺は例外で，アセチルコリンを放出する）．副腎髄質の細胞（非定型交感神経節後ニューロン）は，**アドレナリン**および少量のノルアドレナリンを神経伝達物質としてではなくホルモンとして血中に放出する．交感神経系は身体全体に作用し，「恐怖，逃避，攻撃」などの緊急時には交感神経系が働く．交感神経系に特徴的な機能について下の表にまとめた．

身体部位	交感神経の効果
眼	瞳孔散大
涙腺	多少，分泌を減らす（血管収縮）
皮膚	鳥肌を立たせる（立毛筋の収縮）
汗腺	分泌促進
末梢血管	血管を収縮
心臓	心拍数と収縮力を増加
冠状動脈	血管拡張
肺	気管支を拡張させ，分泌を低下させる
消化管	蠕動運動の低下，内肛門括約筋の収縮，血管を収縮し血流を別の部位にバイパスさせる
肝臓	グリコーゲン分解，グルコースの合成と放出
唾液腺	血管収縮により分泌を低下させ，唾液を粘稠にする
生殖器系	射精（男性）とオルガスム（男女）を起こさせる，勃起（陰茎と陰核）を減退させる
	男性の内尿道括約筋を収縮させる
泌尿器系	血管収縮により尿産生を低下
	男性の内尿道括約筋を収縮させる
副腎髄質	アドレナリンもしくはノルアドレナリンの分泌を増加させる

臨床事項

　交感神経の活性化は「闘争か逃走」の急性反応をもたらし，われわれの生存にとって危機的状況となるが，一方，この急性反応は慢性化すると，われわれの身体にとって障害となる．

図4.19　神経系と感覚器

自律神経系の交感神経系

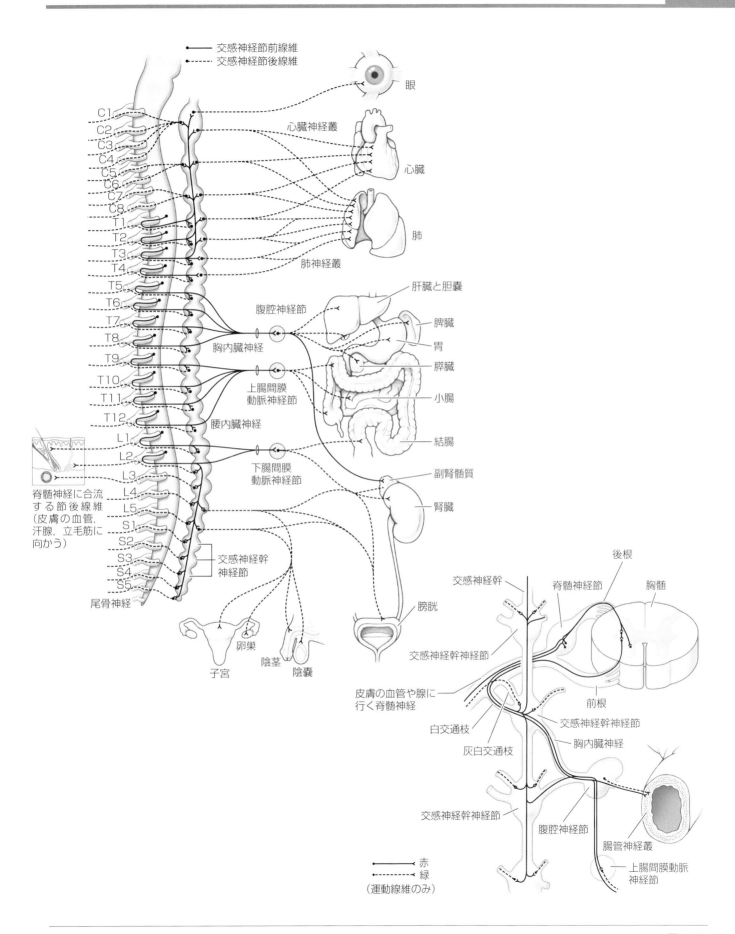

図 4.19

4 自律神経系の副交感神経系

自律神経系の副交感神経系も2ニューロン系であり，中枢神経系の節前ニューロンと末梢神経節の節後ニューロンからなる．副交感神経系は脳仙髄神経系とも呼ばれる．その理由をあげると，
- 副交感神経系の節前ニューロンは，第Ⅲ，第Ⅶ，第Ⅸ，および第Ⅹ脳神経，あるいは仙髄 S2～S4 の高さにある
- 副交感神経系の節前ニューロンは，上記4種類の脳神経の神経核，あるいは S2～S4 の高さの仙髄の灰白質外側部にある

副交感神経節前線維の軸索は，以下の二つのうち，いずれかに当てはまる．
- 脳幹から脳神経として出て頭部の末梢神経節（毛様体神経節，翼口蓋神経節，顎下神経節，および耳神経節）へ至り（第Ⅹ脳神経は例外，下記をみよ），そこで副交感神経節後ニューロンとの間にシナプスをつくる
- 仙髄を前根より出た後，**骨盤内臓神経**に入り，支配する内臓もしくはその近傍にある**終神経節**の節後ニューロンとの間にシナプスをつくる

副交感神経の節後ニューロンの軸索は，以下の二つのうち，いずれかに当てはまる．
- **頭部の副交感神経の神経節**から出て，既存の神経に加わる，あるいは血管に伴行して頭部の平滑筋や腺に分布する
- 支配する内臓もしくはその近傍にある**終神経節**から出て，平滑筋，心筋，あるいは頸部，胸部，および腹骨盤腔の腺との間にシナプスをつくる

第Ⅹ脳神経（迷走神経）は他と比べて特徴的である．その節前軸索は脳幹を出て，頸部，胸部（心臓，肺，腺，平滑筋など），および腹腔（消化管の近位部2/3および，その付属器官）の標的あるいはその近傍の終神経節でシナプスをつくる．さらに，終神経節ニューロンの軸索は標的組織でシナプスをつくる．

  色分けしてみよう

脳神経もしくは仙髄 S2～S4 から出る副交感神経の節前ニューロンとその軸索（実線）を赤で塗り，さらに末梢神経節あるいは終神経節の節後ニューロンとその軸索（破線）を緑で塗りなさい．

交感神経の軸索は四肢にも行くが，副交感神経の軸索は四肢に行くことはない．したがって，血管の平滑筋，皮膚の立毛筋（毛包に付着する），および汗腺は，いずれも交感神経系の支配のみを受ける．アセチルコリンは副交感神経の節前および節後線維の神経伝達物質である．

副交感神経系は摂食や性的刺激に関係しており，交感神経に比べるとゆっくり局所的に働く．たとえば，第Ⅹ脳神経は胃への入力には影響を与えることなく心拍数を低下させる．一般的に，交感神経系と副交感神経系は**恒常性**を維持する．ただし，防御策として身体は「交感神経系の緊張」を低く抑えておき，必要なときにはすぐに交感神経系を活性化することができる．これはヒトの生存機能にとって重要である．自律神経系機能は，最終的に**視床下部**で制御される．自律神経系の副交感神経系に特徴的な機能について下の表にまとめた．

身体部位	副交感神経の効果
眼	瞳孔収縮
毛様体	眼の調節（近見視力）に関与する筋肉の収縮
涙腺	分泌促進
心臓	心拍数と収縮力を低下させる
冠状動脈	血管収縮によって代謝要求を低下させる
肺	気管支収縮と分泌促進
消化管	蠕動運動の亢進，分泌促進，排便のために内肛門括約筋の収縮を阻害する
肝臓	グリコーゲンの合成と貯蔵を促進
唾液腺	分泌増加
生殖器系	勃起組織（男性においては陰茎脚，陰茎海綿体，尿道球，尿道海綿体，女性においては前庭球，陰核脚，陰核体，陰核亀頭）のうっ血を促進
泌尿器系	排尿のために膀胱（排尿筋）を収縮，内尿道括約筋（男性だけにある）の収縮を抑制，尿産生を促進

図 4.20　神経系と感覚器

自律神経系の副交感神経系 4

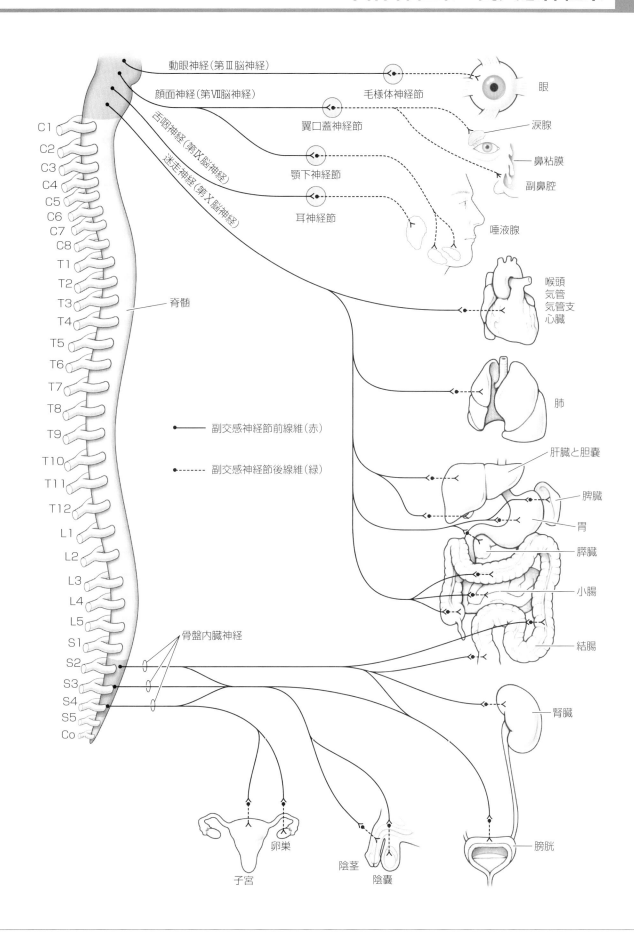

図 4.20

4 腸管神経系

歴史的にいえば，第3の自律神経系は腸管神経系である（腸管の筋層および粘膜下層は内在性ニューロンと神経叢を有する）．腸管壁のニューロンは独立して働くこともあるので，単純化した見方をすれば，「独自の脳をもっている」と考えることもできる．しかし，腸管神経系は自律神経系の交感神経系と副交感神経系につながっており，これらの神経系は腸管の分泌，吸収，および運動の最適制御にとって必要である．腸管神経系は自律神経系および「メインコンピューター」として働く視床下部につながっている「コンピューター端末」だという人もいる．腸管神経系が存在しないと，交感・副交感神経の入力だけでは胃腸系をうまく制御することができない．

腸管神経系のニューロンと神経叢は，たがいに情報を交換しながら腸管機能を制御するために，さまざまな神経伝達物質と神経修飾物質を利用する．20種類以上の物質が同定されている．また，消化管におけるニューロンの数は，少なくとも脊髄にあるニューロンの数と同等であると考えられている．これらのニューロンは，縦走筋と輪状筋による蠕動運動を制御している（自律神経とは独立して機能する）が，最適な機能を得るには，自律神経系（以下に自律神経系の関与を示す）と腸管神経系の協調的な働きかけが必要である．**筋層間（平滑筋）神経叢**は腸管の蠕動運動を制御し，深部の**粘膜下神経叢**は消化管内の液体の分泌・吸収を制御している．

腸管神経系に連絡する自律神経系としては以下のものがあげられる．

- 食道，胃，小腸，および結腸の近位1/2には，迷走神経からの副交感神経入力がある
- 結腸の遠位1/2と直腸には，骨盤内臓神経を経由するS2〜S4からの副交感神経入力がある
- 胃，小腸，および結腸の近位1/2には，胸内臓神経（T5〜T12）からの交感神経入力がある
- 結腸の遠位1/2と直腸には，腰内臓神経（L1, L2）からの交感神経入力がある

 色分けしてみよう

以下に示す自律神経系から腸壁神経叢へ至る経路に関して，各経路を異なる色で塗りなさい．

- [ ] 1. 迷走神経
- [ ] 2. 骨盤内臓神経
- [ ] 3. 胸内臓神経
- [ ] 4. 腰内臓神経

臨床事項

先天性巨大結腸症（大腸の拡張）（**ヒルシュスプルング病**としても知られている）は，腸管で神経節細胞の欠損した部位を生じる発生上の欠陥によって起こる．このような部位は，粘膜下神経叢および筋層神経叢の双方を欠損している．生後まもなく神経節細胞の欠損した部位の近位の腸管が拡張する．あるいは，もう少し後の幼児期初期になってから症状が出ることもある．

消化管の機能が十分に働くためには，腸管神経系と自律神経系の両者が必要であり，内分泌，傍分泌，神経分泌の複雑なメディエーターが連携して働かなければならない．**糖尿病性ニューロパチー**のような神経障害で消化管への外因性神経支配が障害されると，腸管の運動に影響が及び，下痢や便秘をもたらす．

さらに，麻薬性鎮痛薬のように腸管の機能に影響を及ぼす薬剤もいくつかあり，腸の収縮や蠕動運動を妨げ，その結果，**便秘**をもたらす．

腸管神経系 4

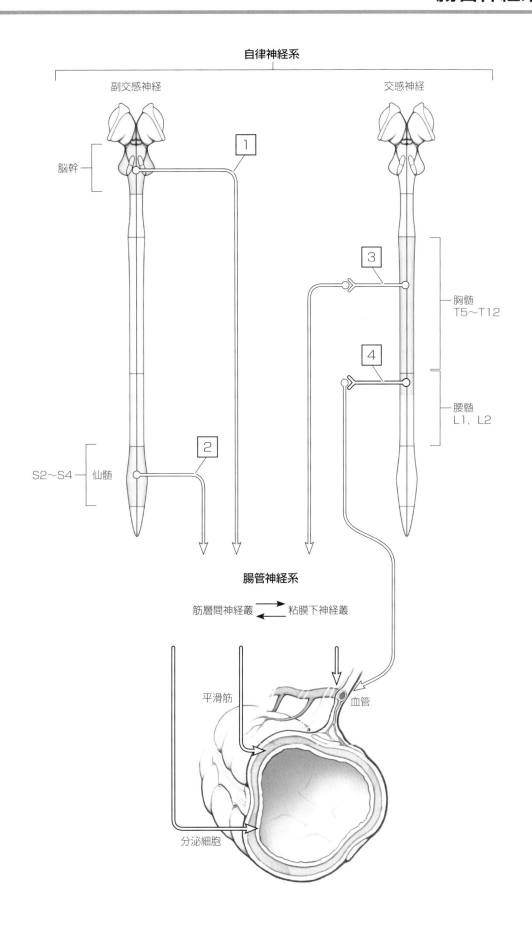

図 4.21

4 脳神経

左右31対の脊髄神経に加えて，脳から起こる12対の脳神経がある．脳神経には個々に名前が付与されているが，**ローマ数字のⅠ〜Ⅻを使って表すこともある**．脳神経は独自の機能も有しており，複数の機能線維を含むこともある．

- **一般的な機能**：脊髄神経と共通の機能
- **特殊な機能**：脳神経だけに備わった機能
- **求心性機能と遠心性機能**：それぞれ，感覚機能と運動機能に対応する
- **体性機能と臓性機能**：それぞれ，皮膚と骨格筋（体性），および平滑筋と腺（臓性）に対応する

したがって，個々の脳神経は複数の機能要素を含むことがある．たとえば，そのような機能線維には一般体性感覚線維があり，脊髄神経と同様に皮膚感覚に関する神経線維を含む．他の要素としては，一般臓性運動線維がある．これは，仙髄から起こる副交感神経線維（S2〜S4は副交感神経線維を出す）と同様に，臓器の構造物（平滑筋および／または腺）へ向かう運動線維を含む．あるいは，特殊体性感覚線維は，視覚や聴覚の感覚神経線維など，特殊感覚神経線維を含む．

通常，第Ⅰ脳神経および第Ⅱ脳神経は前脳から起こり，実際，脳における嗅覚と視覚の特殊感覚の通り道である．第Ⅲ，Ⅳ，およびⅥ脳神経は，眼球の外眼筋群を動かす神経である．第Ⅴ脳神経には三つの枝がある．第1枝（V₁）と第2枝（V₂）は感覚性であり，第3枝（V₃）は感覚と骨格筋の運動にかかわる．第Ⅶ，Ⅸ，およびⅩ脳神経は，いずれも感覚性かつ運動性である．第Ⅷ脳神経は聴覚と平衡感覚の特殊感覚に関与する．第ⅪおよびⅫ脳神経は運動性で骨格筋を支配する．また，第Ⅲ，Ⅶ，Ⅸ，およびⅩ脳神経は副交感神経線維の起始（臓性）も含んでいる．ただし，自律神経線維は第Ⅴ脳神経の枝へ「乗り換え」て標的に至るものも多い．脳神経について，それぞれ神経線維の種類を右の表にまとめた．

色分けしてみよう

以下の脳もしくは脳幹から起こる脳神経を異なる色で塗りなさい．

- ☐ 1. 第Ⅰ脳神経：嗅神経
- ☐ 2. 第Ⅱ脳神経：視神経
- ☐ 3. 第Ⅲ脳神経：動眼神経
- ☐ 4. 第Ⅳ脳神経：滑車神経
- ☐ 5. 第Ⅴ脳神経：三叉神経
- ☐ 6. 第Ⅵ脳神経：外転神経
- ☐ 7. 第Ⅶ脳神経：顔面神経
- ☐ 8. 第Ⅷ脳神経：内耳神経
- ☐ 9. 第Ⅸ脳神経：舌咽神経
- ☐ 10. 第Ⅹ脳神経：迷走神経
- ☐ 11. 第Ⅺ脳神経：副神経
- ☐ 12. 第Ⅻ脳神経：舌下神経

脳神経の番号と名称	機能線維
第Ⅰ脳神経：嗅神経	嗅覚に関する特殊感覚線維
第Ⅱ脳神経：視神経	視覚に関する特殊感覚線維
第Ⅲ脳神経：動眼神経	外眼筋に至る運動線維，縮瞳とレンズの調節
	眼の平滑筋へ至る副交感神経線維
第Ⅳ脳神経：滑車神経	外眼筋（上斜筋）に至る運動線維
第Ⅴ脳神経：三叉神経	顔面，眼窩，鼻部，上顎骨，下顎骨，歯，舌の前部の一般感覚に関する感覚線維
	骨格筋に至る運動線維
第Ⅵ脳神経：外転神経	外眼筋（外側直筋）に至る運動線維
第Ⅶ脳神経：顔面神経	耳の皮膚に関する感覚線維
	舌の前部における味覚に関する特殊感覚線維
	唾液腺，鼻腺，涙腺などの腺に至る運動線維
	頭皮と顔面の筋肉，中耳のアブミ骨筋，茎突舌骨筋，顎二腹筋後腹に至る運動線維
第Ⅷ脳神経：内耳神経	聴覚と平衡覚に関する特殊感覚線維
第Ⅸ脳神経：舌咽神経	舌の後部の一般感覚に関する感覚線維
	舌の後部における味覚に関する特殊感覚線維
	中耳，咽頭，頸動脈小体，および頸動脈洞からの感覚線維
	耳下腺に至る運動線維
	咽頭と茎突咽頭筋に至る運動線維
第Ⅹ脳神経：迷走神経	外耳の皮膚と後頭蓋窩の硬膜に関する感覚線維
	喉頭蓋と口蓋の味覚の特殊感覚線維
	咽頭，喉頭，胸腹部の器官からの感覚線維
	気管，気管支，胸腹部の器官，心筋に至る運動線維
	咽頭喉頭の筋肉と食道の横紋筋に至る運動線維
第Ⅺ脳神経：副神経	胸鎖乳突筋と僧帽筋に至る運動線維
第Ⅻ脳神経：舌下神経	舌筋へ至る運動線維

図4.22　神経系と感覚器

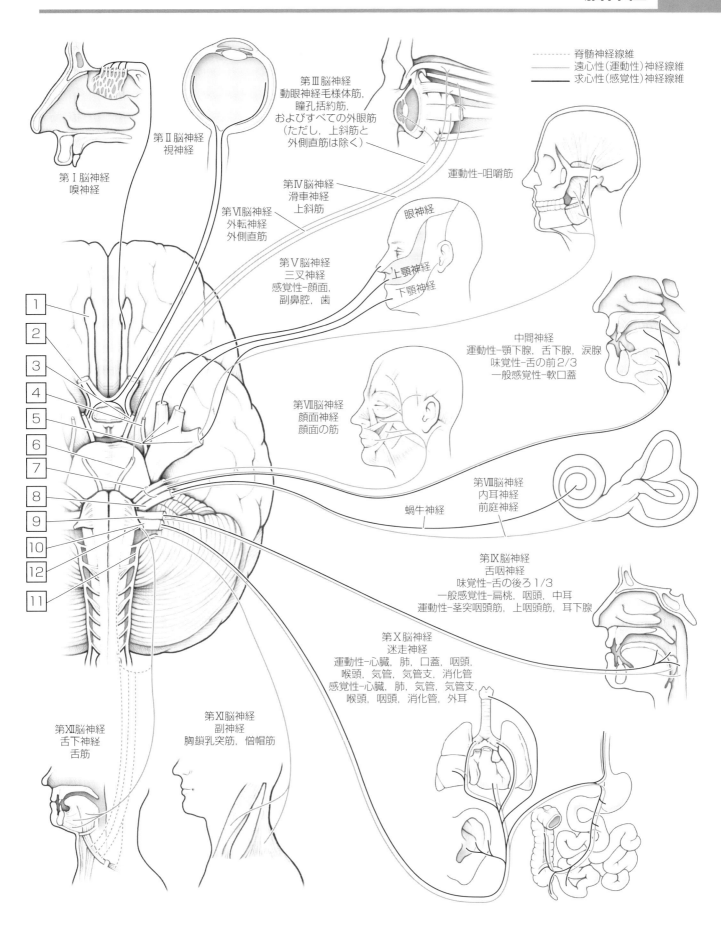

図4.22

4 視神経系 I

眼球は眼瞼（まぶた）によって保護されている．涙器と眼瞼の働きで，眼球の露出表面（結膜と角膜）を涙の薄い膜で覆い，角膜を湿潤に保つ．

色分けしてみよう

以下の涙器の構造物を異なる色で塗りなさい．

- ☐ 1. **涙腺**：顔面神経（第Ⅶ脳神経）から起こる副交感神経線維の制御によって涙を分泌する
- ☐ 2. **涙管**：涙腺の外分泌管
- ☐ 3. **涙嚢**：上下の涙点につながる涙小管によって集めた涙を受け取る
- ☐ 4. **鼻涙管**：涙を涙嚢から鼻腔へ運ぶ

過度の刺激や痛み，あるいは感情の高まりなどによって涙の産生は増加する（泣くという行為が起こる）．過剰な涙が涙を集める導管系の処理量を上回る場合には，まぶたから溢れ頬を流れる．同様に，涙嚢の集める涙の量がおびただしい場合には，鼻腔に流れ込み鼻から「鼻水」が出る．涙はアルブミン類，ラクトフェリン，リゾチーム，脂肪，代謝物，電解質類などを含み，重要な抗菌機能を果たしている．

ヒトの眼球のサイズは直径にして約 2.5 cm である．眼球を動かす6種類の**外眼筋**が眼球を骨性の眼窩につなぎ止めており（図3.3参照），眼球の後部2/3を脂肪が取り囲んでクッションの働きをする．眼球は同心性の3層からなる．すなわち，

- **線維層**：外層で角膜と強膜を含む
- **血管層**：中間層（ぶどう膜）で脈絡膜，および毛様体と虹彩の間質を含む
- **網膜**：内層の（光感受性）神経網膜と，それを覆う外層の色素上皮

色分けしてみよう

以下の眼球を構成する層を異なる色で塗りなさい．

- ☐ 5. 角膜
- ☐ 6. 虹彩
- ☐ 7. 毛様体
- ☐ 8. 網膜
- ☐ 9. 脈絡膜
- ☐ 10. 強膜

水晶体の後方にある大きな部屋が**硝子体眼房**であり，**硝子体液**と呼ばれるゲル状の物質で満たされている．硝子体液はクッションの役割を果たしており，急激な眼球の運動から脆弱な網膜を保護する．角膜と虹彩の間にある部屋を**前眼房**と呼ぶ．また，虹彩と水晶体の間の空間が**後眼房**である．これら二つの部屋は**眼房水**で満たされている．**毛様体**が産生した眼房水は，後眼房から瞳孔（虹彩の中心にある開口部）を通じて前眼房へ流れ込む．この部位で，眼房水が小柱網（強角膜線維柱帯）によって吸収され，角膜と虹彩の境にある**強膜静脈洞**に入る．

毛様体は，括約筋のように輪状に並ぶ平滑筋からなる．この筋肉が弛緩すると，弾性のある水晶体に付着した小帯線維を引っ張り水晶体が薄くなるので，眼から離れた距離にある物体をみることができる．近い位置にある物体に焦点を合わせる場合には，括約筋様の毛様体筋が収縮してすぼまり水晶体に近づくので，小帯線維は弛緩して弾性のある水晶体を調節して厚くする．このような水晶体の**遠近調節反射**は，動眼神経（第Ⅲ脳神経）に起始する副交感神経線維によって制御されている．

虹彩も平滑筋を含む．**瞳孔括約筋**は第Ⅲ脳神経の副交感神経線維の制御下にあり，この輪状の筋が収縮すると瞳孔を狭める．一方，交感神経によって制御される**瞳孔散大筋**は放射状に配置しており，この筋肉が収縮すると瞳孔は拡大する．

色分けしてみよう

以下の眼球の前部の構造物を異なる色で塗りなさい．

- ☐ 11. 虹彩の瞳孔括約筋
- ☐ 12. 水晶体
- ☐ 13. 虹彩の瞳孔散大筋
- ☐ 14. 小帯線維

構造	説明
強膜	眼球の外側の線維層
角膜	外層の透明な部分 痛みに対して感受性が強い
脈絡膜	眼球の中間の血管層
毛様体	脈絡膜が前方に延長した血管筋性の部分
毛様体突起	毛様体の上の放射状の有色のヒダ 眼房水を分泌して前・後眼房を満たす
虹彩	中心に開口部（瞳孔）を有する収縮性の隔膜
水晶体	透明なレンズ 小帯線維に包まれて保持される
網膜	視神経の光感応性の部位（網膜視部）
黄斑	網膜の最も光感受性の高い部分．中心部は中心窩
視神経円板	脳に向かう視神経の軸索が網膜から出る非光受容部

臨床事項

白内障は，透明な水晶体に不透明な部分ができること，あるいは混濁を意味する．

図 4.23　神経系と感覚器

視神経系 I 4

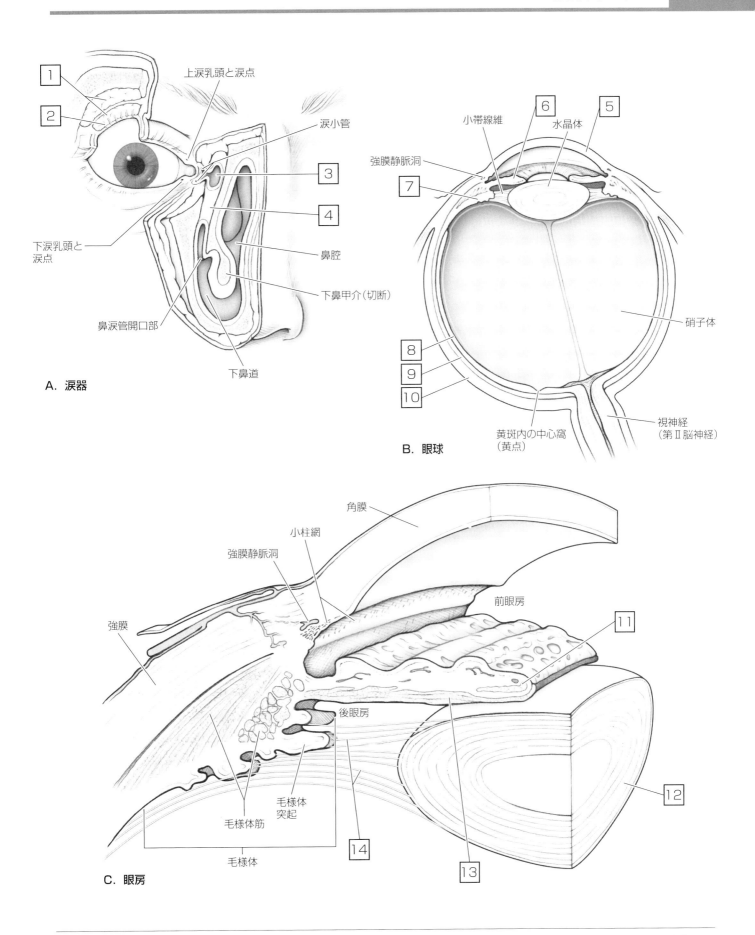

図 4.23

4 視神経系 II

　網膜は，脳から直接伸びた非常に薄い組織層である．ほとんどの神経節細胞の軸索が視神経を後方に走行して，視床の外側膝状体で最初のシナプスを形成する．光が眼の光屈折性媒体（角膜，眼房水，水晶体，および硝子体液）を通り，神経網膜に到達する．さらに，網膜の内部を通過して，最終的に**色素上皮層**（後方への光散乱を防いでいる）の下にある**光受容細胞**（視細胞）に達する．光受容細胞（杆体細胞と錐体細胞）は双極細胞との間にシナプスをつくる．双極細胞は神経節細胞との間にシナプスをつくる．一方，アマクリン細胞（無軸索細胞）は，双極細胞と双極細胞あるいは双極細胞と神経節細胞の間に介在する細胞であり，水平細胞は受容細胞と双極細胞の間に介在する細胞である．**錐体細胞**は明所視（色覚）に特化しており，杆体細胞は暗所視（夜間視力）に特化している．ヒトの網膜は，それぞれ約700万の錐体細胞と約1億2,000万の杆体細胞を含んでいる．

　水晶体が直接焦点を結ぶ部分であって，かつ眼球の後部の極に相当する部分は特殊な領域である．この部位は**黄斑**と呼ばれる領域であり，非常に小さなくぼみがある．その大きさは，おおむね針の頭程度である．この黄斑の中心にあるくぼみを**中心窩**と呼び，焦点が最も正確な領域である．中心窩は網膜が非常に薄く，錐体細胞と神経節細胞のみからなる．この部分は，最も視覚の鋭敏な場所である．黄斑を構成するのは錐体細胞と少数の杆体細胞であるが，黄斑の外側では杆体細胞が錐体細胞に比べてはるかに多い．

色分けしてみよう

以下の神経網膜の細胞を指示した色で塗りなさい．
- ☐ 1．色素上皮（茶色）
- ☐ 2．神経節細胞とその軸索（黄）
- ☐ 3．双極細胞（赤）
- ☐ 4．杆体細胞（灰色）
- ☐ 5．錐体細胞（青）

　後頭葉に至る視覚伝達経路は，解剖学的に秩序立った構成を有している．網膜の**鼻側部**神経節細胞（網膜の内側部）が送る軸索は，**視交叉**で正中線と交差する．一方，網膜の**側頭側**にある神経節細胞（網膜の外側部）が送る軸索は，同側性である（正中線と交差しない）．視索の神経節細胞の軸索の性質を以下に示す．

- 軸索は主に外側膝状体に終わる．外側膝状体は六つの層で構成されている
- 外側膝状体から出る視放線は後頭葉の鳥距皮質へ至る．この部位で意識的な視知覚がなされる
- 一次視覚皮質のこの領域より起こった軸索は視覚連合野へ至り，形，色，および動きに関する処理を行う
- 側頭葉に接続することによって高解像度の物体認識（顔，物体の識別など）を行う
- 頭頂葉皮質に接続することによって，見ている情景において動いている物体の動的位置関係を知ることができる

臨床事項

　屈折異常は，網膜の最適な部位である黄斑以外の部位に正常から外れて焦点を結ぶ光線の焦点異常である．光学的には，角膜，水晶体，および眼球の軸長のバランスが正しくなければ，正確に焦点を合わせることができない．
　よく起こる疾患としては次のものがあげられる．
- **近視**：屈折異常の80％を占める．焦点を結ぶ位置は網膜の前方である
- **遠視**：発症は年齢に関係する．焦点を結ぶ位置は網膜の後方である
- **乱視**：角膜が非球面であるために，焦点を結ぶ位置が1か所ではなく複数生じる．米国では人口の約25〜40％が乱視である〔訳注：わが国においては中高年の約20％が乱視であるというデータがある〕
- **老眼**：発症は年齢に関係し，次第に水晶体の調節能力が衰える．原因は，水晶体の弾性力が低減するためである．近くの物体をみたり，読書をしたりする場合には矯正が必要となる

　網膜は，鋸状縁の脈絡膜に付着しており，その領域では毛様体の非色素上皮に隣接している．この領域で，網膜が脈絡膜から剥がれて**網膜剥離**となり，正常な視力が損なわれたり，歪んだりすることがある．レーザー治療によって網膜の再接着を図る．
　糖尿病網膜症は，1型糖尿病患者のほぼ全員，および20年以上経過した2型糖尿病患者の50〜80％に発症する．糖尿病網膜症は中年の失明原因の第1位であり，米国全体では失明原因の第4位である．
　緑内障は視神経障害である．緑内障の原因は通常，前房内における房水の流出抵抗の増大であり，その結果眼圧が上昇する．

図4.24　神経系と感覚器

視神経系 II

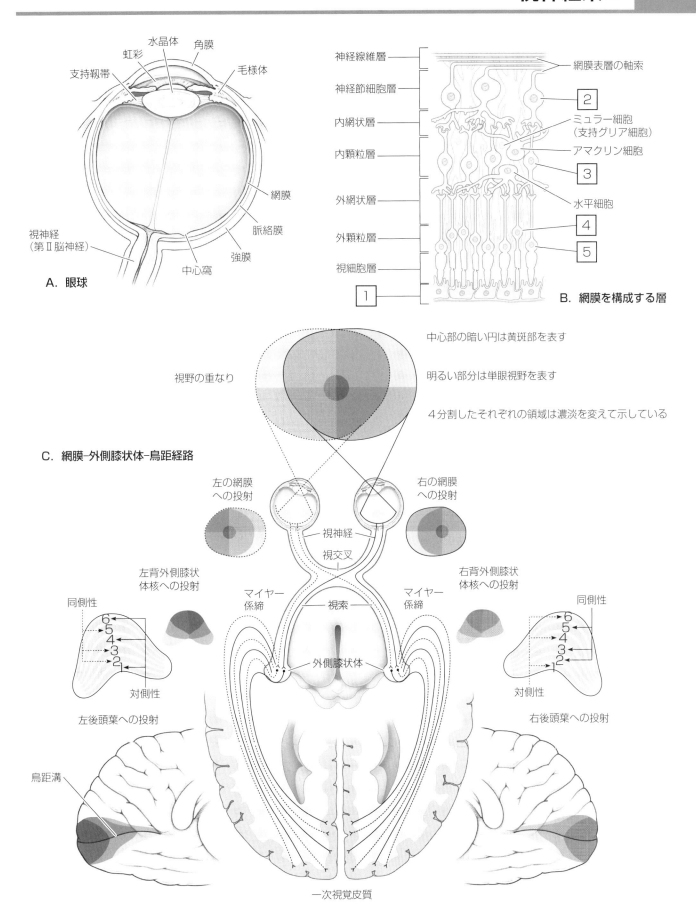

図 4.24

4 聴覚と平衡覚 I

耳（聴覚）と前庭系（平衡覚）の情報伝達機構は，解剖学的に密接な関係にある．耳は次の三つの部分よりなる．

- **外耳**：耳介，外耳道，および鼓膜
- **中耳**：耳小骨（ツチ骨，キヌタ骨，およびアブミ骨）を含む鼓室．この空洞は後部で乳様突起洞に連絡し，前部で耳管（ユースタキス管）に連絡する
- **内耳**：聴覚器（蝸牛）および前庭器（卵形嚢と球形嚢からなる前庭，および半規管）

 色分けしてみよう

以下の耳を構成する構造物を異なる色で塗りなさい．
- [ ] 1. 中耳の耳小骨（ツチ骨，キヌタ骨，およびアブミ骨）
- [ ] 2. 蝸牛
- [ ] 3. 鼓膜
- [ ] 4. 外耳道

音波は外耳を伝わり鼓膜を振動させる．次に，この鼓膜の振動が耳小骨を震わせ，アブミ骨が**卵円窓（前庭窓）**に振動を与える．これによって，外リンパ液に満ちた蝸牛の**前庭階**と**鼓室階**の内部に振動波が誘起され，**コルチ器**内の小型の有毛細胞に傾きと脱分極を起こす．有毛細胞の刺激によって蝸牛神経節細胞の求心性線維に活動電位が生じて，中枢にある延髄の蝸牛神経核に送られる．インパルスは，この部位から脳にある上位の聴覚処理の中枢に送られる．最終的に，側頭葉にある聴覚皮質に至る．

色分けしてみよう

以下の蝸牛の骨迷路と膜迷路，および前庭器の構造物を異なる色で塗りなさい．
- [ ] 5. 半規管（前半規管，外側半規管，および後半規管）．これら三つの半規管はたがいのなす角度が90°になるように配置されており，X軸，Y軸，Z軸の関係にある
- [ ] 6. 卵形嚢
- [ ] 7. 球形嚢
- [ ] 8. 正円窓（蝸牛窓）：第2鼓膜が張っている．卵円窓のところでアブミ骨の振動作用によって誘起したリンパの振動波は，この正円窓から放散する

機械的な振動から神経の活動電位に至る聴覚情報伝達経路の最後の過程は，蝸牛のコルチ器のレベルで起こる．この情報はさらに脳へ運ばれる．蝸牛有毛細胞（内有毛細胞と外有毛細胞）は基底板上に機能的に配置されている．圧力波は前庭階のなかを進み，**前庭膜**を通じて内リンパに満たされた蝸牛管へ伝わる．伝播圧力波によって，**基底板**と**蓋膜**が偏位する（音が大きいほどその偏位は大きくなる）．基底板の上にある有毛細胞の毛が蓋膜に付着していて，これらの二つの膜がずれる位置が異なるために，有毛細胞に剪断（ずり）効果を生ずる．このようなずり効果は，有毛細胞の毛を一方向に曲げると，有毛細胞は脱分極して神経伝達物質を放出する．こうして，蝸牛神経節細胞の求心性線維に活動電位が生じる．

 色分けしてみよう

以下のコルチ器の構造物を異なる色で塗りなさい．
- [ ] 9. 蝸牛神経，蝸牛神経節，およびその神経線維
- [ ] 10. 内有毛細胞
- [ ] 11. 外有毛細胞
- [ ] 12. 基底板
- [ ] 13. 蓋膜

臨床事項

難聴には数種類ある．
- **伝音性難聴**：通常，鼓膜および／または中耳の耳小骨の異常あるいは損傷による
- **感音難聴**：内耳もしくは内耳神経（第Ⅷ脳神経）の枝である蝸牛神経の障害によって起こる．その原因には，感染，大きな音，聴神経鞘腫などの腫瘍，投与薬剤の副作用などがある．大音量のロックミュージックなどの85 dB以上の大音量は，その周波数に対して反応する有毛細胞を損傷する可能性がある．その他，ジェットエンジン，産業騒音，銃声，爆発音など，大音量で反復される騒音は，永久的な損傷をもたらすことがある．また，流行性耳下腺炎（おたふくかぜ）などのウイルス感染でも，有毛細胞が損傷することがある

図 4.25　神経系と感覚器

聴覚と平衡覚 I

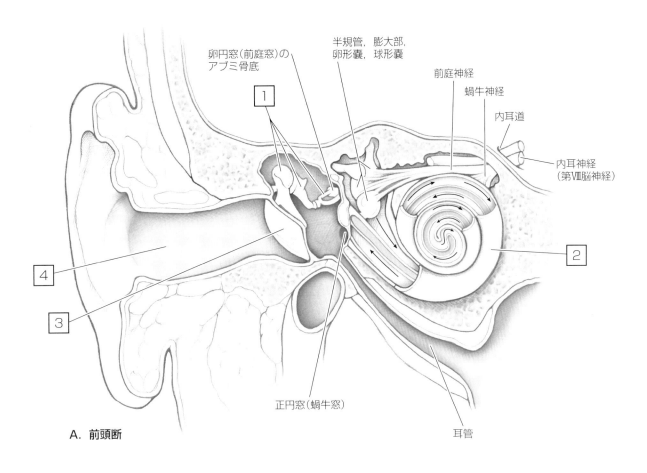

A. 前頭断

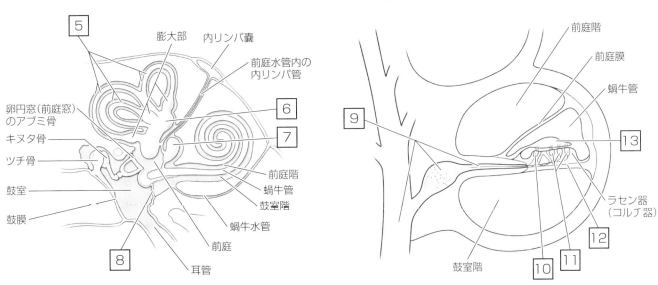

B. 骨迷路と膜迷路（模式図）

C. 蝸牛のラセンに垂直な断面図

図 4.25

4　聴覚と平衡覚 II

内耳神経（第VIII脳神経）の半分は聴覚に関係しているが，残りの半分は，特殊感覚である平衡感覚の維持に重要な感覚情報を伝える．平衡覚受容器には2種類の機能受容器がある．

- **静的平衡**：平衡斑と呼ぶ特殊な受容器が，卵形嚢と球形嚢に存在する．平衡斑は頭の位置と直線加速に関与し，また重力と低周波の振動（球形嚢のみ）にも関係している
- **動的平衡**：膨大部稜と呼ぶ特殊な受容器が，各半規管の膨大部に存在する．この受容器は頭の回転運動に関係している

コルチ器同様，平衡斑も有毛細胞を含む．ただし，この細胞は毛髪状の不動毛（実際には長い微絨毛）を有し，その束の先端には単一の運動線毛が生えている．この「毛」の束は，**耳石膜**と呼ぶゼラチン状の多糖の塊に埋まり込んでいる．このゼラチン状の塊の上を非常に小さな**耳石**（炭酸カルシウムの結晶）が覆っており，この塊が運動による変形に耐えうるように剛性を与えている．直線的な加速によって感覚毛が曲がると，その細胞が前庭神経節細胞の一次感覚神経線維へ放出する神経伝達物質の量が増加する．これは，不動毛が動毛の方向に曲がることによって起こり，その際，有毛細胞が脱分極するのである．反対に，不動毛が動毛から離れる方向に動くと有毛細胞は過分極し，神経伝達物質の放出量が減る．最終的には，卵形嚢の平衡斑が水平面上での加速を感知する．一方，球形嚢の平衡斑は垂直方向の加速に対して感受性がより高く，たとえばエレベーターが昇り始めるときにこの感覚が生起する．

色分けしてみよう

以下の膜迷路（**図A**）と平衡斑（**図B**）の構造物を異なる色で塗りなさい．

- ☐ 1．卵形嚢と球形嚢の平衡斑
- ☐ 2．前庭神経節とその求心性線維
- ☐ 3．半規管の膨大部稜
- ☐ 4．耳石（耳石膜の表面にある）
- ☐ 5．ゼラチン状耳石膜
- ☐ 6．有毛細胞の耳石膜のなかに伸びる「毛」の束

半規管の膨大部稜にも，平衡斑と同様の有毛細胞と動毛がある．しかし，ゼラチン状のタンパク質／多糖の塊を**クプラ**（膨大部頂）と呼び，この部分は半規管の内リンパに向かって突き出している．回転運動のときには，内リンパの動きでクプラがなびく．有毛細胞が偏位すると脱分極が起きて，感覚神経線維末端へ神経伝達物質が放出される．

色分けしてみよう

以下の膨大部稜の構造物を異なる色で塗りなさい．

- ☐ 7．ゼラチン状のクプラ
- ☐ 8．有毛細胞のクプラに向かって突き出した「毛」の束

前庭神経の求心性神経線維は脳幹の前庭神経核に終わるか，あるいは直接小脳へ行き，筋肉の動き，緊張，および姿勢を変化させて調節する．前庭神経核からの下行性軸索は脊髄を通り，頭頸部の動きを制御する．一方，他の投射によって眼球運動を調節する（第III，IV，およびVI脳神経）．最終的に，一部の軸索が上行して視床を通った後，島皮質，側頭葉皮質，および頭頂葉皮質へ至る．

臨床事項

めまいは，平衡感覚の喪失を伴う運動もしくは回転の感覚である．前庭系が過度に刺激を受けたときに，めまいが起こることがある．たとえば，船酔い，乗り物酔い，遊園地の乗り物に乗ったときに起こるめまいなどである．ウイルス感染，薬物服用，腫瘍などもめまいを誘発することがある．

聴神経は，側頭骨岩様部などへの**外傷**や，**聴神経鞘腫**などの腫瘍，あるいは感染症によって損傷することがある．有毛細胞や聴神経は，**刺激性の病変**，たとえば有毛細胞に対する内リンパ圧の上昇（メニエール病）などによって損傷を受けることがあり，**耳鳴**（キーン，ブーン，カチカチなどの音が耳のなかで聞こえる）を生じることがある．

内耳神経（第VIII脳神経）の一部である前庭神経の**聴神経鞘腫**は，聴覚器官を刺激し，耳鳴，めまい，眼振，平衡障害などの前庭症状を引き起こすことがある．

図 4.26　神経系と感覚器

聴覚と平衡覚 II

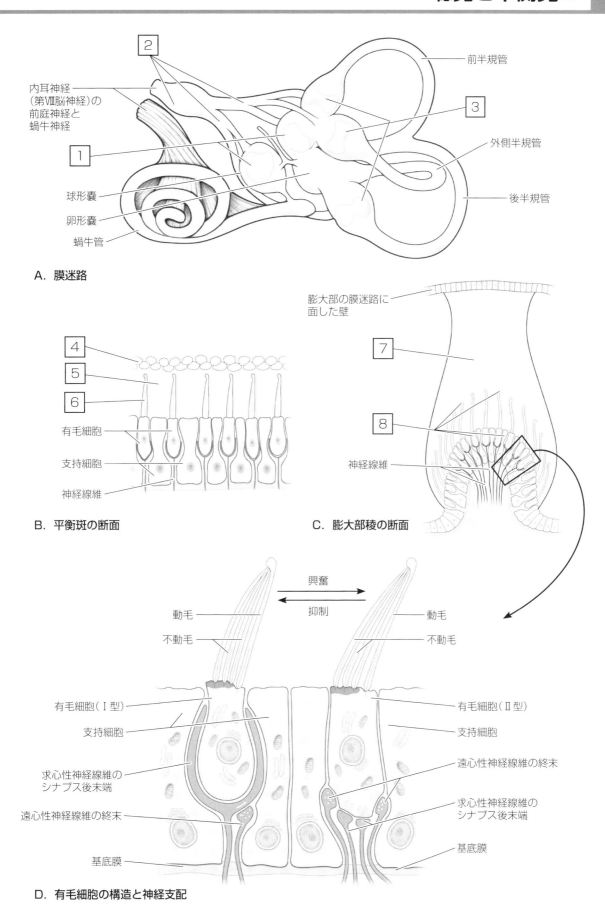

図 4.26

4 味覚と嗅覚

味蕾は，化学的な「味」を電気信号に変換する化学受容器である．この信号は中枢神経系に運ばれて，さらに高次の処理を受ける．人間一人当たりの味蕾の数は約2,000～5,000である（各味蕾が50～150の受容細胞をもっている）．味蕾は主に舌背に存在する（喉頭蓋および口蓋にも存在する）．味蕾は味覚の種類によって異なる．すなわち，

- **塩味**：無機塩
- **甘味**：有機分子，たとえば，砂糖，アルコール，サッカリン，一部のアミノ酸
- **酸味**：酸とプロトン（水素イオン）
- **苦味**：アルカロイド類と毒素類
- **うま味**：グルタミン酸塩（グルタミン酸ナトリウムの味）

数種類の**舌乳頭**と呼ぶ特殊化した粘膜が舌表面にみえる．舌乳頭には4種類あるが，そのうち3種類が味蕾を含む．

- **糸状乳頭**：小型だが数は最も多い．この乳頭には味蕾がなく，機械的作用のみを有する
- **茸状乳頭**：マッシュルーム状の乳頭であり，舌尖付近に多くみられる．味蕾を有する
- **葉状乳頭**：舌の外側縁付近に集中して存在しているが，ヒトではあまり発達していない
- **有郭乳頭**：大型の乳頭（約8～12ある）で，舌体の後部にある．味蕾を有する

どの味蕾もおおむね数種類の「味」に反応し，味覚および嗅覚受容器が同時に働く．通常，味とにおいの両方によって味覚が強まるのである．鼻をつまみながら食べると味の感覚が大幅に弱まる．唾液に溶けた分子は，味孔のなかにある味毛に接触すると，味蕾細胞が脱分極する．その結果，神経伝達物質が求心性神経末端に放出される．神経インパルスが顔面神経（舌の前部2/3），舌咽神経（舌の後部1/3），および迷走神経（喉頭蓋および口蓋）を経て中枢神経系へ送られ，橋の味覚野（橋の傍小脳脚核）に到達する．さらに，その軸索は視床，視床下部，扁桃体，および味覚皮質に投射する．これらの大脳辺縁系／視床下部への投射は，味覚体験が情動的，動機づけ的，行動的側面をもっていることを説明するものと考えられる．三叉神経系と嗅覚系からの入力もまた，食事をする経験を楽しいものにしている．

色分けしてみよう

以下の舌と味蕾の構造物を異なる色で塗りなさい．

- ☐ 1. 有郭乳頭
- ☐ 2. 葉状乳頭
- ☐ 3. 糸状乳頭
- ☐ 4. 味孔のなかにある味蕾細胞の味毛
- ☐ 5. 味蕾細胞（すべての細胞に色を塗る必要はない）

嗅覚化学受容器は鼻腔の天蓋部の嗅上皮に存在する．この受容器は双極性ニューロンであり，その樹状終末は鼻腔に投射して，薄い粘膜にある微絨毛の束に終わる．薄い粘膜内に溶けたにおい物質は，特異的なにおい物質結合性タンパク質に結合し，微絨毛と相互に作用する．その結果，嗅神経細胞が脱分極する．次に，インパルスが神経細胞の求心性突起に沿って篩板を抜け，嗅球のニューロンに至る．嗅索（第Ⅰ脳神経）は中枢に投射し，視床をバイパスして前嗅核，側坐核，鉤（一次嗅皮質），扁桃体周囲皮質，扁桃体，および外側内嗅野に分布する（**図E**参照）．

ヒトが感知しうる物質の数は何十万種類に及ぶと推定されている．しかし，その大部分が次の六つに分類される．すなわち，花の香り，エーテル香（梨の香り），ジャコウの香り，ショウノウ（ユーカリ）の香り，腐敗臭，および刺激臭（酢，ペパーミントなど）である．

色分けしてみよう

以下の嗅覚受容器の構造物を異なる色で塗りなさい．

- ☐ 6. 鼻部に分布する嗅上皮の領域
- ☐ 7. 嗅受容体細胞：樹状突起，鼻腔に向かっている微絨毛，および篩板を通るそれらの細胞の軸索

臨床事項

嗅神経の軸索は非常にもろく，外傷を受けると容易に損傷する．もし，軸索が永久の損傷を受けると，嗅覚が失われて**無嗅覚症**として知られている状態になる．嗅覚受容体細胞の寿命は約1か月間で，生存した後に入れ替わる（双極性ニューロン）．嗅覚受容体細胞は，一生の間入れ替わり続ける神経細胞の2種類のうちの一つである．

嗅覚情報は，大脳辺縁系領域に直接送られる．そこは，感情の解釈，行動反応性，においが重要な視床下部の内臓性活動，および適切な自律神経反応などに関連する領域である．**嗅覚反応**は迅速で，特異的で，長時間持続する．

嗅球と嗅覚路は**腫瘍**（神経膠腫），ウィリス動脈輪前部の**動脈瘤**（図5.10脳への血液供給を参照），**髄膜炎**などで損傷することがある．

図4.27　神経系と感覚器

味覚と嗅覚

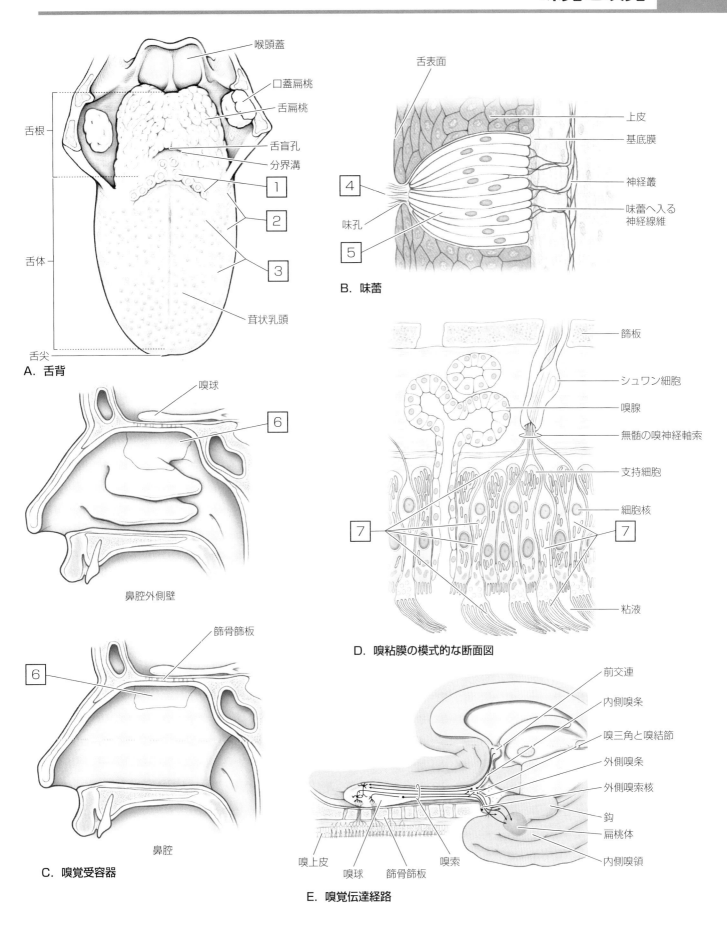

図 4.27

4 頸神経叢

　31対の脊髄神経前枝は，脊髄神経から枝分かれして間もなくたがいに混ざり合い，**神経叢**を形成することが多い．神経叢は，大きな鉄道ターミナルあるいは操車場において，異なる鉄道線路がたがいに連絡して形成する広大なネットワークに似ている．神経叢は，隣接する複数の脊髄の高さの神経線維が混じり合ったものである．神経叢は最終的に複数の神経「終末」枝を出し，さらに末梢まで走行して骨格筋，関節，および皮膚を支配する．ある筋肉に送られているのが単一の神経であったとしても，通常，その神経は複数の脊髄の高さに由来する神経線維を含んでいる．

　最も頭側の神経叢は**頸神経叢**であり，頸神経の最初の4本から出る前枝で構成されている．他のすべての脊髄神経と同様に，頸神経叢の運動枝は3種類の神経線維を無数に含む（骨格筋に向かう**体性運動線維**，毛嚢・血管・汗腺の平滑筋を支配する**交感神経節後線維**，および**感覚神経線維**）．

　主な運動枝には以下のものがある．

- **頸神経ワナ**：前頸部にある舌骨下筋あるいは「帯状筋」を支配する
- **横隔神経**：頸神経 C3，C4，および C5 に由来する．横隔膜を持続的に動かす働きがある．呼吸に必要な横隔膜を支配している
- **その他の枝**：個々の頸部筋肉を支配する細い運動枝が複数ある

　頸神経叢の他の枝は主に感覚枝であり，頸部の皮膚を支配する．上行して，耳や頭の後側の皮膚にも感覚枝を送る．頸神経叢の枝について右の表にまとめた．

色分けしてみよう

下に示す頸神経叢の枝を色分けする．運動枝と感覚枝は別々の色で塗りなさい．

- ☐ 1. オトガイ舌骨筋と甲状舌骨筋へ向かう神経：運動枝
- ☐ 2. 頸横神経：感覚枝
- ☐ 3. 頸神経ワナ（「ワナ」はループを意味する）：運動枝
- ☐ 4. 鎖骨上神経：感覚枝
- ☐ 5. 横隔神経：運動枝
- ☐ 6. 小後頭神経：感覚枝
- ☐ 7. 大耳介神経：感覚枝

神経の名称	支配部位
C1	第XII脳神経とともに走行して，オトガイ舌骨筋と甲状舌骨筋を支配する
頸神経ワナ	C1～C3が形成するループ 運動枝を舌骨下筋に送る
小後頭神経	C2に由来する 頸部と耳より後側の頭皮を支配する感覚枝
大耳介神経	C2とC3に由来する 耳下腺と耳の後部を支配する感覚枝
頸横神経	C2とC3に由来する 耳下腺と耳の後部を支配する感覚枝
鎖骨上神経	C3とC4に由来する 前枝，中枝，および後枝からなり，鎖骨の上および肩の部位を支配する感覚枝
横隔神経	C3～C5に由来する運動／感覚神経 横隔膜を支配する
運動枝	細い枝 斜角筋，肩甲挙筋，および椎前筋を支配する

臨床事項

　横隔神経（C3～C5）を構成する3種の神経分節のうち，2本が頸神経叢に由来する．横隔神経は横隔膜を支配する重要な神経である．この神経は，胸部において心臓と心嚢のすぐ近くを走行するので，胸部外科医が手術をする際には，この神経を同定して必ず保存するようにしなければならない．同様に，C3より上に重篤な頸髄損傷がある場合には，人工呼吸が必要となる．その理由は，横隔神経へ行く神経線維が変性するためである．実際には，脊髄損傷の場合には損傷部位より低位の運動機能はすべて失われる．

　たとえば，肺の手術が必要な場合などで片側の横隔膜を麻痺させるために，**横隔神経ブロック**を行うことがある．その場合には，麻酔薬を前斜角筋の前面にある横隔神経の周囲に注射する．

　頸部の手術が必要な場合は，**頸神経叢ブロック**が適応となる．その場合には，胸鎖乳突筋の後縁に沿い，この筋肉の上と中の1/3の接合部付近が，小後頭神経と大耳介神経の出現部位に近く，そこに数か所，麻酔薬を注入する（図の6と7参照）．

図 4.28　神経系と感覚器

頸神経叢 4

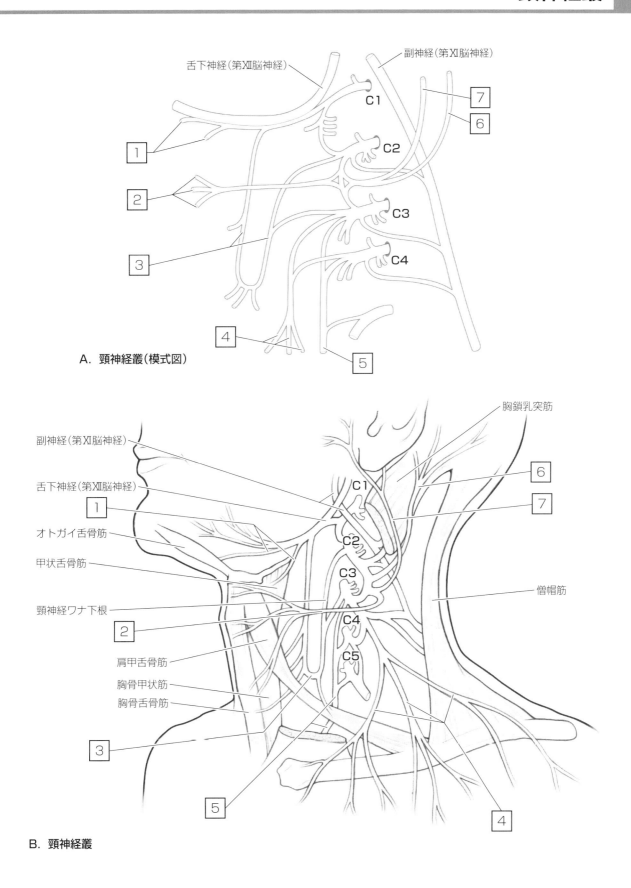

A. 頸神経叢（模式図）

B. 頸神経叢

図 4.28

4 腕神経叢

腕神経叢は脊髄神経 C5〜T1 の前枝からなる。腕神経叢の構成を便宜的に次のように分ける。

- **神経根**：C5〜T1 の前枝が腕神経叢の根をつくる
- **神経幹**：五つの神経根から三つの神経幹ができる。それぞれ、上神経幹、中神経幹、および下神経幹と呼ぶ。いずれも、鎖骨と第1肋骨の間にある
- **部**：各神経幹が前部と後部に分かれて、合計6部になる
- **神経束**：すべての後部が合わさって後神経束となる。外側および内側神経束は、前部の組み合わせによって形成される
- **神経終末枝**：腕神経叢から出る主要な神経は5本である。これらの神経は肩、上腕、前腕、および手の筋を支配する

腕神経叢の三つの神経束は、腋窩動脈との位置関係にちなんで命名されている。三つの神経束は、腋窩にあるこの動脈を取り巻く位置にある。それらの神経と腋窩動脈、並行して走る腋窩静脈束の全体が、**腋窩鞘**と呼ばれる鞘状の結合組織で包まれている。他にも多くの細い神経が腕神経叢から起こり、背側、外側、および前部の胸壁を構成する筋に神経線維を送る。下の表に、腕神経叢の重要な神経の一部とそれらが支配する個々の筋について、より詳しくまとめた。

起始部位	神経	支配する筋
神経根	肩甲背神経	肩甲挙筋および菱形筋
	長胸神経	前鋸筋
上神経幹	肩甲上神経	棘上筋および棘下筋
	鎖骨下筋神経	鎖骨下筋
外側神経束	外側胸筋神経	大胸筋
	筋皮神経	上腕の前区画の筋群
内側神経束	内側胸筋神経	大胸筋と小胸筋
	尺骨神経	前腕内側の筋の一部と手の主な筋群
内側および外側神経束	正中神経	前腕の主な筋群と手の筋の一部
後神経束	上位の肩甲下神経	肩甲下筋
	胸背神経	広背筋
	下位の肩甲下神経	肩甲下筋および大円筋
	腋窩神経	三角筋および小円筋
	橈骨神経	上腕前腕の後区画の筋群

 色分けしてみよう

以下の腕神経叢の五つの神経根、三つの神経幹、六つの部、三つの神経束、5本の神経終末枝（**図A**参照）の構成要素を異なる色で塗りなさい（たとえば、神経根は赤、神経幹は青）。さらに、神経束から出た5本の神経終末枝が上肢を走行する部分を、それぞれ異なる色で塗りなさい（**図B**参照）。

☐ 1. 腋窩神経
☐ 2. 筋皮神経
☐ 3. 正中神経
☐ 4. 橈骨神経
☐ 5. 尺骨神経

臨床事項

上肢に起こるさまざまな傷害によって、腕神経叢の神経終末枝の1枝もしくはそれ以上を損傷することがある。以下に述べる各神経病変に注意しながら、第3章に戻り、それらを支配する神経が損傷した場合に影響を受ける上肢の筋肉を再確認せよ。

筋皮神経：この神経は上腕を走行するが、筋肉がかぶさるように保護するので、損傷することが少ない。

腋窩神経：損傷によって、肩の部位で上肢を外転しづらくなる。肩の脱臼傷害によって、この神経が引き伸ばされて、その軸索が障害される。

橈骨神経：この神経は伸筋をすべて支配しているので、近位部の障害の場合には、肘、手首、指を伸ばしづらくなる。障害部位が少し下方である場合には、起こりうる症状が「**下垂手**」（手首と指を伸ばすことができない）だけであると考えられる。

正中神経：障害が起こると、握り拳をつくろうとしても、手首、母指、示指、中指が曲げづらくなる。この神経が手首のところで圧迫を受けると（**手根管圧迫症候群**）、手首の動きには支障ないが、手の母指球筋群の機能が低下する。

尺骨神経：障害が起こると、手首、小指、および薬指の屈曲が弱まる。これらの障害と同じ指の中手指節関節の過伸展が合わさると、「**鷲手**」といわれる状態になる。この症状は尺骨神経障害を示唆する。小指球筋群の萎縮が起こることもある。尺骨神経は、上肢で最も障害の起こりやすい神経である。

図4.29 神経系と感覚器

腕神経叢

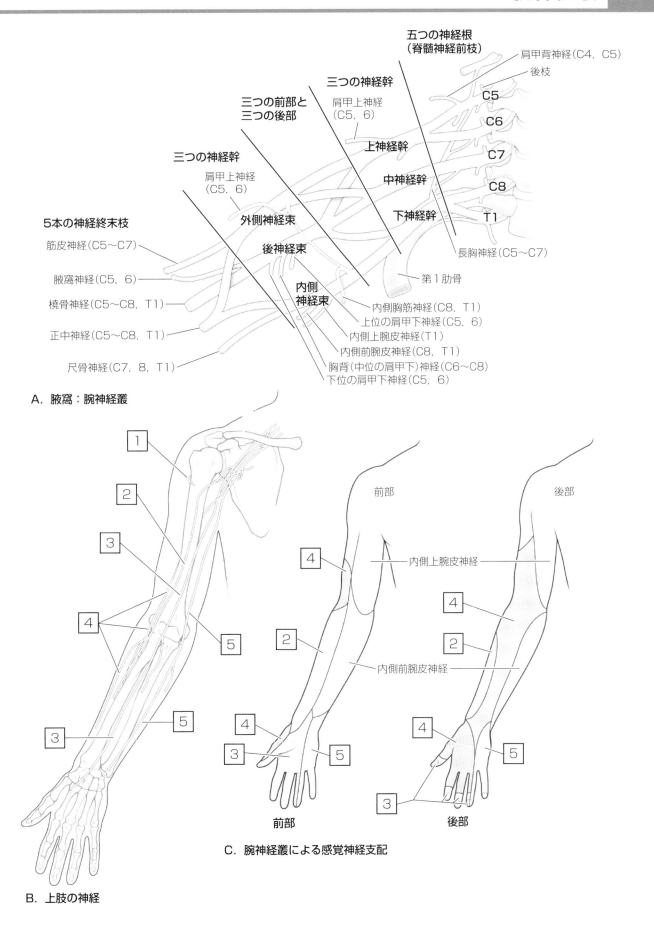

図4.29

4 腰神経叢

腰神経叢は脊髄神経 L1～L4 の前枝からなる．腰神経叢の主な運動性構成要素を以下に示す．

- **大腿神経**：L2～L4 から起こる．大腿神経は大腿の前部の筋肉を支配する（主に，膝の伸展にかかわる筋群）
- **閉鎖神経**：L2～L4 から起こる．閉鎖神経は大腿の内側部の筋肉を支配する（主に，股関節の内転にかかわる筋群）
- **陰部大腿神経**：L1，L2 から起こる．男性において精巣挙筋（精索を包んでいる）の運動を支配する神経線維，また，両性において大腿の前内側部の感覚を支配する神経線維

腰仙骨神経幹と呼ばれる腰神経叢の下部から起こる太い神経幹が骨盤へと続き，仙骨神経の前枝と混ざって**仙骨神経叢**（L4～S4）を形成する．これら二つの神経叢に由来する神経は，骨盤と会陰，殿部の筋，大腿後部の筋（ハムストリング），および下腿と足のすべての筋群を支配する．

腰神経叢の感覚性神経線維は，鼠径部，および大腿の内側面，前面，外側面，さらに下腿と足首の前面内側面を支配する．

色分けしてみよう

以下の腰神経叢の神経を異なる色で塗りなさい．

☐ 1. **腸骨下腹神経**：主に鼠径部の感覚を支配する感覚線維．一部の神経は，腹壁にある内腹斜筋と腹横筋に運動線維を送る（L1）

☐ 2. **腸骨鼠径神経**：主に鼠径部と外性器の感覚を支配する感覚線維．一部の神経は，腹壁にある上記の筋に運動線維を送る（L1）

☐ 3. **陰部大腿神経**：男性において精巣挙筋に運動線維を送り，両性において大腿の前内側部に感覚線維を送る（L1，L2）

☐ 4. **外側大腿皮神経**：主に大腿外側の皮膚に感覚線維を送る（L2，L3）

☐ 5. **大腿神経**：大腿の前区画の筋群に運動線維を送る．また，大腿前面，下腿と足首の前面内側面に感覚線維を送る（伏在神経を介する）．大腿神経は鼠径靱帯より深部を通過する（L2～L4）

☐ 6. **閉鎖神経**：大腿の内側区画の筋群に運動線維を送る．また，大腿の内側面に感覚線維を送る．閉鎖孔を通って大腿内側部に入る（L2～L4）

臨床事項

下肢に起こるさまざまな傷害によって，大腿の筋群を支配する太い神経の1枝もしくはそれ以上を損傷することがある（その病態に関しては，下肢の筋の区画について学習すれば，さらに理解が深まるであろう）．以下に例をいくつかあげる．

大腿神経：この神経が損傷した場合には，膝を伸ばしづらくなる．歩行の際，患側の脚を地面に着けるときに，患者は膝を伸ばした状態にするために大腿前面を手で押す必要があるかもしれない．

閉鎖神経：この神経が損傷した場合には，股関節を内転しづらくなる．大腿部では，複数の筋層の下に閉鎖神経があるので，深い裂傷で切断されるような場合を除いて，この神経はよく保護されている．この神経の損傷は，骨盤を通過する部位で起こることが多い（たとえば，交通事故による骨盤部位の外傷）．

局所神経ブロックは，麻酔薬を用いて，臨床的な適応に従って行われる．たとえば大腿神経（L2～L4）は，鼠径靱帯から約2 cm下で，大腿動脈（これは避けなければならない！）から一横指分外側でブロックすることができる（運動および感覚）．

腰神経叢 4

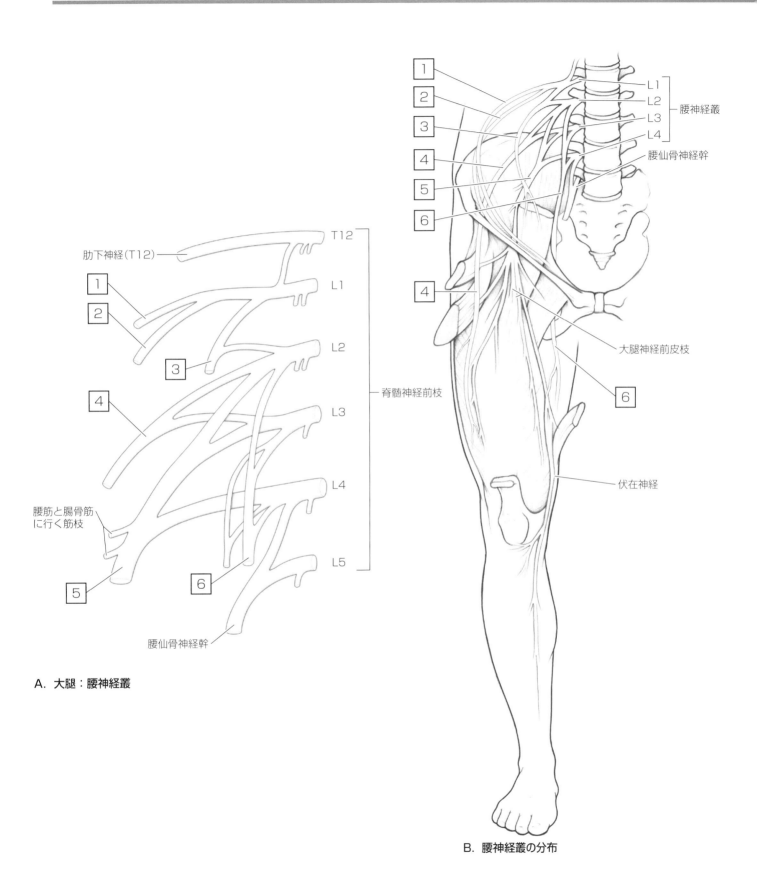

A. 大腿：腰神経叢

B. 腰神経叢の分布

図 4.30

4 仙骨神経叢

仙骨神経叢は脊髄神経 L4～S4 の前枝からなる．仙骨神経叢の主な運動性構成要素について下の表にまとめた．一般的に，仙骨神経叢は以下のものを支配する．

- 骨盤腔の壁と底を構成する筋群
- 殿部の筋群
- 会陰部の筋群
- 大腿後部の筋群（ハムストリング）
- 下腿と足のすべての筋

坐骨神経は身体のなかで最大の神経であり，L4～S3 の神経線維で構成される仙骨神経叢（腰仙骨神経叢と呼ばれることもある）より起こる．腰神経からの要素（L4 と L5）は，腰仙骨神経幹の癒合部から起こり，最初の 4 本の仙骨神経に加わって仙骨神経叢となる．坐骨神経は，実際には 2 本の神経が組み合わさって 1 本になったものである．その 2 本とは，すなわち，

- **脛骨神経**：大腿の後部にある三つのハムストリング，下腿の後区画，および足の全筋肉（足底神経を介する）を支配する
- **総腓骨神経**：大腿後部にある大腿二頭筋の短頭，および下腿の外側と前区画を支配する（個々の筋肉の詳細については第 3 章の表を参照せよ）

仙骨神経叢の感覚線維は，会陰部，殿部，大腿後部，下腿と足首の後面および外側面，足の全面に分布している．

神経区分と神経の名称	支配部位
● 前部 ●	
陰部神経（S2～S4）	会陰部に運動線維と感覚線維を送る
脛骨神経（L4～S3）	大腿後部の筋群，下腿後部の筋群，および足を支配する．総腓骨神経と合わさり，坐骨神経（身体のなかで最大の神経）を形成する
● 後部 ●	
上殿神経（L4～S1）	複数の殿筋と大腿筋膜張筋を支配する
下殿神経（L5～S2）	大殿筋を支配する
総腓骨神経（L4～S2）	坐骨神経（脛骨神経を含む）の一部であり，下腿の外側および前区画の筋群を支配する

 色分けしてみよう

以下の仙骨神経叢の神経を異なる色で塗りなさい．

☐ 1. **上殿神経**：三つの殿筋のうち二つの殿筋，および大腿筋膜張筋に運動線維と感覚線維を送る
☐ 2. **下殿神経**：大殿筋に運動線維と感覚線維を送る
☐ 3. **坐骨神経（脛骨神経および総腓骨神経とともに）**：大腿後部と膝より下の筋すべてに運動線維を送る．大腿後面，下腿と足首の後面および外側面，さらには足の全面に感覚線維を送る
☐ 4. **陰部神経**：会陰部と外性器に運動線維と感覚線維を送る

臨床事項

よく運動をする人が，腰椎（L4, L5, あるいは S1 の神経根に障害を与える**椎間板ヘルニア**），殿部（**滑液包炎**あるいは**ハムストリングの肉離れ**），あるいは骨盤部（骨盤内の障害）の痛み（坐骨神経痛）を訴えることがある．**坐骨神経痛**は，太い坐骨神経が関与する疼痛である．殿部に痛みを感じることが多いが，痛みが大腿後部へ放散し，下腿の後部外側部に拡がることもある．上記のように，その原因には複数のものが考えられる（椎間板ヘルニア，直接的外傷，炎症，圧迫などである）．

坐骨神経への**刺創**により，大腿の伸展や脚の屈曲に重要な筋肉の筋力低下や麻痺が生じることがある．

殿部への筋肉内注射は大殿筋内に行うが，大殿神経の損傷を避けるために，殿部の上外側 1/4 の領域のみに行う．

総腓骨神経は下肢で最も損傷しやすい神経である．最も外傷の起こりやすい部位は，この神経が腓骨頭の外側をまわって通過するあたりである．下腿の前部および外側区画の筋群が弱くなると，「**下垂足**」（足を背屈するのが困難になる）となり，足の外反が難しくなる．

脛骨骨折（長骨の最も一般的な骨折）は，脛骨神経および／または腓骨神経を損傷し，複数の下腿筋の神経支配が障害されるほど重症になることがある．

総腓骨神経または深腓骨神経を損傷すると，**下垂足**となり，歩行時に上げた足を下ろす際に足を地面に叩きつけるようになる歩き方，すなわち「鶏歩」になる．

図 4.31 神経系と感覚器

仙骨神経叢 4

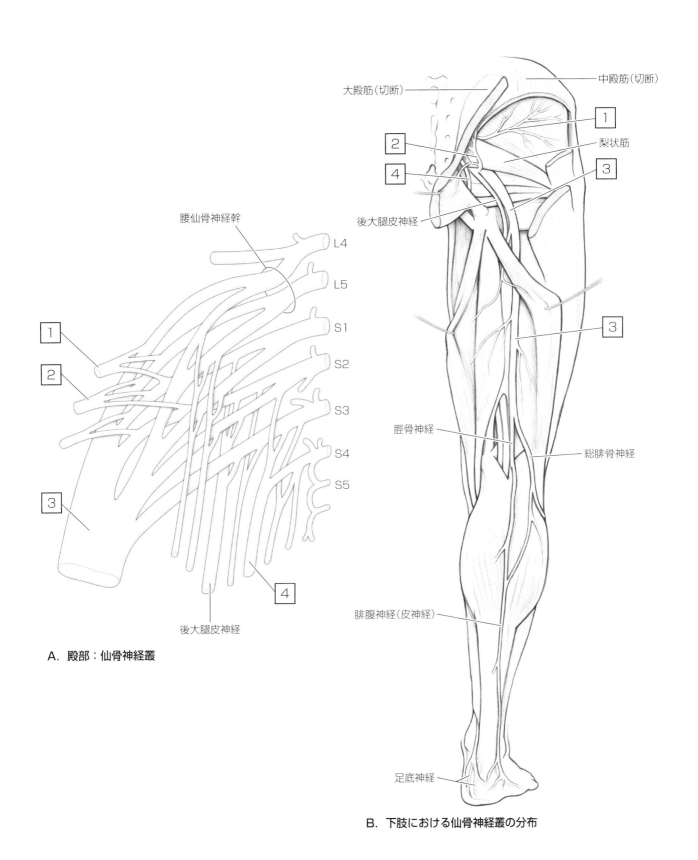

A. 殿部：仙骨神経叢

B. 下肢における仙骨神経叢の分布

図 4.31

復習問題

以下の各文章（1〜3）について，図のなかで該当する構造に色を塗りなさい．

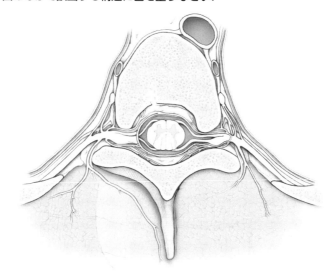

1. 求心性（感覚）神経の神経細胞体は，この構造のなかにある（赤）．
2. この構造は固有背筋を支配している（青）．
3. この構造には体性遠心性交感神経線維と節前交感神経線維がある（緑）．
4. 多発性硬化症では，中枢神経系のミエリンが徐々に破壊される．中枢神経系の軸索をミエリン化している細胞はどれか？
    A. アストロサイト
    B. ミクログリア
    C. オリゴデンドロサイト
    D. シュワン細胞
    E. 伸長上衣細胞
5. 一次運動野は次のどの構造にあるか？
    A. 帯状回
    B. 脳梁
    C. 島
    D. 前中央回
    E. 視床
6. 運動緩徐（動作が遅い）および安静時振戦は，パーキンソン病の症状であり，黒質からのドパミン放出が減少していることが示唆される．ドパミン分泌ニューロンの標的領域となる脳領域は次のどれか？
    A. 扁桃体
    B. 帯状回
    C. 海馬
    D. 線条体
    E. 視床
7. ある患者が上腕骨の骨折と手首の下垂を訴えている．損傷している可能性が最も高い神経はどれか？
    A. 腋窩神経
    B. 正中神経
    C. 筋皮神経
    D. 橈骨神経
    E. 尺骨神経
8. 人体で最大の神経はどれか？（ヒント：下肢のほとんどの筋肉を支配している）
9. 大きく3本に分かれている脳神経はどれか？
10. 顎下腺を支配している脳神経はどれか？

解答

1. 脊髄神経節
2. 脊髄神経後枝
3. 前根

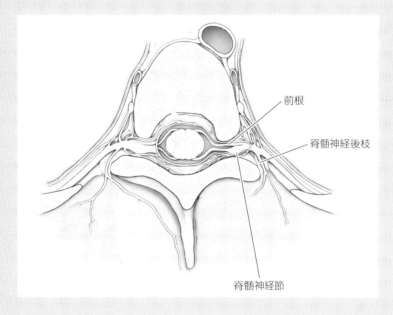

4. C
5. D
6. D
7. D
8. 坐骨神経（脛骨神経および総腓骨神経とともに）
9. 三叉神経（第V脳神経）
10. 副交感神経線維を介した顔面神経（第Ⅶ脳神経）

第5章
心臓血管系

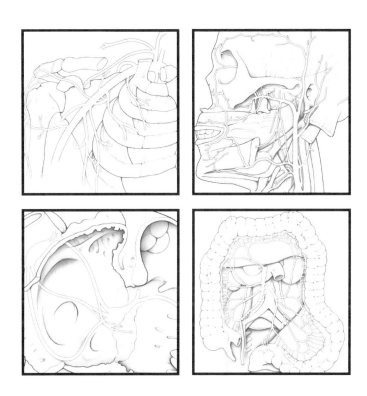

5 血液の組成

血液は以下のような有形成分からなる．
- 血小板：血栓をつくって出血を止める細胞片
- 白血球
- 赤血球
- 血漿：無生物の流体基質．約90％が水で，アルブミン，グロブリン，血液凝固タンパク質，代謝酵素，抗菌タンパク質，ホルモン，ガス，老廃物，イオン，細胞活動による産生物などの100種類以上の溶質が含まれている

血液は**液性の結合組織**である．動脈によって循環して体内組織に到達し，静脈を経て心臓に戻る．血液の機能としては以下のものがあげられる．
- 血液に含まれるガス，栄養素，代謝性老廃物，およびホルモンを組織へ運ぶ，あるいは組織から運び出す
- 血液凝固の機構による水分損失の防止
- 免疫防御能
- pHと電解質バランスの制御
- 血管の弛緩・収縮による体温の制御

血液を「遠心」すると，赤血球が遠心管の底に沈降する．赤血球は血液容量の約45％を占める．その上の層は「バフィーコート」（白血球層）である．これが血液容量に占める割合は約1％よりやや少なく，白血球と血小板を含む．血液容量の残りの55％は**血漿**（**血清**は血漿から血液凝固成分を取り除いたもの）である．血漿は以下を含む．
- 水
- 血漿タンパク質
- その他の溶質（電解質，有機栄養素，有機老廃物，その他の最初の項に列挙した物質）

沈降赤血球の容量％を**ヘマトクリット**と呼び，正常では男性で約40〜50％，女性で35〜45％の範囲である．

「バフィーコート」は血小板と白血球を含む．白血球には次のような種類がある（図6.2参照）．
- 好中球：最も数が多い顆粒性白血球（全白血球，つまり顆粒性白血球および無顆粒性白血球の合計のなかでも約50〜70％と最も数が多い）．分葉核を有し，炎症部位で貪食細胞として働く．その寿命は，血液内で8〜12時間，血管外区画で約1〜2日である
- 好酸球：全白血球中の約2〜4％を占める顆粒性白血球であり，アレルギー反応に応答する．免疫反応に関与し，抗原－抗体複合体を貪食する．寿命は，血中で8〜12時間であるが，結合組織中での寿命については不明である（平均8〜12日）
- リンパ球：全白血球中の20〜30％を占め，無顆粒性白血球としては最も数が多い．3種類に分類される．すなわち，(1) B細胞（骨髄に由来し，血中に抗体を産生する），(2) T細胞（骨髄に由来し，胸腺で最終分化する．細胞傷害性，ヘルパー，サプレッサーT細胞に分類される），および(3) ナチュラルキラー（NK）細胞（ウイルス感染細胞を傷害する）である
- 好塩基球：白血球のなかでは最も数が少ない（約0.5〜1％）．顆粒性である．機能的には，免疫反応，アレルギー反応，炎症反応などに関与し，過敏反応もしくはアレルギー反応を引き起こす血管作動性物質を放出する．寿命は血中で約8時間であるが，結合組織中での寿命については不明である
- 単球：白血球としては最も大型で，白血球中，約2〜8％を占める．無顆粒性である．骨髄から結合組織へと移動し，そこでマクロファージに分化する．血中における単球の寿命は約16時間であるが，結合組織中でのマクロファージの寿命については不明である

 色分けしてみよう

以下の血液細胞を指示した色で塗りなさい．
- ☐ 1. 赤血球：成熟すると無核になる（赤）
- ☐ 2. 血小板（黄）
- ☐ 3. 好中球（分葉核を紫あるいは群青色，細胞質を水色で色分けする）
- ☐ 4. 単球（三日月形の核を紫あるいは群青色，細胞質を水色で色分けする）
- ☐ 5. 好酸球（核を群青色あるいは紫，小型の細胞質顆粒を赤，そのまわりの細胞質を水色で色分けする）
- ☐ 6. リンパ球（核を青あるいは紫，細胞質を水色で色分けする）
- ☐ 7. 好塩基球（核を群青色あるいは紫，細胞質顆粒を群青色，そのまわりの細胞質を水色で色分けする）

臨床事項

血液ドーピングは，有酸素運動競技に参加する一部のアスリートが，人為的に赤血球増多症（赤血球増加と造血による赤血球産生亢進）を誘導するものである．一般に，これは非倫理的であると考えられており，血液の粘度や血圧を劇的に上昇させることにより，問題が起きる可能性がある．

白血病や**伝染性単核球症**では，異常な白血球が過剰に産生される．**白血病**は白血球のがん化した状態であり，**伝染性単核球症**は感染力が非常に強いウイルス性疾患である．エプスタイン・バーウイルスによって起きる．非定型的な無顆粒球が過剰産生され，発熱，咽頭痛，四肢関節痛や疲労感を伴う．

図5.1　心臓血管系

血液の組成 5

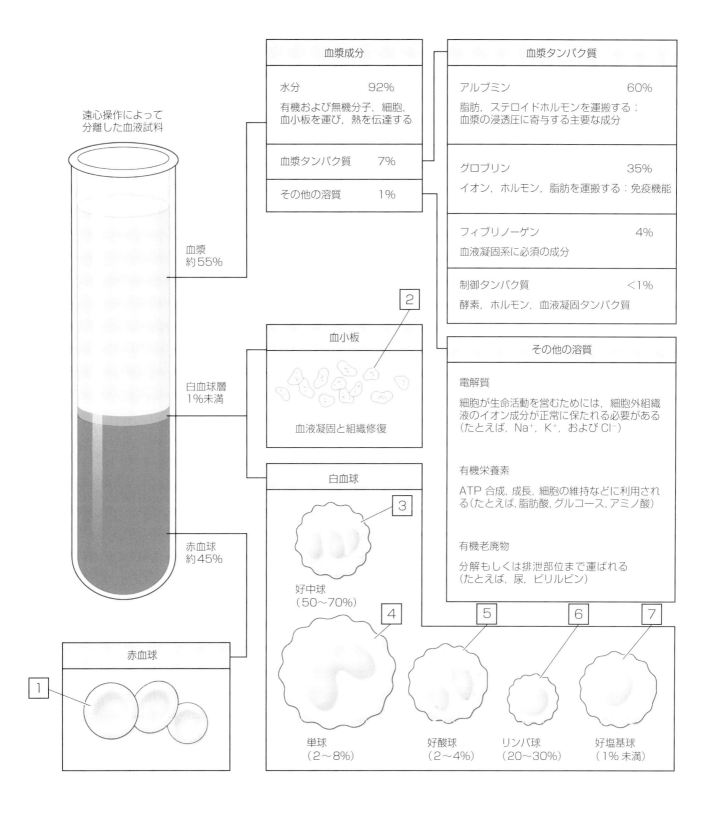

図 5.1

5 概要

心臓血管系の構成を以下に示す.
- **心臓**：血液を循環させるためポンプの役割を果たす
- **肺循環**：心臓と肺の間の閉環性の血液循環．ガス交換を行う
- **体循環**：心臓と体内の全組織との間の閉環性の血液循環

循環器系を構成する血管は以下のものである.
- **動脈**：心臓から血液を各々の組織に運ぶ血管（酸素が少なく二酸化炭素が多い血液を運ぶ心臓の右心室から，肺動脈を経由して肺に至る血管を含む）．
- **静脈**：各々の組織から血液を心臓に戻す血管（酸素化血液を，肺から肺静脈を経由して心臓の左心房に戻る血管を含む）．

安静時の場合には，心臓が拍出する血液量は肺循環でも体循環でも1分間に5Lである．安静時に関して，心臓拍出量の百分率（％）で表した1分間当たりの血流量（$\dot{Q}$）を図に示した．比較のために，各臓器系で1分間に使われる％酸素量（$\dot{V}O_2$）も合わせて示した．脳は，利用可能な酸素の20％以上を使用していることに注意してほしい．常に，大部分の血液（64％）は（低圧系である）静脈のなかにあって，心臓の右側へと戻る．体循環の動脈側（高圧系である）では血管壁が平滑筋に富んでおり，循環器系における血管抵抗には小動脈と細動脈が大きく寄与している．

色分けしてみよう

☐ 1．中央の模式図の動脈側（右暗調側）（赤）
☐ 2．静脈側（左側）（青）

右心室（RV）から肺へ走行する血管を肺動脈（流れる血液の酸素飽和度が低くても）と呼び，肺から左心房（LA）へと走行する血管を肺静脈（流れる血液は酸素が完全飽和状態にある）と呼ぶことに注意すること．

臨床事項

高血圧は，動脈硬化発生，粥状動脈硬化症，脳卒中，冠状動脈疾患，および腎不全の主要な危険因子である．高血圧には，原因不明のもの（特発性高血圧あるいは本態性高血圧）と，続発性高血圧（たとえば，服薬，ホルモンバランスの変調，腫瘍などによる）がある．高血圧の定義は，「2回以上の血圧測定で収縮期血圧が140 mmHg以上で拡張期血圧が90 mmHg以上」である．1回の血圧測定で，収縮期血圧が210 mmHgを超える，あるいは拡張期血圧が120 mmHgを超える場合も高血圧と考えられる．

血液型には，A型とB型という二つの**凝集原**の有無に基づく血液型があり，人はABO式血液型を遺伝的に継承してA型，B型，AB型またはO型のいずれかとなる．O型はどちらの凝集素ももっておらず，米国では，白人，黒人，アジア人，アメリカ先住民のそれぞれにおいて最も多いABO式血液型である．A型が次に多く，B型がその次で，AB型が最も少ない．O型は「万能のドナー」，AB型は「万能のレシピエント」になりうるが，Rh因子（Rh凝集素）などの他の因子も考慮する必要がある．

図5.2　心臓血管系

概要 5

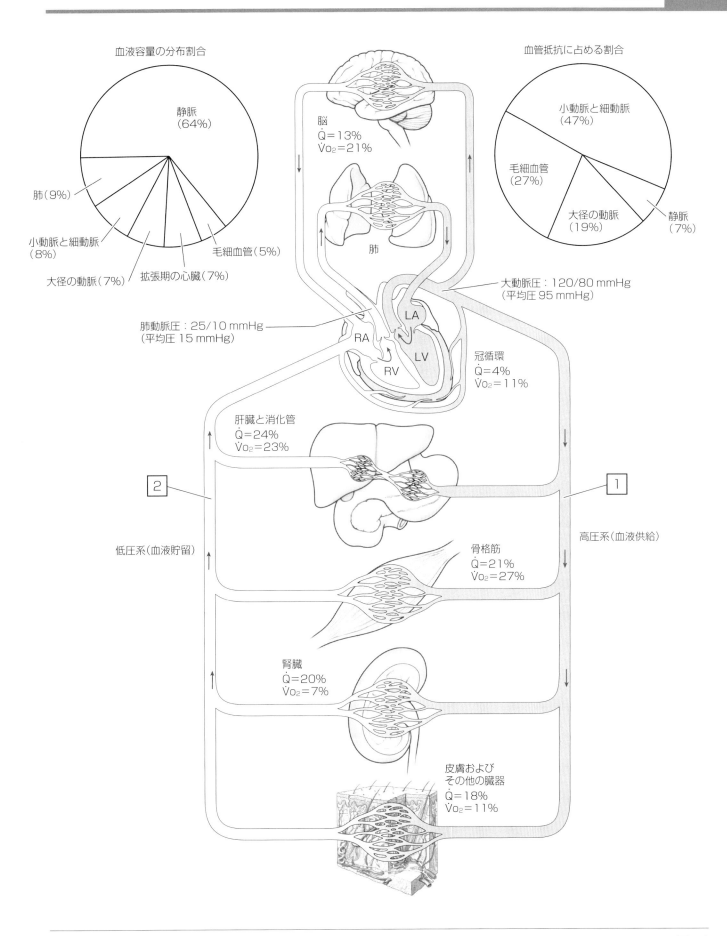

図 5.2

5 心臓 I

胸腔は，肺を容れる左右の胸膜腔と，**縦隔**と呼ばれる中央のスペースに分けられる．縦隔を，さらに以下のような領域に分ける．

- **上縦隔**：胸骨柄より深部の領域であり，大血管（上大静脈と大動脈）を含む
- **下縦隔**：さらに，以下の三つの小区画に分けられる
- **前縦隔**：胸骨体より深部（後部）の領域であり，脂肪と結合組織を含む
- **中縦隔**：前縦隔より深部の領域であり，心臓とそれを包む心膜を含む
- **後縦隔**：心臓より深部の領域であり，胸（下行）大動脈，胸リンパ管，および食道を含む

 色分けしてみよう

以下の縦隔の各区画を異なる色で塗りなさい．
- ☐ 1. 中縦隔
- ☐ 2. 前縦隔
- ☐ 3. 上縦隔
- ☐ 4. 後縦隔

心臓は中縦隔に存在し，**心膜**と呼ばれる強靭な線維性の嚢に包まれている．心膜は**線維性心膜**と呼ばれる硬い外層を有する．これは，上縦隔のところで大血管の上に折り返す．漿膜性心膜の壁側板は，線維性心膜の内側面を裏打ちし，反転して心臓を覆っている漿膜性心膜臓側板（**心外膜**）となる．これら漿膜層は漿液を分泌して，これが薄いフィルムのように心膜壁を覆い潤滑化して，心臓の拍動による摩擦を軽減する．心膜の構成については，下の表にまとめた．

特徴	定義
線維性心膜	強靭な外層で，大血管の上に折り返す
漿膜性心膜	線維性心膜の内側面を裏打ちする層（壁側板）と，折り返して心臓表面を覆う心外膜（臓側板）
神経支配	横隔神経（C3〜C5）が痛覚を伝える．交感神経による血管運動性神経支配
心膜横洞	大動脈と肺動脈幹の後方の空間．この洞とその上に指を差し込んで血管をつまむことができる（外科手術の際に重要となることがある）
心膜斜洞	心臓の後側にある心膜腔の凹んだ空間

 色分けしてみよう

以下の心膜の構成要素を異なる色で塗りなさい．
- ☐ 5. 線維性心膜
- ☐ 6. 漿膜性心膜の壁側板
- ☐ 7. 漿膜性心膜の臓側板（心外膜）

実際の心臓を観察する場合，心嚢に包まれているために直接心臓が見えるわけではないことに留意する．上縦隔内では，大血管が心膜の上に見える．また，心膜上部に覆いかぶさるように存在する脂肪組織化した胸腺が観察できる．心臓と心膜底部は横隔膜の上にあり，心膜の両側には胸膜に囲まれた肺が隣接している（図Cでは胸膜嚢の前部が切開されて肺が見えていることに注意）．

 色分けしてみよう

実際の心膜に関連して，以下に示すものを指示した色で塗りなさい．
- ☐ 8. 大動脈弓（赤）
- ☐ 9. 胸腺（黄）
- ☐ 10. 上大静脈（青）
- ☐ 11. 心膜（灰色もしくは黄土色）

臨床事項

心膜疾患には，炎症性（**心膜炎**）と滲出性（心嚢に滲出液が溜まる）のものがある．さらに，心嚢に出血すると**心タンポナーデ**（閉じられた空間への出血によって心臓が圧迫された状態）が起こる．このような出血の原因には，大動脈瘤の破裂，心筋梗塞部位における破裂，穿通損傷（刺創）などがある．心嚢における血液の塊を**心嚢血腫**と呼ぶ．血腫によって心拍が弱まり，静脈から心臓への戻りが低下し，心臓拍出量が減る．このような状態は生命にかかわることが多いので，穿刺によって貯留した血液を心嚢から除去して，損傷部位に適切な処置を施す必要がある．

図5.3　心臓血管系

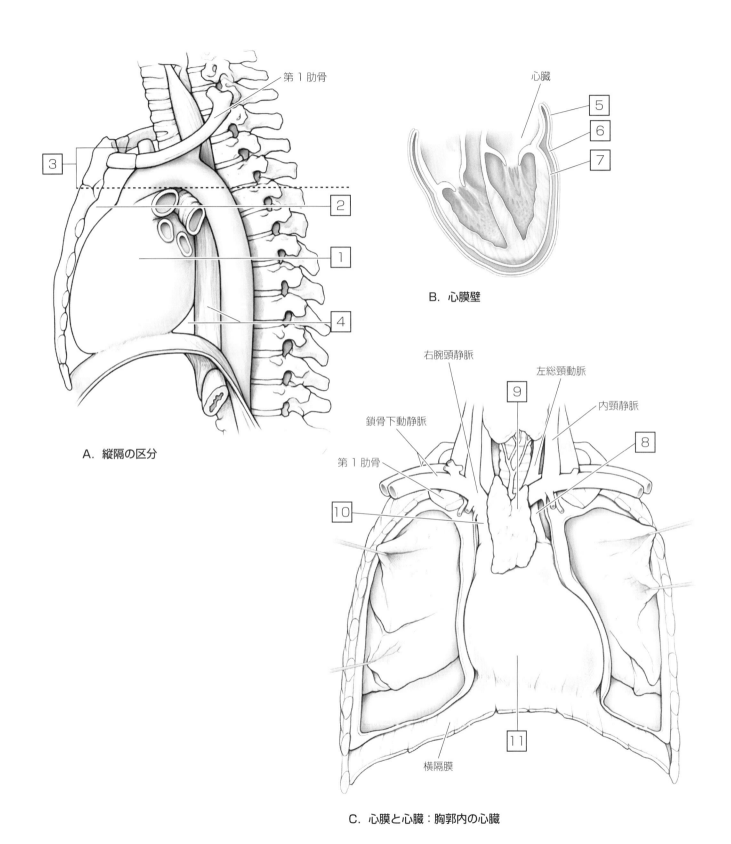

心臓 I

図5.3

5 心臓 II

ヒトの心臓は四つの部屋，すなわち，二つの心房と二つの心室からなる．**体循環**によって（上および下大静脈を介して）戻ってきた血液は，右心房を経て右心室へ移動し，そのポンプ作用により**肺循環**に入り（肺動脈を介して）肺へ送られ，そこでガス交換が行われる．肺循環から（肺静脈を介して）戻ってきた血液は，左心房を経て左心室へ入った後，そのポンプ作用により（大動脈を介して）体循環にまわる．

心房と心室は，房室弁（右側が**三尖弁**，左側が**僧帽弁**）によって隔てられている．これらの弁は，心室が収縮したときに血液が心房に逆流するのを防ぐ．同様に，心臓から血液を送り出す2本の大血管，すなわち右心室から出る**肺動脈幹**と左心室から出る**上行大動脈**も，**半月弁**と呼ばれる弁（肺動脈弁と大動脈弁）を有している．個々の半月弁は，三日月形をした3枚の小葉様弁尖からなる．このため「半月」弁と呼ばれる．心臓を構成する各部屋について，その構造の詳細を下の表にまとめた．

色分けしてみよう

心臓を構成する部屋に関し，以下に示す特徴を異なる色で塗りなさい．ただし色が指示されている場合には，その色を用いなさい．

- [ ] 1. 肺動脈幹への流れ（青）
- [ ] 2. 左心房（LA）
- [ ] 3. 肺静脈（通常，左右それぞれに2本ある）（ピンク）
- [ ] 4. 僧帽弁（後尖）
- [ ] 5. 上行大動脈と大動脈弓（赤）
- [ ] 6. 上大静脈（青）
- [ ] 7. 大動脈弁
- [ ] 8. 右心房（RA）
- [ ] 9. 三尖弁
- [ ] 10. 右心室（RV）
- [ ] 11. 下大静脈（青）
- [ ] 12. 乳頭筋
- [ ] 13. 左心室（LV）
- [ ] 14. 肺動脈弁

特徴	定義
● 右心房 ●	
心耳	心房の小袋状の付属物であり，胎生期心筒の派生物
櫛状筋	心耳内部の心筋の隆起
分界稜	下大静脈開口部から上大静脈開口部に向かって走る隆起．その上限は洞房結節部位の目印となる
卵円窩	心房中隔にある陥凹．胎生期の卵円孔の位置に相当する
心房の血管開口部	上大静脈，下大静脈，冠状静脈洞（冠状動脈から心筋に供給された血液が心静脈から静脈還流する）について各々，開口部が一つずつある（図5.6参照）
● 右心室 ●	
肉柱	心室心筋層の不規則な隆起
乳頭筋	心室腔へ伸びる心筋の突起で，前乳頭筋，後乳頭筋，および中隔乳頭筋と呼ばれる．小葉様弁膜の逸脱を防ぐ
腱索	小葉様弁尖と乳頭筋をつなぐ線維性の索状物
調節帯（中隔縁柱）	房室束を，心室中隔から心室にある前乳頭筋の基部の位置まで導く筋束
心室の血管開口部	二つあり，一方は肺動脈弁を経て肺動脈幹へつながる．他方は，三尖弁を経て右心房から血液を受ける
● 左心房 ●	
心耳	胎生期の原始心房に由来する小付属物であり，その壁は櫛状筋からなる
心房壁	薄い壁の右心房より，わずかに厚い壁
心房の血管開口部	4本の肺静脈に関し，通常それぞれに対応する四つの開口部がある
● 左心室 ●	
乳頭筋	前乳頭筋と後乳頭筋があり，右心室にある乳頭筋より大型である
腱索	小葉様弁尖と乳頭筋をつなぐ線維性の索状物
心室壁	右心室の壁と比べると，かなり厚い
膜性中隔	心室中隔のうち上部の非常に薄い部分．心室中隔欠損の好発部位である．心室中隔欠損がある場合には，血圧が高い左心室から血圧が低い右心室へ，血液が欠損部位を経て流れる
心室の血管開口部	二つあり，一方は大動脈弁を経て大動脈へつながる．他方は，僧帽弁を経て血液を左心房から受ける

臨床事項

通常，**心音**は英語では「ラブダブ（lub-dub）」と記載される．これは，房室弁が閉じる音と，すぐその後に続く半月弁の閉じる音を表している．さらに，心室が満ちるときに出る音は2種類あるが，識別はさらに困難である．聴診器を使えば，四つの弁の音を聞いて正常に機能しているか否かを調べることができる．そのためには，心臓の弁を経由して血液が心臓の部屋あるいは下流の血管に流れる部位の胸壁に聴診器を当てることが最も好ましい．なぜなら，音は液体を媒体とした場合に伝わりやすいからである．図Cの灰色の円い領域は，聴診器を使って各弁を聴診する部位を示している．

図5.4　心臓血管系

心臓 Ⅱ 5

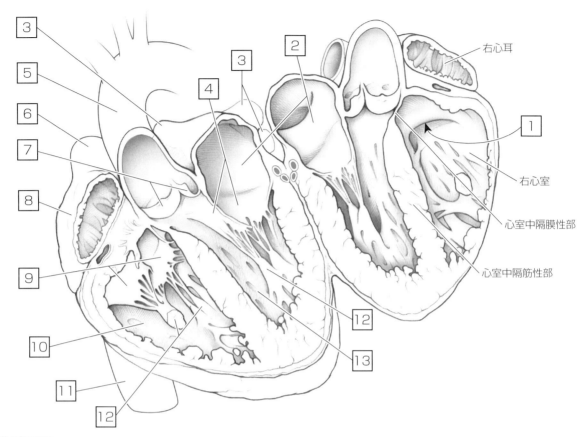

A. 心臓の切開図

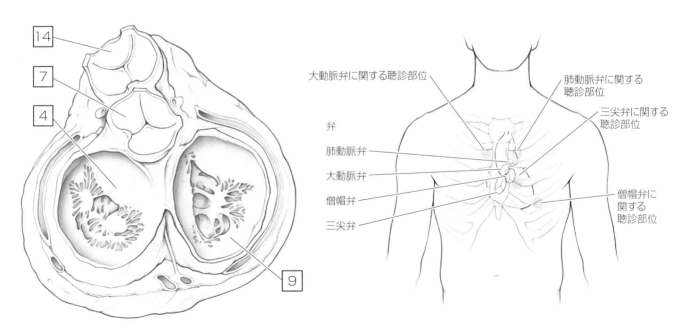

B. 拡張期の心臓：心房除去後の心底面

C. 前胸部の聴診部位

図 5.4

5 心臓 III

心膜は体性痛覚神経線維の支配を受ける．この線維は，横隔神経（C3〜C5）から分岐した心膜枝である．一方，心臓自体は自律神経系の支配を受ける．心臓の神経支配を構成する主な要素としては，以下のものがあげられる．

- **副交感神経**：迷走神経（第X脳神経）に由来し，心臓神経叢へ向かう．副交感神経系の刺激によって，心拍数が減少し収縮力が低下して，冠状動脈抵抗血管を拡張する〔ただし，迷走神経の作用のほとんどは直接的に洞房（SA）結節領域（ペースメーカ）に限定されている〕
- **交感神経**：胸髄T1〜T4/T5の中間外側細胞柱に起始し交感神経幹を経た胸心臓神経に由来する．すなわち，これらの線維は上頸神経節および胸部神経節でシナプスをつくり，交感神経節後線維を心臓神経叢に送る．交感神経刺激により，心拍数と心筋の収縮力が増加し，冠状動脈抵抗血管の血管収縮が最小限に抑えられる（しかし，この血管収縮は強力な代謝性冠状動脈血管拡張により隠されてしまうことが多い．このことは，交感神経刺激下で心筋の仕事量を増大させる際には，心筋に血液を供給するために冠状動脈が拡張しなければならないために重要である）
- **求心性神経**：感覚性神経線維は心臓から交感神経のなかを通り，胸髄T1〜T4の高さの後根神経節へと向かう．これらの神経線維は，心筋虚血に関連した疼痛を伝える

心臓は固有の自発的収縮リズムを維持しており，それは1分間に約100回である．しかしながら，正常な副交感神経緊張はこの固有心拍リズムを無効にして，安静時心拍数を1分間当たり約72回に維持する．心筋は2種類に分けられる．

- 一般（収縮）心筋
- 特殊（刺激伝導系）心筋

刺激伝導系の特殊心筋は収縮しないが，脱分極波を心房・心室の広範な領域に急速に伝える．インパルスは洞房結節で発生し，房室結節へと伝えられる．房室結節から，インパルスは房室束（ヒス束）を通り，左右の脚とプルキンエ線維系を経由して心室の広い領域に伝播される．この固有刺激伝導系の構成要素について下の表にまとめた．

特徴	定義
洞房結節	心臓におけるペースメーカの役割を果たす．活動電位が誘起する部位
房室結節	洞房結節からインパルスを受け取り，そのインパルスを房室束幹（ヒス束）へと送る結節
束枝	心室中隔の左右側いずれかの下方に存在する心内膜下プルキンエ系へインパルスを送る房室束の右脚と左脚

洞房結節で開始する脱分極の波，および心筋の再分極によって，心電図パターン（P波，QRS波，およびT波）が生じる．図Aで，心臓の刺激伝導系を臨床的に調べる際に利用される心電図のパターンを示す．

色分けしてみよう

以下の心臓の刺激伝導系に特徴的な構造と心電図を構成する要素（活動電位の波形）を指示した色で塗りなさい．

- ☐ 1．洞房結節（青）
- ☐ 2．房室結節（黄）
- ☐ 3．（ヒス束の）房室束幹
- ☐ 4．心室束枝（プルキンエ系）

臨床事項

心房細動は最も頻度の高い不整脈である（ただし子どもでは珍しい）．60歳以上の高齢者の約4%に心房細動が起こる．**心室頻拍**は，心室を起源とした通常1分間当たり120拍以上の心拍数を伴う律動異常であり，冠状動脈疾患によって起こることが多い．その理由は，心筋虚血はプルキンエ伝導系の存在する心内膜に影響を及ぼすことが多いからである．

心臓弁膜症は，僧帽弁と大動脈弁で多くみられる（これらの弁は比較的大きな圧力に逆らって働くからである）．主に狭窄症（弁のところが狭くなる）や不全（弁の働きが低下する）があり，しばしば逆流を起こす．

図5.5 心臓血管系

心臓 III

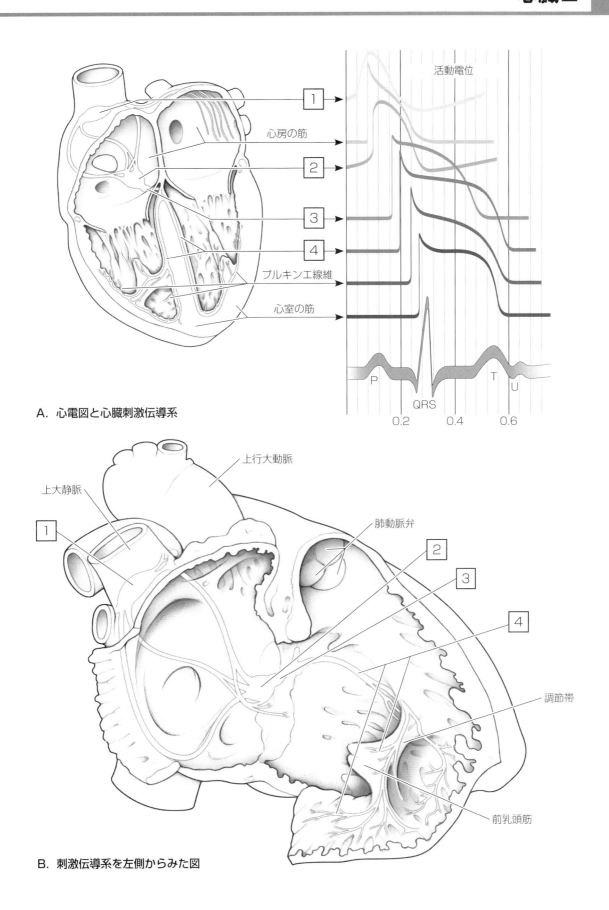

A. 心電図と心臓刺激伝導系

B. 刺激伝導系を左側からみた図

図5.5

5 心臓 IV

　上行大動脈が心臓から出て，最初に出す動脈が**冠状動脈**である．冠状動脈は，心臓に対して冠のような位置で血液を送ることから，このように名づけられた．冠状動脈が心臓に送る血液は，体内のどの血液よりも酸素飽和度が高いため，心臓の高い代謝ニーズを満たすことができる．冠状動脈には左右の2本があり，静脈については，大静脈，中静脈，小静脈の3本の主要な**心臓静脈**がある．これらの静脈は，血液のほとんどを**冠状静脈洞**と右心房に戻すが，何本かの小さな前心静脈は直接右心房に，何本かの細い心静脈は心臓壁を通って四つの心房心室すべてに，ただしほとんどは右心房に戻している．心臓へ血液を供給する血管を，以下の表にまとめている．

血管	走行
右冠状動脈	主要な枝には次のものがある．洞房結節枝，右縁枝，後室間枝（後下行枝），房室結節枝
左冠状動脈	主要な枝には次のものがある．回旋枝，前室間枝（左前下行枝），左縁枝
大心臓静脈	（冠状動脈）左前下行枝に並走する．冠状静脈洞に注ぐ
中心臓静脈	（冠状動脈）後下行枝に並走する．冠状静脈洞に注ぐ
小心臓静脈	（冠状動脈）右縁枝に並走する．冠状静脈洞に注ぐ
前心臓静脈	右心房へ直接注ぐ数本の小静脈からなる
細小心臓静脈	心臓壁を貫通して心臓の部屋四つ全部へ注ぐ

　冠循環の血流は大動脈圧によって変化するが，心臓の部屋が収縮する際の血管の圧迫など，物理的な要因の影響も受ける（心室の心筋の収縮によって冠状動脈が圧迫を受けると，冠血流は有意に減少する）．また，心筋細胞から放出される代謝性の因子によって影響も受ける．多くの代謝性の因子が冠循環の血流の制御に関与すると考えられている．そのような因子には，以下のものが含まれる．

- H^+
- CO_2
- O_2の減少
- K^+
- 乳酸
- 窒素酸化物
- アデノシン（最も重要な因子と考えられる）

　心臓の動きを活発にさせる必要性が生じると，心筋細胞がアデノシンを放出する．これによって血管が拡張し，冠状動脈の血流量が増加する．

色分けしてみよう

以下の冠動静脈を指示した色で塗りなさい．

- [ ] 1. **左冠状動脈とその主要な枝〔前室間枝（前下行枝），回旋枝，および左縁枝〕（橙）**
- [ ] 2. **大心臓静脈（青）**
- [ ] 3. **小心臓静脈（茶色）**
- [ ] 4. **右冠状動脈とその主要な枝〔洞房結節枝，右縁枝，および後室間枝（後下行枝）〕（赤）**
- [ ] 5. **冠状静脈洞（紫）**
- [ ] 6. **中心臓静脈（緑）**

臨床事項

　狭心症は，心筋虚血によって起こる特有の胸部不快感である．これは通常，圧迫感，不快感，あるいは窒息感と表現される痛みであり，左胸部もしくは胸骨下から左の肩・腕，さらに頸，顎，歯，腹部，背部へと放散する．このような放散型の痛みは，「**関連痛**」の一種である．心臓からの内臓求心性線維が，体性求心性線維とともに上部胸髄に入り，脊髄後角で一緒になる．そのため最初は，内臓痛の原因を，同じ高さの脊髄に由来する体性感覚と誤って解釈することがあるかもしれない．粥状動脈硬化と冠状動脈血栓による心筋虚血は**心筋梗塞**の主要な原因であり，米国では1年間に100万人以上が心筋梗塞になる．重篤な虚血の場合には，心筋壊死（組織の死滅）が起こる．壊死は通常，心内膜下に始まる．これは，心室壁のうち最も血液供給の少ないのが，この部位であるためである．
　〔訳注：わが国では年間約15万人が心筋梗塞を発症する〕
　冠状動脈バイパス手術は，血行再建のための外科的治療である．心筋への血液供給を改善するために，患者の体の他の場所から静脈または動脈を冠状動脈に移植する手術である．

図5.6　心臓血管系

心臓 IV

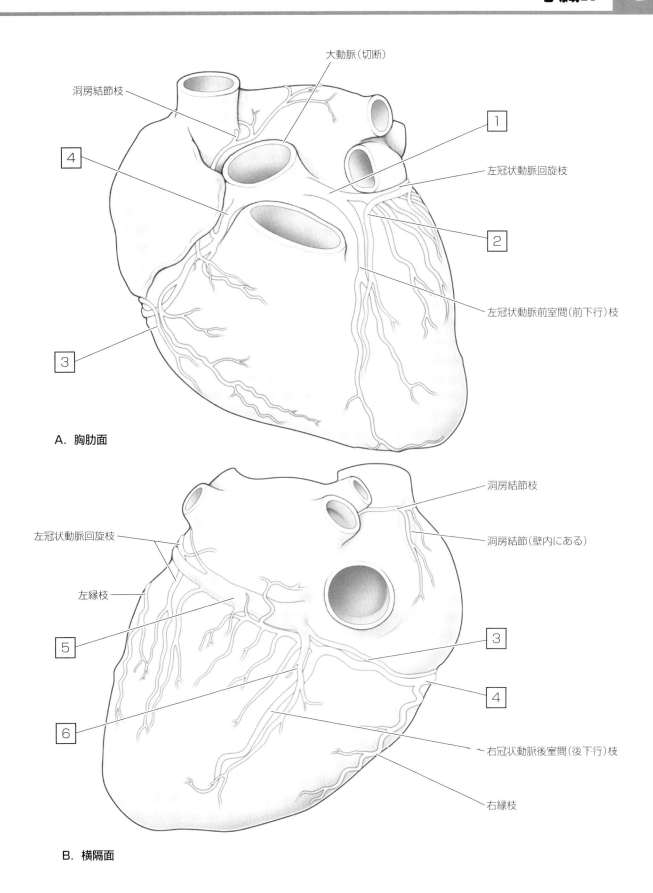

A. 胸肋面

B. 横隔面

図 5.6

5 動脈，毛細血管，静脈の構造

動脈および静脈は基本的に三つの層（膜）からなる（ただし，毛細血管と後毛細血管細静脈は例外である）．この3層は，次の各層である．

- **内膜**：単層扁平上皮からなる内側の層であり，内皮と呼ばれる．動脈，静脈，および毛細血管は，いずれも内皮によって内腔が覆われている
- **中膜**：3層のうちの中間の層であり，輪走する平滑筋で構成される．大径の動脈（たとえば大動脈）の場合は，平滑筋層の間に弾性層板を有する
- **外膜**：最外層で結合組織からなるが，その成分は主にコラーゲンと少量の弾性線維である

径の大きさと相対的な膜の厚み，もしくは構成する膜の種類によって，**動脈**を異なる4種に分けることができる．

- **大径（弾性型）動脈**：大動脈，および鎖骨下動脈・総頸動脈の近位部がこのタイプに属する
- **中径（筋型）動脈**：身体のなかで動脈と呼ばれているものは，おおむねこのタイプに該当する
- **小動脈**と**細動脈**：これらの動脈が血管抵抗の大部分を占める．血管床への血流は細動脈によって制御される
- **毛細血管**：内皮のみで構成される．血液と組織の間で起こるガス交換と代謝物の運搬において機能する

径の大きさと相対的な膜の厚みによって，**静脈**を異なる3種に分けることができる．

- **細静脈**と**小静脈**：細静脈には，後毛細血管細静脈（内皮と周皮細胞のみで構成される）および筋型細静脈（中膜に1〜2層の平滑筋を含む）がある．小静脈は2〜3層の平滑筋層を含む
- **中径静脈**：身体のなかで静脈と呼ばれているものは，おおむねこのタイプに該当する．このタイプに属する四肢の静脈は弁を有しており，重力に逆らった静脈還流を助ける
- **大径静脈**：外膜が中膜に比べてかなり厚い．鎖骨下静脈および大静脈がこのタイプに属する

人間の身体に含まれている血管の長さは約10万kmにも及ぶ．血管の構造的特徴の違いを下の表にまとめた．

血管	直径	内層（内膜）	中層（中膜）	外層（外膜）
●動脈●				
大径動脈（弾性型動脈）	>1 cm	内皮，結合組織，平滑筋	平滑筋，弾性層板	結合組織，弾性線維，中膜と比較して薄い
中径動脈（筋型動脈）	2〜10 mm	内皮，結合組織，平滑筋	平滑筋，膠原線維，弾性線維はほとんどない	結合組織，弾性線維を少し含む，中膜と比較して薄い
小動脈	0.1〜2 mm	内皮，結合組織，平滑筋	平滑筋（8〜10の細胞層），膠原線維	結合組織，弾性線維を少し含む，中膜と比較して薄い
細動脈	10〜100 μm	内皮，結合組織，平滑筋	平滑筋（1〜2の細胞層）	薄い，形態は不明瞭
毛細血管	4〜10 μm	内皮	なし	なし
●静脈●				
後毛細血管細静脈	10〜50 μm	内皮，周皮細胞	なし	なし
筋型細静脈	50〜100 μm	内皮，周皮細胞	平滑筋（1〜2の細胞層）	結合組織，弾性線維を少し含む，中膜より厚い
小静脈	0.1〜1 mm	内皮，結合組織，平滑筋（2〜3層）	平滑筋（2〜3の細胞層で内膜へと連続する）	結合組織，弾性線維を少し含む，中膜より厚い
中径静脈	1〜10 mm	内皮，結合組織，平滑筋，弁を有することがある	平滑筋，膠原線維	結合組織，弾性線維を少し含む，中膜より厚い
大径静脈	>1 cm	内皮，結合組織，平滑筋	平滑筋（2〜15の細胞層），膠原線維	結合組織，弾性線維を少し含む，縦走する平滑筋，中膜よりかなり厚い

 色分けしてみよう

以下の血管の構造的特徴を異なる色で塗りなさい．
- ☐ 1. 内膜（内皮）
- ☐ 2. 中膜（平滑筋）
- ☐ 3. 外膜（結合組織）

臨床事項

血管壁が肥厚して狭まると，血管壁に脂肪が沈着し**粥状動脈硬化症**が起こることがある．血管狭窄によって，代謝に必要な酸素をそのまわりの組織に届けることができなくなるため，虚血（酸素不足）となる危険性が生ずる．このような病態を形成する因子には，動脈壁の巣状炎症など，さまざまなものがある．

図5.7 心臓血管系

動脈，毛細血管，静脈の構造

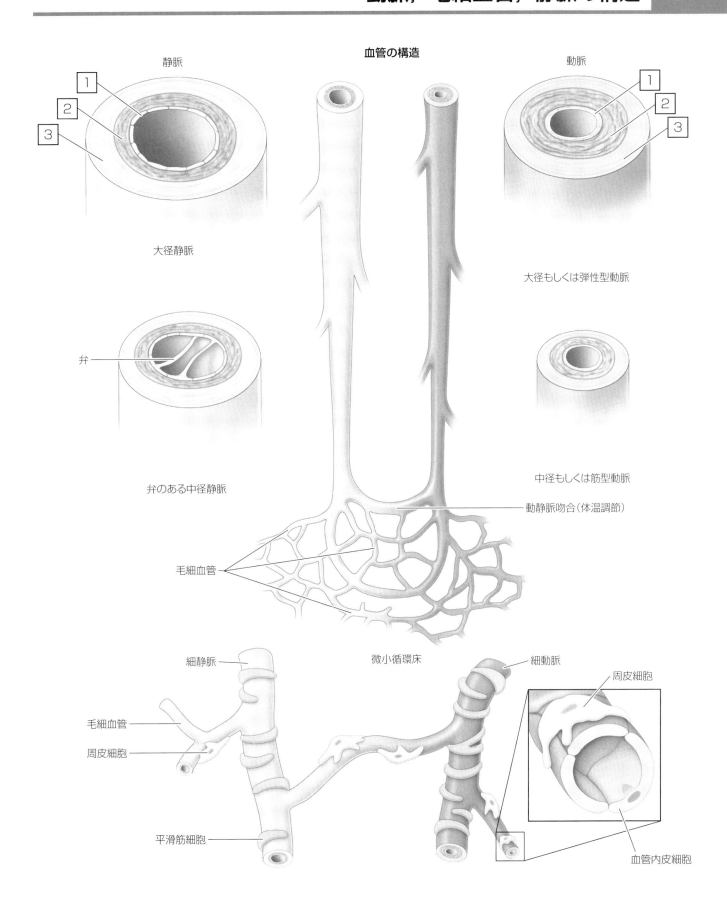

図5.7

5 頭頸部の動脈

頭頸部を栄養する動脈は，主に**鎖骨下動脈**と**総頸動脈**から起こる．鎖骨下動脈は，前斜角筋を基準にして3部に分けられる．前斜角筋に対して，その内側に位置する部分を第1部，後方を走行する部分を第2部，外側に位置する部分を第3部とする．鎖骨下動脈の枝について下の表にまとめた．

動脈枝	走行
● 第1部 ●		
椎骨動脈	C6〜C1の横突孔を上行し，大後頭孔へ入る
内胸動脈	胸骨に沿って下行し，上腹壁動脈と吻合する
甲状頸動脈	下甲状腺動脈，頸横動脈，肩甲上動脈に分かれる
● 第2部 ●		
肋頸動脈	深頸動脈と最上肋間動脈に分かれる
● 第3部 ●		
肩甲背動脈	一定しない．頸横動脈から起始することもある

 色分けしてみよう

以下の鎖骨下動脈の枝を異なる色で塗りなさい．
- [ ] 1．椎骨動脈：脳の後部に血液を供給する
- [ ] 2．肋頸動脈：この動脈の枝である深頸動脈は頸部の外側深部を栄養する
- [ ] 3．甲状頸動脈：その頸横動脈と下甲状腺動脈の枝は，頸部の一部，甲状腺と副甲状腺に供給する

総頸動脈は頸動脈鞘のなかを上行する．内頸静脈および迷走神経も頸動脈鞘内を走行する．頸動脈鞘を出た総頸動脈は内頸動脈と外頸動脈に分岐する．**内頸動脈**は頸部では基本的には枝を出さず（実際には非常に細い枝を出すが，名前もない）に頭蓋内の頸動脈管へ入り，脳の中部と前部，および眼窩を栄養する．**外頸動脈**は8本の枝を出す．これらの枝によって，頸部，顔面，頭皮，硬膜，鼻部，副鼻腔の領域，口腔に血液が供給される．外頸動脈の枝については，下の表にまとめた．

外頸動脈の枝	走行と血液供給部位
上甲状腺動脈	甲状腺，喉頭，および舌骨下筋を栄養する
上行咽頭動脈	咽頭部，中耳，髄膜，および椎前筋を栄養する
舌動脈	舌骨舌筋に向かって深部を走行し，舌を栄養する
顔面動脈	下顎に沿って走行し，顔面を栄養する
後頭動脈	胸鎖乳突筋を栄養し，肋頸動脈と吻合する
後耳介動脈	耳の後部を栄養する
顎動脈	側頭下窩（後述）に入る
浅側頭動脈	顔面，側頭筋，および外側の頭皮を栄養する

 色分けしてみよう

以下の外頸動脈の枝を異なる色で塗りなさい．
- [ ] 4．顎動脈
- [ ] 5．顔面動脈
- [ ] 6．舌動脈
- [ ] 7．上甲状腺動脈
- [ ] 8．浅側頭動脈

臨床事項

頸部の**頸動脈拍動**は，気管と舌骨下筋の間，通常は胸鎖乳突筋の前縁のすぐ深部にあるところで触知できる．

粥状動脈硬化症（内膜の肥厚）に起因する内頸動脈の血行障害によって，重要な動脈であるこの頸動脈の閉塞と狭窄を引き起こすことがある．このような場合には，**頸動脈内膜切除**を行い，内膜から動脈硬化性プラークを除去する．

図5.8 心臓血管系

頭頸部の動脈 5

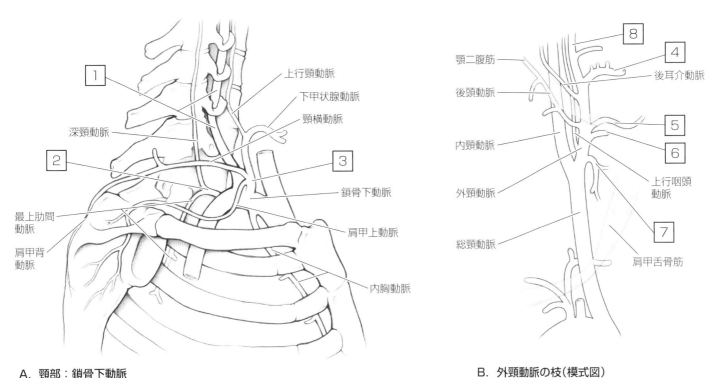

A. 頸部：鎖骨下動脈
〔訳注：この図では，肩甲背動脈は頸横動脈から発している〕

B. 外頸動脈の枝（模式図）

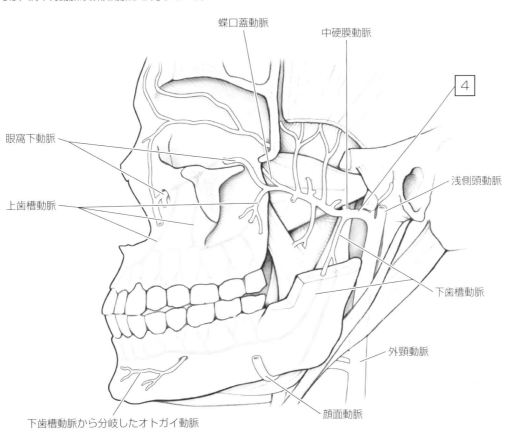

C. 側頭部：左上顎動脈

図5.8

5 頭部の動脈

顎動脈は側頭下部，硬膜，鼻部，および口腔の一部に血液を供給する．顎動脈は外頸動脈の枝のなかで最も太く，15本以上の枝に分岐するが，便宜的に3部に分ける．

- **下顎後部**：この部に属する動脈枝は，頭蓋および顎の孔を通り，硬膜，下顎歯と歯肉，耳，およびオトガイを栄養する
- **翼突部**：この部に属する動脈枝は，咀嚼筋および頬筋を栄養する
- **翼口蓋部**：この部に属する動脈枝は，頭蓋の孔を通り，上顎骨と歯肉，眼窩床，鼻，副鼻腔，口蓋，耳管，および上咽頭を栄養する

 色分けしてみよう

下に示す顎動脈の主要な枝に関して，以下のものを赤で塗りなさい．

- ☐ 1．顎動脈とその主要な分枝（以下の枝）
- ☐ 2．下歯槽動脈（下顎歯と歯肉へ向かう）
- ☐ 3．中硬膜動脈（脳を覆う硬膜へ向かう）
- ☐ 4．後上歯槽動脈（この動脈の枝が上顎歯と歯肉へ向かう）
- ☐ 5．眼窩下動脈（眼窩床へ向かう）
- ☐ 6．蝶口蓋動脈（鼻，副鼻腔，口蓋，および上咽頭へ向かう）

上顎動脈は，側頭下窩を通り，内側翼突筋と外側翼突筋，および翼突筋静脈叢と呼ばれる大きな静脈叢の間を走る（**図5.11**参照）．

臨床事項

側頭下窩領域には広範な動脈供給と静脈排出があるため，顔面や頭部のこの領域への外傷は重大な出血をきたす可能性がある．この領域には多数の神経，筋肉その他の構造物があるため，治療にあたっては，止血と感染対策は最優先事項でなければならない．

内頸動脈が狭窄または閉塞した場合は，外頸動脈の分枝，特に顔面動脈，顎動脈，および浅側頭動脈が**側副血行路**となる．閉塞が，塞栓性閉塞のような急性ではなく，粥状動脈硬化症のように徐々に進行する場合には，これらの側副血行路が発達する可能性が高い．

図5.9 心臓血管系

頭部の動脈 5

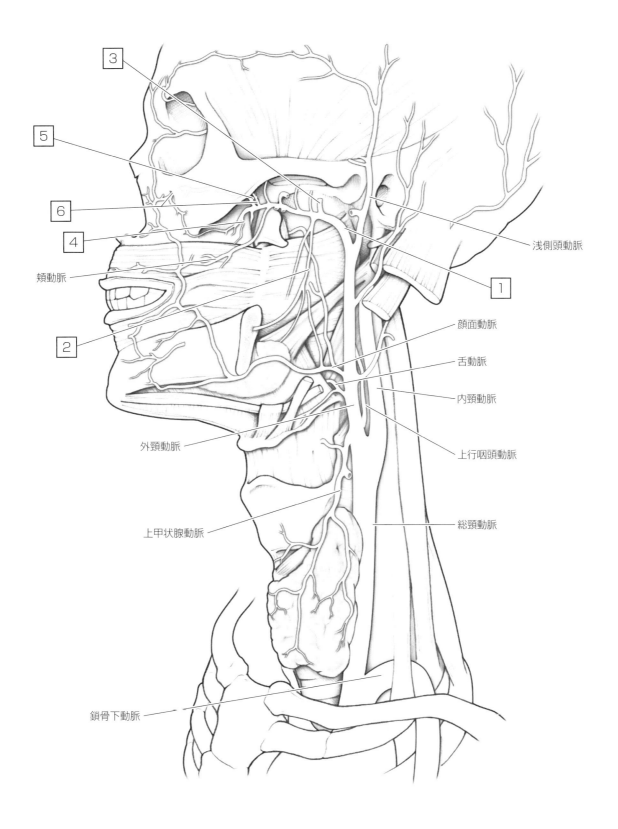

浅側頭動脈
顔面動脈
舌動脈
内頸動脈
上行咽頭動脈
総頸動脈
外頸動脈
上甲状腺動脈
頬動脈
鎖骨下動脈

図 5.9

5 脳の動脈

脳を栄養する動脈は，主に左右2対の動脈から起こる．

- **左右の椎骨動脈**：頸部で2本の鎖骨下動脈のそれぞれから起こる．椎骨の横突孔を上行して頭蓋の大後頭孔へ入り，脳の後部に血液を供給する
- **左右の内頸動脈**：頸部で2本の総頸動脈のそれぞれから起こる（図5.9参照）．頸部を上行して頸動脈管に入り，破裂孔を通り抜けて，前・中大脳動脈として終わる．前・中大脳動脈はウィリス動脈輪（大脳動脈輪）に吻合する．この大脳動脈輪は視交叉，下垂体，および視床下部底部のまわりを囲むように走行する

動脈の名称	走行と血液供給部位
椎骨動脈	鎖骨下動脈から起こり，小脳を栄養する
後下小脳動脈	椎骨動脈から起こり，小脳の後下部へ向かう
脳底動脈	左右両側の椎骨動脈から起こる．脳幹，小脳，大脳に向かう
前下小脳動脈	脳底動脈から起こる．小脳の下部を栄養する
上小脳動脈	脳底動脈から起こる．小脳の上部を栄養する
後大脳動脈	脳底動脈から起こる．大脳下部，後頭葉を栄養する
後交通動脈	（ウィリスの）大脳動脈輪を構成する
内頸動脈	総頸動脈から起こり，脳葉および眼を栄養する
中大脳動脈	内頸動脈から起こり，二つの大脳半球の外側面へ向かう
前交通動脈	（ウィリスの）大脳動脈輪を構成する
前大脳動脈	内頸動脈から起こり，大脳半球へ向かう（ただし，後頭葉を除く）

色分けしてみよう

以下の脳を栄養する動脈を異なる色で塗りなさい．

- [ ] 1. 前交通動脈
- [ ] 2. 前大脳動脈
- [ ] 3. 中大脳動脈
- [ ] 4. 後交通動脈
- [ ] 5. 後大脳動脈
- [ ] 6. 脳底動脈
- [ ] 7. 前下小脳動脈
- [ ] 8. 椎骨動脈

臨床事項

硬膜に血液を供給する動脈から出血が起こると，硬膜と頭蓋の間の隙間に動脈血が貯留する．これを**硬膜外血腫**と呼ぶ．頭部の鈍的外傷によって起こることが多く，（顎動脈から分岐する）中硬膜動脈もしくはその枝から出血する．速やかに治療しない場合には，この出血が脳を圧迫し始める．

クモ膜下出血は通常，小嚢性動脈瘤もしくはイチゴ状動脈瘤の破裂によって起こる（動脈瘤とは，動脈が風船様に拡大することである）．このような動脈瘤の破裂部位としては，椎骨動脈，内頸動脈，およびウィリス動脈輪の枝などがある．

動脈の閉塞（動脈硬化性プラークもしくは血栓による）：閉塞の起こる動脈の例としては以下のものがあげられる．

- 前大脳動脈の閉塞は，反対側の下肢における感覚および運動機能を障害することがある
- 中大脳動脈の閉塞は，反対側の上肢における感覚および運動機能を障害することがある．あるいは，内包が障害された場合は，身体の反対側全部において感覚および運動機能を障害することがある
- 後大脳動脈の閉塞は，反対側の視野における視覚機能に麻痺を起こすことがある

硬膜下血腫は多くの場合，大脳皮質の血液を上矢状静脈洞に排出する大脳静脈（架橋静脈）からの急性静脈出血によって起きる．血液は硬膜とクモ膜の間に貯留する．

一過性脳虚血発作（TIA）は24時間未満持続する局所的虚血発作であるのに対し，**脳血管障害**（CVA）すなわち脳卒中は，24時間以上持続する脳血管障害によって引き起こされる局所的な脳損傷である．脳卒中は，虚血性（約70～80％），頭蓋外動脈（通常は頸動脈）および頭蓋内動脈の粥状動脈硬化症による梗塞（血栓性または塞栓性），または基礎疾患としてある心臓病によるものに分類される．出血性脳卒中は，脳血管が弱くなって破裂（クモ膜下出血または脳内出血）して頭蓋内出血を起こすもので，通常はかなり広い脳の領域に影響を及ぼす．

図5.10　心臓血管系

脳の動脈 5

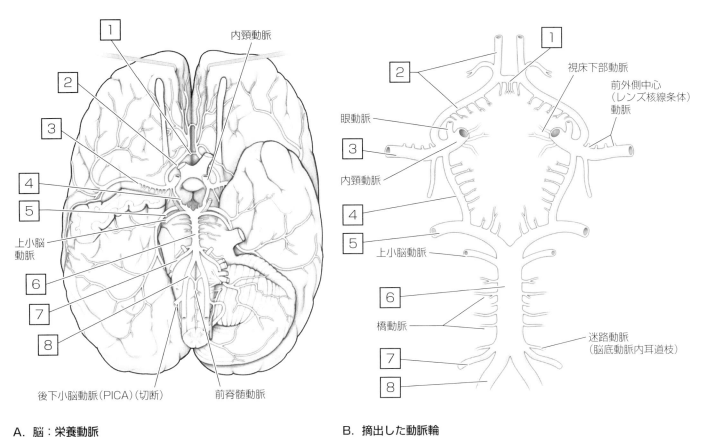

A. 脳：栄養動脈

B. 摘出した動脈輪

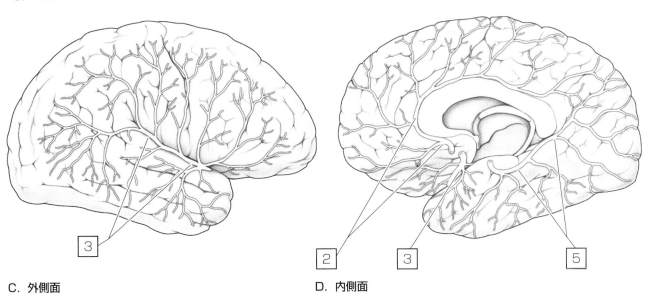

C. 外側面

D. 内側面

図 5.10

5　頭頸部の静脈

　脳から還流する血液の大部分が**硬膜静脈洞**に流入する（硬膜層によって区分された空間が大径の静脈もしくは静脈洞となっている（図4.17および図4.18参照）．この静脈血流は，上・下矢状静脈洞に沿って，直接後部の静脈洞交会へと導かれる．大脳静脈の血液はクモ膜下腔を通過して静脈洞へと流れる．静脈洞は，硬膜の内層と外層が分かれてできた厚い壁の流路である．血液は，ここから左右の横静脈洞およびS状静脈洞へ流れ込む．これによって，血液は**内頸静脈**の起始部へ集められる．

　海綿静脈洞（図中のAの参照）からの血液は，眼静脈に流れ，顔面静脈に入り，最終的には内頸静脈（IJV）へと流れるか，あるいは下方に流れて**翼突筋静脈叢**（図中のB参照）に入った後に，顔面静脈および／または下顎後静脈を経て，最終的に内頸静脈に入る．

　色分けしてみよう
以下の静脈洞を異なる色で塗りなさい．
- [ ] 1．海綿静脈洞
- [ ] 2．S状静脈洞
- [ ] 3．横静脈洞
- [ ] 4．上矢状静脈洞
- [ ] 5．直静脈洞
- [ ] 6．上錐体静脈洞

　頭頸部の静脈還流によって，最終的には血液が以下の主要な静脈に集まる（これらの静脈間には多くの吻合がみられる）．
- **下顎後静脈**：側頭部および側頭下部（翼突筋静脈叢），鼻腔，咽頭，および口腔からの分枝を受ける
- **内頸静脈**：脳，顔面，甲状腺，および頸部からの還流を受ける
- **外頸静脈**：頸部浅層および下部，肩，および上背部からの還流を受ける．外頸静脈は下顎後静脈と交通することも多い

　色分けしてみよう
以下の静脈を異なる色で塗りなさい．
- [ ] 7．顔面静脈
- [ ] 8．上・中・下甲状腺静脈
- [ ] 9．下顎後静脈
- [ ] 10．内頸静脈

臨床事項

　海綿静脈洞は下垂体を取り囲んでいる．また，海綿静脈洞は眼静脈，翼突筋静脈叢，脳底静脈叢，および上・下錐体静脈洞と交通する．海綿静脈洞を流れる静脈血は停滞しがちである．その理由は，結合組織線維が海綿静脈洞の内部をクモの巣状に満たしており，血液の流れを妨げるからである．このため，血行性感染の場合には海綿静脈洞内で病原体が増殖し，**海綿静脈洞血栓症**を起こすことがある．さらに，下垂体腫瘍の場合には，腫瘍が外側方向に腫大して海綿静脈洞へと進展する．これによって洞の硬膜壁が伸展するので，海綿静脈洞に近接する複数の脳神経（第Ⅲ，Ⅳ，V₁，V₂，およびⅥ脳神経）を圧迫することがある．

図5.11　心臓血管系

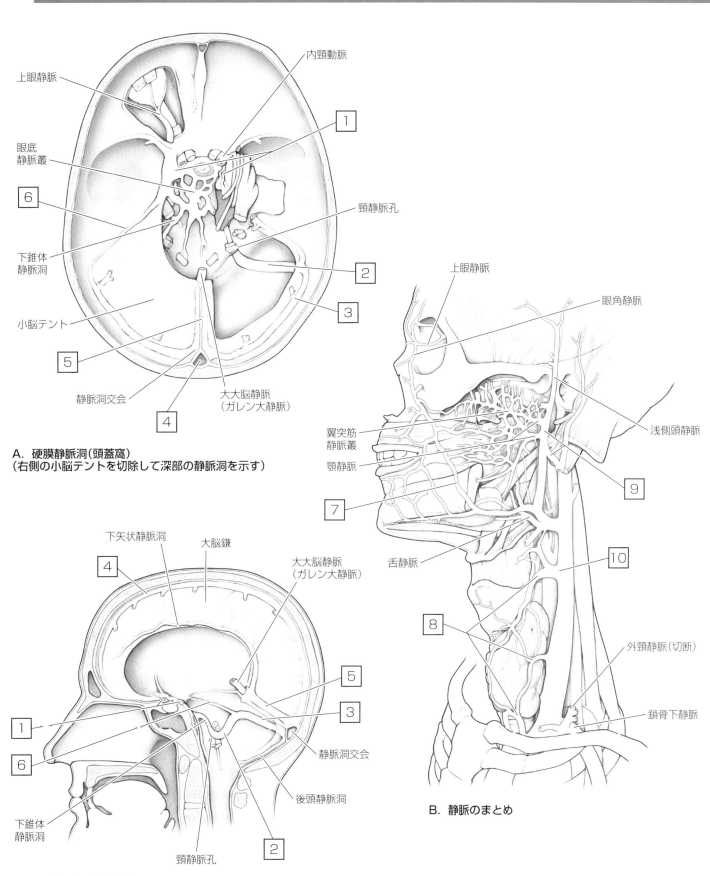

5　上肢の動脈

　上肢の動脈は，いずれも**鎖骨下動脈**の枝から起始する．鎖骨下動脈が鎖骨の下部から現れて第1肋骨を横切ると，そこでこの動脈の名称が**腋窩動脈**に変わる．「腋窩動脈」は，腋窩（腋の下のくぼみの部分）を走行することにちなんだ名称である．腋窩動脈が大円筋の下縁に到達すると，ここで名称は**上腕動脈**に変わる．上腕動脈は，肘窩（肘の前側の部分）の位置で**尺骨動脈**と**橈骨動脈**に分岐する．

　腋窩動脈は第1肋骨のところで始まる．小胸筋との重なりを基準にして，腋窩動脈を便宜的に三つの部位に分ける．鎖骨下動脈と腋窩動脈の分枝は，肩甲骨のまわりで発達した血管吻合を形成し，肩関節に作用する筋肉に血液を供給する．

腋窩動脈の区分	分枝	走行と血液供給部位
第1部	（最）上胸動脈	第1，第2肋間腔を栄養する
第2部	胸肩峰動脈	鎖骨枝，胸筋枝，三角筋枝，および肩峰枝を有する
	外側胸動脈	長胸神経と並走し，貫く筋を栄養する
第3部	肩甲下動脈	胸背動脈と肩甲回旋動脈に分岐する
	前上腕回旋動脈	上腕骨外科頸の周囲を通る
	後上腕回旋動脈	腋窩神経と並走して外側腋窩隙（四角隙）を通り，前上腕回旋動脈と吻合する

　上腕動脈は腋窩動脈の直接の続きであり，大円筋より下の部分を上腕動脈と呼ぶ．

動脈の名称	走行
上腕動脈	大円筋の下縁より始まり，肘窩で橈骨動脈と尺骨動脈の2枝に分岐するところで終わる
上腕深動脈	橈骨神経とともに上腕骨の骨幹周囲を走行する
上尺側側副動脈	尺骨神経と並走する
下尺側側副動脈	上腕骨の内側上顆の前方を走行する
橈骨動脈	上腕動脈の外側枝で，血管径は内側枝より細い
尺骨動脈	上腕動脈の内側枝で，血管径は外側枝より太い

　上腕動脈は，肘窩で尺骨動脈と橈骨動脈に分岐する．

動脈の名称	走行
橈骨動脈	肘窩で上腕動脈から起こる
橈側反回動脈	上腕で橈側側副動脈と吻合する
（橈骨動脈の）掌側手根枝	尺骨動脈の手根枝と吻合する
尺骨動脈	肘窩で上腕動脈から起こる
尺側反回動脈前枝	上腕で下尺側側副動脈と吻合する
尺側反回動脈後枝	上腕で上尺側側副動脈と吻合する
総骨間動脈	前・後骨間動脈に分岐する
（尺骨動脈の）掌側手根枝	橈骨動脈の手根枝と吻合する

　尺骨動脈と橈骨動脈は掌で吻合し，**二つの掌動脈弓（深掌動脈弓と浅掌動脈弓）**を形成する．浅掌動脈弓から起こる総掌側指動脈および固有掌側指動脈が，指に血液を供給する．尺骨動脈と橈骨動脈について下の表にまとめた．

動脈の名称	走行
● 橈骨動脈 ●	
橈骨動脈浅掌枝	尺骨動脈とともに浅掌動脈弓を形成する
母指主動脈	長母指屈筋腱の下を通り，2本の固有指動脈に分岐して母指へ向かう
示指橈側動脈	示指の外側部を走行する
深掌動脈弓	橈骨動脈の終枝によって形成される
● 尺骨動脈 ●	
尺骨動脈深掌枝	橈骨動脈とともに深掌動脈弓を形成する
浅掌動脈弓	尺骨動脈の終末部で，3本の総指動脈に分岐し，それぞれが2本の固有指動脈に分岐する

色分けしてみよう

以下の動脈を異なる色で塗りなさい．

- [ ] 1．鎖骨下動脈
- [ ] 2．腋窩動脈
- [ ] 3．上腕動脈
- [ ] 4．上腕深動脈
- [ ] 5．橈骨動脈
- [ ] 6．尺骨動脈
- [ ] 7．深掌動脈弓
- [ ] 8．浅掌動脈弓

臨床事項

上肢の**脈拍触知部位**の例を下に示す．

- **上腕動脈**：上腕内側部で近位1/3の位置．この位置で上腕動脈を上腕骨に押し付けることができる
- **肘窩**：肘窩内の上腕動脈．上腕二頭筋腱の内側で，上腕動脈が橈骨動脈と尺骨動脈に分岐する直前の位置
- **橈骨動脈**：通常，脈診を行う部位．前腕遠位部（手首のところ）の橈骨手根屈筋腱のすぐ外側で触知
- **尺骨動脈**：前腕遠位部（手首のところ）の尺側手根屈筋腱のすぐ外側の位置

図5.12　心臓血管系

上肢の動脈 5

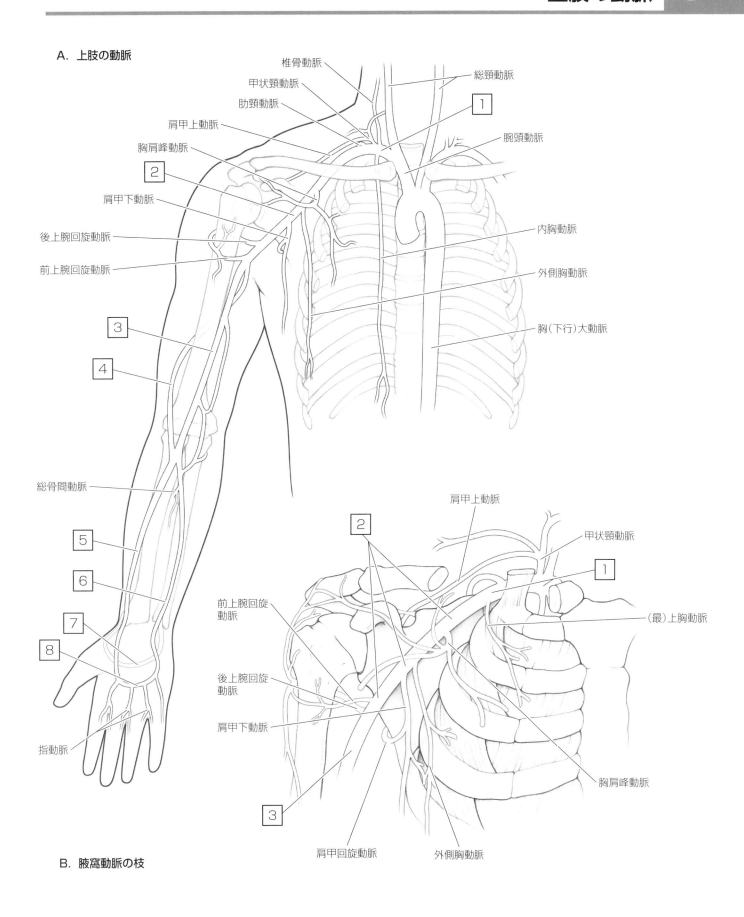

図 5.12

5 下肢の動脈

下肢の動脈は骨盤から起始する．**閉鎖動脈**は内腸骨動脈より起こり，大腿の内側区画を栄養する．この動脈よりさらに太い**大腿動脈**は，外腸骨動脈から直接続いており，鼡径靱帯の下を走行する．これら二つの動脈と大腿深動脈について下の表にまとめた．

動脈の名称	走行と血液供給部位
閉鎖動脈	骨盤内で内腸骨動脈より起こる．前枝と後枝に分かれる．閉鎖神経とともに閉鎖孔を通り，大腿内側に至る
大腿動脈	外腸骨動脈の続きである．会陰部，殿部，大腿，膝に多くの枝を送る
大腿深動脈	大腿動脈から起こる．殿部と大腿を栄養する

大腿遠位部で**大腿動脈**は大内転筋の内転筋腱裂孔を通り，膝の後面に至る．この部位から**膝窩動脈**と名称を変える．膝の直下で，膝窩動脈は前・**後脛骨動脈**に分岐する．これらの動脈は，それぞれ下腿筋肉の前区画・後区画を下行する．後脛骨動脈から細い**腓骨動脈**が分岐して，下腿の外側区画内を走行する．

足では，前脛骨動脈が足首のところで血管吻合を形成した後，**足背動脈**となって足背を走行する．足底の筋群に血液を供給する動脈は，主に**後脛骨動脈**に起始する．後脛骨動脈は内果の下を通り，**内側・外側足底動脈**に分かれる．内側足底動脈は浅枝と深枝に分岐する．一方，外側足底動脈は深足底動脈弓を形成し，足背の動脈に吻合する．

色分けしてみよう

以下の下肢の動脈を異なる色で塗りなさい．
- ☐ 1．大腿動脈
- ☐ 2．膝窩動脈
- ☐ 3．前脛骨動脈
- ☐ 4．後脛骨動脈
- ☐ 5．足背動脈
- ☐ 6．内側足底動脈
- ☐ 7．外側足底動脈

臨床事項

下肢の**脈拍触知部位**の例を下に示す．
- **大腿動脈**：鼡径靱帯直下の鼡径靱帯の中点で，大腿動脈は浅い層を走行している
- **膝窩動脈**：膝の裏側
- **後脛骨動脈**：内果の直上．この部位で後脛骨動脈が足へ向かって下行しはじめる
- **胸（下行）大動脈**および**腹大動脈**：足背．心臓から最も遠い脈拍触知部位である

大腿動脈とその内側に位置する大腿静脈は，四肢，腹腔骨盤腔および胸郭のなかを走る大血管にアクセスするために使用できる．たとえば，**冠状動脈造影**および**血管形成術**のために，大腿動脈を通してカテーテルを大動脈に入れることができる．同様に，**大腿静脈**から下大静脈や心臓の右側，肺動脈へアクセスできる．

距骨を含む足関節骨折（**図2.19**参照）は，通常，距骨頸部で発生する．この種の骨折は，直接外傷や，高所から落下して着地した際に起こることが多い．このような骨折は，距骨への血液供給のほとんどが距骨頸部を通るため，**距骨体の血管壊死**につながる可能性がある．

糖尿病は**微小血管障害**を起こし，その結果，皮膚の血流を低下させる．さらに，高血糖は四肢の細菌・真菌の感染を起こしやすくする．

粥状動脈硬化症も，下肢の血管系に影響を及ぼすことがある．下肢における動脈の狭窄や閉塞は，**末梢血管疾患**（PVD）を起こす．この疾患は加齢と大きく関連している．PVDでは，血流の増加が必要であっても血流量が増えないことによって，跛行の症状を呈する．症状としては，疼痛，脚の体毛の消失，足または母趾の潰瘍形成，末梢動脈（足背動脈）の拍動の低下などがある．

下肢の動脈

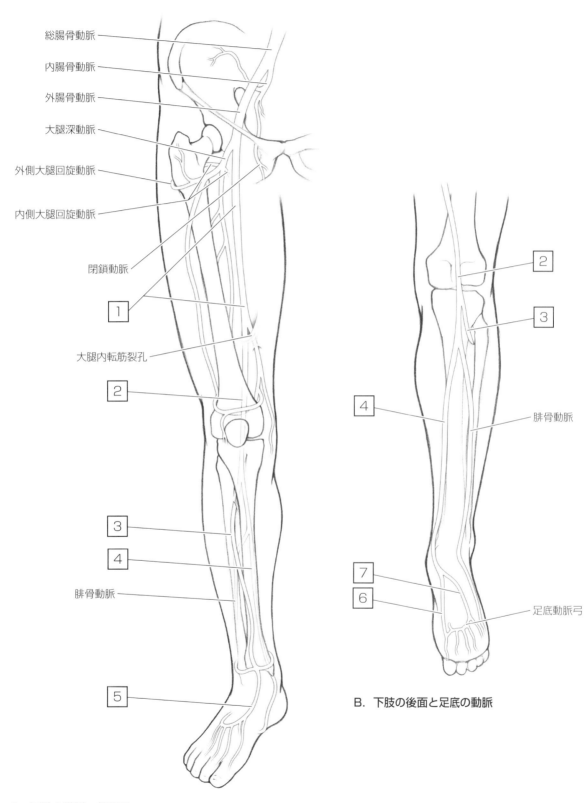

A. 下肢の動脈：前面図

B. 下肢の後面と足底の動脈

図 5.13

5 胸（下行）大動脈および腹大動脈

胸（下行）大動脈は，食道のやや左側を併走して下行する．分岐する主要な動脈を以下に示す．

- 心臓の右・左冠状動脈
- 腕頭動脈（右総頸動脈と右鎖骨下動脈に分かれる）
- 左総頸動脈
- 左鎖骨下動脈
- 右・左気管支動脈．動脈の数は個体差がある．主気管支と肺に血液を供給する
- 心膜枝（細い動脈で数は個体差がある）
- 肋間動脈（各肋骨の下縁に沿って走行する）と，その細い側副動脈
- 食道動脈は食道を栄養する
- 後縦隔のリンパ節，神経，結合組織に血液を供給する細い縦隔枝
- 上横隔動脈は横隔膜を栄養する
- 第12肋骨の下を走る細い肋下動脈

腹大動脈は，横隔膜の大動脈裂孔〔第12胸椎（T12）の高さ〕より腹部に入り，第4腰椎の前方で2本の総腸骨動脈に分かれる．対をなさない動脈で消化管へ向かう動脈としては，腹腔動脈，上・下腸間膜動脈がある．他の内臓へ向かう対をなす動脈としては，副腎動脈，腎動脈，および性腺（卵巣もしくは精巣）動脈がある．筋骨格系へ向かう動脈としては，対をなす下横隔動脈，4～5対の腰動脈，および不対の正中仙骨動脈がある．これらの動脈について下の表にまとめた．

色分けしてみよう

大動脈から分岐する以下の動脈を異なる色で塗りなさい．

- [ ] 1. 腕頭動脈
- [ ] 2. 腹腔動脈
- [ ] 3. 上腸間膜動脈
- [ ] 4. 性腺動脈（卵巣動脈もしくは精巣動脈）
- [ ] 5. 総腸骨動脈
- [ ] 6. 下腸間膜動脈
- [ ] 7. 大動脈（大動脈全体を赤で塗る）
- [ ] 8. 腎動脈
- [ ] 9. 左鎖骨下動脈
- [ ] 10. 左総頸動脈

● 腹大動脈の枝 ●

動脈の名称	大動脈からの分枝	起始部位	血液供給部位
腹腔動脈	前面	横隔膜の大動脈裂孔直下	原始腸管の前腸に由来する部位*
上腸間膜動脈	前面	腹腔動脈直下	原始腸管の中腸に由来する部位*
下腸間膜動脈	前面	性腺動脈の下方	原始腸管の後腸に由来する部位*
中副腎動脈	外側面	腎動脈直上	副腎
腎動脈	外側面	上腸間膜動脈直下	腎臓
性腺動脈（精巣動脈もしくは卵巣動脈）	対前外側面	腎動脈の下方	精巣もしくは卵巣
下横隔動脈	対前外側面	大動脈裂孔直下	横隔膜
腰動脈	後面	4対存在する	後腹壁と脊髄
正中仙骨動脈	後面	大動脈分岐部直上	尾動脈の遺残
総腸骨動脈	終末部	第4腰椎の高さで分岐	骨盤，会陰部，殿部，および下肢

*原始腸管の前腸に由来するものには，胃，肝臓，胆囊，膵臓，脾臓，および十二指腸の近位側半分が含まれる．原始腸管の中腸に由来するものには，十二指腸の遠位側半分，空腸，回腸，盲腸，上行結腸，および横行結腸の2/3が含まれる．原始腸管の後腸に由来するものには，横行結腸の左1/3，下行結腸，S状結腸，および直腸が含まれる．

臨床事項

一般的には，**動脈瘤**（動脈壁が隆起して膨らむこと）ができるのは大型の動脈である．動脈瘤発生に関連した因子としては，家族歴，高血圧，血管壁の膠原質（コラーゲン）および／または弾性タンパク質（エラスチン）の分解による血管壁の炎症と薄弱化，および粥状動脈硬化症などがあげられる．好発部位は，腹大動脈（腎動脈の高さより下部）と腸骨動脈である．動脈瘤が大きい場合には，手術による外科的修復が必要となる．その理由は，動脈瘤破裂は命にかかわるからである．

図5.14 心臓血管系

胸（下行）大動脈および腹大動脈

胸部および腹部の動脈

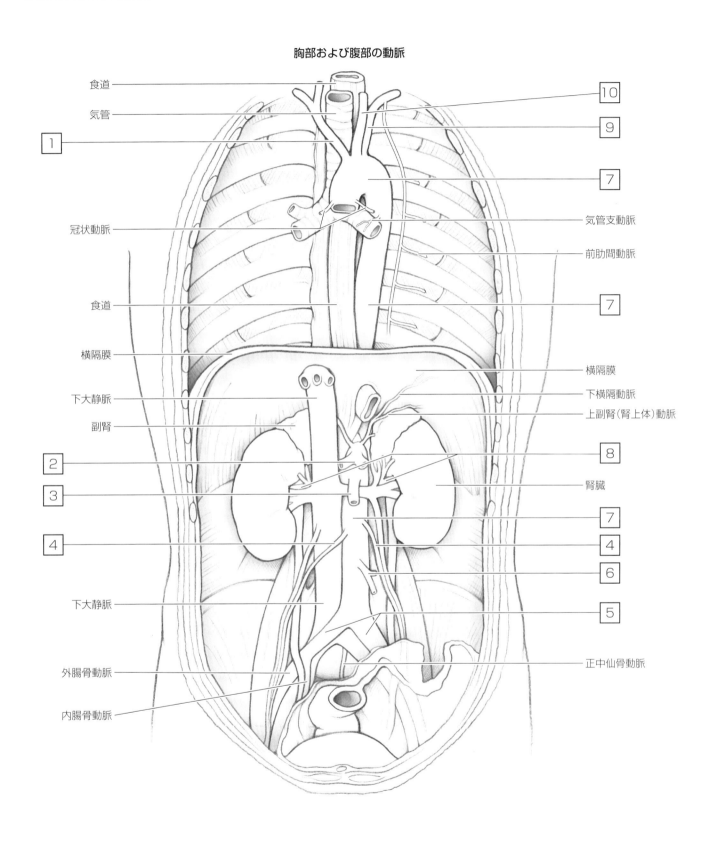

図 5.14

5 消化管の動脈

消化管に血液を供給する動脈としては，腹大動脈の前面から起始する不対の動脈が3本ある．すなわち，

- **腹腔動脈**：胎生期の前腸に由来する内臓と脾臓を栄養する
- **上腸間膜動脈**：胎生期の中腸に由来する内臓を栄養する
- **下腸間膜動脈**：胎生期の後腸に由来する内臓を栄養する

これら3種類の消化管の動脈とその主要な枝について，下の表にまとめた．

動脈による消化管の血液供給は，ある意味においては消化管の自律神経支配を反映しているといえる．したがって，胎生期の前腸，中腸，後腸から消化管のどの部位が派生するのかをよく理解していれば，消化管各部位の血液供給とその部位の交感・副交感神経支配を関連付けることができる．消化管，その血液供給，神経支配の間の関係を下の表にまとめた．

色分けしてみよう

以下の消化管に血液を供給する動脈を異なる色で塗りなさい．

- ☐ 1．腹腔動脈の枝である総肝動脈
- ☐ 2．腹腔動脈の枝である左胃動脈
- ☐ 3．腹腔動脈の枝である脾動脈
- ☐ 4．上腸間膜動脈の主幹部
- ☐ 5．上腸間膜動脈の枝である中結腸動脈
- ☐ 6．上腸間膜動脈の枝である右結腸動脈
- ☐ 7．上腸間膜動脈の枝である回結腸動脈
- ☐ 8．下腸間膜動脈の枝である左結腸動脈
- ☐ 9．下腸間膜動脈の枝であるS状結腸動脈
- ☐ 10．下腸間膜動脈の枝である上直腸動脈

動脈の名称	血液供給部位
腹腔動脈	胃，脾臓，肝臓，胆嚢，膵臓，十二指腸の近位側半分を栄養する
左胃動脈	胃の近位部および食道の遠位部を栄養する
脾動脈	膵臓（背側枝），胃（短胃動脈および左胃大網動脈），および脾臓を栄養する
総肝動脈	固有肝動脈と胃十二指腸動脈に分かれ，肝臓，胆嚢，胃，十二指腸，および膵臓を栄養する
上腸間膜動脈	小腸，および結腸の近位半分を栄養する．膵臓の頸部の後方で腹大動脈から起こる
下膵十二指腸動脈	十二指腸の遠位側半分と膵臓を栄養する
中結腸動脈	横行結腸を栄養する
空腸動脈・回腸動脈	空腸・回腸に血液を供給する約15本の動脈枝（空腸動脈と回腸動脈）
回結腸動脈	回腸，盲腸，虫垂を栄養する
右結腸動脈	上行結腸と横行結腸近位部を栄養する
下腸間膜動脈	遠位部の結腸を栄養する．腹大動脈の分岐部約2cm上方で起始する
左結腸動脈	横行結腸遠位部と全下行結腸を栄養する
S状結腸動脈	3～4本の枝を出し，S状結腸を栄養する
上直腸動脈	直腸の近位部を栄養する（他の直腸動脈と吻合する）

	前腸	中腸	後腸
臓器	胃 肝臓 胆嚢 膵臓 脾臓 十二指腸の近位部の半分	十二指腸の遠位部の半分 空腸 回腸 盲腸 上行結腸 横行結腸の近位部2/3	横行結腸の遠位部1/3 下行結腸 S状結腸 直腸
動脈	腹腔動脈 脾動脈 左胃動脈 総肝動脈	上腸間膜動脈 回結腸動脈 右結腸動脈 中結腸動脈	下腸間膜動脈 左結腸動脈 S状結腸動脈 上直腸動脈
腹側腸間膜	小網 肝鎌状間膜 肝冠状間膜 三角間膜	なし	なし
背側腸間膜	胃脾間膜 脾腎間膜 胃結腸間膜 大網	小腸間膜 虫垂間膜 横行結腸間膜	S状結腸間膜
神経支配： 副交感神経	迷走神経（第X脳神経）	迷走神経（第X脳神経）	骨盤内臓神経（S2～S4）
交感神経	胸内臓神経（T5～T10）	胸内臓神経（T11, T12）	腰内臓神経（L1, L2）

図5.15　心臓血管系

消化管の動脈 5

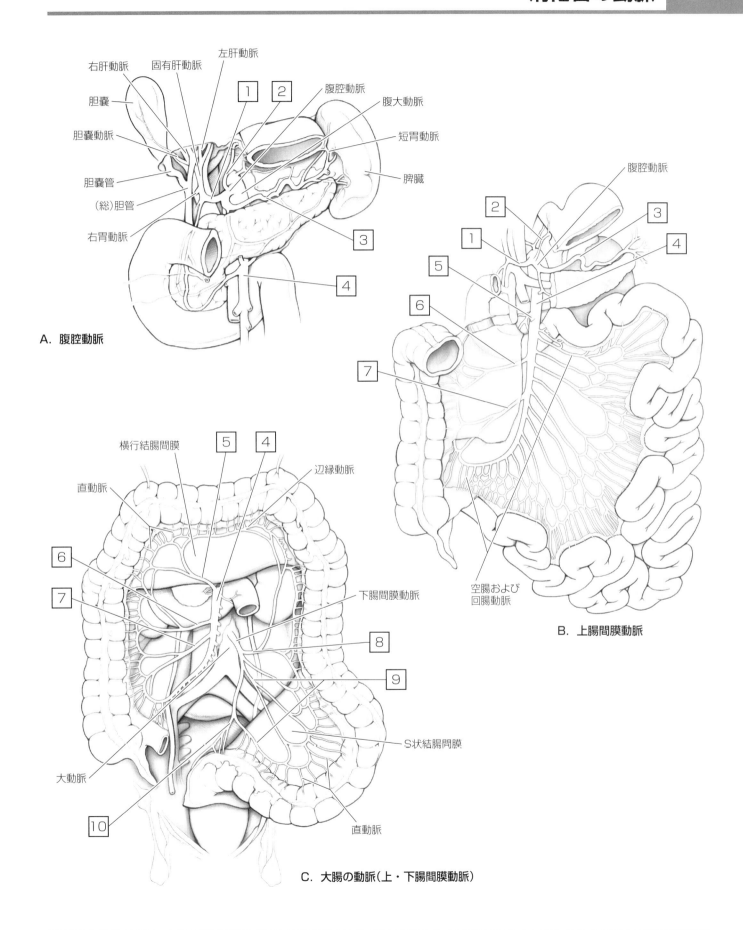

A. 腹腔動脈

B. 上腸間膜動脈

C. 大腸の動脈（上・下腸間膜動脈）

図 5.15

5 骨盤と会陰部の動脈

腹大動脈は，第4腰椎の高さで**左右の総腸骨動脈**に分かれる．さらに，総腸骨動脈は外腸骨動脈と内腸骨動脈に分かれる．左右1対の外腸骨動脈は，いずれも下行して鼠径靱帯の下をくぐり大腿に入る．この動脈は，大腿では大腿動脈と名を変える．一方，**内腸骨動脈**は骨盤臓器，その筋壁，殿部の筋，会陰部，および外性器に血液を供給する．これら骨盤内の動脈の主要な枝について下の表にまとめた（ただし，この表の内容は女性を例としていることに注意せよ）．

動脈の名称（区分）	走行と血液供給部位
総腸骨動脈	外腸骨動脈（大腿へ向かう）と内腸骨動脈（骨盤へ向かう）に分岐する
内腸骨動脈	後枝（P）と前枝（A）に分岐する
腸腰動脈（P）	腸骨筋（腸骨動脈），腰筋，腰方形筋，および脊髄（腰動脈）へ至る
外側仙骨動脈（P）	梨状筋と仙骨（髄膜と神経）
上殿動脈（P）	腰仙骨神経幹とS1前枝の間を通過し，大坐骨孔を抜けて殿部に入る
下殿動脈（A）	S1あるいはS2とS2あるいはS3の間を通過して殿部へと向かう
内陰部動脈（A）	会陰の構造物へ向かう．大坐骨孔を通ってから，小坐骨孔を通って会陰部へ戻る
臍動脈（A）	前腹壁に至ると内側臍索となる．枝として，膀胱へ向かう上膀胱動脈を出す
閉鎖動脈（A）	閉鎖神経とともに閉鎖孔を通り，大腿の内側部へ入る
子宮動脈（A）	肛門挙筋および尿管の上方を横切るように走行して，子宮に到達する
腟動脈（A）	内腸骨動脈あるいは子宮動脈に起始する．腟へ向かう
中直腸動脈（A）	下部直腸と肛門管上部に向かう
卵巣動脈	腹大動脈に起始する．卵巣提索内を走行する
上直腸動脈	下腸間膜動脈の続きであり，直腸へ向かう
正中仙骨動脈	大動脈分岐部から起こる．不対の動脈で，仙骨と尾骨を栄養する

*Aは前枝，Pは後枝

男性の場合も同様であるが，子宮動脈，腟動脈，および卵巣動脈の代わりに精管動脈（膀胱動脈の枝），前立腺動脈（下膀胱動脈の枝），および精巣動脈（起始は大動脈）が存在する．これらの動脈にはかなり個体差があるので，個々の動脈がどの構造物に血液を供給するかによってその動脈を同定するのが最もよい方法である．

会陰部に血液供給するのは，内腸骨動脈から起始する**内陰部動脈**である．内陰部動脈は以下の枝を出す．
- **下直腸動脈**：外肛門括約筋へ向かう
- **会陰動脈**：内陰部動脈から起こり，陰唇に枝を送る（男性では陰嚢に枝を送る）
- **内陰部動脈の終末部**：勃起組織（女性では前庭球，男性では尿道球）と陰核脚（男性では陰茎脚）に枝を出して終わる

 色分けしてみよう

以下の内腸骨動脈の枝に関して，それぞれの動脈を異なる色で塗りなさい．
- ☐ 1．上殿動脈
- ☐ 2．臍動脈
- ☐ 3．下殿動脈
- ☐ 4．内陰部動脈
- ☐ 5．下直腸動脈
- ☐ 6．上膀胱動脈
- ☐ 7．子宮動脈
- ☐ 8．閉鎖動脈
- ☐ 9．会陰動脈

臨床事項

勃起不全（ED）は，性交可能な陰茎の勃起状態に到達できないこと，および／または勃起状態を維持できないことを意味する用語である．勃起不全は年齢とともに増加する．性的興奮によって神経終末と海綿体内皮細胞が窒素酸化物を放出すると，正常な勃起反応が起こる．この窒素酸化物によって血管平滑筋の緊張が緩むと，血流が増す．勃起組織が血液で満たされ，同時に静脈が押しつぶされるので，血液が外に出られなくなる．男性の勃起不全の治療に用いる薬剤は，陰茎の勃起組織に血液を供給する小動脈の血管平滑筋を弛緩させる（この動脈は内陰部動脈の枝である）．女性でも同様のメカニズムが働き，前庭球と陰核の勃起組織が充血することに注意する．

図5.16　心臓血管系

骨盤と会陰部の動脈 5

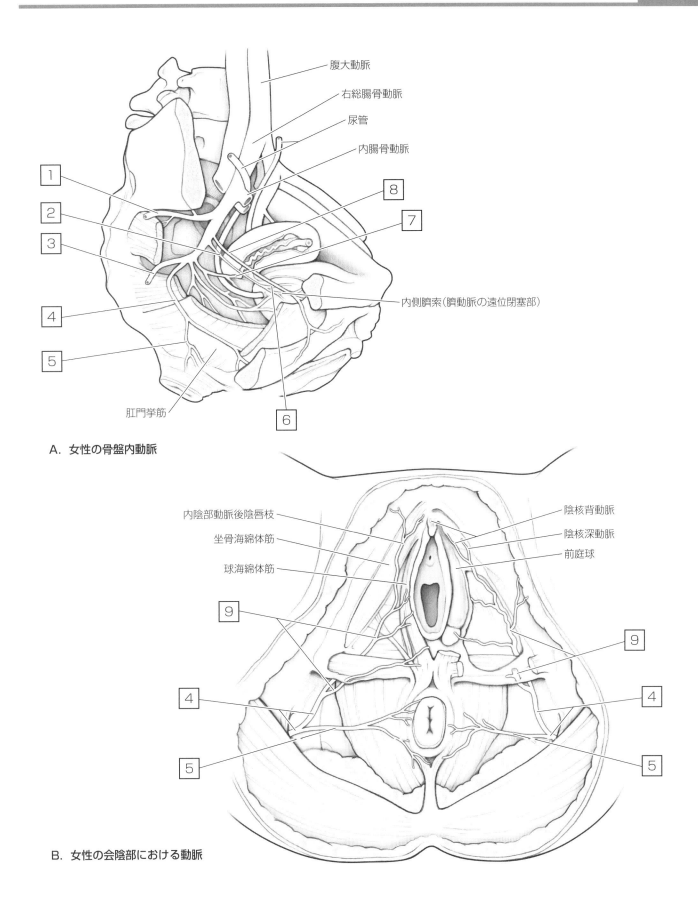

A. 女性の骨盤内動脈

B. 女性の会陰部における動脈

図5.16

5 胸部の静脈

体腔（胸腔と腹骨盤腔）の静脈系は，以下のものによって構成されている．

- 大静脈系：上大静脈と下大静脈，およびその枝
- 肝門脈系：肝門脈とその枝

大静脈系による血液還流には以下のものがある．

- 体壁（筋骨格系の構成要素と，それを覆う皮膚を含む）
- 頭頸部〔硬膜静脈洞（脳）および内頸静脈と外頸静脈〕
- 上肢と下肢〔それぞれ深部および表層の静脈からなり，最終的には上大静脈（上肢）と下大静脈（下肢）に還流する〕
- 下大静脈は，腹骨盤腔内からの血液と，下肢からの静脈還流の血液を受けるが，消化管とその付属器官（肝臓，胆嚢，膵臓），あるいは脾臓からの血液還流は受けない

門脈系による血液還流には以下のものがある．

- 腹骨盤腔の消化管とその付属器官（肝臓，胆嚢，膵臓）．上腸間膜静脈，下腸間膜静脈，およびその枝により還流する
- 脾臓（リンパ系器管である）．脾静脈で還流する

胸部では，胸壁と内臓（肺，食道，胸腺）からの血液還流を**奇静脈系**が受けもつ．心臓の場合には，固有の系である心臓静脈系によって還流がなされる．奇静脈系を流れる血液は，最終的に上大静脈に還流する．上大静脈が右心房へ入る直前の位置で，奇静脈が上大静脈に注ぐ．奇静脈に注ぐ枝には次のものがある．

- 後肋間静脈
- 半奇静脈（奇静脈と時に副半奇静脈へと送る）
- 副半奇静脈（最終的には左腕頭静脈へと送る）
- 腰静脈（上行して奇静脈と吻合する）
- 食道静脈
- 縦隔静脈
- 心膜静脈
- 気管支静脈
- 右上の肋間静脈

奇静脈系は，下大静脈と上大静脈の間に形成された重要な側副循環路である．奇静脈系は，深部の静脈還流系の一部を構成しているが，皮下組織を走行する浅層の静脈とも連絡する．奇静脈系には弁がなく（そのため，血流の方向は圧によって決まる），その分枝は一般的な静脈系と同様に個体によって異なる．

注意：静脈は動脈よりも変異が多く，数も多い．安静時には，血液の約2/3が静脈系に存在している．

色分けしてみよう

以下の静脈を異なる色で塗りなさい．

- ☐ 1. 右腕頭静脈
- ☐ 2. 上大静脈
- ☐ 3. 奇静脈
- ☐ 4. 左腕頭静脈
- ☐ 5. 副半奇静脈
- ☐ 6. 半奇静脈

臨床事項

静脈系，特に胸部と腹部の静脈と，上肢と下肢の表在静脈の分布は個体差が大きいことに注意しておく必要がある．経験則として，静脈には個体差が大きいことを覚えておくとよい．安静時には，血液の約65％が静脈系に存在する．静脈は変化に富み，容量血管であり，身体のほとんどの部位で静脈は皮下組織の表在静脈として始まり，主な動脈とより密接に並走する深部の静脈に接続している．

臨床において，何本かの目立った表在静脈は，臨床検査のために血液検体を採取する**静脈穿刺**や，輸液のためのルートとして使われる．

図5.17 心臓血管系

胸部の静脈 5

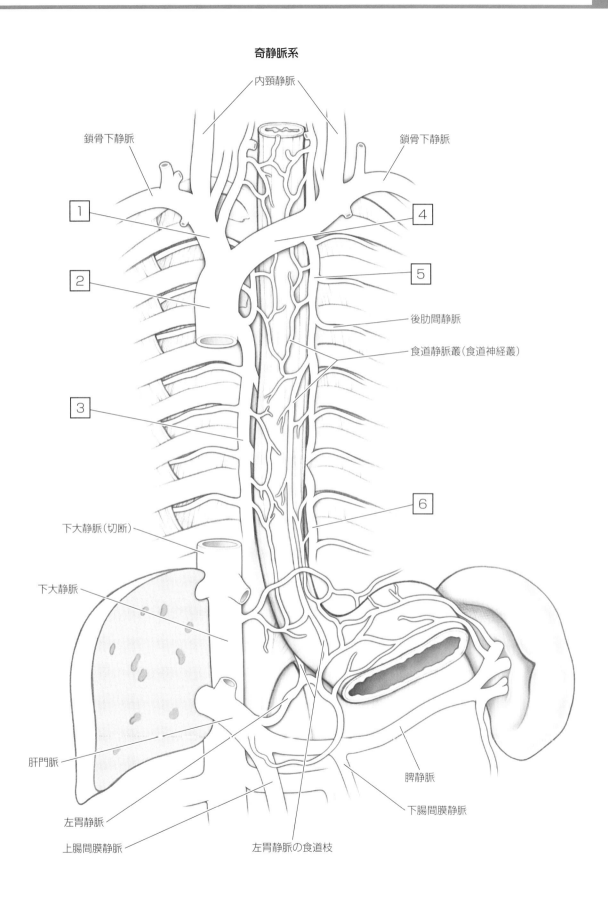

奇静脈系

図 5.17

5 腹骨盤腔の静脈

消化管とその付属器管（肝臓，胆嚢，膵臓）および脾臓以外の，腹骨盤腔内の血液を還流する静脈は，いずれも主に**下大静脈**に注ぐ枝である．

骨盤の血液還流は，主に内腸骨動脈の動脈枝に対応する静脈の枝によってなされる．これらの静脈は，対応する動脈に合わせて同じ名前が付けられている．この静脈血は最終的に総腸骨静脈に集められ，その後，下大静脈に還流する．会陰部と外性器の血液は，主に内陰部静脈によって還流する．同名の動脈である内陰部動脈が，これらの部位に血液を供給する．下大静脈は上行して，第8胸椎の前方でドーム状の横隔膜を貫き，右心房に直接注ぐ．

下大静脈に注ぐ主要な枝には以下のものがある．

- 総腸骨静脈
- 腰静脈（通常，上部の腰静脈は上行腰静脈を介して奇静脈系と連絡する）
- 右性腺静脈（卵巣静脈もしくは精巣静脈）（左性腺静脈は左腎静脈に注ぐ）
- 腎静脈
- 右副腎静脈（左副腎静脈は左腎静脈に注ぐ）
- 下横隔静脈
- 肝静脈

これら腹骨盤内の静脈には弁がないので，血流の方向は血管の中の圧勾配によって決まる．胸部の奇静脈系と同様に，下部体壁の血液を還流する静脈は，皮下組織の浅在性の静脈と連絡する．

一連の**表在静脈**は，前外側腹壁，浅部鼠径部，腹直筋鞘，および外側胸壁からの血液を受けている．それらの大部分は，最終的に腋窩静脈から，鎖骨下静脈，そして2本の腕頭静脈へと流れ，この腕頭静脈が合わさって上大静脈となる．

外腸骨静脈から出た**下腹壁静脈**は，腹直筋鞘に入り，上腹壁静脈として臍の上に向かって頭側へ進み，内胸静脈と吻合した後に，鎖骨下静脈へ血液を還流する．

色分けしてみよう

以下の静脈を異なる色で塗りなさい．

- [ ] 1. 下大静脈
- [ ] 2. 外腸骨静脈
- [ ] 3. 内腸骨静脈
- [ ] 4. 下直腸静脈
- [ ] 5. 肝静脈
- [ ] 6. 腎静脈
- [ ] 7. 左および右性腺静脈（卵巣静脈もしくは精巣静脈）*

*左性腺静脈は，下大静脈ではなく，左腎静脈に血液を還流することに注意．

臨床事項

肝硬変などによって肝臓を通っての静脈還流が阻害されると，これらの表在静脈（浅腹壁静脈と臍傍静脈）が充血し拡張して，「メズサの頭」（臍周囲の蛇行し拡張した静脈）を形成することがある（**図5.19**参照）．

図5.18　心臓血管系

腹骨盤腔の静脈

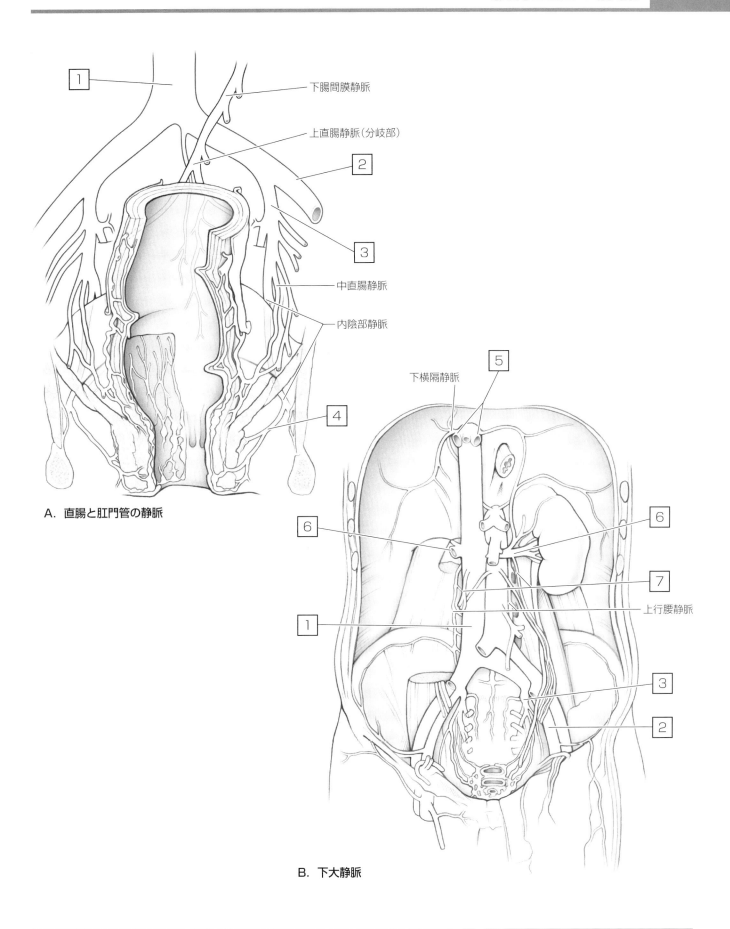

A. 直腸と肛門管の静脈

B. 下大静脈

図 5.18

5　門脈大静脈吻合

　消化管とその付属器管（肝臓，胆嚢，膵臓）および脾臓から血液を還流する役割は，門脈系が担う．門脈系を構成しているのは四つの主要な静脈である．

- **下腸間膜静脈**：横行結腸の遠位部，下行結腸，S状結腸，直腸の近位部など，後腸由来の消化管構造物から血液を還流する．上腸間膜静脈と脾静脈の吻合部へ還流される場合，脾静脈のみに還流される場合，上腸間膜静脈に直接に還流される場合がある（静脈は個体差が大きい）
- **上腸間膜静脈**：十二指腸の遠位部，小腸，上行結腸，横行結腸の近位部など，中腸由来の消化管構造物，および膵臓から血液を還流する
- **脾静脈**：脾臓，胃，および膵臓から血液を還流する．下腸間膜静脈は多くの場合，図のように脾静脈に血液を還流させるが，前述のように，上腸間膜静脈や，上腸間膜静脈と脾静脈の吻合部に直接に還流することもある
- **門脈**：脾静脈と上腸間膜静脈が合わさって門脈となる．この大径の静脈は，胃（左胃静脈と右胃静脈を介する）と胆嚢の血液を還流するとともに，消化管からの血液還流を上および下腸間膜静脈と脾静脈を介して受け入れる．胆嚢からの血液は直接に肝臓に流れる

　上記の内臓構造物からの還流血液は，最終的にすべて肝門脈に集められて肝臓に流れ込む．消化管から運ばれてきた重要な物質やエネルギー源（グルコース，脂肪，タンパク質，ビタミン類）を肝臓が処理して，細胞が活動するための燃料をつくりだし，血漿タンパク質や凝固因子を産生する．また，毒素や薬剤を代謝し，ビリルビンなどの物質を排泄する．あるいは胆汁酸を産生する．肝臓を出た静脈血は数本の肝静脈に流れ込み，ただちに下大静脈へと還流する．肝静脈が下大静脈に注ぐ部位は，下大静脈が横隔膜を貫いて上行する直前である．下大静脈は横隔膜を貫いて，すぐに右心房に連絡する．

　肝硬変などさまざまな病態において，肝臓が障害されると静脈血がこの重要な臓器のなかを流れなくなることがある．しかし，血液は心臓に戻って肺でガス交換をしなければならないので，血液は門脈体循環吻合を通って肝臓をバイパスする．この吻合によって，血液は大静脈系（上・下大静脈と奇静脈）とその枝に流れ込むことができ，この経路で心臓に戻ることができる．このように静脈還流が阻害されると，門脈系の血圧が上昇して門脈圧亢進症を起こす．門脈系静脈には弁がないので，静脈血が逆流して心臓へ戻る別のルートを探すことがある．臨床的な視点からいえば，門脈大静脈吻合は緊急時の生命維持に重要である．門脈体循環吻合による側副循環路には以下のものがある．

- **食道静脈による側副路**：門脈および脾静脈からの血液がバイパスして胃の静脈へ流入する．その後，食道静脈を流れる．この静脈は奇静脈系につながっているので，最終的に血液が上大静脈・心臓へと還流する（図中名称の右に **A** と記している）
- **直腸静脈による側副路**：血液が下部に向かって還流する．下腸間膜静脈から上直腸静脈，次に中・下直腸静脈（直腸周囲で吻合する）を経て，下大静脈・心臓へと還流する（図中名称の右に **B** と記している）
- **臍傍静脈による側副路**：門脈からの血液がバイパスして臍傍静脈へ流入すると，腹壁の皮静脈が血液で満たされる（腹部表面に静脈の怒張が放射状の蛇行した模様として現れ，これを「メズサの頭」と呼ぶ）．さらに皮静脈の血液は，上・下大静脈および奇静脈系へ注ぐ枝を通って還流する（図中名称の右に **C** と記している）
- **後腹膜性の側副路**：他の側副路と比べると重要性は低い．一部の血液は，消化器系の後腹膜臓器から体壁の壁在性静脈に還流して，大静脈の支流へと注ぐ（図では記されていない）

色分けしてみよう

以下の門脈大静脈吻合に寄与する静脈を指示した色で塗りなさい．

- ☐ 1．門脈（群青色）
- ☐ 2．上腸間膜静脈（紫）
- ☐ 3．脾静脈（赤紫色）
- ☐ 4．下腸間膜静脈（水色）

臨床事項

　肝硬変はほとんど不可逆性の疾患であり，その特徴は，びまん性の線維化，実質性小結節性再生，および肝臓を通る門脈血の進行性血流障害を引き起こす肝構造変化（門脈圧亢進症を起こす）である．米国における肝硬変の主要な原因には次のものがある．

- アルコール性肝疾患：60～70%
- ウイルス性肝炎：10%
- 胆道疾患：5～10%
- その他：5～15%

　門脈圧亢進症は，病的な肝臓で静脈血流に対する抵抗が増大することによって起こる．門脈圧亢進症の臨床的転帰には次のようなものがある．

- 腹水（腹腔に体液が異常に貯留する）
- 門脈大静脈間の静脈バイパス路形成．これは，上記のような血管吻合によって起こる
- うっ血性脾腫（脾臓のうっ血）
- 肝性脳症（病的な肝臓では血中の毒素を取り除くことができないため，脳疾患を起こす）

〔訳注：わが国における肝硬変の主要な原因は，ウイルス性肝炎が約80％，アルコール性肝疾患が約10％となっている〕

図5.19　心臓血管系

門脈大静脈吻合 5

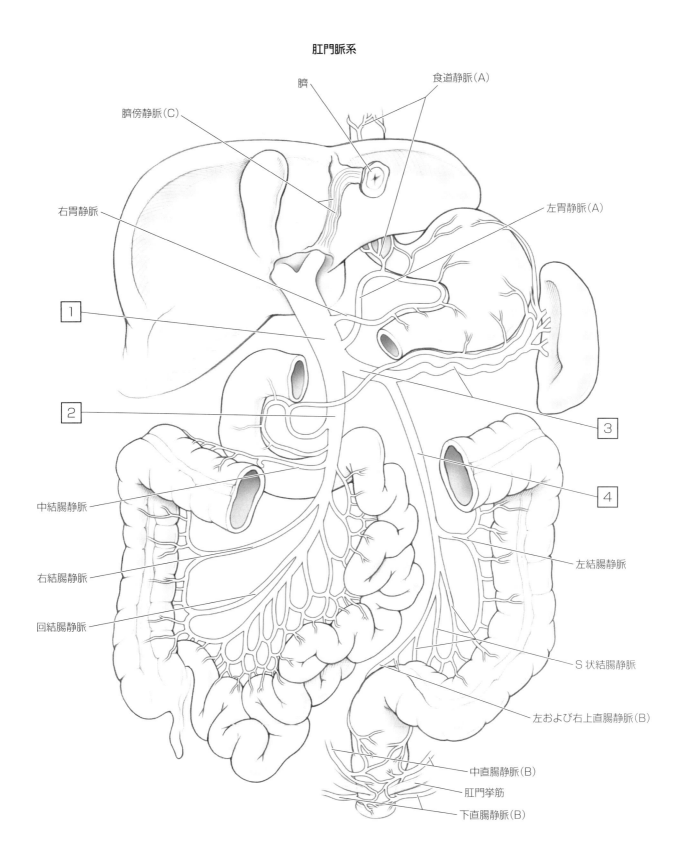

図 5.19

5 上肢の静脈

　身体の他の部分と同様，上肢の血液還流も深静脈と表在静脈によってなされる．しかしながら，上肢（下肢も）の静脈は弁を有しており，重力に抗して静脈血が心臓に還流するのを助ける．このような重力に抗した還流は，主に近傍の筋収縮作用の働きによって起こる．

　上肢において動脈に伴走する**深静脈**のうち，主要なものを以下に示す．

- **橈骨静脈**：前腕外側部を橈骨動脈と並走する
- **尺骨静脈**：前腕内側部を尺骨動脈と並走する
- **上腕静脈**：肘窩で橈骨静脈と尺骨静脈が合わさって上腕静脈となる．上腕静脈は，前腕の内側面で上腕動脈と並走する
- **腋窩静脈**：腋の下で，腋窩鞘（腕神経叢の神経線維に囲まれている）のなかを腋窩動脈と並走する
- **鎖骨下静脈**：鎖骨下動脈と並走するが，前斜角筋の後方ではなく前方を走行する（鎖骨下動脈は後方にある）

　上肢の**浅在静脈**は深静脈と交通することによって，たがいに連絡している．このような連絡によって，付加的な心臓への静脈血還流路が確保される．これらの静脈は個人差が大きく変化に富み，多くの枝を有する．また，弁を有し還流を助ける．静脈の例としては以下のものがあげられる．

- **手背静脈網**：掌の血液は，ほとんどこれらの静脈に還流する（特に手を握りしめたとき）
- **橈側皮静脈**：前腕および上腕の外側部に沿って皮下組織内を走行し，最終的に腋窩静脈に注ぐ
- **尺側皮静脈**：前腕内側部および上腕外側部に沿って皮下組織内を走行し，最終的に上腕内側の深部に至り，腋窩静脈に注ぐ
- **肘正中皮静脈**：肘窩で，橈側皮静脈から尺側皮静脈へと交通する．通常，血液サンプルを採取する際の**静脈穿刺**部位，あるいは静脈注射の穿刺部位として利用される

色分けしてみよう

以下の上肢の静脈を異なる色で塗りなさい．

- [ ] 1. 鎖骨下静脈
- [ ] 2. 腋窩静脈
- [ ] 3. 橈側皮静脈
- [ ] 4. 上腕静脈
- [ ] 5. 肘正中皮静脈
- [ ] 6. 橈骨静脈
- [ ] 7. 尺骨静脈
- [ ] 8. 尺側皮静脈

臨床事項

　一般的に，静脈は動脈よりも数が多く，存在部位も変化に富んでいる．また，動脈と並走することも多く，特に体幹や四肢の深部では動静脈の並走がみられる．四肢の静脈および頸部下部の静脈（内頸静脈）には弁があるが，それ以外の部位のほとんどの静脈には弁がない．上腕静脈あるいは腋窩静脈などの静脈が同名の動脈と並走する場合，実際にはその静脈が「**伴行静脈**」あるいは静脈網を形成することが多い．このような静脈網は，あたかも木の幹に絡みつくブドウの蔓のように，並走する動脈に絡みつきながら走行する．外科手術のときに特に注意を払うべき例外はいくつかあるが，静脈を犠牲にすることが多い．それは，ある部位から血液が心臓に還流する経路には，多数の異なる静脈経路が存在するからである（静脈修復が可能であれば，それを行うことが好ましいのはもちろんのことだが）．さらに通常は，身体は静脈還流経路のなくなった部位の近くにある静脈枝から新しい静脈を「発達」させて，この部位の還流を復活させる．

　肘正中皮静脈は，**静脈穿刺**（静脈採血や静脈注射）にしばしば使用される．腕に駆血帯を巻くと静脈還流が制限され，駆血帯から遠位の前腕表在の静脈が拡張して，触知可能あるいはみえるようになる．このようにして膨張した静脈（通常は肘正中皮静脈）は，採血や静脈注射，輸液，静脈栄養に使用できる．手背の表在静脈も静脈穿刺に使用できる．

図5.20　心臓血管系

上肢の静脈 5

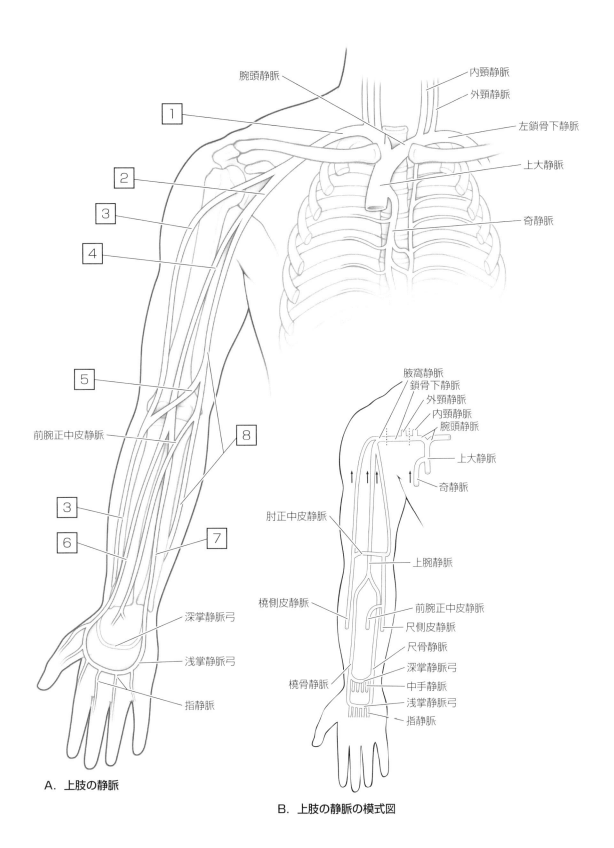

A. 上肢の静脈

B. 上肢の静脈の模式図

図 5.20

5 下肢の静脈

身体の他の部分と同様，下肢の血液還流も深静脈と表在静脈によってなされる．しかしながら，下肢（上肢も）の静脈は弁を有しており，重力に抗して静脈血が心臓に還流するのを助ける．このような重力に抗した還流は，主に近傍の筋収縮作用の働きによって起こる．

下肢において動脈に並走する**深静脈**のうち主要なものには，以下があげられる．

- **後脛骨静脈**：足底および足首内側の血液を，下腿上方へと還流させる．下腿の後区画内を後脛骨動脈と並走する
- **前脛骨静脈**：足背において足背静脈として起始し，下腿の前区画内を前脛骨動脈と並走する
- **腓骨静脈**：下腿の外側区画内を同名の動脈と並走する細い静脈．後脛骨静脈に注ぐ
- **膝窩静脈**：膝の裏側を走行する．前・後脛骨静脈が吻合して形成される
- **大腿静脈**：大腿遠位部で，膝窩静脈が大腿静脈と名を変える．大腿静脈は鼡径靱帯の深部を上行し，骨盤内で外腸骨静脈となる

下肢の**表在静脈**は深静脈と交通することによって，たがいに連絡している．このような連絡によって，付加的な心臓への静脈血還流路が確保される．これらの静脈は，個人差が大きく変化に富み，多くの枝を有する．また，弁を有し還流を助ける．表在静脈の例としては以下のものがあげられる．

- **足背静脈弓**：くるぶしの外側面および内側面において，それぞれ足の血液を小伏在静脈および大伏在静脈へと還流する
- **小伏在静脈**：ふくらはぎ（下腿の後面）の皮下組織中を上行した後，深部に入り，膝の裏側にある膝窩静脈に注ぐ
- **大伏在静脈**：ふくらはぎの内側を上行して，さらに下腿・大腿内側を上行する．鼡径靱帯直下で大腿静脈に注ぐ

下肢の大伏在静脈と上肢の橈側皮静脈は相同な静脈であり，また下肢の小伏在静脈と上肢の尺側皮静脈も相同な静脈であることに注意すること（いずれの静脈も表層から深部へ入り，深静脈と吻合する）．

 色分けしてみよう

以下の下肢の静脈を異なる色で塗りなさい．
- ☐ 1. 大腿静脈
- ☐ 2. 大伏在静脈
- ☐ 3. 前脛骨静脈
- ☐ 4. 膝窩静脈
- ☐ 5. 小伏在静脈
- ☐ 6. 後脛骨静脈

臨床事項

四肢の静脈と頸部下部の静脈には弁がある．弁は静脈壁の内膜の続きであり，静脈の内腔に突き出ている．その形態は心臓の半月弁に似ている．静脈弁は血液の逆流を防ぎ，重力に抗した静脈還流を助ける．四肢の静脈では，近くの骨格筋の収縮が，血液を前に押し出す役割を一部担っている．弁に続く静脈壁が弱くなって膨れることがある．そのような場合には，弁が適切に働くことができず，静脈還流に悪影響を及ぼす．このような状態の静脈を**静脈瘤**（拡張して蛇行する）と呼ぶ．下肢の静脈，特に伏在静脈とその枝において，このような病態が出現することが多い．

下肢の深部静脈の**深部静脈血栓症**（DVT）では，腫脹，温感，炎症が生じ，感染症に至る．外から静脈への圧迫（きつい包帯，長期の寝たきり状態，長時間のフライトでよくみられる運動不足）によって起きる**静脈うっ滞**（血液の停滞）は，DVTの一般的な原因である．時に大きな血栓がつくられ，その断片が遊離して静脈を通って心臓へと移動して肺動脈で塞栓をつくり，生命を脅かすことがある．

図 5.21　心臓血管系

下肢の静脈 5

A. 下肢の静脈：前面

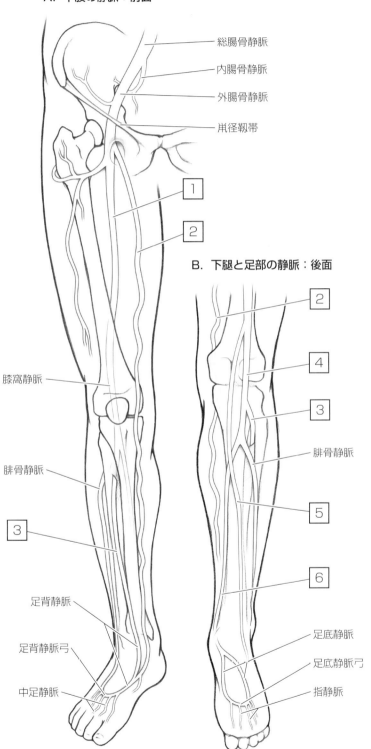

B. 下腿と足部の静脈：後面

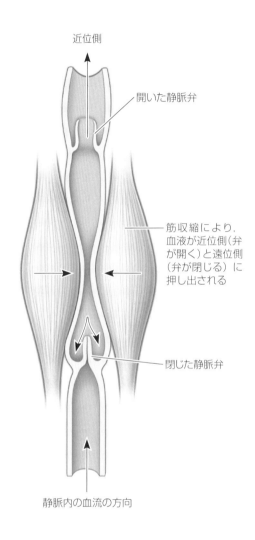

C. 静脈弁は重力に抗した静脈還流を助ける

図 5.21

5 出生前後の血液循環

　胎児循環の特徴は，胎盤を介した母体血液とのガス交換，栄養／代謝性老廃物の交換（ただし血球の交換は行わない）と，酸素と栄養の豊富な血液の胎児組織への分配である．さまざまなシャントにより胎児の血液は，子宮内では代謝過程に必要のない肝臓と，同じく子宮内ではガス交換に必要のない肺を，ほとんどバイパスすることができる．実際に，胎児では肺は液体で満たされており，血流に対して非常に高い抵抗となっている．胎児への酸素供給は母親が行う．したがって，胎児の血液は肝臓と肺をバイパスして心臓の左側に直接到達していて，胎児の全身循環に送り込まれる必要がある．これを可能にする胎児のシャントには，以下のようなものがある：

- **静脈管**（肝臓をバイパスする）
- **卵円孔**（右心房から左心房へ血液をシャントし，肺をバイパスする）
- **動脈管**（卵円孔を通らずに右心室に流れた血液が，心室収縮によって肺動脈幹に入り，動脈管を通って大動脈に入る．これによって肺をバイパスする）
- **臍動脈**と**臍静脈**（胎盤に血液を戻す，または胎盤から心臓に血液を送る胎盤血管）

　これらのシャントは，出生時またはその直後に閉鎖し，新生児は自分の肺を通してガス交換を開始し，また摂取した水分や先々食べることになる固形の食物を，自分の肝臓を通して処理する．出生時には次のような変化が起きる：

- 静脈管が靱帯（静脈管索）になる
- 卵円孔が，卵円窩として心房中隔の壁の薄い上部となる
- 動脈管は，肺動脈幹と大動脈弓の間を結ぶ動脈管索となる
- 臍動脈と臍静脈は靱帯になる

🖍 色分けしてみよう

以下の出生前後の循環の図を異なる色で塗りなさい．

- ☐ 1. **臍動脈**（酸素や栄養分の少ない血液や老廃物を胎児から胎盤へ運ぶ）（血液は酸素が少ないので青色）
- ☐ 2. **臍静脈**（酸素と栄養の豊富な血液を胎盤から胎児の心臓へ運ぶ）（胎盤から胎児への血液は酸素が豊富なため赤色）
- ☐ 3. **静脈管**（胎児の肝臓をすべてではないが，ほぼバイパスするシャント）
- ☐ 4. **卵円孔**（胎児肺をバイパスする胎児右心房から左心房へのシャント）
- ☐ 5. **動脈管**（胎児肺をほぼバイパスする肺動脈幹から大動脈へのシャント）
- ☐ 6. **動脈管索**（閉塞した動脈管）
- ☐ 7. **卵円窩**（心房中隔の上部にある閉鎖した卵円孔部分）
- ☐ 8. **静脈管索**（かつては酸素と栄養豊富な血液の大部分を，胎児肝臓を迂回させて胎児心臓に送っていた静脈管の閉塞部）
- ☐ 9. **肝円索**（胎盤から胎児へ酸素と栄養が豊富な血液を送る臍静脈の閉塞部）
- ☐ 10. **内側臍索**（酸素と栄養に乏しい血液を，老廃物とともに胎盤に戻す臍動脈の閉塞部）

　胎児の発育中，肝臓と肺はほとんど「オフライン」の状態であるが，これらの重要な臓器は，胎児が子宮内で成長するのに伴って発達し続けるために，胎盤からの酸素と栄養が豊富な血液を必要としている．また，これらの臓器は脱酸素化された血液や老廃物を取り除き，胎盤へ，ひいては母体循環へ戻す必要がある．

臨床事項

　胎児循環に存在するさまざまなシャントが，出生後に閉鎖しないことがあり，その場合には外科的に治療しなければならない．**心房中隔欠損**は，先天性心疾患の約10〜15%を占める．これらの欠損のほとんどは，卵円孔の不完全閉鎖による二次孔型欠損である（図Aの④）．

　動脈管開存症（PDA）は，出生後すぐに閉鎖するはずの動脈管が開存しているものである．開存している結果，出生後に大動脈から肺動脈に血液がシャントされ，うっ血性心不全を起こすことがある．PDAは先天性心疾患の約10%を占める．

　ファロー四徴症は通常，動脈幹を肺動脈と上行大動脈に分けるラセン状中隔の発達不全に起因する．この疾患には以下のような特徴がある：

- 肺動脈狭窄または右心室流出路の狭窄
- 大動脈騎乗（転位）
- 右心室肥大
- 心室中隔欠損（VSD）

　外科的治療としては，心肺バイパスに対してVSDを閉じて，肺動脈幹への血液流出の障害を取り除くことにある．狭窄した肺動脈流出路は，血管壁にパッチを挿入して拡げ，肺門下狭窄および／または肺動脈狭窄の容積を増加させる．

図5.22　心臓血管系

出生前後の血液循環 5

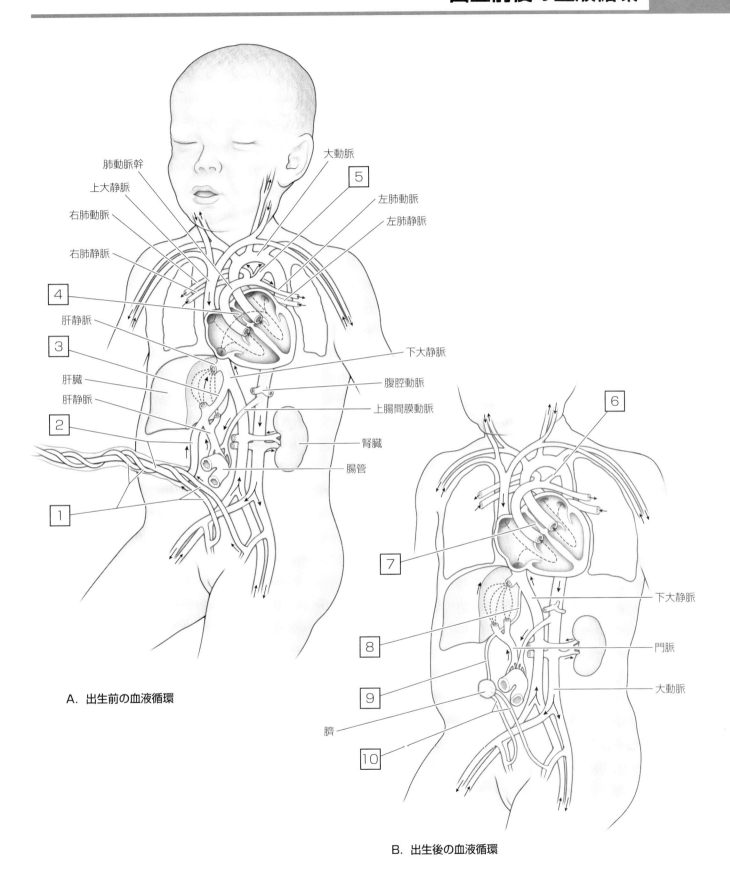

A. 出生前の血液循環

B. 出生後の血液循環

図 5.22

復習問題

以下の各文章（1〜4）について，図のなかで該当する構造に色を塗りなさい．

1. この筋肉は心室内を走っており，弁尖の脱出を防いでいる．
2. 左心室からの血液は，この弁を通る．
3. 左心房からの血液は，この弁を通って左心室に入る．
4. 身体の下部から戻ってきた血液は，この静脈を通って右心房に入る．

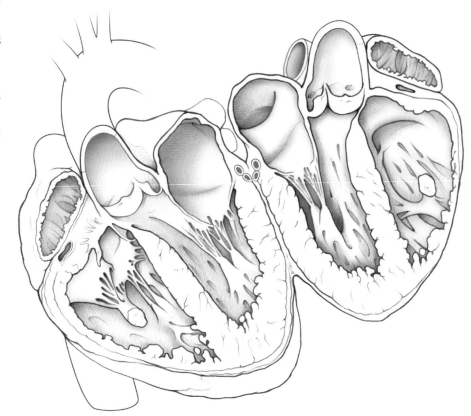

5. 心房中隔欠損では，胎児心臓の心房中隔のこの部位でシャントが起きる．心房中隔欠損に関与する胎児心臓の構造または特徴は，次のどれか？
    A. 動脈管
    B. 静脈管
    C. 卵円孔
    D. 動脈管索
    E. 静脈管索
6. 肩前部への銃創は腕神経叢の索を損傷するが，それとともに，次の動脈のなかで，最も損傷する可能性の高い動脈はどれか？
    A. 腋窩動脈
    B. 上腕動脈
    C. 腕頭動脈
    D. 総頸動脈
    E. 鎖骨下動脈
7. 左卵巣静脈は，以下のどの静脈に血液を送るか？
    A. 下腸間膜静脈
    B. 下大静脈
    C. 左外腸骨静脈
    D. 左腎静脈
    E. 門脈
8. 腹部消化管への血液を主に供給する3本の無対の動脈は？
9. 会陰部の裂傷によって，この部位を支配するどの動脈の枝からの出血を伴う可能性が高いか？
10. 臨床医がしばしば脈拍を評価する，身体の最も遠位の動脈はどれか？

解答

1. 左右心室の乳頭筋
2. 大動脈弁
3. 僧帽弁
4. 下大静脈

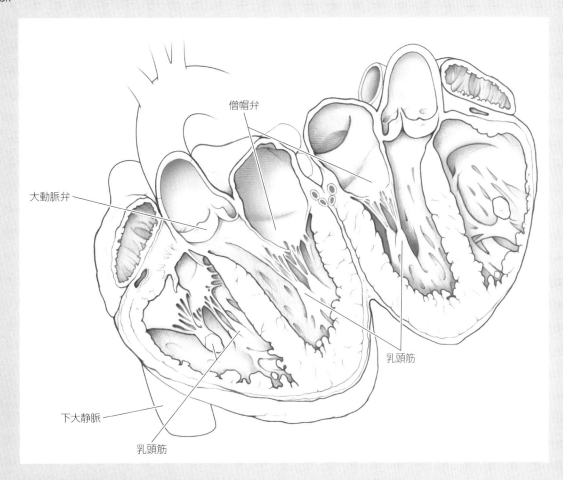

5. C
6. A
7. D
8. 腹腔動脈，上腸間膜動脈，下腸間膜動脈
9. 内陰部動脈
10. 足背動脈の脈拍

第6章
リンパ系：リンパ管とリンパ器官

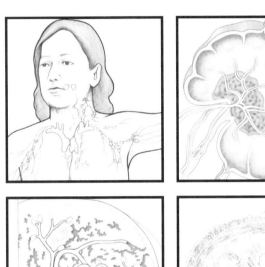
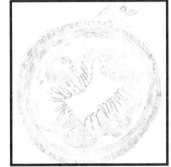

6 概要

リンパ管の発達においても，また免疫機能においても，リンパ系は心血管系と緊密に関連している．リンパ系の機能には以下のようなものがある．

- 免疫系による防御機構を活性化することによって，感染から身体を守る
- 組織液，溶質，ホルモン，および血漿タンパク質を集めて，循環器系（血流）に戻す
- 小腸から脂肪（カイロミクロン）を吸収して，乳び管へ運ぶ

リンパ系を構成する要素には次のものがある．

- **リンパ**：血漿に似た水状の液体であるが，ほとんどタンパク質を含まない．脂肪や細胞（主にリンパ球と少量の赤血球）を含むこともある
- **リンパ球**：リンパを構成する細胞である．T細胞，B細胞，およびNK（ナチュラルキラー）細胞が含まれる
- **リンパ管**：末梢組織にある管と毛細管の広範なネットワークであり，リンパとリンパ球を運搬する
- **リンパ器官**：リンパ組織が集まったものである．リンパ節，気道や消化管にあるリンパ組織の集合，扁桃，胸腺，脾臓，骨髄などが含まれる

色分けしてみよう

以下のリンパ器官を異なる色で塗りなさい．

- ☐ 1. 扁桃
- ☐ 2. 胸腺
- ☐ 3. 脾臓
- ☐ 4. 骨髄

体重の約60％が水分である．その内訳は，40％が細胞内液，20％が細胞外液である．細胞外液，溶質，およびタンパク質は，毛細血管から出て細胞外液分画へ移ることによって血流から失われるが，これらを血流に戻すのはリンパ管の役割である．リンパ管は1日当たり約3.5〜4Lの細胞外液を血流に戻す．また，リンパ管はホルモン，栄養分（腸管から脂肪，間質からタンパク質），および老廃物を細胞外液から血流へと運ぶ．

リンパ管は，体中のあらゆる場所から（中枢神経ではグリンパティックシステムと呼ばれる髄膜の小リンパ管を通じて）リンパを運ぶ．リンパの大部分は，最終的に**胸管**に集まった後，左内頸静脈と左鎖骨下静脈が結合するところで静脈に合流する．**右リンパ本幹**は，胸管よりはるかに細く，体の右側上半身から右側の静脈の同様の部位にリンパを還流している．被膜で覆われた**リンパ節**が，リンパが静脈系に流れる際の「フィルター」として機能するように戦略的に配置されている．

色分けしてみよう

以下のリンパ節の構造物を指示された色で塗りなさい．

- ☐ 5. 静脈（青）
- ☐ 6. 動脈（赤）
- ☐ 7. 輸出リンパ管（黄）
- ☐ 8. 輸入リンパ管（緑）

リンパ系の細胞と免疫応答は以下によって構成されている．

- **リンパ球**：**B細胞**（骨髄に由来する細胞で，体内を循環するリンパ球の約10〜15％を占める．**形質細胞**に分化する．形質細胞は，外来性の抗原に結合できる抗体を分泌する），**T細胞**（胸腺に由来する細胞で，体内を循環するリンパ球の約80％を占める．外来性の細胞やウイルスに感染した細胞を攻撃する．細胞傷害性（キラー）T細胞，ヘルパーT細胞，サプレッサーT細胞がある），および**NK細胞**（ナチュラルキラー細胞であり，体内を循環するリンパ球の約5〜10％を占める．外来性の細胞，がん細胞，ウイルスに感染した細胞などを攻撃する．常に身体の免疫監視を行っている）
- **白血球**：単球，好中球，好塩基球，および好酸球（**図5.1**参照）
- **マクロファージ**：貪食細胞であり，捕食や抗原提示細胞としての役割を果たす．免疫応答を誘導する
- **細網細胞**：線維芽細胞に似ている．T細胞，B細胞，および樹状細胞を誘引することがある
- **樹状細胞**：骨髄に由来する細胞であり，T細胞に抗原を提示する抗原提示細胞としての能力を有する．主に，皮膚，鼻，肺，胃，および腸に存在する
- **濾胞樹状細胞**：この細胞は突起がよく発達しており，リンパ節の胚中心でB細胞と接触する．抗原–抗体複合体を数か月から数年にわたって保持するが，抗原提示細胞ではない

臨床事項

リンパ管は，リンパ節（**リンパ節炎**）に合併して二次感染（**リンパ管炎**）を起こすことがある．これらの経過は，遠隔部位へのがん細胞のリンパによる拡散（**転移**）に起因する可能性がある．リンパ節腫大により，感染症および／または局所あるいは転移部位からのがんの転移を診断できる．がんが疑われる場合は，腫大したリンパ節を生検し，悪性かどうかを判定する．

女性における**乳がん**の発生率が比較的高いため（男性にも発生することはあるが，頻度ははるかに低い），リンパ管を介したがん細胞のリンパ節転移は広範囲に及ぶ可能性がある．しかし，乳腺リンパ管の還流パターンのほとんどは，最初に**腋窩リンパ節**を通過する．定期的なマンモグラフィとともに，乳房と腋窩領域の定期的な自己チェックは，乳がんの早期発見のために強く推奨される．

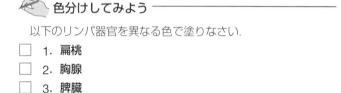

図6.1 リンパ系：リンパ管とリンパ器官

概要 6

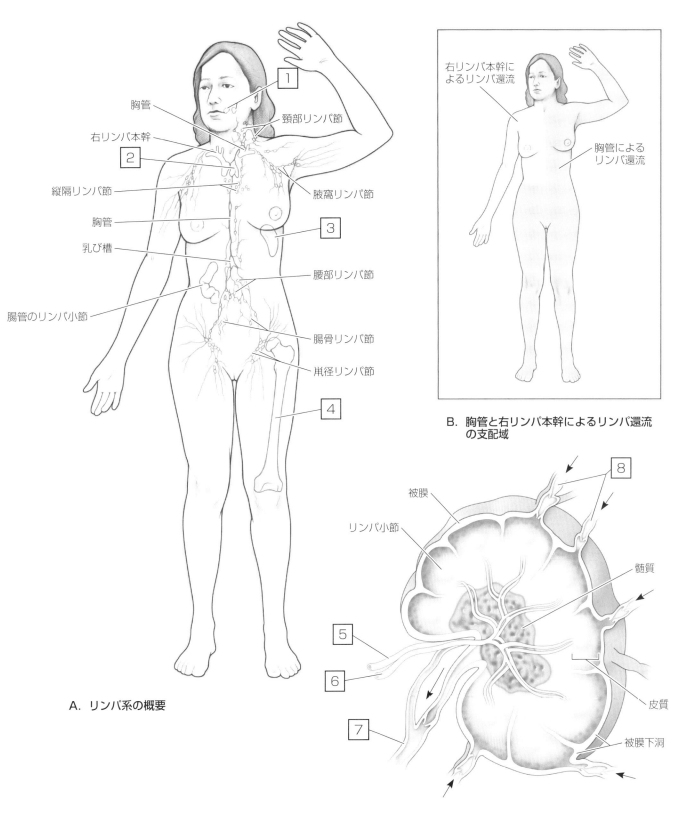

図 6.1

6 自然免疫

外来性の微生物，ウイルスに感染した細胞，あるいはがん細胞が身体のなかでみつかると，リンパ系が**免疫応答**と呼ばれる反応を開始する．検出した病原体を，自分の身体にある正常な細胞と区別する．次いで，病原体を中和する反応が始まる．進化によってヒトは，外からの侵入に対する防御のための反応を獲得した．3種類の主要な反応がある．

- **非特異的自然免疫**：体外からの侵入に対する最前線の防御手段として，**物理的障壁**〔身体の外表（皮膚），呼吸器系，消化器系，泌尿器系，生殖器系の表面に張り巡らされた皮膚や粘膜が含まれる〕がその一部である．その他のバリアとしては，酵素や酸性分泌物（リゾチーム，インターフェロン，フィブロネクチン，血清補体）を含む粘膜とその分泌物，チオシアン酸塩を含む唾液，病原体や刺激物を除去するための咳やくしゃみなどがある．また，炎症と発熱もこの防御システムの一部である．

自然免疫の代表的な特徴は**炎症反応**である．これは，発赤，発熱，腫れ，痛みなどの症状を伴う比較的特異性の低い反応である．炎症を構成する主要な過程は以下である．

- **組織傷害**：物理的な非特異的障壁が病原体によって壊される
- **白血球増加**：血流中の白血球，主に好中球が有意に増加する．血流にのって移動し，血管から出て炎症部位に遊走する（血管外遊出）とともに，マクロファージ，単球，NK細胞などの貪食細胞も増加する
- **炎症性化学伝達物質（メディエーター）の放出**：さまざまな細胞が，ヒスタミン（肥満細胞と好塩基球），キニン（好中球など），プロスタグランジン（好中球など），サイトカイン（白血球，線維芽細胞，内皮細胞，リンパ球），および補体〔通常，非活性の循環血漿タンパク質（自然免疫応答の液性因子）である〕を放出する．これらの物質は，血管拡張，毛細血管浸透性の増加，化学走性などを引き起こす
- **貪食作用**：病原体，死滅した細胞，および，それらの残骸を貪食する．通常，傷害部位が化膿する
- **治癒**：治癒の過程が始まると，化膿部位は遮断される．凝血が起こることもある．残骸は取り除かれる
- **NK細胞**：この細胞は非特異的免疫または自然免疫の一部を担っていて，一般的なリンパ系前駆細胞から分化した細胞である．形質転換した細胞（ウイルス感染細胞や腫瘍細胞）を認識し，死滅させるように遺伝子的にプログラムされている

自然免疫による炎症反応は**遺伝子的に決まったもの**であり，以前に抗原に曝露されたことがあるかどうかは関係ない．炎症反応には，細胞と各種の炎症性メディエーターが関係する．

さらに，この自然免疫は，われわれの身体における免疫応答の第二段階の形式である抗原特異的な獲得免疫の構成要素を活性化すると考えられる（**図6.3**参照）．

色分けしてみよう

炎症を引き起こす自然免疫の要素に関する以下のものを，それぞれ指示された色で塗りなさい．

- [ ] 1. 病原体（黄）
- [ ] 2. 樹状細胞，サイトカイン，および炎症性メディエーター（緑）
- [ ] 3. マクロファージ（青）
- [ ] 4. 好中球（紫）
- [ ] 5. 血管（赤）
- [ ] 6. 単球（水色）

図6.2　リンパ系：リンパ管とリンパ器官

自然免疫 6

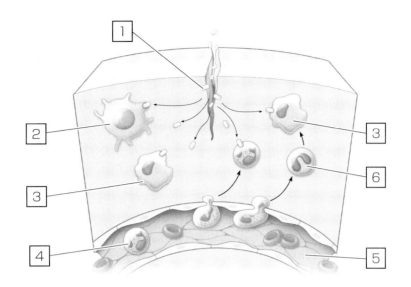

物理的障壁

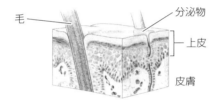

毛／分泌物／上皮／皮膚

貪食細胞

固定マクロファージ　好中球　遊走性マクロファージ　好酸球　単球

免疫監視
ナチュラルキラー細胞：異常な細胞を破壊する

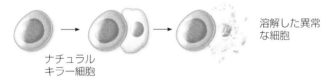

ナチュラルキラー細胞／溶解した異常な細胞

インターフェロン
病気に対する抵抗性を増加させて細胞を保護する

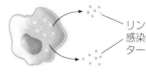

リンパ球もしくはウイルス感染細胞の活性化後にインターフェロンが分泌される

補体系
細胞を溶解する：炎症反応を促進する

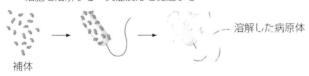

補体／溶解した病原体

炎症反応
- 血流の増加
- 貪食細胞の活性化
- 毛細血管透過性の亢進
- 補体系の活性化
- 凝固による感染部位の隔離
- 発熱
- 身体全体の防御と活性化

肥満細胞

発熱
病原体を減らし，組織の修復を促進し，防御を活性化する

発熱因子に応答して体温は37℃以上に上昇する

図6.2

6 獲得免疫

獲得免疫：第二の防衛ラインであり，**特異的な病原体の認識**，免疫学的記憶（獲得抵抗性），免疫反応（抗体を産生する液性応答）の増幅，再侵入してくる病原体に対する迅速な反応などを特徴としている．獲得免疫応答は特異的な応答であり，以下のような特徴がある．

- **特異性**：特異的病原体に対する応答である
- **受動型と能動型**：抗体によって他の個体から獲得する免疫（受動免疫）と，抗原に反応して自分自身がつくる抗体による免疫（能動免疫）
- **全身性**：応答が炎症部位だけに限定されない．応答は自然免疫よりも遅いが，応答期間はより長く持続し，獲得免疫を誘導する
- **記憶**：外来性の抗原に応答して抗体がつくられると，身体はその応答を「記憶」している．二度目に同一の抗原に曝露されると，さらに強力に応答することができる

獲得応答を起こす細胞は，骨髄の多能性造血幹細胞に由来する**リンパ球**（B細胞，T細胞およびNK細胞）である．B細胞は**液性応答（化学的攻撃）**に関与する．これに関しては，以下のようにまとめることができる．

- B細胞表面の抗体が外来性の抗原に結合することによって，B細胞が病原体を認識し，感作される
- 次に，不活性なヘルパーT細胞が同一の抗原を認識して，B細胞に結合しリンホカインを分泌すると，B細胞が活性化する．リンホカインは，活性化B細胞に働きかけて細胞分裂を促す
- 細胞分裂によって増殖した無数のB細胞は，次に形質細胞に分化して，抗原に対する抗体（免疫グロブリン）を分泌する．抗体は，循環する血液やリンパのなかに放出される
- 循環する抗体が病原体の特異抗原に結合し，貪食細胞が病原体を破壊するときの目印にする．また，抗体が細菌毒素あるいは細菌・ウイルスが利用する受容体に直接結合して，侵入者をじかに中和することもある
- また，B細胞の分裂によってメモリーB細胞がつくられる．身体が同一の外来抗原に再び曝露された場合に備えて，メモリーB細胞が保持される

T細胞には複数の種類があり，それぞれが**細胞性免疫応答**に関与している．

- **ヘルパーT細胞**：病原体や感染細胞を死滅させることには直接関与していないが，このT細胞（CD4を表面マーカーとして表出している）は，免疫系の他の細胞の活性を調節することによって免疫応答を制御している．また，B細胞が提示した抗原を認識すると活性化して，サイトカインを分泌する．これらのサイトカインは，液性免疫および細胞性免疫を促進する
- **メモリーT細胞**：ヘルパーおよび細胞傷害性（キラー）T細胞に由来する．再感染に備えて保持される
- **制御性（サプレッサー）T細胞**：他のB細胞とT細胞に遅れて活性化される．免疫応答を抑制し，個々の応答の全体的な強度を制限する
- **細胞傷害性（キラー）T細胞**：細胞表面（B細胞以外の細胞）の抗原に反応して活性化し，分裂する．また，細胞傷害性T細胞の一部はメモリーT細胞になる．細胞傷害性T細胞は身体のなかを移動して，ウイルス感染細胞，がん細胞，細菌，真菌，原虫や，外来性の細胞（たとえば，移植組織に由来する細胞）をみつけると，これを破壊する
- **NK（ナチュラルキラー）細胞**：B細胞やT細胞と共通のリンパ球前駆細胞から発生する細胞であるが，特定の種類の標的細胞を選択的に殺す能力があることから，この名前が付けられた．胸腺では成熟しないが，血液やリンパ液中で体内を「パトロール」して，形質転換した細胞（ウイルスをもった細胞や腫瘍細胞）を認識し，溶解して殺すように遺伝子的にプログラムされている

色分けしてみよう

下に示す獲得免疫応答に関連する細胞を，その細胞の種類ごとに指示された色で塗りなさい．

- □ 1．抗原（黄）
- □ 2．抗原を表出している感染細胞（茶色）
- □ 3．B細胞（青）
- □ 4．死滅する感染細胞（灰色）
- □ 5．抗体（赤）
- □ 6．メモリーB細胞（水色）
- □ 7．メモリーT細胞（黄緑）
- □ 8．細胞傷害性（キラー）T細胞（橙）
- □ 9．活性化T細胞（緑）

Bリンパ球（鳥類ではファブリキウス嚢，哺乳類ではそれに相当する器官にちなんで命名された）は，GALT（腸管関連リンパ組織）と骨髄由来の細胞で，ヒト免疫に関与しており，循環リンパ球の約20～30％を占める．

Tリンパ球は，分化する場所である胸腺にちなんで命名された．循環リンパ球の約60～80％を占め，寿命が長く，細胞性免疫に関与する．

NK細胞は，獲得免疫系が活性化される前に，がん細胞やウイルス感染細胞を殺す．循環リンパ球の約5～10％を占める．

図6.3　リンパ系：リンパ管とリンパ器官

獲得免疫 6

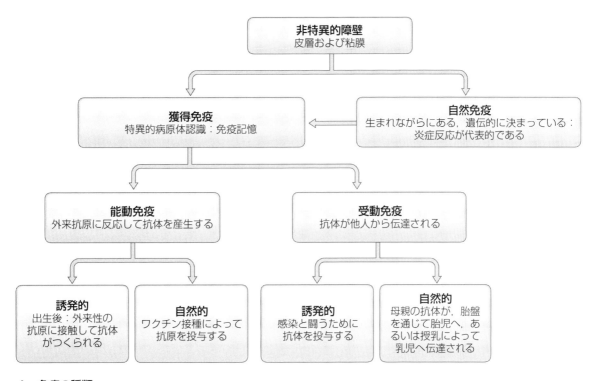

A. 免疫の種類

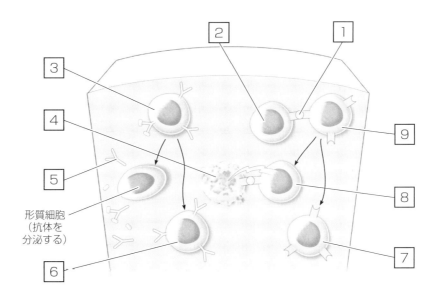

B. 獲得免疫系

図6.3

6 胸腺と骨髄

　リンパ球は，骨髄の**多能性造血幹細胞**に由来するが，この段階の細胞はいずれも未熟であり，まだB細胞にもT細胞にも分化していない．リンパ球の成熟過程の途中で，これらの区別が現れる．B細胞の名称は骨髄に由来する．B細胞は，赤色骨髄で成熟すると，免疫応答性（特異抗原を認識できる）を得て，また自己免疫寛容（自分の身体に由来する抗原は「外来性」ではなく「自己」と認識することができる）になる．しかし，これらのリンパ球は未成熟であり，抗原に対して曝露される場としてのリンパ節，脾臓，その他のリンパ組織にあらかじめ分布されている必要がある．いったん成熟（抗原によって活性化）すれば，免疫担当リンパ球は，血流やリンパ液中，そして全身のリンパ器官を絶えず循環する．

　一方，T細胞は**骨髄**を出て**胸腺**に移動すると，そこで免疫応答性を得る．胸腺は，上縦隔にある2葉構造の器官であり，新生児ではかなり大きいが，思春期以降に退縮する．胸腺において，T細胞として「教育」される前に急速に分裂し，その数が大幅に増える．胸腺皮質のなかでポジティブ選択が起こる．ポジティブ選択では，T細胞が自己の主要組織適合複合体（MHC）分子を認識する．自己のMHCを認識できないT細胞は破壊される．次に，生き残ったT細胞は，自己抗原の認識を「学習」しなくてはならない．この「学習」は，自己MHCもしくは自己MHC結合自己ペプチドにあまり積極的には結合しないことを通じてなされる．もし，積極的に結合するT細胞があれば，それは破壊される（ネガティブ選択）．これは，自分自身の抗原をT細胞が攻撃することを防ぐための安全策である．この教育過程を生き残ることができるT細胞は，たかだか2%程度にしかすぎないと考えられている．この教育が行われている間，T細胞は**血液胸腺関門**で隔離されており，体内を循環する抗原には接触しない．最終的に，免疫的に不活性なナイーブT細胞は，血液を介してリンパ節，脾臓，その他のリンパ系臓器に移動して，そこで成熟した後，活性化された免疫応答T細胞として血流やリンパに入る．

　リンパ球は，外来抗原と出合う前から免疫応答性がある．この過程は完全に遺伝子に依存している．周囲の環境で遭遇する可能性のある抗原をすべて認識できる「先天的な」遺伝的構成（遺伝子配列）は，進化における自然淘汰の過程を経て獲得したものである．生涯のうちに個体が出合う可能性のある潜在的な外来抗原には，身体に侵入することがまったくないものも，たくさんある．したがって，そのような抗原を処理するために特異的に選択されたリンパ球は，休止状態を維持する．

「無用なもの・有害なものを取り除く」過酷な過程を生き残って免疫応答性をもったにもかかわらず，T細胞とB細胞はまだ未成熟である．さらに成熟するためには，脾臓，リンパ節，あるいは他の二次性リンパ組織に運ばれて，特異抗原に出合う必要がある．そのとき，はじめてこれらの細胞は抗原活性化された状態になり，免疫応答を開始する準備ができるのである．二次性リンパ組織に運ばれると，ほとんどのT細胞はヘルパーもしくはキラーT細胞になる．体内を循環する全リンパ球のうち60〜80%がT細胞である．

色分けしてみよう

骨髄から胸腺および二次性リンパ組織へのリンパ球の運搬に関係する要素に関して，以下のものをそれぞれ指示された色で塗りなさい．

☐　1．胸腺（黄）
☐　2．骨髄（赤）
☐　3．未熟なリンパ球（青とピンクの点）
☐　4．リンパ節（緑）
☐　5．脾臓（赤紫色）

臨床事項

ワクチンは，免疫を獲得するために「人工的な」方法を提供する．多くのワクチンには，死んだまたは弱毒化された（生きてはいるが，きわめて弱められた）病原体が含まれている．一般的に，ワクチンによって体調が多少不調になることも，あるいはそのようなことはまったくないかもしれないが，身体に免疫を与える抗原決定基を提供している．

臓器移植は，臓器不全に苦しむ一部の患者にとって実現可能な選択肢の一つであるが，免疫の拒絶反応が問題となる．したがって，移植片が拒絶されないためには，血液型検査，MHCのスクリーニング，術後の免疫抑制療法を含む慎重なスクリーニングが，きわめて重要である．基本的には，4種類の移植片が最も一般的である．

- 自家移植片：同一人物のある部位から別の部位への組織移植片
- 同系移植片：遺伝的に同一の個体（一卵性双生児でなければならない）から患者に提供された移植片
- 同種移植片：遺伝的に同一ではないが同種に属する人からの移植片
- 異種移植片：他の動物種からヒトへの移植片

自己免疫疾患はまれな疾患ではなく（成人の約5%に発症する），自己の組織を攻撃する自己抗体が産生される疾患である．比較的頻度の高い自己免疫疾患には，多発性硬化症，重症筋無力症，グレーヴス病（バセドウ病），若年性1型糖尿病，関節リウマチなどがある．

図6.4　リンパ系：リンパ管とリンパ器官

胸腺と骨髄 6

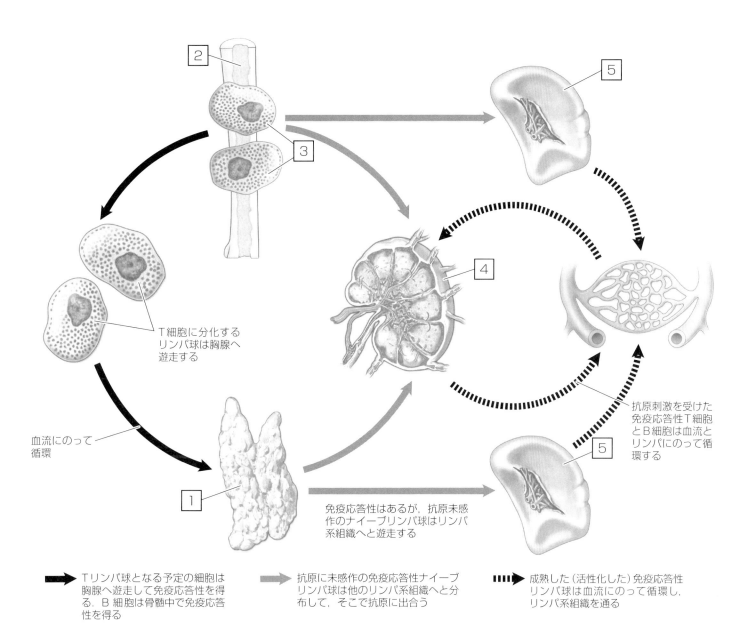

図6.4

6 脾臓

脾臓は，握り拳より少し大きい器官で，腹部の左上部1/4の部位にある．胸郭の左下部に守られながら，胃の後外側部に収まっている．不正確かもしれないが，簡単に表現すれば，脾臓は大きなリンパ節である（感染すると，かなり肥大することがある）．ただし，機能的にはリンパ節より多様である．脾臓の機能としては，以下のものがあげられる．

- リンパ球の増殖（B細胞とT細胞）
- 免疫監視と免疫応答
- 血液の濾過
- 古くなった赤血球あるいは損傷した赤血球の破壊
- 損傷した血小板の破壊
- 鉄とグロビンの再利用
- 血液の貯留
- 胎児期の初期における赤血球の産生

脾臓は被膜に覆われた臓器であり，その内部構造は，梁状の結合組織のネットワークからなる広範な基盤構造を有している．このネットワーク構造を通じて，リンパ球が「**白脾髄**」と呼ばれる部位で濃縮される．他に，マクロファージや赤血球に富んだ「**赤脾髄**」と呼ばれる静脈性洞様血管からなる領域がある．

白脾髄は，**中心動脈**の周囲に集まったリンパ球からなり，動脈周囲リンパ鞘を形成する．動脈周囲リンパ鞘は，リンパ小節のような外見を備えており，主にB細胞からなるが，そのまわりを散在するT細胞の集合が取り巻く．このような小節は胚中心を含み，B細胞は胚中心で増殖して活性化する．脾臓の免疫機能には以下のものがある．

- マクロファージや樹状細胞による抗原提示
- B細胞とT細胞の増殖および活性化
- 体内に入った抗原に対する抗体の産生
- 血液から抗原を除去

赤脾髄は，**脾洞**からなる領域で構成されており，各々の脾洞は（ビルロートの）脾索によって隔てられている．細網線維と細網細胞のネットワークが脾索を構成する．赤脾髄は以下のものを含む．

- 赤血球
- マクロファージ
- 樹状細胞
- リンパ球
- 形質細胞
- 顆粒球

脾洞のマクロファージは，損傷した赤血球を貪食し，ヘモグロビンを分解して（ヘムはビリルビンに分解される），鉄を再利用する（フェリチンまたはヘモジデリンとして貯蔵し，再利用する）．中心動脈から来た血液は，白脾髄と脾洞に流れ込む．このとき，血液を集める静脈性脾洞へ入る前に，血液細胞は脾索を通り抜ける必要がある．このような「開放循環」型の血流においては，赤血球がマクロファージと接触する．マクロファージは，古くなった，あるいは損傷した赤血球を血液循環から排除する．このように，赤脾髄の最も重要な機能は血液濾過である．

色分けしてみよう

脾臓の構造に関して，各々の特徴を異なる色で塗りなさい．

- ☐ 1．脾臓の被膜におけるリンパ管
- ☐ 2．中心動脈
- ☐ 3．赤脾髄の脾洞
- ☐ 4．白脾髄（脾リンパ小節）

臨床事項

脾臓は，胸郭の左下部の保護されやすい位置にあるが，実は最も傷害の起こりやすい腹部臓器である．腹壁に傷害を負うと（運動場で子どもが事故にあったり，交通事故，墜落などで），**脾臓が裂けたり**破裂したりすることがあるが，これは深刻な事態である．その理由は，脾臓へは血液が多量に供給されているため，傷害によって脾臓の被膜と実質が損傷すると腹腔内出血を起こし，場合によってはショック症状に陥る可能性があるからである．脾臓を手術で取り除いても，一般的には問題が起こらない．なぜなら，他のリンパ組織や骨髄が脾臓の機能を代替することができるためである．

顆粒球性白血病などの疾患の場合，脾臓は正常の10倍の大きさと重さまで増大することがある（**脾腫**）．門脈圧亢進症の患者でも，脾臓が中等度の脾腫を合併することがある．

伝染性単核球症（「キス病」）はエプスタイン・バーウイルス（EBウイルス）によって起きる．この感染の結果，免疫系が活性化され，リンパ節が腫大し，時に脾臓も著しく腫大する．

図6.5　リンパ系：リンパ管とリンパ器官

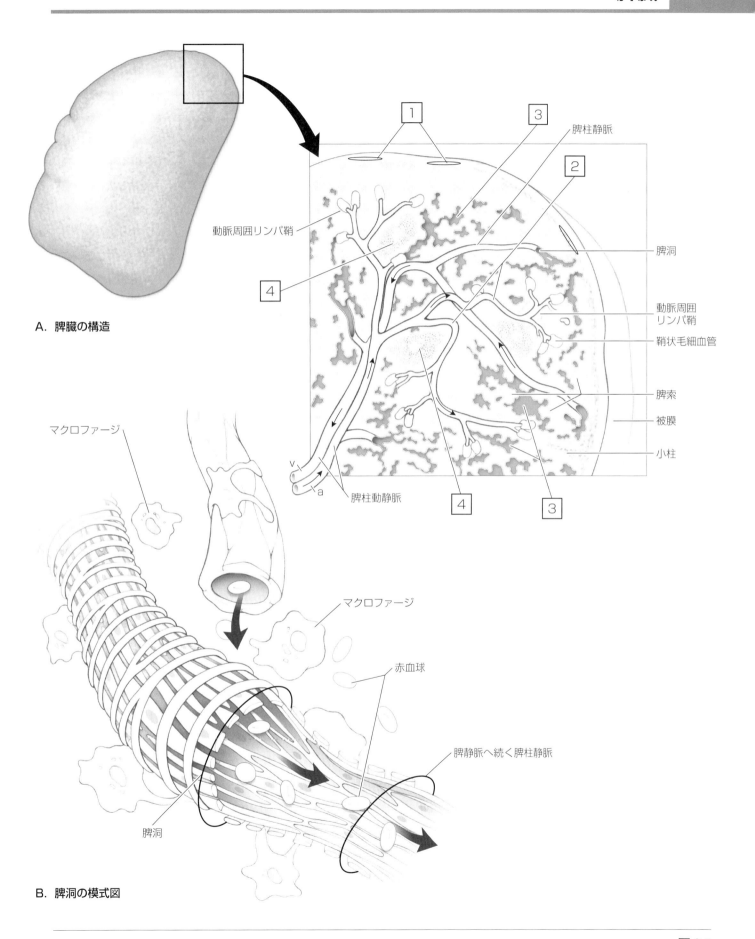

図6.5

6 扁桃，気管支関連リンパ系組織，虫垂・腸管関連リンパ系組織，および粘膜関連リンパ系組織

身体のなかには，リンパ節，リンパ管，骨髄，胸腺，および脾臓の他にも多くの散在性リンパ組織が存在し，局所性および全身性に免疫機能を果たす．このようなリンパ組織の集合体には次のようなものがある．

- 扁桃
- 気管支関連リンパ系組織（BALT）
- 虫垂・腸管関連リンパ系組織（GALT）
- 粘膜関連リンパ系組織（MALT）

◆ 扁桃

扁桃は，口腔にあるリンパ組織の集合体である．扁桃には次のものがある．口蓋扁桃（口を開けて「アー」と発声するとみえる），舌根にある舌扁桃，咽頭鼻部の天蓋部にある咽頭扁桃（炎症肥大するとアデノイドと呼ぶ），および耳管（ユースタキス管）の開口部付近にある耳管扁桃．これらのリンパ組織の集合体が並んだものを「**ワルダイエル咽頭輪**」と呼ぶ．特に，子どもでは扁桃が重要な免疫機能を果たし，病原体の侵入から鼻腔や口腔を守る．これらのリンパ系組織の一部は加齢によって萎縮すると，機能的にはそれほど重要ではなくなる．

◆ 気管支関連リンパ系組織

気管支と肺を通る気管支樹の内部に，リンパ上皮細胞の集合体が散在する．気管支関連リンパ系組織は，消化管に存在するパイエル板に似ており，免疫応答によって病原体が気道や肺に入り込むのを防ぐ．

◆ 虫垂・腸管関連リンパ系組織

虫垂は，盲腸（結腸の最初の部分）に付着している．虫垂の内腔は狭く，粘膜が内腔を囲んでおり，またリンパ小節に富んでいる．通常，加齢によってそのリンパ系組織は減る．

同様に，回腸の粘膜固有層と粘膜下組織にも，B細胞とT細胞を含むリンパ系組織の集合体が多数存在し，これを**パイエル板**と呼ぶ．また，粘膜固有層には散在性リンパ組織（リンパ球と形質細胞）も存在し，これらの集合体をまとめて虫垂・腸管関連リンパ系組織と呼ぶ．腸管（結腸を含む）を近位から遠位部に沿って眺めてみると，遠位に行くにつれて，粘膜固有層のリンパ系細胞の集合体・リンパ小節はより大型になっていく．これらの主な役割は，侵入しようとする病原体や抗原分子から身体を守ることである．

◆ 粘膜関連リンパ系組織

実は，「粘膜関連リンパ系組織」という用語は，気管支関連リンパ系組織および腸管関連リンパ系組織を含む，粘膜に付随したリンパ小節および散在性リンパ球全体を指すが，同時に，女性生殖器系など他の器官系におけるリンパ系集合体も含む用語である．本質的に，消化器系，呼吸器系，および泌尿生殖器系の粘膜固有層リンパ系組織は粘膜関連リンパ系組織に含まれる．

色分けしてみよう

以下に示す集合性リンパ組織を異なる色で塗りなさい．

- □ 1．扁桃
- □ 2．気管支関連リンパ系組織
- □ 3．腸管関連リンパ系組織と回腸のパイエル板
- □ 4．虫垂のリンパ小節

臨床事項

後天性免疫不全症候群（AIDS）は，RNAレトロウイルスであるヒト免疫不全ウイルス（HIV）によって起きる．残念ながら，ほとんどのHIV感染者は最終的にはAIDSを発症する．HIVはヘルパーT細胞に侵入し，自分の遺伝情報を細胞質に「注入」する．その後，T細胞はHIVウイルスのコピーを複数つくり，それがエクソサイトーシスによって放出され，そのHIV粒子が他のヘルパーT細胞に感染する．HIVウイルスと闘う主要な戦略は，いくつかの化学療法薬の併用などの抗HIV治療である．

前述のように，虫垂は盲端の小さな腸管の憩室で，その長さはさまざまで，短い腸間膜（虫垂間膜）がついている．虫垂の急性炎症（**虫垂炎**）は，急性腹症の主な現象の一つである．虫垂炎の痛みは通常，漠然とした臍周囲の痛みとして始まり，時間の経過とともに腹部の右下腹部に痛みが放散する．この部位では，炎症を起こした虫垂が後腹壁の壁側腹膜に接触して刺激し，激しい痛みが局在化する．**虫垂切除術**は，炎症を起こした虫垂を切除するために行われる通常の手術で，皮膚を小切開して直接切除するか，より一般的には腹腔鏡手術で行われる．

図6.6　リンパ系：リンパ管とリンパ器官

扁桃，気管支関連リンパ系組織，虫垂・腸管関連リンパ系組織，および粘膜関連リンパ系組織

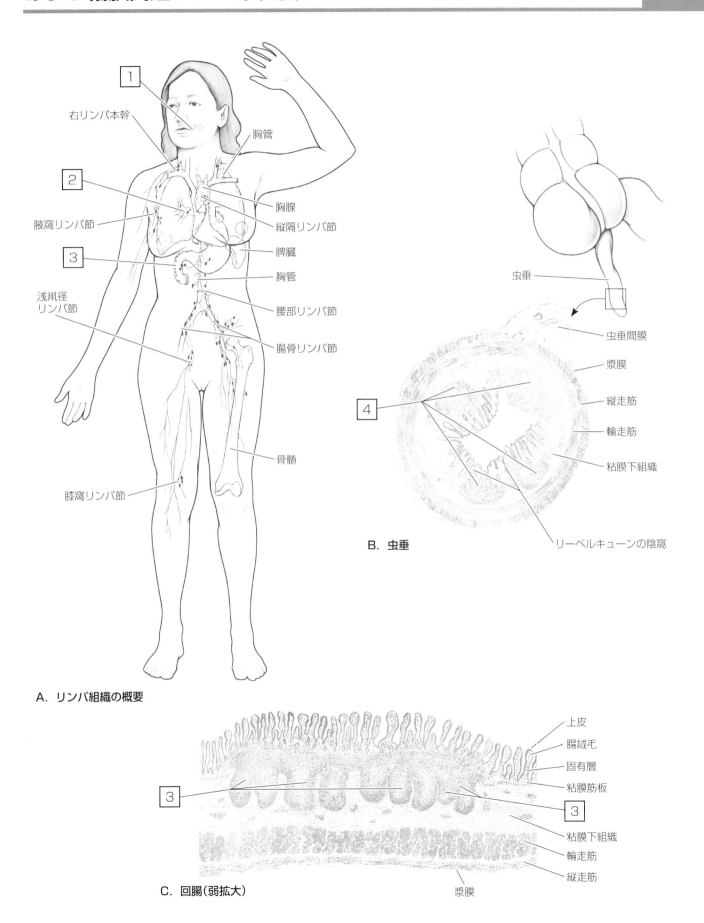

A. リンパ組織の概要
B. 虫垂
C. 回腸（弱拡大）

図6.6

6 臨床的な観点からみたリンパ系

リンパ・免疫系は多くの臨床疾患とかかわりがある．その理由は，病原体やがんと闘うためにリンパ・免疫系が重要な役割を演じているためである．

◆リンパ行性転移

がんが原発巣から拡がるときの経路としては，以下の三つが考えられる．
- 隣接組織に接触しており直接拡がる
- 静脈を経由して拡がる
- リンパ管を経由して拡がる

リンパ管が特に重要であるのは，がん細胞が容易にリンパ系に到達できるという理由による．がん細胞は，リンパ管に入るとリンパ節に達し，そこでリンパ液から濾過され，リンパ節に定着し，増殖する．この過程でリンパ節は大きくなり，可動性を失う（触診で動かない）が，圧痛はない．がん以外の疾患で炎症を起こして肥大したリンパ節は，可動性があり，触ると圧痛がある．リンパの還流のパターンは予測可能であるため，通常臨床医はあるリンパ節から別のリンパ節へ向かってがんが拡がる様子を追跡することができる．転移によって最初に腫大する主要リンパ節を**センチネルリンパ節**と呼ぶ．ヒトの身体には大型のリンパ節集合体があり，対をなす体表近くの触知可能なリンパ節，および触れることはできないが選択的画像解析法を利用すれば検出できる深部のリンパ節が含まれる．

色分けしてみよう

以下の大型のリンパ節集合体を，それぞれ指示された色で塗りなさい．

- [ ] 1. 深頸リンパ節のなかの頸静脈二腹筋リンパ節：内頸静脈に沿って走行し，頭頸部を還流する．腫大すると触知可能（橙）
- [ ] 2. 腋窩リンパ節：上肢，肩および胸部を還流する．腫大すると触知可能（赤）
- [ ] 3. 縦隔リンパ節：気管分岐部および肺門に密に分布する．肺および胸郭のリンパを集める．深部リンパ節にあるため，腫大しても触れることができない（紫）
- [ ] 4. 大動脈周囲リンパ節（腰部リンパ節）：腹腔と身体の下半分からリンパを集める．腎動脈付近の大動脈のまわりを密に取り巻く．腫大しても触れることができない．乳び槽および胸管に注ぐ（茶色）
- [ ] 5. 腸骨リンパ節：腸骨動静脈に沿って分布する．下肢と骨盤内臓器からリンパを集め，大動脈周囲リンパ節に注ぐ．深部にあるため，腫大しても触れることができない（青）
- [ ] 6. 浅鼠径リンパ節：下肢と外陰部を還流する．腫大すると触知可能（黄）

◆ワクチン接種（免疫接種法）

ワクチン接種によって，人工的に免疫を誘導することができる．身体の免疫系を刺激する標的病原体由来の抗原を投与することによって，免疫が誘導される．細菌ワクチンの場合は通常，細菌の無細胞成分もしくは無害化した毒素に由来する抗原に身体を曝露するような設計になっている．このような抗原の多くは，弱い反応しか引き起こさないので，免疫系の細胞をさらに活性化する目的で抗原とともに**アジュバント**を投与する．また，ウイルスワクチンは多くの場合，**弱毒化生ウイルス**（毒性を低下させたもの）であり，感染することなく免疫反応を活性化する．

◆自己免疫

免疫系が自己を非自己から区別できなくなると，自分の身体の細胞に対して免疫反応が起こる．自己免疫疾患の例として以下のようなものがあげられる．

- **全身性エリテマトーデス**：主に皮膚，腎臓，肺，および心臓を障害する
- **多発性硬化症**：中枢神経系における正常な髄鞘形成を障害する
- **重症筋無力症**：神経と骨格筋の間の伝達を障害する
- **1型糖尿病**：膵島のインスリン産生細胞を障害する
- **関節リウマチ**：身体の多くの関節を障害する

◆免疫不全

免疫系が病原体に反応せず活性化しない場合に，免疫不全が起こる．一般的な原因としては，遺伝性（先天性）のものと後天性のもの（HIVなど）があるが，栄養不良，アルコール中毒，違法薬剤の乱用などもその原因となる．

◆過敏性反応

体内で免疫系が病原体を攻撃するとき，自己組織をも傷害するほど過激である場合に過敏性反応が起こる．過敏性反応は四つのタイプに分類される．

- **Ⅰ型**：急性であり，アナフィラキシー反応が含まれる．アレルギー反応が好例である
- **Ⅱ型**：体内の自己細胞上の抗原に抗体が結合する（抗体依存性過敏反応，もしくは細胞傷害性過敏反応と呼ばれる）．誤った血液型の輸血に対する反応が好例である
- **Ⅲ型**：体内に多くの抗原-抗体複合体が存在すると炎症反応が起こり，強い過敏性反応を誘起する．例としては，慢性感染やアレルギー反応があげられる
- **Ⅳ型**：細胞媒介性過敏反応，あるいは遅延性過敏反応であり，通常，発症に数日を要する．皮膚のアレルギー反応（ツタウルシ毒，接触性皮膚炎など），感染，がん細胞に対する防御反応，外来性移植組織に対する拒絶反応が含まれる

図6.7　リンパ系：リンパ管とリンパ器官

臨床的な観点からみたリンパ系　6

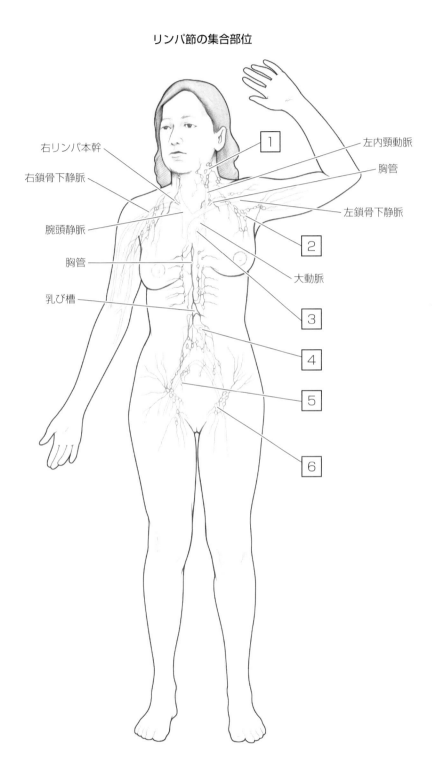

図6.7

復習問題

1. T細胞は獲得免疫応答の一部であり，いくつかの種類がある．細胞表面の抗原に反応し，活性化され，ウイルスや細菌に感染した多くの細胞を破壊し，分裂して他のタイプのT細胞を産生することができるのは次のどのT細胞か？
   A. ヘルパーT細胞
   B. キラーT細胞
   C. メモリーT細胞
   D. サプレッサーT細胞
2. T細胞は骨髄を出ると，どの臓器に移動して免疫能を獲得するか？
   A. リンパ節
   B. 脾臓
   C. 胸腺
   D. 甲状腺
   E. 扁桃
3. 鉄とグロビンの再利用に重要な臓器はどれか？
   A. 大腸
   B. 胆嚢
   C. 腎臓
   D. 脾臓
   E. 胸腺
4. 免疫系の多くの細胞は貪食能をもっている．アレルギー反応で特に重要な免疫細胞はどれか？（ヒント：図5.1参照）
   A. 好酸球
   B. 固定マクロファージ
   C. 遊離マクロファージ
   D. 単球
   E. 好中球

以下の各文章（5〜8）について，脾臓の適切な部位に色を塗りなさい．
5. この領域は，損傷した赤血球の貪食に重要である．
6. この領域は中心動脈の周りにつくられている．
7. ここの特徴は薄く壊れやすいことで，損傷すると多量の失血につながる．
8. 脾索と脾洞がある．

9. 胸管は上腹部で多数のリンパ管が合わさるところから始まる．ここの場所の特徴的構造は何と呼ばれているか？
10. 胸管は最終的にどこで終わるか？

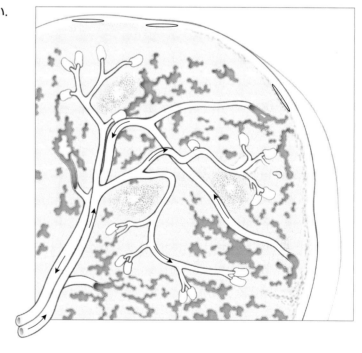

解答

1. B
2. C
3. D
4. A
5. 赤脾髄
6. 動脈周囲リンパ鞘（PALS）
7. 脾臓全体を包む被膜
8. 赤脾髄

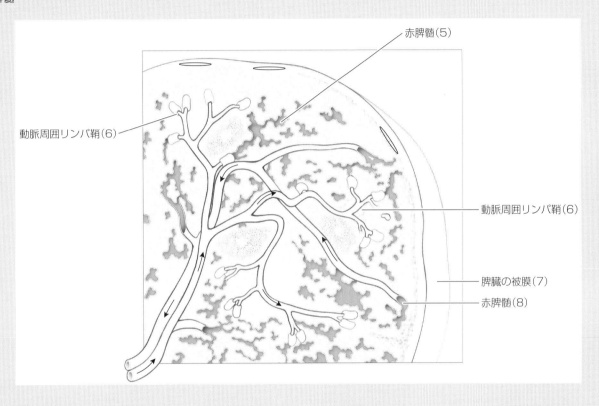

9. 乳び槽
10. 静脈系の左鎖骨下静脈と左内頸静脈の合流部

第7章
呼吸器系

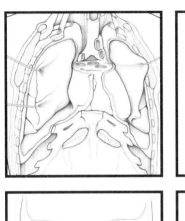
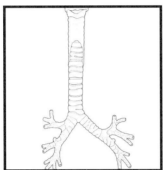
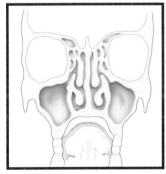
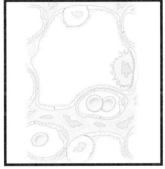

7 概要

人体は，生存のための食糧と酸素（O_2）の供給源として，また老廃物の受け皿として，外部環境に依存している．人体の細胞は，生存に必要な生命活動を行うために O_2 を必要とする．呼吸には四つの基本プロセスがある．

- **肺換気**：肺に出入りする空気の移動．気体〔肺に入る新鮮な空気（特に O_2）と排出される気体（特に二酸化炭素，CO_2）〕を交換するうえで必要である
- **外呼吸**：肺から血流への O_2 の移動と，血中から肺への CO_2 の移動を含む
- **呼吸ガスの輸送**：O_2 を組織に，また CO_2 を組織細胞から肺に運ぶ循環器系の役割
- **内呼吸（細胞呼吸）**：血液から体内の細胞への O_2 の運搬，および細胞から血液への CO_2 の運搬

このように，呼吸器系は代謝に必要な O_2 を身体に供給し，また CO_2 を取り除く．構造的には，呼吸器系は以下のものによって構成されている．

- 鼻と副鼻腔（粘液を産生し，空気を濾過し，温め，湿気を与える．発声の際の共鳴装置として働く．においを感知する）
- 咽頭およびその各部（咽頭鼻部，咽頭口部，および咽頭喉頭部に分けられ，空気と食物の通り道であり，免疫系への異物の曝露を促進する）
- 喉頭（空気の通り道であり，食物が気道に入ることを防いでいる．発声を行う）
- 気管（空気の通り道であり，吸気をきれいにして，温め，湿気を与える）
- 気管支，細気管支，肺胞管と肺胞嚢，および肺胞（空気を濾過し，ガス交換を行う場所である肺胞と気管との間をつなぐ空気の通り道である）
- 肺（主気管支より末梢の気道が収められた1対の器官）
- 胸膜（潤滑のための液を産生し，肺葉を区画する）

機能的には，呼吸器系が果たす基本的な役割は5種類である．

- 空気を濾過し湿気を与える．また，空気を肺の中へ，あるいは肺の外へ移動させる
- 血液のガス交換に必要な表面積を増やす
- 体液の pH 調節を助ける
- 発声に関与し，発語の際に共鳴装置として働く
- においを検出する嗅覚系を助ける

組織学的には，気道の上皮はほとんど線毛を有する多列円柱上皮であるが，いくつかの例外もある（声帯ヒダと喉頭蓋は重層扁平上皮であり，また細気管支が細くなるにつれて呼吸上皮から単層立方上皮に切り替わる）．肺胞は，薄い扁平細胞（Ⅰ型肺胞細胞）と，単層立方細胞（サーファクタントを分泌するⅡ型肺胞細胞）で内腔は覆われている．

気道を覆う上皮は，敏感な肺胞に空気が到達する前に空気を温め，湿気を与え，また濾過する重要な役割をもつ．血管に富んでいるため，空気を温めやすい．また，粘液細胞（杯細胞）を含む線毛上皮は，空気に湿気を与え，微粒子物質を捕捉するのに適している．その後，捕捉された粒子は線毛の働きで口腔へと運び出されて，飲み込まれるか吐き出される．

色分けしてみよう

以下の呼吸器系の構造物を異なる色で塗りなさい．

- [ ] 1. 咽頭喉頭部
- [ ] 2. 咽頭口部
- [ ] 3. 咽頭鼻部
- [ ] 4. 鼻腔
- [ ] 5. 喉頭
- [ ] 6. 気管
- [ ] 7. 肺

臨床事項

喘息には，内因性のもの（はっきりと特定できる環境誘因がない）と，外因性のもの（明確に特定できる誘因がある）がある．喘息は，通常アレルゲン（ほこり，花粉，カビなど）に対する過敏反応であり，これによって気道の炎症，平滑筋の収縮（気道が狭まる），上皮の腫れ（浮腫），および粘液産生の増加などが起こる．よくみられる症状としては，喘鳴，息切れ，咳，頻脈，胸部圧迫感などがある．喘息は気道の病的な炎症反応であって，子どもにも大人にも起こる．

呼吸困難は，喘息や肺気腫など，さまざまな原因で起こる．

肺気腫は，肺の肺胞の壁が損傷を受けて破れ，その結果，空間（肺胞室）が拡大してガス交換が行われる表面積が減少することで起こる．腫瘍，粘液，炎症によって肺胞でのガス交換が阻害される場合もある．

体内の組織への O_2 供給が不十分な状態を低酸素症という．一方，低炭酸血症は，血液中の CO_2 濃度が低いときに起こる．たとえば，不安発作を起こすと過呼吸になる場合があり，その際には CO_2 が呼吸により失われ，血液中の濃度が低下して血管を収縮させ，脳への血流が減少することによって脳虚血を引き起こす可能性がある．

図7.1　呼吸器系

概要 7

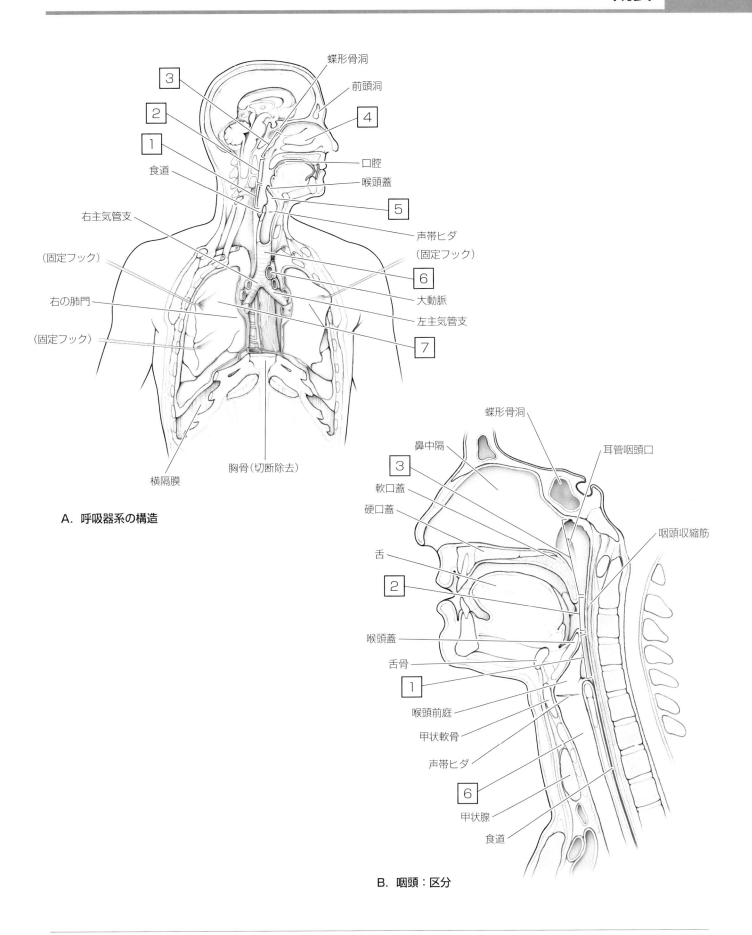

A. 呼吸器系の構造

B. 咽頭：区分

図 7.1

7 鼻腔と鼻咽頭

鼻は主に軟骨でできている．ただし，例外的に「鼻梁」に鼻骨がある．前部では，鼻前庭に鼻孔が開口し，そこから空気が出入りする．一方，後部では，鼻腔は後鼻孔と呼ばれる左右1対の開口部によって**咽頭鼻部**と連絡する．

色分けしてみよう

以下の鼻を構成する軟骨を異なる色で塗りなさい．
- ☐ 1. 鼻中隔軟骨の外側突起
- ☐ 2. 大鼻翼軟骨
- ☐ 3. 鼻中隔軟骨

鼻腔は，前頭骨，篩骨，蝶形骨の一部によって頭蓋腔から隔てられている．また，鼻腔は**硬口蓋**によって下部の口腔から隔てられている．鼻中隔は，鼻腔を左右の空間に分けるが，通常，右か左の一方に少し偏っている．鼻中隔の前1/3は軟骨であるが，後ろ2/3は骨でできている．

色分けしてみよう

以下の鼻中隔の構造物を異なる色で塗りなさい．
- ☐ 4. 鼻中隔軟骨
- ☐ 5. 篩骨垂直板
- ☐ 6. 鋤骨

鼻腔外側壁の特徴は，三つの棚状の鼻甲介が存在することである．鼻甲介は鼻腔に突出し，その表面は鼻の粘膜上皮で覆われている．鼻甲介の存在によって，鼻腔表面積が大幅に増加する．このような表面積の増加は，吸気を温め湿気を与え，また吸気の濾過に役立っている．それぞれの甲介がつくるひさしの下の空間が**鼻道**である．鼻腔の最上部の面には，嗅神経（第Ⅰ脳神経）を経て嗅上皮とにおいを感知する特殊感覚細胞から構成されている嗅部が存在する．

色分けしてみよう

以下の鼻腔の外側壁の構造物を異なる色で塗りなさい．
- ☐ 7. 上鼻甲介
- ☐ 8. 中鼻甲介
- ☐ 9. 下鼻甲介

鼻腔の神経支配に関しては以下のものがあげられる．
- **嗅神経（第Ⅰ脳神経）**：嗅覚（におい）
- **三叉神経（第Ⅴ脳神経）第1枝（V$_1$）および第2枝（V$_2$）**：三叉神経の上顎神経による感覚性支配．ただし，鼻の前部（V$_1$）は除く
- **顔面神経（第Ⅶ脳神経）**：顔面神経から翼口蓋神経節へ向かう分泌促進性の副交感神経節前線維．この神経節でシナプスをつくった後，その節後線維はさらに三叉神経第2枝（V$_2$）の枝とともに走行し，鼻腔粘膜の分泌腺を支配する
- 上頸神経節から血管に向かう交感神経節後線維

鼻腔へ血液を供給する血管のほとんどは，顎動脈と顔面動脈の枝である．また，眼動脈から分岐する前・後篩骨動脈も，鼻腔への血液供給に多少寄与している．

鼻腔後部は，後鼻孔を通じて**咽頭鼻部**と呼ばれる咽頭の最上部と連絡する．その外側壁には，耳管（あるいはユースタキス管）の開口部がみえる．耳管は中耳へ直接つながっている．

臨床事項

急性中耳炎は中耳の炎症であり，15歳以下の子どもによく起こる．この疾患が子どもに多い理由の一つとしては，子どもの耳管が水平である（大人では少し傾いている）ことが考えられる．通常，中耳腔内の分泌物は重力で咽頭鼻部に向かって排泄されるが，耳管が水平であると，この排泄機能が弱い．炎症の原因となる感染は，細菌感染の場合もあるし，ウイルス感染の場合もある．

ウイルス，細菌，およびさまざまなアレルゲンが，**鼻炎**や鼻粘膜の炎症を引き起こすことがある．粘膜の炎症反応により，過剰な粘液，鼻づまり，後鼻漏が生じる．

鼻粘膜には豊富な知覚神経終末があり，ほこりや花粉などの刺激性粒子にさらされると，**くしゃみ反射**が誘発され，それがこれらの刺激物を排出する手段となる．

図 7.2　呼吸器系

鼻腔と鼻咽頭 7

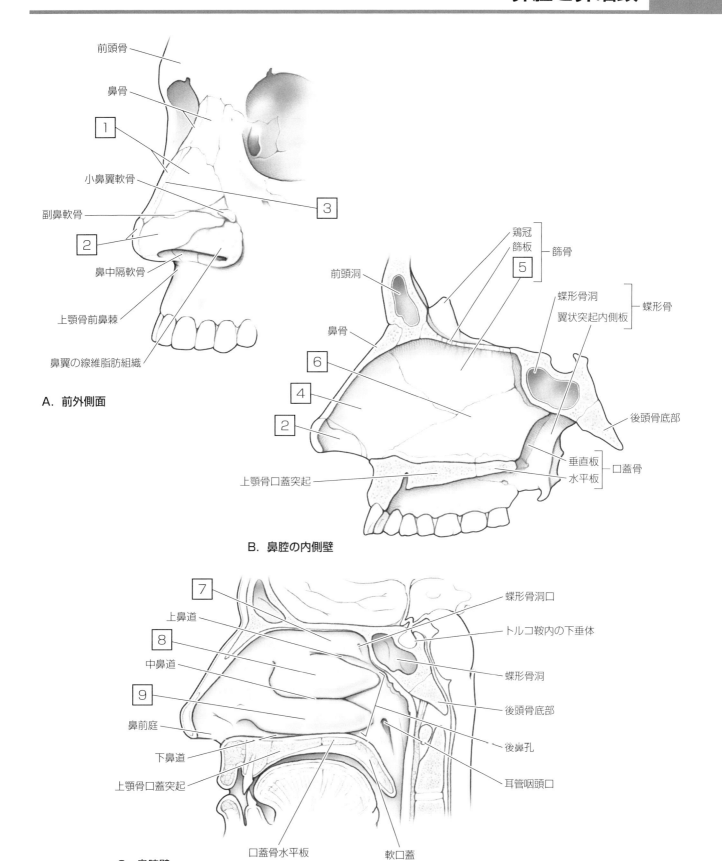

図 7.2

7 副鼻腔

副鼻腔は左右4対ある．それぞれは，鼻と眼窩を構成する数種の骨で囲まれた中空の空間であり，粘膜上皮で覆われている．副鼻腔は，吸気を温め湿気を与え，また粘液性の分泌物を鼻腔に排出する．鼻をかむと，過剰な分泌物が鼻腔と副鼻腔から排出される．副鼻腔とその構造物について下の表にまとめた．

副鼻腔	説明
前頭洞	前頭骨のなかで前方に位置する左右1対の副鼻腔．中鼻道の半月裂孔に開口する
篩骨洞	篩骨内に位置する左右1対の副鼻腔であり，各々，前部，中部，後部からなる．前部・中部は中鼻道につながっており，それぞれ半月裂孔と篩骨胞に開口する．また，後部は上鼻道に開口する
蝶形骨洞	蝶形骨のなかに位置する左右1対の副鼻腔であり，蝶篩陥凹に開口する
上顎洞	上顎骨内に位置する左右1対の副鼻腔であり，中鼻道の半月裂孔に開口する．最も大きい副鼻腔である（その容積は20～30 mL）

副鼻腔の粘膜は，三叉神経（第V脳神経）の感覚枝（眼神経と上顎神経）によって支配される．

 色分けしてみよう

以下の副鼻腔を異なる色で塗りなさい．
- [ ] 1. 前頭洞
- [ ] 2. 篩骨蜂巣（篩骨洞）
- [ ] 3. 蝶形骨洞
- [ ] 4. 上顎洞

臨床事項

副鼻腔炎は副鼻腔の炎症であり，篩骨洞と上顎洞，および鼻腔に起こることが多い．通常，副鼻腔炎は，まずウイルス感染に始まり，その後，細菌感染を続発すると，副鼻腔の正常な粘液分泌物の排出が阻害されるため，副鼻腔の無菌性が低下する．鼻腔の感染症は，篩板を介して前頭蓋窩に，上咽頭および咽頭後部の軟部組織に，耳管を介して中耳に，副鼻腔に，さらには涙器や眼球結膜に拡がる可能性がある．**鼻中隔**の過度の**偏位**は，先天性のものであれ，殴り合いや運動による傷害の結果であれ，通常は外科的に修復できる．鼻粘膜には血液が豊富に供給され，刺激物や外傷に対して脆弱なため，**鼻出血**はよく起きる．鼻の前方1/3は，鼻出血の最も多い部位である（キーゼルバッハ部位）．

上顎洞は，副鼻腔のなかで最も感染する頻度が高い．これは，排液口が小さいことや，副鼻腔粘膜の腫脹によるものである．必要であれば，上顎洞にカニューレを留置してドレナージを行う．

図7.3 呼吸器系

副鼻腔 7

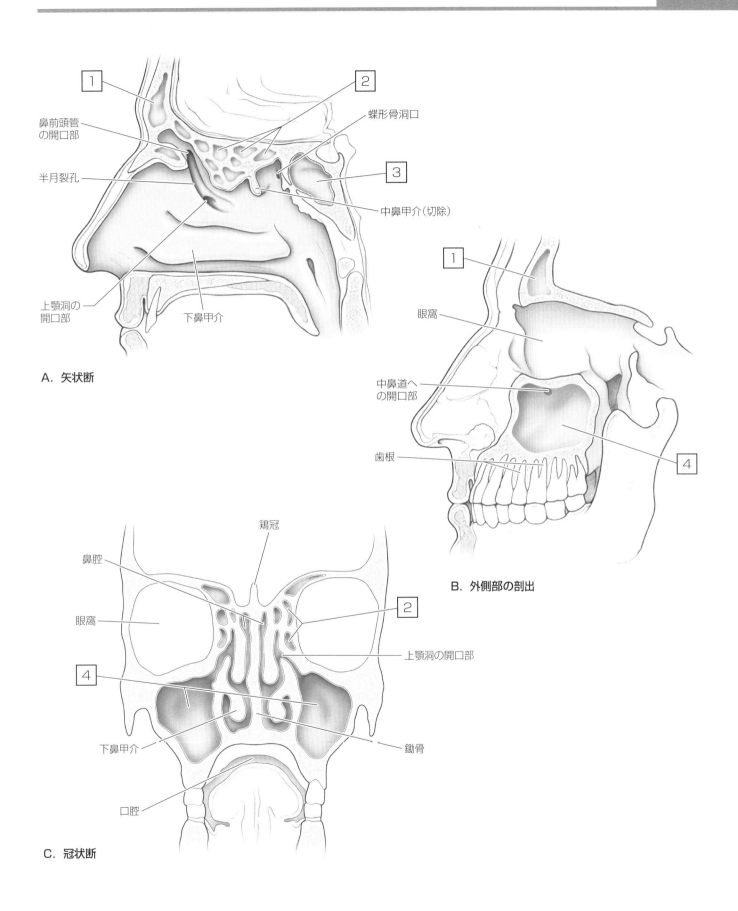

A. 矢状断
B. 外側部の剖出
C. 冠状断

図7.3

7 咽頭口部，咽頭喉頭部および喉頭

咽頭（のど）は三つの部分に分けられる．
- **咽頭鼻部**：鼻腔の後方かつ軟口蓋より上部に位置する（前述）
- **咽頭口部**：軟口蓋から喉頭蓋の上部先端までの領域．口腔の後方に位置する
- **咽頭喉頭部**：喉頭蓋の先端から輪状軟骨の下面までの領域（臨床では「下咽頭」と呼ぶことが多い）．喉頭の後方に位置する

咽頭口部および咽頭喉頭部は，空気と食物（固形物および液体）両方の通り道となっている．これらは本質的に線維性筋性の管であり，その表面を重層扁平上皮が覆っている．これは，表面を擦過から守るためである．咽頭の筋性壁は，主に前述した三つの咽頭収縮筋でできている（図3.5参照）．**ワルダイエル咽頭輪**は，耳管扁桃，咽頭扁桃，舌扁桃，および口蓋扁桃からなり，咽頭への通路を「守って」いる．ワルダイエル咽頭輪は，特に子どもや青年期では免疫防御機構として重要な役割を担っている．

喉頭は，咽頭喉頭部および近位の食道より前方にある．また，おおむね脊椎のC3〜C6の高さで，かつ気管より上に位置する．喉頭の構造をみてみると，靱帯と膜でつながった九つの軟骨からできている．

軟骨	説明
甲状軟骨	左右2枚の硝子軟骨の板と喉頭隆起（別名「アダムのリンゴ」）
輪状軟骨	甲状腺のすぐ下にある環状の硝子軟骨
喉頭蓋	甲状腺に接するスプーン状の弾性軟骨の板
披裂軟骨	左右1対の錐体形の軟骨であり，輪状軟骨の上で回転する
小角軟骨	左右1対の軟骨で，披裂軟骨の尖の上に接している
楔状軟骨	左右1対の軟骨で，披裂喉頭蓋ヒダのなかにあって関節がない

喉頭腔は以下のように区分される．
- **喉頭前庭**：喉頭口（喉頭蓋のすぐ後ろ）と前庭ヒダの間の腔所
- **声門裂**：二つの声帯ヒダの間にある空間もしくは「すき間」
- **喉頭室**：前庭ヒダと声帯ヒダの間にあって，外側に伸びるくぼみ
- **声門下腔**：声帯ヒダの下から輪状軟骨の高さまでの腔所．声門下腔は，輪状軟骨より下で気管上部に移行する

前庭ヒダ（真のヒダではない）の役割は，声帯の保護である．**声帯ヒダ（真のヒダ）**はリード楽器によく似ており，これによって発声をコントロールする．声門裂を空気が通ると，声帯ヒダが振動して音が出る．振動によって出る声の調子は，声帯ヒダの直径，長さ，厚さ，および張力に応じて変わる．声門裂の大きさと声門ヒダの張力は喉頭筋によって調節されるが（図3.6参照），声の質，増幅，共鳴は咽頭，口腔，鼻腔，副鼻腔の形と大きさ，および舌，口唇，頬，軟口蓋の動きによって決まる．

色分けしてみよう

以下の喉頭の構造物を異なる色で塗りなさい．
- ☐ 1. 喉頭蓋
- ☐ 2. 甲状軟骨
- ☐ 3. 声門下腔
- ☐ 4. 輪状軟骨
- ☐ 5. 気管
- ☐ 6. 前庭ヒダ
- ☐ 7. 声帯ヒダ
- ☐ 8. 喉頭前庭
- ☐ 9. 喉頭室

臨床事項

咽頭扁桃（アデノイドと呼ばれることもある）の炎症は，**アデノイド扁桃炎**と呼ばれる状態であり，鼻腔から上咽頭への空気の通り道を閉塞する．この感染が耳管扁桃に拡がり，咽頭耳管の部分閉塞または全部閉塞をきたすことがある．

嗄声は，声帯ヒダが正常に振動しなかったり閉じ方がおかしかったりすると起こるが，そのような異常の原因はさまざまである．**急性喉頭炎**は声帯ヒダの炎症である．炎症によって声帯ヒダの粘膜に浮腫（腫れ）が起こる．よくある原因は，喫煙，胃食道逆流症，慢性副鼻腔炎，咳，声の使い過ぎ（大声で叫んだり話したり，また長時間歌ったりした場合など），粘液浮腫，および感染などである．

気道を確保する他の方法を使い果たしたり，それらが適切でないと判断された場合は，皮膚とその下にある輪状甲状膜を切開して気管に到達することができる（**輪状甲状膜切開**）．この切開を行う部位は，上甲状切痕の切り欠きの位置を探し，そこから1横指下にある甲状軟骨と輪状軟骨の間を触れるまで指を下に滑らせることで判断できる．

注意：患者の甲状腺錐体葉が正中にある場合，この処置によってこの組織が損傷し，重大な出血をもたらす可能性がある！

図7.4　呼吸器系

咽頭口部，咽頭喉頭部および喉頭

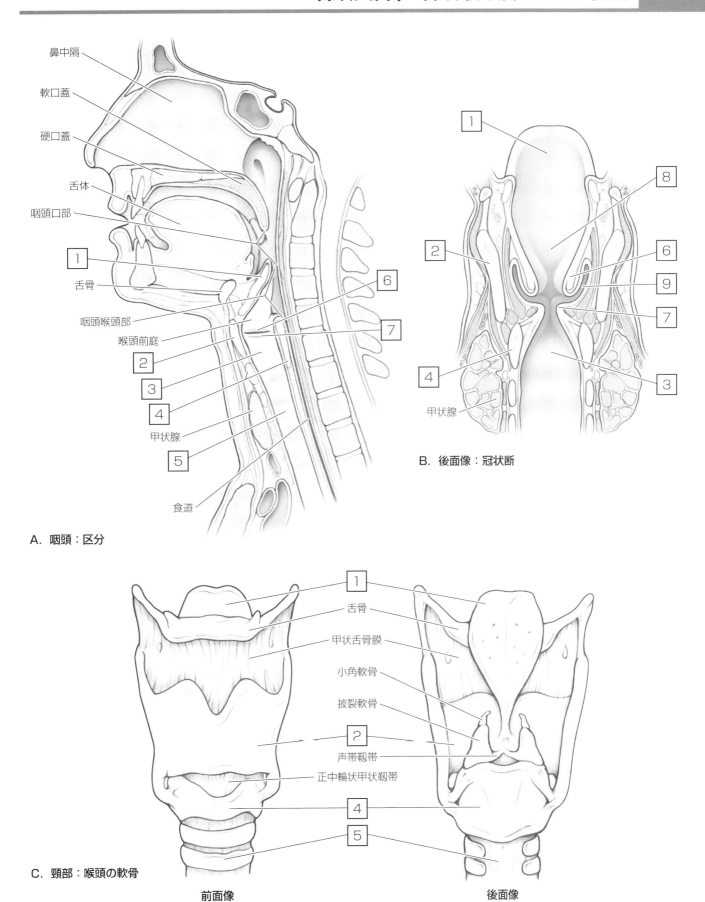

A. 咽頭：区分

B. 後面像：冠状断

C. 頸部：喉頭の軟骨

前面像　　　後面像

図7.4

7 気管と肺

◆気管と気管支

気管と気管支（主気管支，葉気管支，および区域気管支）は，空気を肺の中へ，あるいは外へ運ぶ管である．その構造について下の表にまとめた．

構造	説明
気管	長さ約13 cmで，直径は約2.5 cm．大動脈弓の後ろにあり，食道の前を下行する
軟骨輪	C字形をした環状の軟骨で，その数は16～20である
気管支	胸骨角（ルイ角）の高さで左右の主気管支に分かれる
右気管支	左気管支と比較すると，より短くて太く，また，より垂直に近い．そのため，異物を吸い込んだときには右気管支に入ることが多い
気管竜骨	気管が左右に分岐する部分で，内面に観察される竜骨（キール）状の軟骨性隆起
葉気管支	左右それぞれの肺で肺葉（右肺は3葉で左肺は2葉）へ向かう気管支
区域気管支	気管支肺区域（左右の肺でそれぞれ10区域ある）へ向かう気管支

区域気管支を過ぎると管はかなり狭くなり，最終的には支持性の軟骨をもたない**細気管支**になる．さらに，終末細気管支は肺小葉に向かう．小葉のなかの呼吸細気管支は，肺胞管，肺胞嚢，および肺胞に区分される．

 色分けしてみよう

以下の気管と主気管支を異なる色で塗りなさい．

- [ ] 1. 気管
- [ ] 2. 主気管支（左側と右側の1対）
- [ ] 3. 葉気管支（右肺は上葉，中葉，下葉からなり，左肺は上葉と下葉からなる）
- [ ] 4. 区域気管支（肺区域に向かう．左肺も右肺も，それぞれ10肺区域に区分される）

◆肺

左右の肺は，それぞれ**臓側胸膜**に覆われている．肺表面に接する臓側胸膜は折り返して**壁側胸膜**となり，胸郭の内面を覆う．したがって，臓側胸膜と壁側胸膜の間にできる胸膜腔は，心膜腔と同様に実質的には閉鎖腔である．通常，胸膜腔は少量の漿液を含み，肺表面を潤滑化して，呼吸の際に起こる摩擦を軽減する．壁側胸膜は痛みに感受性であるが，臓側胸膜は痛みを感じない．左右両側の胸膜腔は縦隔によって，たがいに隔てられている．胸膜の構造について以下の表にまとめた．

構造	説明
胸膜頂	第1肋骨より上方に突出した頸部壁側胸膜のドーム状の部分
壁側胸膜	便宜的に，肋骨胸膜，縦隔胸膜，横隔胸膜，および頸胸膜に分ける
胸膜翻転部	壁側胸膜がある表面で翻転して，別の表面へと伸びる部位（たとえば，壁側胸膜肋骨部から翻転して壁側胸膜横隔部へ伸びる）
胸膜洞	胸膜腔の下端部の胸膜翻転部で，肺が完全には伸展しきらない部分（たとえば，肋骨横隔洞と肋骨縦隔洞）

図7.5　呼吸器系

右肺は3葉からなり，左肺は2葉からなる．二つの肺の内側面に，それぞれ**肺門**が位置する．肺門は，血管，気管支，神経，およびリンパ管が肺に出入りする場所である．各肺の構造物について以下の表にまとめた．

構造	説明
肺葉	右肺は3葉（上葉，中葉，下葉），左肺は2葉からなる
水平裂	右肺だけにある．第4肋骨の高さにある
斜裂	左右両方の肺にある．第2胸椎から第6肋軟骨に伸びる
圧痕	肺が胸郭に収まった状態で，隣接する構造物に圧迫されてできるくぼみ
肺門	各種構造（気管支，血管，神経，リンパ管）が肺に出入りする部位
小舌	左肺に特徴的な舌のような形の伸展部
心切痕	左肺にあり，心臓が接する部位のくぼみ
肺間膜	臓側胸膜が翻転して壁側胸膜になる境目である肺門から下方に垂れ下がる壁側胸膜が二重になった部分
気管支肺区域	各肺には機能的区域が10区域ある．肺動脈の分枝である区域動脈と区域気管支が各区域に走行する

 色分けしてみよう

以下の肺の構造物を指示された色で塗りなさい．

- [ ] 5. 肺動脈：酸素を取り入れるために血液を右心室から肺に運ぶ（青）
- [ ] 6. 気管支（黄）
- [ ] 7. 肺静脈：酸素を取り入れた血液を左心房へ戻す（赤）

臨床事項

肺がんは，米国でのがんによる死亡原因の第1位である．肺胞を覆う細胞もしくは気管支樹の上皮から肺がんが生じる．

小さな異物（ピーナッツ，ビー玉など）を**吸い込んで**肺に入れてしまうと，気管支を詰まらせることがある．このような異物は右肺の主気管支に入ることが多い．なぜならば，左肺の主気管支に比べて右肺の主気管支は短く太く，また角度がより垂直に近いためである．

一般に，**慢性肺疾患**は慢性閉塞性肺疾患（COPD）と慢性拘束性肺疾患に分けられる．閉塞性肺疾患の例としては，慢性気管支炎，喘息，および肺気腫がある．このような疾患では，肺から空気を吐き出すことが困難になる．肺線維症では通常，肺のコンプライアンスが低下するため，肺がこわばり膨らませることが困難になる．

米国における死亡の約1/6は**肺炎**が原因である．子どもや高齢者の場合は，特に肺炎球菌性の肺炎に罹りやすく，また，うっ血性心不全，COPD，糖尿病，もしくはアルコール中毒などに罹患している人の場合も同様である．

〔訳注：わが国においても，肺がんはがんによる死亡原因の第1位である．また，肺炎による死亡は全体の約1/11である〕

気管と肺

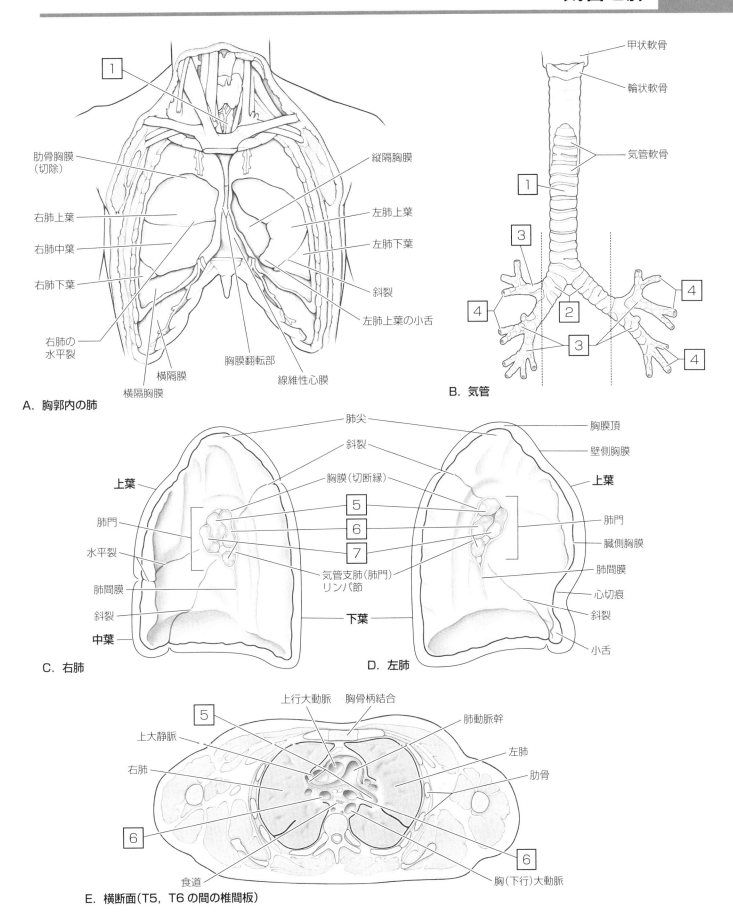

図 7.5

7 呼吸のしくみ

呼吸のしくみには，肺，胸壁，および横隔膜の動的な相互作用が関与している．

安静時呼吸の場合には，吸気のうち約75％は横隔膜の収縮による．特に運動時には，胸壁の外肋間筋（図3.11参照）と頸部の筋肉の一部（斜角筋）も吸気作用を助ける．一方，呼気には肺自体が弾性的に戻る作用が関与している．また，横隔膜が弛緩し，肋間筋・腹筋（腹直筋と腹斜筋）の一部が収縮することによって，呼気作用を補助する．

右心室を出た血液は肺動脈から肺に入るが，その1分間当たりの安静時流入量は，肺動脈圧が低い場合には約5Lである．肺の毛細血管網が肺胞嚢を取り囲んでおり，ガス交換はほとんど肺胞嚢で行われる．酸素（O_2）を取り込んだ血液は，肺静脈に集められて心臓の左側に戻ると，体循環によって全身に分配される．

ガス交換は肺と毛細血管の働きによって行われる．以下の過程を含む．

- Ⅰ型肺胞細胞を通過する．
- Ⅰ型肺胞細胞と内皮細胞の融合基底膜を通過する．
- 毛細血管の内皮細胞を通過する．

色分けしてみよう

以下の肺内循環の構造物を指示された色で塗りなさい．

- [ ] 1. 肺動脈（O_2の含量は少ない）（青）
- [ ] 2. 肺静脈（O_2で飽和されている）（赤）
- [ ] 3. Ⅱ型肺胞細胞（サーファクタントを分泌する）（橙）
- [ ] 4. Ⅰ型肺胞細胞（黄）
- [ ] 5. 毛細血管の内皮細胞（紫）
- [ ] 6. 基底膜が融合したⅠ型肺胞細胞と内皮細胞（水色）
- [ ] 7. 間質細胞（緑）
- [ ] 8. 赤血球（赤）
- [ ] 9. 肺胞マクロファージ（肺胞腔内にある）（茶色）

Ⅱ型肺胞細胞は**サーファクタント**を分泌する．通常，肺胞表面を覆っている液体の上に，サーファクタントが薄い膜を形成する．これによって，液体で覆われた肺胞の表面張力が減少するので，肺胞を膨らませるのに必要な圧を低くすることができる．

血液が肺胞の毛細血管を通過するとき，O_2が肺胞から赤血球へと拡散してヘモグロビンに結合する．同時に，赤血球から二酸化炭素（CO_2）が拡散して肺胞に移動する．通常，血液が毛細血管の全長を通過する時間は0.75秒であるが，心拍出量が増すとさらに速くなる．しかしながら，ガス交換は非常に効率的であり，通常約0.5秒で交換される．血液によって身体のなかの組織に運ばれたO_2は，ほとんどすべてヘモグロビンと結合しているが，ごく少量のO_2は血漿に溶けて運ばれる．

肺胞間隔壁（肺胞腔と毛細血管内腔を隔てている）は，**血液空気関門**となっており，非常に薄く，気体が隔壁を横切って急速に拡散できる．隔膜は，次の三つの層から構成されている．

- 肺胞気腔のⅠ型肺胞細胞とその界面活性層
- Ⅰ型肺細胞と毛細血管内皮細胞との融合基底膜
- 連続型毛細血管の内皮

臨床事項

十分な量の**サーファクタント**がつくられない場合には，呼吸運動が増加して呼吸困難〔**新生児呼吸窮迫症候群（IRDS）**〕を引き起こすことがある．未熟児ではⅡ型肺胞細胞の発達がよくないため，サーファクタントの産生が不足しがちである．肺は子宮内胎児では不要であるため，胎児期において機能的発達の最も遅い臓器の一つである．したがって，肺の発達が未熟児の生存に関する限定要因となることが多い．

無気肺と呼ばれる肺の虚脱は，胸部の外傷や時に**肺炎**でみられることがある臓側胸膜の破裂によって，空気が胸膜腔に入ったときに起こる．胸膜腔内の空気によって気胸となる．この空気を胸腔チューブで除去し，穴を修復すれば，肺は正常の機能に戻る．

肺気腫では，隣接する肺胞の壁が壊れ，肺胞室が大きくなる．一般的には，肺気腫の原因となるのは気管支の狭窄と肺胞壁の破壊であり，その多くは炎症がきっかけとなっている．喫煙は主な危険因子である．

慢性閉塞性肺疾患（COPD）は，慢性気管支炎，喘息，肺気腫などの閉塞性肺疾患の広い分類である．肺の弾性反動が低下し，呼気の際に気道がつぶれて**呼吸困難**が生じる．このため呼吸の仕事が増え，肋間筋の肥大によって「樽胸」のような外見になることもある．

最後に，**肺がん**は世界的にがんに関連した死亡の最大の原因であり，全症例の約85〜90％は喫煙が原因である．

図7.6　呼吸器系

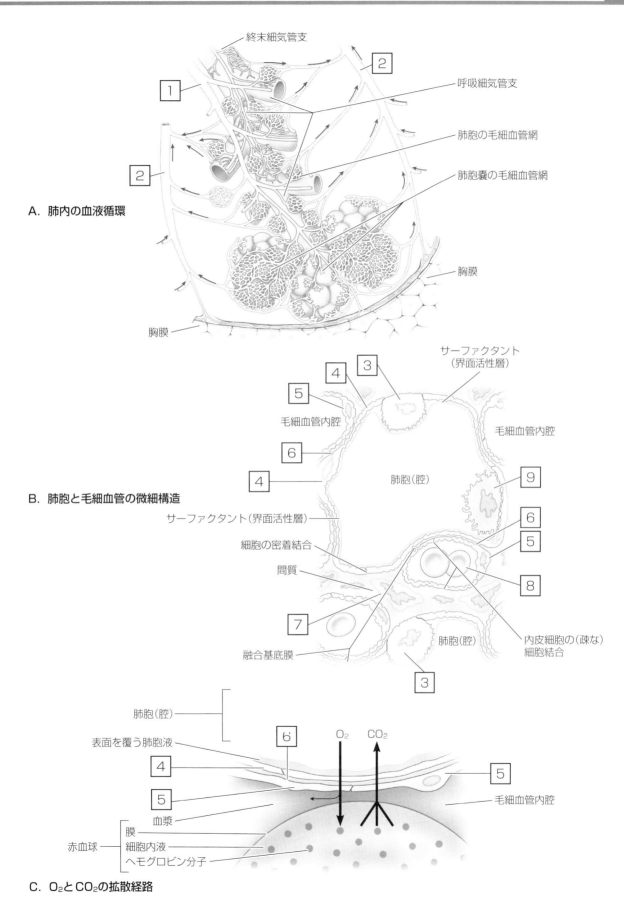
図 7.6 呼吸のしくみ

復習問題

1. 未熟児は，肺胞上皮のサーファクタントの被覆が不完全なため，呼吸が非常に困難である．サーファクタントを分泌する細胞はどれか？
    A. 肺胞内皮細胞
    B. 肺胞マクロファージ
    C. 単層線毛円柱上皮細胞
    D. Ⅰ型肺胞細胞
    E. Ⅱ型肺胞細胞
2. 小さな子どもがピーナッツを肺に誤嚥した．そのピーナッツは肺のどこにある可能性が高いか？
    A. 左肺の下葉
    B. 左肺の主気管支
    C. 右肺の主気管支
    D. 左肺の三次気管支
    E. 右肺の三次気管支
3. 患者の前頭洞が閉塞しており，感染しているようにみえる．前頭洞は通常どこに開口しているか？
    A. 下鼻道
    B. 中鼻道
    C. 上咽頭（咽頭鼻部）
    D. 蝶篩陥凹
    E. 上鼻道
4. 小さな子どもが非常に冷たいアイスクリームコーンをかじったところ，すぐに頭が「キーン」と痛くなった．この痛みの原因として最も可能性の高い部位はどれか？
    A. 硬口蓋
    B. 下顎骨
    C. 上顎洞
    D. 軟口蓋
    E. 蝶形骨洞

以下の各文章（5〜7）について，図のなかで該当する構造に色を塗りなさい．
5. この細胞は貪食能をもち，肺胞嚢にゴミがないようにする．
6. この細胞は肺胞嚢の表面にあるが，ガス交換には直接関与しない．
7. この細胞はガス交換に関与し，サーファクタントで覆われている．

8. 気管の上皮は通常，どの種類の上皮か？
9. 呼吸器系の重要な機能をあげなさい．
10. 肺は胸膜の袋のなかに容れられている．この胸膜を構成している結合組織の層は？

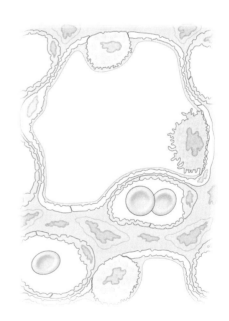

解答

1. E
2. C
3. B
4. C（上顎骨の歯への神経が副鼻腔の粘膜内を走っているため，冷たさに対して敏感になっている）
5. 肺胞マクロファージ
6. Ⅱ型肺胞細胞（サーファクタントを分泌しない）
7. Ⅰ型肺胞細胞

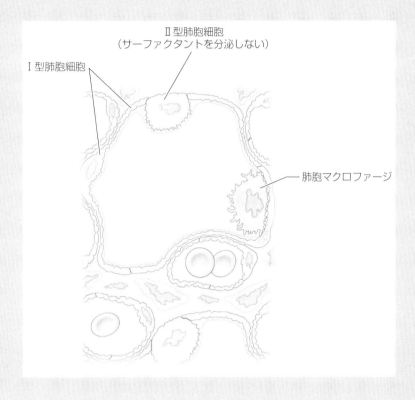

8. 多列線毛円柱上皮
9. 空気の濾過と加湿，肺への空気の出入り，ガス交換のための大きな表面積の提供，体内のpHの調整，発声への関与，嗅覚系によるにおいの感知の補助
10. 臓側胸膜（肺の表面）と壁側胸膜（胸壁側の表面）

第8章
消化器系

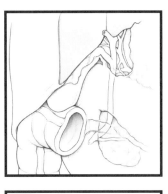
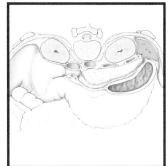
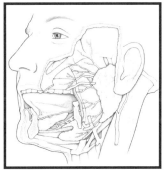
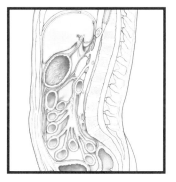

8 概要

消化器系は，**口腔**に始まり**肛門管**に至る上皮で内腔が覆われた管からなり，また消化器に関連した腺を含む．例としては以下があげられる．

- 唾液腺：3種類の大唾液腺に加えて，口腔粘膜には数多くの小唾液腺が散在する
- 肝臓：身体のなかで最大の腺
- 胆嚢：脂肪の消化に必要な胆汁を貯蔵・濃縮する
- 膵臓：外分泌（消化酵素）および内分泌器官

消化管は，上皮が内腔を覆った管であり，成人ではその口から肛門までの長さは約7.6 mに及ぶ．消化管は以下の腔および臓器を含む．

- 口腔：舌，歯，および唾液腺
- 咽頭：のど．次の3部に分けられる．すなわち，咽頭鼻部（上咽頭），咽頭口部（中咽頭），および咽頭喉頭部（下咽頭）である
- 食道
- 胃
- 小腸：十二指腸，空腸，および回腸に分けられる
- 大腸：盲腸，上行結腸，横行結腸，下行結腸，S状結腸，直腸，および肛門管に分けられる

色分けしてみよう

以下の胸腹部の消化管の構成臓器を異なる色で塗りなさい．

- ☐ 1. 肝臓
- ☐ 2. 胆嚢
- ☐ 3. 十二指腸（横行結腸の後ろに隠れている部分で透視的に描かれている）
- ☐ 4. 上行結腸
- ☐ 5. 盲腸
- ☐ 6. 回腸
- ☐ 7. 直腸
- ☐ 8. 肛門管
- ☐ 9. S状結腸
- ☐ 10. 空腸
- ☐ 11. 下行結腸
- ☐ 12. 横行結腸
- ☐ 13. 胃
- ☐ 14. 食道
- ☐ 15. 口腔

臨床的には，腹部臓器は構造的に複雑なので，内部にある臓器と腹壁表面での位置関係を医師が知ることは重要である．これを容易にするため，**図B**に示すように，腹部を**4象限**あるいは**九つの領域**に分けることができる．さらに，臨床的に身体を調べる際には，腹部を領域に分けるため種々の基準面が利用される．そのような基準面について下の表にまとめた．

基準面	定義
正中面	剣状突起から恥骨結合までの垂直面
臍横断面	臍を横切る水平面（上記の二つの面によって腹部が4象限に分割される）
肋骨下平面	第10肋軟骨の下限を横切る水平面
結節間平面	腸骨結節と第5腰椎の椎体を横切る水平面
鎖骨中央面	鎖骨の中点を通る二つの垂直面（上記の面と肋骨下平面，結節間平面によって，腹部が九つの領域に分割される）

機能的に消化器系では，まず口腔で摂取した食物は，機械的にまた酵素によって消化されることから始まり，その後，嚥下と蠕動運動によって咽頭口部，食道，胃，腸へと進む．攪拌，蠕動運動，および化学的消化が胃から大腸にかけて行われるが，吸収の大部分は小腸で行われ，水分は大腸で吸収される．便の圧縮と排便は，直腸とその遠位の肛門管を通って行われる．消化器系付属構造には，歯と舌，唾液腺，肝臓と胆嚢，膵臓が含まれる．

臨床事項

消化管に関連する臨床上の問題の多くは，横隔膜下の臓器（胃から肛門管，および付属器官）が関与している．これらの問題には，炎症，分泌障害や吸収障害，物理的な閉塞，がん，腸管の神経支配の機能障害などが含まれる．

図8.1　消化器系

概要 8

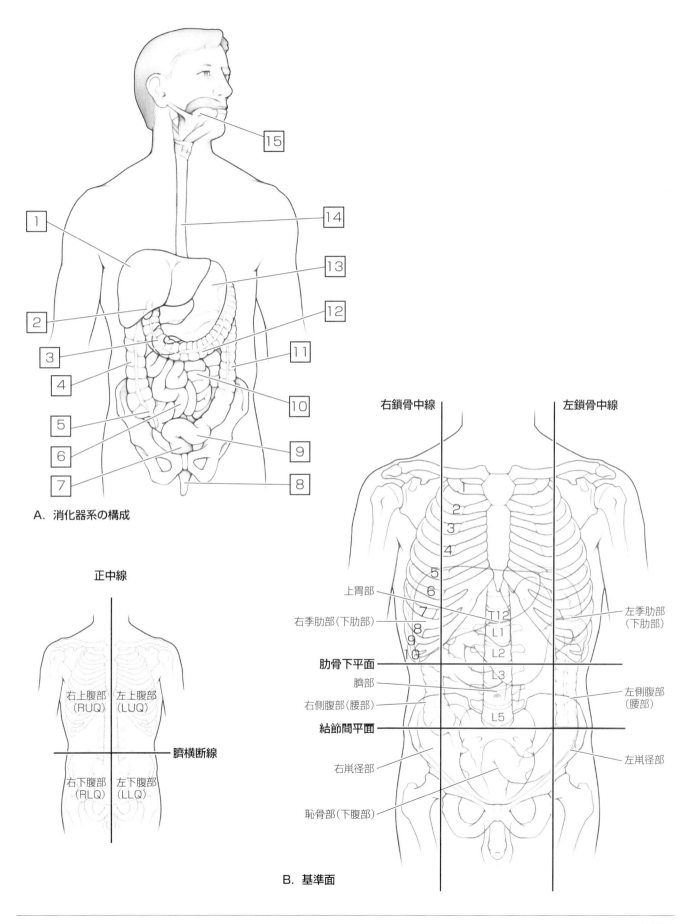

A. 消化器系の構成

B. 基準面

図 8.1

8 口腔

口腔は消化管の始まりの部分であり，以下によって構成されている．

- 口（口腔前庭）：口唇あるいは頬および歯・歯肉との間の狭い空間である
- 固有口腔：口蓋（軟口蓋と硬口蓋），歯，歯肉，唾液腺，および舌を含む

口蓋，頬，舌，および口唇の粘膜は，数千の**小唾液腺**を含み，直接口腔に分泌する．また，3対の大唾液腺が**唾液**を分泌して，食物の消化，軟化，および嚥下（飲み込み）を助ける．唾液は主に水分（97〜99%）であり，低張液であり，かつ，やや酸性（pH 6.75〜7.00）の液である．擦過を防ぐため，唾液が粘膜表面を湿潤・潤滑化する．さらに，リゾチームを分泌して口内細菌を抑制する．また，歯の形成と維持のために，カルシウムとリン酸を分泌する．また，アミラーゼを分泌して，デンプンの消化を開始する．唾液腺の**漿液性腺房細胞**は，唾液のタンパク質・酵素成分を分泌する．また，**粘液性腺房細胞**は水分の多い粘液を分泌する．さらに，舌の漿液腺が分泌する**舌リパーゼ**は，唾液と混じり合い，脂肪の消化を開始する．1日当たりの平均分泌量は，約1,000〜1,500 mLである．大唾液腺については以下の表にまとめた．

腺	腺の種類と神経支配
耳下腺	漿液性であり，耳介側頭神経〔三叉神経（第V脳神経）第3枝〕を経て，この腺に入る舌咽神経（第IX脳神経）の副交感神経支配を受ける．耳下腺管（ステンセン管）を介して分泌する．
顎下腺	漿液粘液腺であり，鼓索神経を経て舌神経〔第V脳神経（三叉神経）第3枝〕と合わさり，顎下神経節でシナプスをつくった後に，この腺に入る顔面神経（第VII脳神経）の副交感神経支配を受ける．顎下腺管（ワルトン管）を介して分泌される．
舌下腺	おおむね粘液腺であり，上の顎下腺への神経と同じ経路を経て，この腺に入る顔面神経（第VII脳神経）の副交感神経支配を受ける．舌下ヒダにある複数の分泌管を介して分泌される．

唾液腺の神経支配については**図4.20**と**図4.22**を参照すること．
耳下腺は，耳下腺管（ステンセン管）から唾液を分泌する．顎下腺は，顎下腺管（ワルトン管）から唾液を分泌する．また舌下腺は，舌の前外側基部にある数多くの小さな導管から唾液を分泌する．唾液が導管を通過する際に，その電解質成分の調節がなされ，口腔内に分泌された唾液は血漿と比較して浸透圧が低くなり，また重炭酸イオン（HCO_3^-）の濃度は高くなる．唾液腺から分泌される糖タンパク質のムチンは，水に溶けて口腔内を潤滑にし，口から入る食物を潤す．また唾液は，IgA抗体，リゾチーム，シアン化合物，ディフェンシン（抗生物質に似たタンパク質の混合物）を分泌することによって微生物から身を守っている．

色分けしてみよう

以下の口腔の構造物を異なる色で塗りなさい．
- ☐ 1. 硬口蓋
- ☐ 2. 軟口蓋
- ☐ 3. 口蓋扁桃
- ☐ 4. 舌
- ☐ 5. 口蓋垂
- ☐ 6. 舌下腺
- ☐ 7. 顎下腺
- ☐ 8. 耳下腺

臨床事項

歯肉炎は歯肉の炎症であり，歯と歯肉の間の間隙に細菌が蓄積することによって起こる．歯垢・歯石の沈着は，いずれも歯肉に炎症が起こる原因となり，出血したり腫れたりする．また，治療せず放置しておくと，骨が損傷したり歯が抜けたりすることがある．

唾液の分泌を阻害するような疾患は，口腔に悪影響を及ぼし，腐敗した食べかすや細菌を蓄積させ，**口臭**を引き起こす．

おたふくかぜは，耳下腺の炎症が起こる小児期の疾患であり，ミクソウイルス（唾液を介して他の人に感染する）感染によって起きる．おたふくかぜは，耳下腺の著しい腫脹，中等度の発熱，嚥下痛を伴う．現在では，ほとんどの子どもがおたふくかぜの予防ワクチンを接種している．

舌の後面に触れると，舌咽神経（第IX脳神経）と迷走神経（第X脳神経）を介する「**咽頭反射**」が起こり，咽頭口部の壁の筋が収縮する．舌咽神経は，この反射の求心性神経である．この反射は，舌圧子で舌の裏に触れることで調べることができる．

舌下神経（第XII脳神経）損傷（下顎骨骨折などによる損傷）では，舌の片側が麻痺し，萎縮することがある．患者に「舌を突き出す」よう指示すると，正常側では舌骨筋が障害なく働くことによって，舌は麻痺側に曲がる．

舌の下の薄い粘膜の下にある舌下静脈は，薬剤の経粘膜吸収に適した経路である．この投薬経路は，**狭心症**（虚血性心疾患による胸痛）の治療として投与される血管拡張薬であるニトログリセリンの吸収に用いられる．

図8.2 消化器系

口腔 8

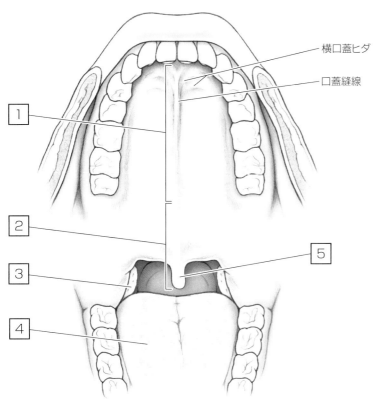

A. 前面図

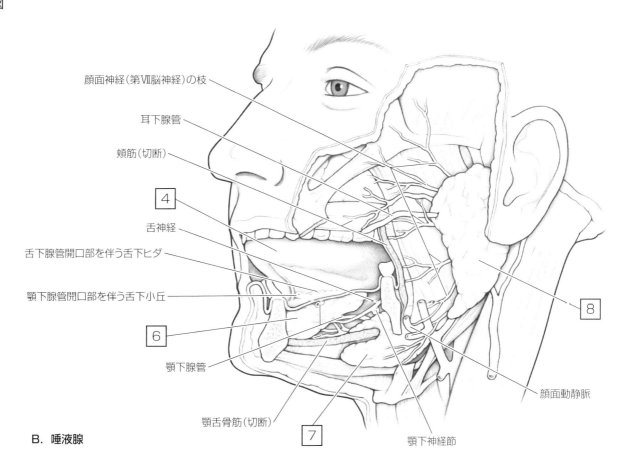

B. 唾液腺

図 8.2

8 歯

歯は，上顎（上顎骨）・下顎（下顎骨）の歯槽の上に並んでいる硬い構造物である．歯は，歯冠，歯頸，および歯根からなる．これらに加えて，歯に関するその他の解剖学的特徴についても下の表にまとめた．

歯冠	解剖学的歯冠：表面がエナメル質である部分
歯根	解剖学的歯根：表面がセメント質である部分
歯根尖	歯根の先端で，神経血管とそれに付随する結合組織の歯髄への入り口となる
エナメル質	解剖学的歯冠の硬い光沢のある表面で，歯では最も硬い部分である
セメント質	解剖学的歯根の表面にある薄く無光沢の層
象牙質	エナメル質およびセメント質の下にある硬い組織で，歯の大部分を占める
歯髄腔	歯髄（神経血管に富む結合組織）を容れる

Norton N. の許諾を得て，Netter's Head and Neck Anatomy for Dentistry, 3rd Edition, Philadelphia, 2007, Elsevier, pp.357-359 から改変

ヒトには2組の歯がある．

- **脱落歯（乳歯）**：最初の歯牙構造物．通常，2歳半から3歳までに生え揃う20本の歯（顎の1/4につき切歯2本，犬歯1本，および臼歯2本）で構成される
- **永久歯**：第2の歯牙構造物．32本で構成される．通常，6歳ごろに生えはじめ（顎の1/4につき切歯2本，犬歯1本，小臼歯2本，および大臼歯3本），脱落歯に取って代わる．第3大臼歯は「智歯（親知らず）」とも呼ばれ，通常は最後に生えてくる

色分けしてみよう

以下の歯と，その構造を異なる色で塗りなさい．
- ☐ 1. 切歯
- ☐ 2. 犬歯
- ☐ 3. 小臼歯
- ☐ 4. 大臼歯
- ☐ 5. エナメル質
- ☐ 6. 象牙質
- ☐ 7. 歯肉の上皮（重層扁平上皮）
- ☐ 8. セメント質
- ☐ 9. 歯根管（血管と神経を含む）

臨床事項

虫歯〔齲歯（うし）〕によって空洞ができることがある．食物残渣を酸に変換して歯垢を形成する細菌が，その原因となる．歯垢は歯に付着するが，これを適宜取り除かないと，石化して歯石を形成する．歯垢のなかの酸は，エナメル質を浸食し空洞をつくる．糖分やデンプンに富む食物は，空洞の形成を促進する．

エナメル質は無細胞物質であり，体内で最も硬い物質である．エナメル質は，カルシウム塩と歯の表面に対して垂直な方向に並ぶヒドロキシアパタイト結晶の緻密な層で構成されている．残念ながら，歯が萌出すると，エナメル質を生成する細胞は変性する．齲歯によって歯が欠けたり失われたりした場合，エナメル質は回復しないため，歯科医によって詰め物をしなければならない．

歯を支配している神経が死んでしまうと，歯は黒く変色し，血液供給が損なわれ，歯髄腔が化膿することがある．このような場合，**根管治療**によって取り除かれる．

歯垢は細菌の代謝によって生じ，酸を産生して歯のカルシウム塩を溶かす．頻回なブラッシングとフロスによる良好な口腔衛生は，この有害なプラークを除去することができる．口腔衛生を怠ると，蓄積したプラークが石灰化し，歯と歯肉の間の密閉を破壊する石灰質（歯石）を形成し，**歯肉炎**と呼ばれる感染症を引き起こす．歯肉は赤く腫れ，痛み，出血することもある．歯肉炎を放置すると，免疫系が細菌と歯の周囲の軟部組織を攻撃し，骨が失われて歯周病になる．

歯周病は，成人の加齢に伴う歯の喪失の原因となるが，早期に診断すれば予防することができる．

図8.3　消化器系

歯 8

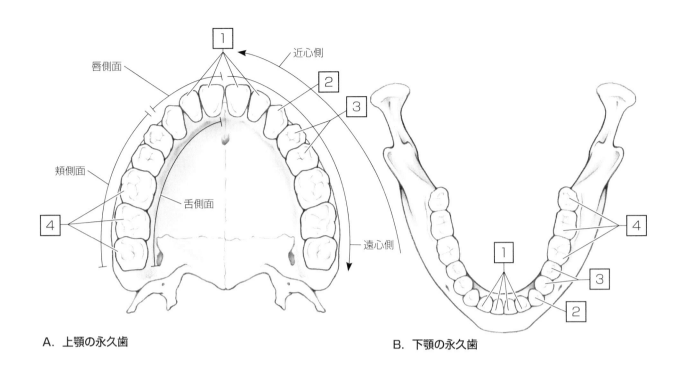

A. 上顎の永久歯

B. 下顎の永久歯

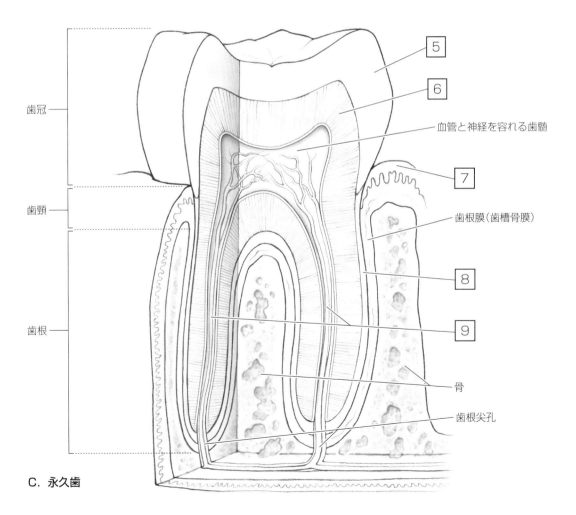

C. 永久歯

図 8.3

8 咽頭および食道

◆咽頭

咽頭は**咽頭鼻部**，**咽頭口部**，および**咽頭喉頭部**に区分される．咽頭については，すでに筋系および呼吸器系の章で説明している（**図7.1**参照）．咽頭口部および咽頭喉頭部の粘膜は重層扁平上皮であり，嚥下の際に粘膜を保護している．また，これらの部分には粘液腺が散在し，粘液の薄い被覆で上皮を湿らせている．咽頭喉頭部は前方で喉頭口に開き，後方では食道につながる．粘膜の深部には咽頭収縮筋（**図3.5**参照）があり，食物を食道へと移動させる．

◆食道

食道の上部1/3の筋層は骨格筋であり，下部1/3は平滑筋である．また，中央部1/3は，骨格筋と平滑筋が混在したものである．筋層は2層であり，外層が縦走筋で，内層が輪走筋である．これらの層は蠕動運動に関与し，食物を胃へと移動させる．食道の胃に近い部分では，平滑筋がその厚みを増し，**下部食道括約筋（LES）** を形成する．通常，LESの静止状態での緊張は強く，胃内容物が食道に逆流するのを防いでいる．蠕動運動によって食塊を胃に運ぶときには，筋層間神経叢（迷走神経支配）が窒素酸化物および血管賦活腸管ペプチドを分泌するので，LESが弛緩し食物が胃に入る．

嚥下は，以下の一連の協調運動によって行われる．

A. 舌が食物の塊を硬口蓋に押し付ける．
B. 軟口蓋が挙上して咽頭鼻部（上咽頭）を閉鎖する．
C. 舌が食塊を咽頭口部に押し戻す．
D. 食塊が喉頭蓋に到達すると喉頭蓋が挙上し，喉頭蓋の先端が下を向いて，喉頭蓋開口部を覆う．これによって喉頭内への誤嚥を防ぐ．
E. 咽頭収縮筋の収縮により，食塊は二つの流れに絞られ，喉頭蓋の両側を通過して食道上部に入る．
F. 軟口蓋が下方に引っ張られ，喉頭蓋の両側を食塊が通過するのを助ける．
G. 前庭裂（両側の前庭ヒダの間）と声門裂（両側の声帯ヒダの間）は，喉頭を保護するために閉じられる．
H. 食塊が食道内に入ると，すべての構造が元の位置に戻る．固形の食物は約4〜8秒で咽頭口部から胃へ，液体は約1〜2秒で食道を通過する．

🖍 色分けしてみよう

以下の咽頭および食道に関する構造物を異なる色で塗りなさい．

- ☐ 1．軟口蓋
- ☐ 2．口蓋垂
- ☐ 3．喉頭蓋
- ☐ 4．食道
- ☐ 5．胃

臨床事項

胃食道逆流症（GERD） は，下部食道括約筋（LES）の緊張低下もしくは滑脱性食道裂孔ヘルニア（胃が胸腔側へ脱出するヘルニア）によって起こる比較的一般的な障害である．酸性の胃内容物が逆流すると，腹痛，消化不良，腹部ガス，胸やけ，言語障害，その他の障害が起こることがある．下部食道壁の慢性炎症は，食道炎，潰瘍，もしくは狭窄を起こすことがある．

話すことと飲み込むことを同時に行うことは，一般に，食物が気道に入らないようにする反射的な防御機構によって阻止される．この反射によって，食物を排出しようとする激しい「**咳反射**」を引き起こす．

胸やけ（胃食道逆流症，GERD）とは，胃酸が食道に逆流したときに起こる胸骨下部の焼けるような痛みのことである．食べすぎ，飲みすぎ，あるいは，食べることと飲むことが早すぎることによって起こりうる．

口腔がん（特に扁平上皮がん）は，舌がん，口腔底がん，歯肉がん，口唇がん（通常は下唇がん），口部咽頭がんなどのこの部位のがんの90％以上を占める．危険因子として，アルコールの使用，喫煙，口唇がんの場合は，紫外線（日光）への曝露などがあげられる．

図8.4　消化器系

咽頭および食道 8

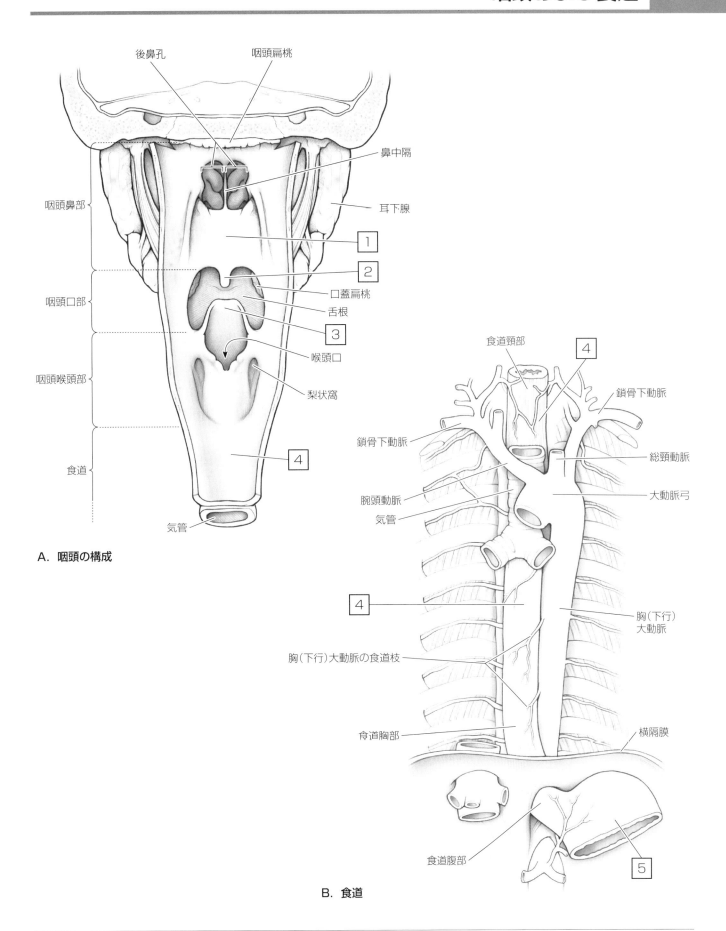

A. 咽頭の構成

B. 食道

図 8.4

8 腹膜腔と腸間膜

腹腔は筋肉によって取り囲まれている．これらの筋肉は，体幹の動き，呼吸を補助し，また腹圧を上昇させることによって，排尿・排便および出産を助ける．腹骨盤腔の臓器は，**腹膜腔**（胸膜腔および心膜腔とよく似ている）と呼ばれる実質的には閉じられた空間に位置する．腹膜腔は以下の構造からなる．

- **壁側腹膜**：腹骨盤腔の壁の内部表面を覆う漿膜性の層
- **臓側腹膜**：壁側腹膜から直接連続し，内部腹壁から折り返して腹部臓器構造物を覆う
- **腸間膜**：臓側腹膜の二重膜であり，内側の腹壁から折り返して腹部臓器を覆う
- **後腹膜臓器**：後腹壁に接し，壁側腹膜の深部にあり，腸間膜から吊り下がっていない．腹膜外臓器は，**一次的後腹膜臓器**（もともと腸間膜をもたなかった）か，**二次的後腹膜臓器**（発生の過程で腸が回転し，腹壁に押し付けられて後腹壁と融合した際に腸間膜を失った）が考えられる
- **腹膜内臓器**：腸間膜によって腹壁から吊り下げられている
- **漿液**：腹膜が少量分泌する．これによって臓器外面を湿らせ，蠕動運動や，その他の動きでこすれ合うときの腹部臓器間の摩擦を低減する

本図の矢状断 **A** には，上記の構造に加えて他の構造も描いており，下の表にまとめた．

特徴	説明
大網	胃の大弯から「エプロン」状に垂れ下がる腹膜で，折り返して横行結腸に付着する
小網	胃の小弯および十二指腸近位部から肝臓に伸びる腹膜の二重膜（肝十二指腸靱帯と肝胃間膜）
腸間膜	腸の一部と，それに随伴する血管・リンパ管・神経を吊り下げる腹膜の二重膜
腹膜靱帯	臓器を壁あるいは他の臓器とつなぐ腹膜の二重膜

網嚢は胃の後方，かつ膵臓の前方にある袋状の構造である（図 **B** 参照）．また，小嚢とも呼ばれ，腹骨盤腔の残りの部分である大嚢と対比される．

胚のなかで，腸間膜によって吊り下げられている単純な管であった腸管が長さ・幅ともに成長しはじめると，腸管のよじれが起こる．完全な消化にはかなり長い腸管が必要であるが，よじれることによって腹部の閉じた空間に収まりうるようになる．このような成長とよじれが起こると，一部の腸管および付随する消化腺が後腹壁に押しやられて，壁側腹膜と癒合する．これによって腸間膜が失われ，**腹膜後器官**となる（胎児として発生過程において一時的に腸間膜を有していることから「二次的腹膜後器官」と呼ぶこともある）．腸管の他の部分は腸間膜を保持しており，その後も引き続き腹膜内にある．主に腹膜内（腸間膜を有している）あるいは腹膜後隙（腸間膜を失う）にあるこれらの腸管部分について，下の表にまとめた（腸間膜も示した）．

腹膜内	腹膜後隙
胃（小網）	十二指腸（大部分）
空腸と回腸（小腸の腸間膜）	上行結腸
横行結腸（横行結腸間膜）	下行結腸
S状結腸（S状結腸間膜）	直腸

色分けしてみよう

以下の腹腔に関する構造物を異なる色で塗りなさい．

- ☐ 1. 小網（胃を吊り下げている間膜）
- ☐ 2. 横行結腸間膜（横行結腸を吊り下げている間膜）
- ☐ 3. 小腸の腸間膜（空腸と回腸を吊り下げている）
- ☐ 4. 大網（脂肪の詰まったエプロン状の腹膜）

臨床事項

腹壁ヘルニア（腹側ヘルニア）は，鼠径部の腹壁を通して腹膜内容物（腸間膜，脂肪，および／または腸の一部）が突出する場合（鼠径ヘルニア），または，横隔膜を通して胃がヘルニアになる場合（裂孔ヘルニア）に起こる．その他の腹壁ヘルニアとしては，臍ヘルニア，直腸鞘ヘルニア，前回の開腹手術部位に生じる切開ヘルニア（術後腹壁瘢痕）などがある．

自動車事故などにより前腹壁を損傷すると，横隔膜が裂けて，腹部内臓の一部が胸腔内に嵌入することがある．このような場合のヘルニアのほとんどは，右側にある肝臓が物理的な障壁となるため，左側（胃，小腸，腸間膜，横行結腸，および／または脾臓のヘルニア）に発生する．

図 8.5　消化器系

腹膜腔と腸間膜

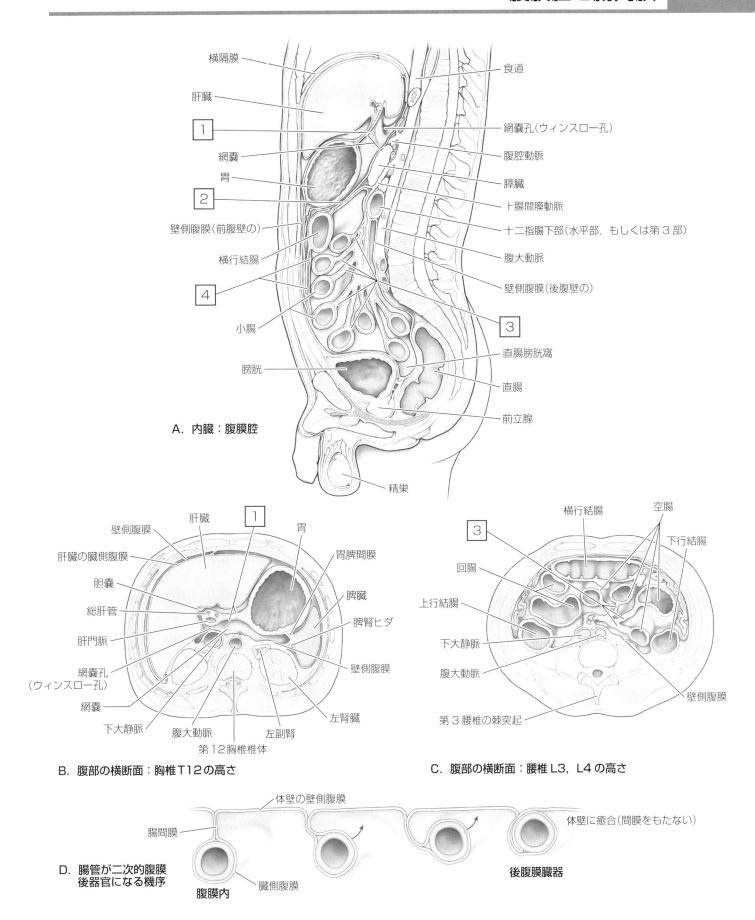

図 8.5

8 胃

胃は，筋肉でできた袋ともいえるもので，その平滑筋の層はたがいに方向の異なる層からなり，それにより，胃は食道から入ってくる細かく砕かれた食塊を混ぜ合わせる機能をもっている．ここで，食物の酵素による消化の主要なプロセスが開始され，食物はび粥〔糜粥（びじゅく）〕と呼ばれる半液体状の混合物あるいは懸濁物になって，十二指腸に運ばれる．胃の構造について下の表にまとめた．

構造	説明
小弯	胃の右側の辺縁，小網がここに付着して肝臓に伸びる（肝胃間膜）
大弯	凸型の辺縁であり，その縁から大網が垂れ下がる
噴門部	上部の食道と連絡している部分
胃底	胃の上部であって，ドーム状の横隔膜の左側直下の部分
胃体	胃底と幽門洞の間の部分で，胃の大部分を占める
幽門部	近位部の幽門洞と遠位部の幽門管に分けられる
幽門	幽門括約筋のある部分で，十二指腸の始まりの部分と連絡する

胃は柔軟性に富んでおり，その平滑筋壁の収縮，食物の量，および胃の膨張度によって，消化中にさまざまな形態をとりうる．このような柔軟性があるにもかかわらず，上部は食道とつながっており，また遠位部では，十二指腸の始まりの部分と連絡する．胃と十二指腸の近位部は，いずれも**小網**と呼ばれる間膜（肝胃間膜および肝十二指腸間膜）中にあって吊り下げられている．しかしながら，十二指腸の大部分は膜後領域にあって，ほとんど間膜がないことを理解しておく必要がある．胃の後ろには，**網嚢**と呼ばれる空間があり，これは**網嚢孔**（ウィンスロー孔）を介して大囊と連絡している．大囊とは，腹腔のうち網嚢を除いた残り全部である．網嚢とは，胃の後方かつ腹膜後器官である膵臓の前方に形成される嚢状の構造である．この構造は，胎生期に胃（近位では食道に，遠位では十二指腸に付着してつながっている）のねじれと成長の結果として形成される．

胃の粘膜は，**胃粘膜ヒダ**と呼ばれる大きな縦ヒダをつくり，また顕微鏡レベルのヒダおよび胃小窩が無数にある．胃小窩に沿って並ぶ（単層円柱）上皮は，常に新しいものに置き換わる．胃小窩の基部には，胃腺もしくは胃底腺があり，以下の4種の細胞を含む．

- **副細胞（胃腺頸部粘液細胞）**：粘液を分泌して胃粘膜表面を保護する
- **主細胞**：腺の深部にあり，主に**ペプシノーゲン**を分泌する．胃液に接すると，ペプシノーゲンはペプシンに変換され，タンパク質の消化を促進する
- **壁細胞**：主に胃腺の頸部に存在し，**塩酸（HCl）** と**内因子**を分泌する．内因子はビタミン B_{12} と複合体を形成して，回腸で吸収される
- **腸内分泌細胞**：ほとんど腺の基部の近くに存在し，消化を調節する多様なホルモンおよびホルモン様物質（ガストリン，ヒスタミン，エンドルフィン，セロトニン，コレシストキニン，ソマトスタチンなど）を分泌する

色分けしてみよう

胃とその粘膜に関する以下の構造物を異なる色で塗りなさい．

- ☐ 1. 胃底
- ☐ 2. 胃体
- ☐ 3. 幽門洞
- ☐ 4. 幽門管（平滑筋からなる幽門括約筋を含む．消化中に一定量のび粥を十二指腸に送る）
- ☐ 5. 副細胞（胃腺頸部粘液細胞）（粘液）
- ☐ 6. 壁細胞（HClと内因子）
- ☐ 7. 主細胞（ペプシノーゲン）
- ☐ 8. 腸内分泌細胞（胃のホルモンと調節性ペプチド）

臨床事項

裂孔ヘルニアは，食道裂孔から胃が脱出するヘルニアである．解剖学的に異なる2種類の裂孔ヘルニアが存在する．すなわち，

- 滑脱性，同軸性ヘルニア：裂孔ヘルニアの95％を占める
- 傍食道裂孔ヘルニアもしくは非同軸性裂孔ヘルニア：通常は胃底のみが関与する

消化性潰瘍は，粘膜筋板を越えて進展する消化管の病変であり，寛解と再発（よくなったり悪くなったり）を繰り返す．一般的な増悪因子としては，胃酸とペプシン，アスピリン，アルコールに対する曝露，およびヘリコバクター・ピロリ菌感染（胃潰瘍の約70％に感染が見いだされる）があげられる．

慢性的なストレスも，胃粘膜が胃酸やペプシンに曝される機会を増やすことによって潰瘍を生じさせる．

嘔吐（おうと） は通常，胃や腸が極度に引き伸ばされたり，刺激物（細菌毒素，過度のアルコール，味付けの濃い食べ物や辛い食べ物，一部の薬物）が存在したりすることで起こる．時には，回転やジェットコースターに乗った際の方向感覚の消失によって吐き気を引き起こし，嘔吐が誘発されることもある．

胃食道逆流症（GERD） は，下部食道括約筋の機能が低下して発症し，下部食道に炎症を起こす．

図8.6　消化器系

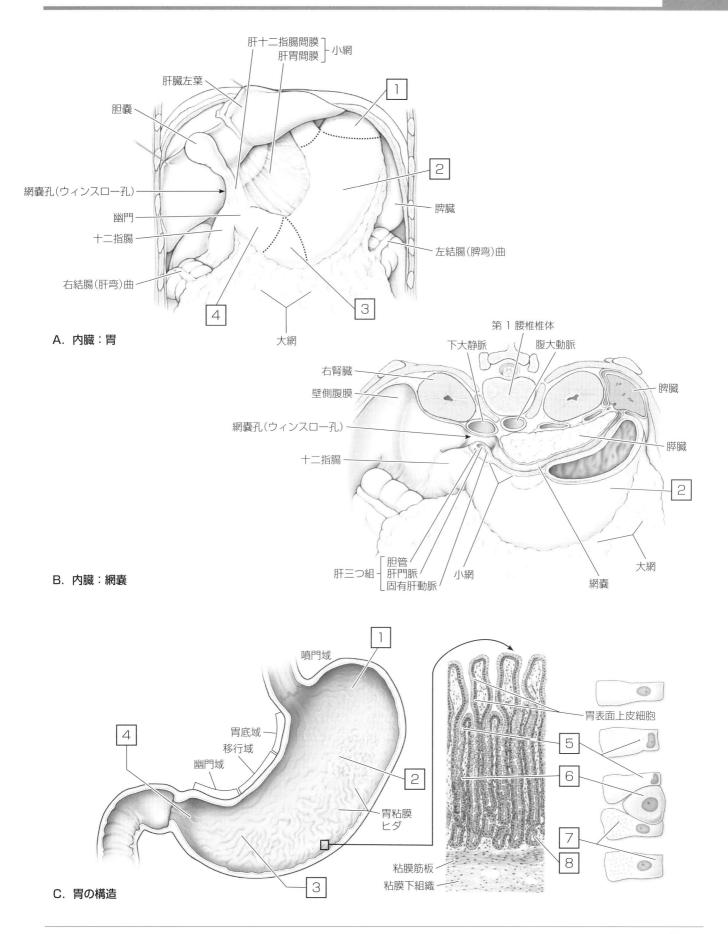

8 小腸

胎生期の中腸に由来する小腸を栄養するのは**上腸間膜動脈**である．また，小腸からの血液は**肝門脈系**に還流する（図5.19参照）．小腸は以下のものからなる．

- **十二指腸**：小腸の最初の部分である（長さ約25 cm）．大部分が腹膜後性である
- **空腸**：腸間膜小腸のうち近位側の2/5（長さ約2.5 m）．ほとんどの吸収は主にこの部分で起こる
- **回腸**：腸間膜小腸のうち遠位側の3/5（長さ約3.5 m）．回盲弁のところで大腸の盲腸部分につながる

◆十二指腸

胃から十二指腸に運ばれたび粥には，すぐに胆汁および膵酵素が混合される．十二指腸の構造については，下の表にまとめた．

十二指腸の部位	説明
上部	第1部，小網の肝十二指腸間膜の付着部位
下行部	第2部，胆管と膵管の開口部がある
下部	第3部，下大静脈および大動脈と交差する部位であり，この部の前方では上腸間膜動静脈が交差する
上行部	第4部，十二指腸空腸曲のところで十二指腸提筋によって固定されている

◆空腸と回腸

回腸と比べると，空腸はその直径が大きく，壁は厚く，より血管に富み，また腸間膜の脂肪量が少なく，リンパ小節の数が少なく，**輪状ヒダ**は大きく丈が高い．空腸・回腸いずれも，複雑な腸間膜（2葉の腹膜で，その間を血管，リンパ管，神経が走行する）で吊り下げられている．この腸間膜は後腹壁中央部に起始し，小腸のうち約6 mをつなぐ．

空腸と回腸は，分泌および吸収のために広い表面積を有している．**輪状ヒダ**，**絨毛**，**微絨毛**（円柱上皮の刷子縁）によって，その表面積はさらに増える．単層円柱上皮が腸管の内腔を覆い，粘膜固有層はリンパ管，血管，および結合組織の細胞を含む．腸腺（リーベルキューンの陰窩）が粘膜固有層へ伸びる．回腸の遠位部方向にいくに従い，**集合リンパ小節**（パイエル板）の数が増える．

小腸は**機械的消化と内容物推進運動**を行い，腸内容物を消化液と混合し，消化分解物を消化粘膜が吸収する時間を提供する．**化学的消化**は，同時に行われる機械的消化の補助を得て，腸腺や膵臓からの消化酵素，肝臓で産生され胆嚢に貯蔵・濃縮された胆汁によって行われる（図8.9および図8.10参照）．腸腺からは毎日約1〜2Lの「腸液」が分泌されるが，これは主に，腸の伸展と高張で酸性のび粥の刺激による．この腸液はほとんどが水と粘液で，pHは7.4〜7.8，すなわち弱アルカリ性である．

色分けしてみよう

以下の小腸の構造を異なる色で塗りなさい．

- ☐ 1. 十二指腸上部（第1部）（この部は，胆管，固有肝動脈，および門脈を含む肝十二指腸間膜でつながれている）
- ☐ 2. 十二指腸下行部（第2部）
- ☐ 3. 十二指腸下部（水平部または第3部）
- ☐ 4. 十二指腸上行部（第4部）
- ☐ 5. 輪状ヒダ
- ☐ 6. 絨毛
- ☐ 7. リンパ小節

臨床事項

クローン病は，特発性（遺伝的要素による自己免疫疾患と考えられている），間欠性，および慢性の腸管疾患である．この疾患は通常，小腸と結腸に起こる．15〜30歳で発症することが多く，腹痛，下痢，発熱，その他の徴候・症状を伴う．腸管腔が狭窄し，粘膜に潰瘍ができる．また，腸管壁が肥厚しゴム様を呈する．このため，腸管全体の厚みが変化する．

消化性潰瘍は，粘膜筋板を貫通する病変を生じるもので，急性病変（小さく浅い病変）の場合もあれば，慢性病変が外筋層に達して漿膜を穿孔する場合もある．消化性潰瘍の98％は十二指腸（通常は十二指腸の球部）または胃に発生するが，十二指腸消化性潰瘍がこれらの病変の約80％を占める．臨床的に，胃または十二指腸消化性潰瘍の二つの最も重篤な合併症は，穿孔と出血である．食事やストレスが消化性潰瘍を引き起こすことがある．

腸捻転は腸管ループのねじれであり，腸閉塞や血管の狭窄を起こし，梗塞につながる可能性もある．腸捻転は，腸間膜に可動性があるため小腸に起こることが多い（大腸では比較的可動性の高いS状結腸で起こることが最も多い）．

図8.7　消化器系

小腸 8

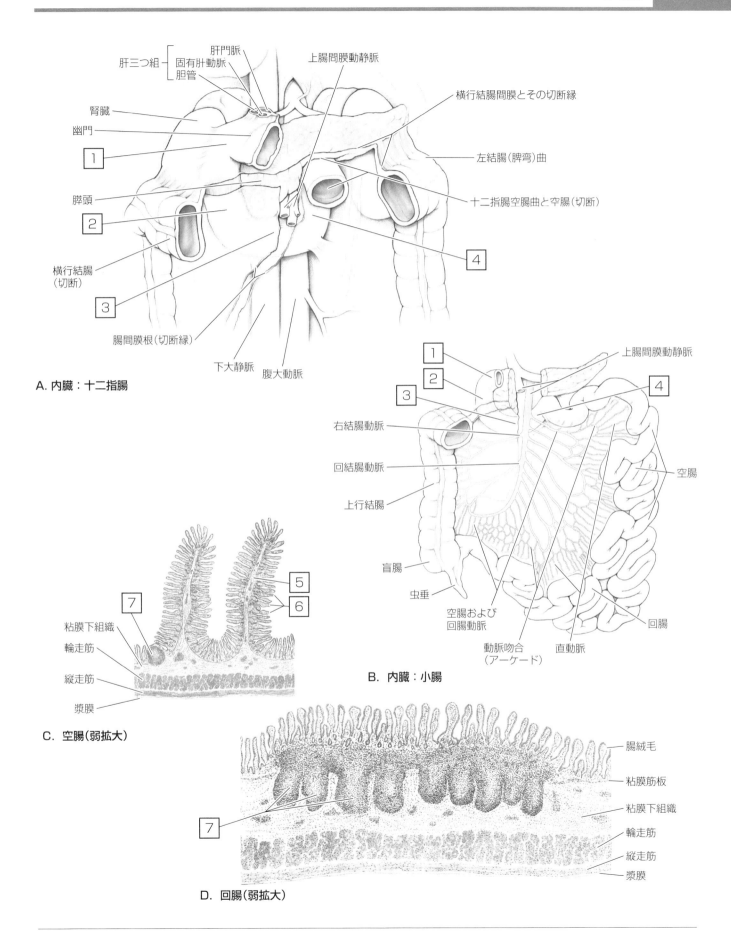

A. 内臓：十二指腸
B. 内臓：小腸
C. 空腸（弱拡大）
D. 回腸（弱拡大）

図 8.7

8 大腸

大腸は，**上・下腸間膜動脈**の両方によって血液の供給を受ける．その理由は，大腸の近位部は胎生期の中腸に由来し，一方，遠位部は後腸（横行結腸の遠位部から直腸まで．**図5.15**参照）に由来するからである．大腸は以下のものからなる．すなわち，

- 盲腸（および虫垂）
- 上行結腸（腹膜後性）
- 横行結腸（横行結腸間膜を有する）
- 下行結腸（腹膜後性）
- S状結腸（S状結腸間膜を有する）
- 直腸（腹膜後性）
- 肛門管（骨盤隔膜下に位置し，その終末部が肛門である）

大腸の主な働きは，糞便からの水と電解質の再吸収，および体外に排泄されるまでの間の糞便の貯留である．大腸の腸管壁を構成する層は小腸のものと同様であるが，大腸粘膜はより厚く，陰窩がより深いが，絨毛も輪状ヒダもなく，消化酵素を分泌する細胞は基本的にはない．一方，**リンパ小節**は多くみられる．**杯細胞**も多く，粘液を分泌する．それによって，腸管内腔を潤滑化し便の通過を容易にする．粘膜は，**結腸半月ヒダ**と呼ばれる不完全なヒダを有する．外層の縦走する平滑筋は3本の肥厚したヒモ状の形態をとり（**結腸ヒモ**），盲腸から直腸まで走行している．結腸ヒモは，腸管に沿った糞便の移動を助ける．筋層が収縮すると，**結腸膨起**と呼ばれる小嚢構造を形成する．結腸の特徴的な形態は結腸膨起によるものである．さらに，結腸には小さな脂肪の袋（**腹膜垂**）が点在する．

大腸の終末部は直腸と肛門管である．**内括約筋**（平滑筋）および**外括約筋**（骨格筋）の持続性収縮によって通常，肛門管は閉じている．糞便によって直腸が膨張すると内括約筋が弛緩するが，随意性の外括約筋が弛緩し結腸遠位部と直腸の平滑筋が収縮するまでは，排便が起こらない．

直腸は，便を排出するために強い収縮を起こさなければならないので，その筋層はよく発達している．

色分けしてみよう

以下の大腸の構造を異なる色で塗りなさい．
- ☐ 1. 盲腸と虫垂
- ☐ 2. 上行結腸
- ☐ 3. 横行結腸
- ☐ 4. 下行結腸
- ☐ 5. S状結腸
- ☐ 6. 直腸
- ☐ 7. 肛門管
- ☐ 8. 内肛門括約筋（不随意性で平滑筋，副交感神経支配）
- ☐ 9. 外肛門括約筋（随意性で骨格筋，体性神経支配）

大腸の盲腸に入る細菌のほとんどは，リゾチーム，ディフェンシン，HCl，各種酵素の作用で死滅している．しかし，一部の細菌はまだ結腸に存在していて，肛門から消化管に入る細菌とともに，大腸の細菌叢を構成している．これらの細菌は，セルロースなどの難消化性の炭水化物を発酵させ，その過程で刺激性のある酸や混合ガス（一部のガスは臭いにおいがする）を放出する．通常，1日に約500 mLのガスが産生され，豆類などの炭水化物を多く含む食事ではさらに多く発生する！これらの細菌叢は，ビタミンB群やビタミンKを合成する．ビタミンKは，肝臓で重要な血液凝固タンパク質を合成するために，われわれの命にとって非常に重要である．血液凝固には30種類以上の物質が関与しているが，そのうち少なくとも4種類の合成はビタミンKに依存している．

臨床事項

結腸憩室症は通常，筋壁から結腸粘膜が後天的に脱出するものである．その結果，糞便の小片あるいは凝固物が貯留しうる憩室もしくは小嚢が形成される．これは結腸遠位部およびS状結腸に多く，過度の蠕動収縮，内腔圧の上昇，および／または筋性壁自体が弱まることによって起こる．

結腸直腸がんは，部位別の死亡率に関しては米国では肺がんに次いで第2位を占め，がんによる死亡の約15％を占める．危険因子としては，遺伝，高脂肪食，高齢，炎症性腸疾患，およびポリープなどがあげられる．
〔訳注：結腸直腸がんは，わが国におけるがんの部位別死亡率では13％を占め，第3位である〕
大腸がんの約38％が盲腸と上行結腸に，38％が横行結腸に，18％が下行結腸に，約8％がS状結腸に，それぞれ発生する．発生率は米国，カナダ，オーストラリア，ニュージーランドで最も高い．男性は女性より20％多く，発症のピークは60〜79歳である．**大腸内視鏡検査**により，大腸の内腔を可視化し写真撮影することができる．この検査では，肛門から挿入した長い大腸内視鏡で大腸全体を観察する．診断のために少量の大腸組織を生検することもある．

虫垂炎は虫垂の急性炎症である．初期には，痛みはびまん性で，臍周囲にある．しかし炎症が強くなると，痛みは右下腹部に限局するようになる．

潰瘍性大腸炎は，直腸から始まり近位に拡がる特発性の炎症性腸疾患である．通常，炎症は腸の粘膜および粘膜下組織に限局している．粘膜下組織の血管，特に直腸静脈が怒張し，**内痔核**を形成することがあるが，これは門脈循環の血管内圧が上昇した結果である．また"便を出す"ためにいきむと，門脈圧亢進とは無関係に直腸静脈圧が上昇し，内痔核を引き起こすことがある．

図8.8 消化器系

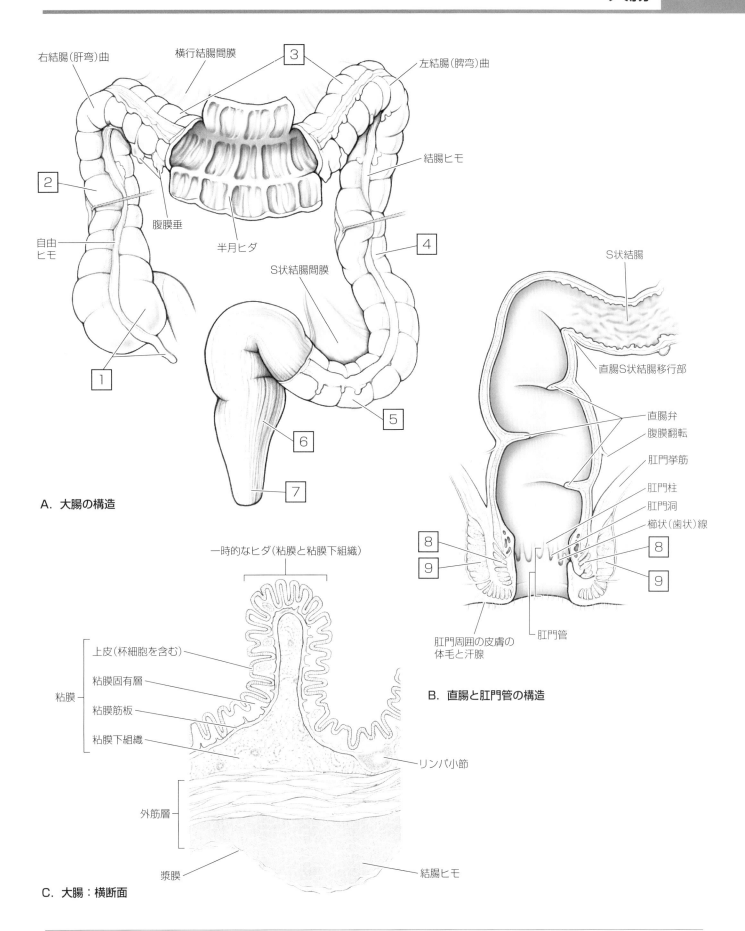

8　肝臓

肝臓は，身体のなかで最大の実質臓器である．解剖学的には下記の4部に分けられる．
- 右葉（最も大きい葉）
- 左葉
- 方形葉（胆嚢と肝円索の間に位置する）
- 尾状葉（下大静脈，静脈管索，および肝門の間に位置する）

機能的には，血管構造をもとに肝臓を右葉と左葉に分ける．各葉には，肝動脈，門脈，肝静脈（肝臓の血液を下大静脈に送る），および胆管の主要枝が入る．

特徴	説明
葉	機能的には右葉と左葉に分ける．解剖学的には右葉を，さらに方形葉と尾状葉に分ける
肝円索	閉塞した臍静脈を含む靭帯
肝鎌状間膜	肝円索と連絡する前腹壁から，肝円索の縁のところで腹膜が折り返したもの
静脈管索	胎盤から胎児血を肝臓にバイパスする胎児静脈管の靭帯性遺残
肝冠状間膜	肝臓から横隔膜への腹膜の折り返し
無漿膜野	横隔膜に接する肝臓の面で，臓側腹膜を欠いている
肝門	血管，導管，リンパ管，および神経が肝臓に出入りする部位

消化管とそれに付随する器官，および脾臓から門脈を介して静脈還流を受け入れるので，肝臓は重要である（図**5.19**参照）．肝臓には多くの重要な機能がある．
- エネルギー源の貯蔵（グリコーゲン，脂肪，タンパク質，およびビタミン類）
- 細胞が利用するエネルギー源の産生（グルコース，脂肪酸，およびケト酸類）
- 血漿タンパク質と凝固因子の産生
- 毒素および薬物の代謝
- 多様なホルモンの修飾
- 胆汁酸の産生
- 物質（ビリルビン）の排出
- 鉄および多種のビタミン類の貯蔵
- 腸管から門脈循環に入る外来物質の貪食

肝細胞は，**門脈**（約75％）と**固有肝動脈**（約25％）から血液を受け取る．肝細胞は板状に配置され，それぞれが**肝類洞**によって分離されている．血液は，門脈および肝細動脈枝から類洞を通って**中心静脈**へと移動する．このような配置をとることによって，中心静脈のまわりに細胞が六角形状に配列した構造単位からなる**肝小葉**が形成される．肝動脈の枝，門脈の枝，および胆管によって，肝小葉の辺縁部に**肝三つ組（門脈トリアッド）**が形成される．中心静脈の血液は肝静脈，下大静脈へと流れる．類洞には**貪食細胞**（クッパー細胞）が含まれており，この細胞が壊れた赤血球と外来抗原を除去する．胆汁は肝細胞でつくられ（1日当たり約900 mL），小葉内胆小管，次いで，より太い胆管を流れる（右左）．最終的に，胆汁は**胆嚢**に集められて濃縮貯蔵される．

色分けしてみよう

肝臓に関する以下の構造物を指示された色で塗りなさい．
- ☐ 1．下大静脈（青）
- ☐ 2．胆嚢（緑）
- ☐ 3．肝円索（黄）
- ☐ 4．肝動脈の枝（肝三つ組の部位）（赤）
- ☐ 5．門脈の枝（肝三つ組の部位）（青）
- ☐ 6．胆管（肝三つ組の部位）（緑）
- ☐ 7．肝細胞（茶色）

臨床事項

肝硬変は通常，びまん性線維化，肝実質の結節性再生，および肝臓構造の乱れなどを特徴とする非可逆的疾患である．線維化が進行すると，門脈の血流が障害される（門脈圧亢進症に至る）．初期には，類洞および中心静脈のレベルで血流障害が起こる．肝硬変を起こす主たる原因としては以下のものがあげられる（米国での統計）．
- アルコール性肝障害（60～70％）
- ウイルス性肝炎（10％）
- 胆道疾患（5～10％）
- 遺伝的原因（5％）
- その他（10～15％）

〔訳注：わが国の肝硬変を起こす主な原因については図**5.19**を参照〕

肝臓の炎症は**肝炎**と呼ばれ，通常はウイルス感染によって起きる．米国では，肝炎の約40％がHVB（B型肝炎ウイルス）によるもので，輸血，汚染された注射針，性交渉などによって感染する．

門脈圧亢進症（図**5.19**参照）は，肝前性（肝臓への血流障害），肝後性（肝臓から心臓への血流障害），および肝内性（肝硬変または肝類洞血流に影響を及ぼす他の肝疾患）の三つの機序のいずれかによって起きる．

図8.9　消化器系

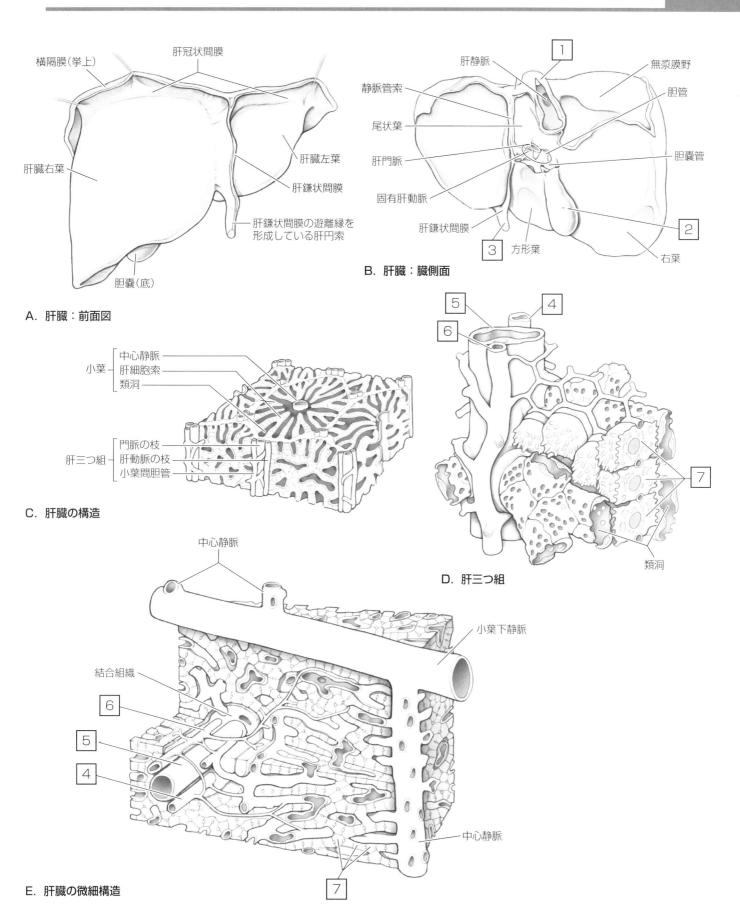

8 胆嚢と膵臓外分泌腺

◆胆嚢

胆嚢は，肝臓の肝細胞が分泌した胆汁を濃縮貯蔵する．肝細胞が分泌した胆汁は，その後，以下のような過程を経る（図8.9参照）．

- 毛細胆管を通る
- 毛細胆管から小葉内胆小管（細胆管）に入る
- 小葉内胆小管から胆管に入る
- 左右の肝管に集められる
- 総肝管を通過する
- 胆嚢管に入り，胆嚢で濃縮貯蔵される
- 刺激〔主に，迷走神経の遠心性神経線維およびコレシストキニン（CCK）〕によって，胆汁が胆嚢から胆嚢管に排出される
- 胆管を下方に流れる
- （ファーターの）胆膵管膨大部に入る
- 十二指腸の下行部において胆汁が排出される

肝臓は1日当たり約900 mLの胆汁を産生する．食事と食事の間に，胆汁が胆嚢（最大貯蔵容量は約30〜50 mL）に濃縮貯蔵される．したがって，十二指腸に達した胆汁は，肝臓から直接流れ込む低濃度の胆汁と，胆嚢で濃縮された高濃度の胆汁の混合物である．胆嚢の粘膜は電解質と水の吸収に特化しているので，胆汁を濃縮することができる．

副交感神経系迷走神経線維は，胆嚢を収縮させ，CCKとともに胆汁を分泌させる．交感神経系は胆汁分泌を抑制する．

◆膵臓外分泌腺

膵臓は**外分泌器官**でもあり，また**内分泌器官**でもある（図11.6参照）．膵臓の位置は，胃の後方で網嚢の底の部分にある．脾臓に接する遠位部の膵尾を除けば，膵臓は腹膜後器官である．膵頭部分は十二指腸のC字形の彎曲部に収まっており，膵臓鉤状突起は上腸間膜動静脈の後ろに位置する．

膵臓外分泌腺の腺房細胞（複合管状房状腺）は，タンパク質，デンプン，および脂肪の消化に必要な複数種類の酵素を分泌する．膵管細胞はHCO$_3^-$濃度の高い液を分泌し，胃から十二指腸に入ってくる酸を中和する．膵臓による分泌は，迷走神経（第X脳神経）およびホルモン（セクレチンおよびCCK）によって制御されている．膵臓の外分泌物は，主に主膵管（ウイルズンク管）に運ばれる．主膵管は（ファーターの）胆膵管膨大部で胆管に合流する．膵臓からの分泌物には，さまざまなプロテアーゼ，アミラーゼ，リパーゼ，ヌクレアーゼが含まれる．主膵管より細い副膵管（サントリーニ管）もまた，十二指腸膨大部より2 cmほど上の十二指腸の第2部に開口している（図には示されていない）．

🖍 色分けしてみよう

以下の胆嚢および膵臓の構造物を異なる色で塗りなさい．

- ☐ 1. 胆嚢
- ☐ 2. 総肝管
- ☐ 3. 胆嚢管
- ☐ 4. 胆管
- ☐ 5. 膵臓
- ☐ 6. 胆膵管膨大部
- ☐ 7. 主膵管

臨床事項

胆石症は，先進国の人口の約10〜15%に起こる．胆石は通常，コレステロールの凝固物（コレステロール・一水和物の結晶）もしくは色素胆石（ビリルビンカルシウム塩）あるいは，それらの混合物である．危険因子としては，加齢，肥満，女性，急激な体重減少，エストロゲン因子，および，うっ滞性胆嚢などがあげられる．胆石は導管系を通過し，胆嚢に集まり，あるいは胆嚢管もしくは胆管を塞ぐことがある．その結果，炎症が起こったり胆汁の流れが妨げられたりする．この閉塞による痛みは**胆石発作**を起こし，上胃部に痛みを感じる．胆石の治療法としては，超音波の振動で胆石を粉砕する方法（結石破砕術），薬剤で胆石を溶解する方法，レーザーで胆石を蒸発させる方法，手術で胆嚢を摘出する方法などがある．

黄疸（皮膚の色が黄色くなった状態）は，通常，消化管に排出される胆汁酸塩と胆汁色素が血液中に蓄積し，皮膚に沈着することで起きる．

膵臓がんは，米国においてがんの部位別死亡原因の第5位を占める．膵臓がんの多くは外分泌部に発生し，そのうち約60%が膵頭部である（閉塞性黄疸の原因となることがある）．ほとんどは，膵外分泌部から発生する管状腺がんである．内分泌部の膵島腫瘍は，それより少ない．リンパ管を介した転移が一般的である．さらに，膵臓は他の臓器と関係が深い位置にあるため，十二指腸，胃，肝臓，結腸および脾臓に直接浸潤することもある．

〔訳注：わが国においても膵臓がんは，がんの部位別死亡原因の第5位である〕

図8.10　消化器系

胆嚢と膵臓外分泌腺 8

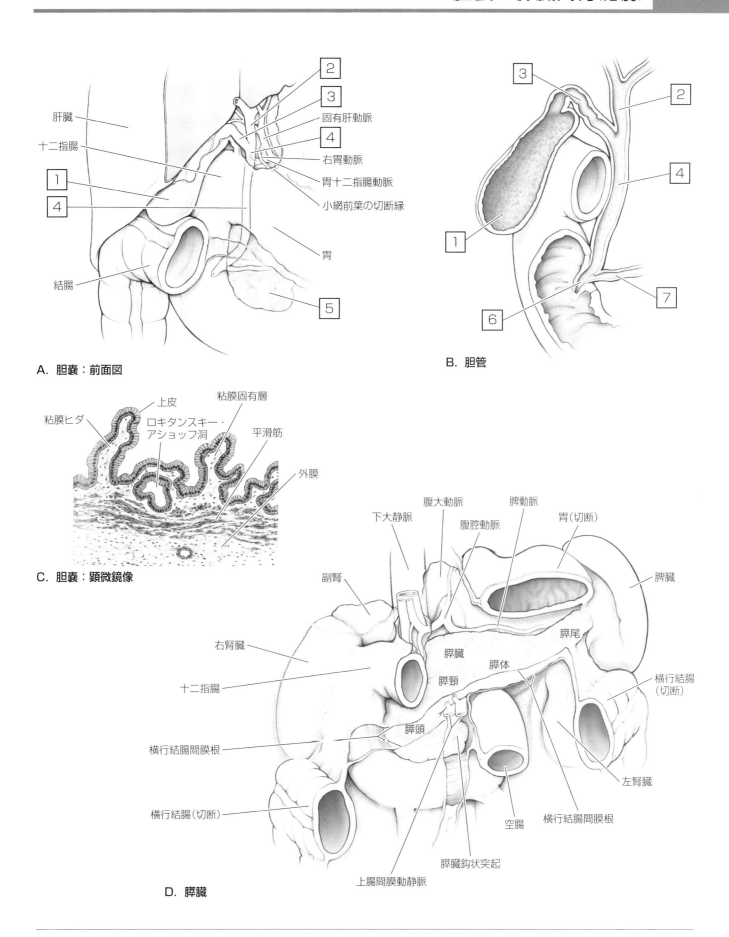

A. 胆嚢：前面図

B. 胆管

C. 胆嚢：顕微鏡像

D. 膵臓

図 8.10

復習問題

以下の各文章（1〜4）について，図のなかで該当する構造に色を塗りなさい．
1. これは腹腔骨盤腔内で最も広く拡がっている腸間膜である．
2. この臓器は，肝胃間膜によって肝臓から吊り下げられている．
3. 小腸のこの部分は後腹膜にある．
4. この後腹膜臓器は内分泌器官であると同時に，外分泌器官でもある．

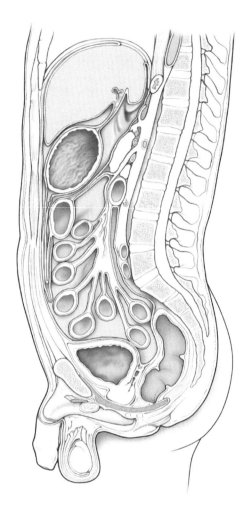

5. 食道裂孔ヘルニアに関与する臓器はどれか？
   A. 十二指腸
   B. 胆嚢
   C. 空腸
   D. S状結腸
   E. 胃
6. 次のうち，結腸に特有の特徴はどれか？
   A. 結腸膨起
   B. リンパ小節
   C. 腸間膜
   D. 単層円柱上皮
   E. 臓側腹膜
7. 組織学的に，肝三つ組とは，門脈の枝，肝動脈および以下の構造のうち，どれが存在することを指すか？
   A. 胆管
   B. 中心静脈
   C. 肝類洞
   D. 肝細胞索
   E. クッパー細胞
8. 胃の後方，かつ膵臓の前方の袋状の構造は？
9. 胆嚢から出た胆汁は胆管を通り，消化管のどの部分に入るか？
10. 食べ物が口腔に入り唾液と混ざると，舌の漿液腺からどのような酵素が分泌され，消化を助けるか？

解答

1. 小腸（空腸と回腸）の腸間膜
2. 胃
3. 十二指腸
4. 膵臓

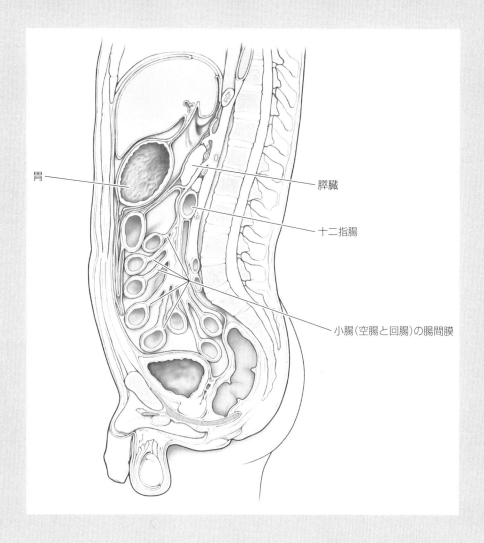

5. E
6. A
7. A
8. 網嚢
9. 十二指腸第2部
10. 舌下腺リパーゼ

第9章
泌尿器系

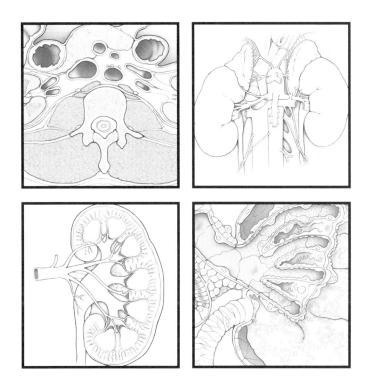

9 概要

泌尿器系は以下によって構成される.

- **腎臓**：左右1対の後腹膜臓器である．血漿を濾過して尿を生成する．後腹壁のなかにあり，後壁の筋の直前でかつ高い位置にあり，それぞれの腎臓の上には副腎が被さったように存在している（**図11.5**参照）
- **尿管**：後腹膜内を腎臓から骨盤まで走行し，尿を腎臓から膀胱へ導く
- **膀胱**：骨盤の前側の腹膜下に存在する．尿を溜め，必要に応じて尿を尿道から排出する
- **尿道**：膀胱から体外に向かって走行する

腎臓の機能としては以下のものがあげられる.

- 血漿を濾過し，これが尿生成の過程の始まりとなる
- 濾液から重要な電解質，有機分子，ビタミン類，および水分を再吸収する
- 代謝老廃物，代謝物，および薬物などの外来性化学物質を排泄する
- 体液の容量，組成，およびpHを制御する
- 血圧，赤血球産生，およびカルシウム代謝を制御するホルモンを分泌する
- ビタミンDを活性型へ変える
- 尿を尿管に導く．次に尿は，尿管から膀胱へと運ばれる

腎臓は，**糸球体**と呼ばれる毛細血管の房状構造によって，1日当たり約180〜200 Lの体液を濾過した後，その濾液を尿細管と集合管からなるシステムに運ぶ．糸球体と併せて，このシステムを**ネフロン**と呼ぶ．腎臓1個当たりのネフロンの数は約125万であり，これらが腎臓の機能単位となる．肉眼的にみると，個体差はあるが，1個の腎臓は，その長さ約12 cm，幅6 cm，厚さ3 cmである．また，重量は約150 gである．心臓が拍出した血液の約20％が毎分，腎臓を通り血漿濾過が行われるが，濾液がネフロンの尿細管を通過する際に，大部分の水分や重要な血漿成分は血液に戻される．

それぞれの尿管は，その長さ約25〜30 cmである．後腹膜内に位置しており，平滑筋の厚い壁でできている．一方，膀胱は尿の貯留槽として機能し，必要に応じて尿を排出する筋性の「袋」である．尿道は，女性では短く（3〜5 cm），男性では長い（約20 cm）．男性の尿道は，前立腺，外尿道括約筋，および陰茎の尿道海綿体を通る（**図10.8**参照）.

色分けしてみよう

以下の構造物を異なる色で塗りなさい.

- ☐ 1. 腎臓
- ☐ 2. 尿管
- ☐ 3. 膀胱
- ☐ 4. 尿道

臨床事項

両側の腎臓を囲む脂肪は，腎臓を後腹壁内で適切な位置に保つために重要な役割を果たしている（なお，肝臓が右側にあることによって，右腎臓は左腎臓よりわずかに低い位置にある）．この腎周囲にある脂肪が著しい体重減少によって少なくなると，腎臓の位置は下がり，いわゆる**腎下垂**と呼ばれる状態になる．これによって尿管が折れ曲がり，膀胱への正常な尿の流れが障害される．この場合，尿は腎臓内にとどまり，**水腎症**や腎不全となる場合がある.

腎盂炎は腎盂と腎杯の感染症であり，**腎盂腎炎**は腎臓全体の感染ないし炎症である．どちらも会陰部から尿道，膀胱，尿管へと拡がった糞便の細菌の感染による．このような感染は，女性の尿道から肛門への距離が近いことにより，男性よりも女性において頻度が高い．

無尿とは，糸球体の血流量が低下して腎臓での濾過が損なわれたために生じる，尿量が異常に少ない状態（50 mL/日未満）である．これは，感染症（**腎炎**），輸血の副作用，腎臓が直接外傷を受けた場合（自動車事故，スポーツ中の負傷）などで起こる．

利尿薬は，尿量を増加させる化学物質である．たとえば糖尿病では，高濃度のブドウ糖が浸透圧利尿薬として作用することがある．アルコールの摂取も，ADH（抗利尿ホルモン）の分泌を抑制することで利尿（尿量の増加）を促進する．その他の利尿薬としては，Naイオン（Na^+）の再吸収と正常な水の再吸収を抑制するものがある．その例としては，カフェイン，降圧剤，うっ血性心不全などがある．

腎の**悪性腫瘍**のうち，80〜90％は尿細管上皮から発生する腺がんである．これらのがんは，成人がん全体の約2％を占め，50歳以降に発症することが多く，男性では女性の2倍の頻度で発症する．小児では，**ウィルムス腫瘍**は小児の悪性腫瘍全体の約7％を占め（通常は乳児で発症する），11番染色体に関連する先天奇形に合併している．

腎臓は，その発生過程（胚発生の過程で腎臓は骨盤から上昇する）により，複数の腎動脈および／または腎静脈（**副動脈**または**極動静脈**）を有することがある．これは血管の一部が変性しないために起こり（**副腎血管**），この状態は約25％の人にみられる症状である．

図9.1　泌尿器系

概要 9

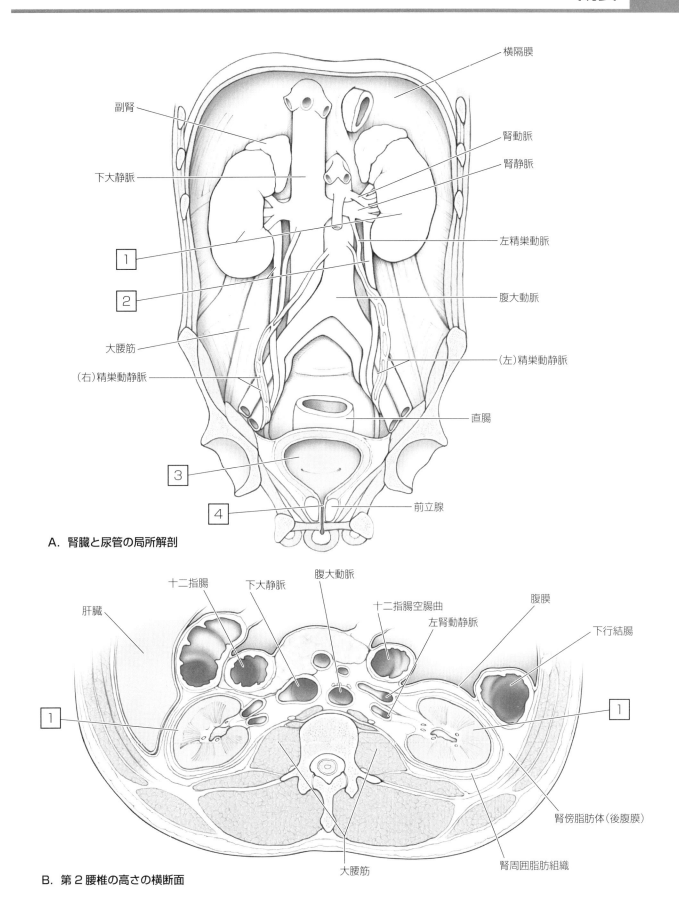

A. 腎臓と尿管の局所解剖

B. 第2腰椎の高さの横断面

図9.1

9 腎臓

腎臓は個々に**被膜**に覆われている．その内部を観察すると，**皮質**（外層）と**髄質**（内層）が明確に識別できる．皮質のうち，外側の部分と髄質近接部（すなわち皮質の最も深部）にネフロンが存在する．皮質ネフロンの**尿細管**は，髄質にごく短い距離しか伸びないが，傍髄質ネフロンの尿細管は髄質の深部に伸びている．腎髄質は8～15の**腎錐体**（尿細管の集合）を有している．腎錐体は，下部にいくに従って狭まり，その先端で腎乳頭を形成する．尿は，腎乳頭のところで**小腎杯**へ集められる．小腎杯がいくつか集まって**大腎杯**となる．複数の大腎杯が単一の**腎盂**に注ぎ，**尿管**の近位部へとつながる．

大型の血管である腎動脈が，左右それぞれの腎臓に血液を供給する．腎動脈は次のような枝を出す．

- **腎区動脈**：おおむね五つの腎区域のそれぞれに1本の動脈が対応する
- **葉間動脈**：個々の腎区動脈から数本が分かれて腎錐体の間を走行する．皮質を上行し，各錐体底に沿ってアーチ状に走行する
- **弓状動脈**：各錐体底にある葉間動脈のアーチ状終末部
- **小葉間動脈**：弓状動脈から起こり，腎皮質内を上行する（腎臓に供給される血流の90％が腎皮質を流れる）
- **輸入細動脈**：小葉間動脈から起こり，それぞれ1本がネフロン中の糸球体を通り，糸球体毛細血管の房を形成する
- **輸出細動脈**：傍髄質ネフロンの糸球体毛細血管は，再び1本にまとまって輸出細動脈となる．輸出細動脈は髄質へと下行して，直細血管の対向流系と尿細管周囲毛細血管ネットワークを形成する（尿細管機能に必要な浸透圧勾配を維持する）（図9.3参照）

🎨 色分けしてみよう

腎臓に関して以下に示す特徴を異なる色で塗りなさい．

- ☐ 1. 腎臓
- ☐ 2. 腎静脈
- ☐ 3. 尿管の近位部
- ☐ 4. 腎動脈
- ☐ 5. 腎皮質
- ☐ 6. 腎錐体（髄質）
- ☐ 7. 小腎杯
- ☐ 8. 大腎杯
- ☐ 9. 腎盂

臨床事項

腎臓内部における沈降物は，**腎結石**を形成することがある（腎結石症）．結石は，尿集合管に入り，疝痛発作（腰部から鼠径部にかけての疼痛）を誘発する可能性がある．また，尿の流れを妨げることもありうる．米国では，人口の約12％が腎結石症に罹る〔訳注：わが国の生涯罹患率は男性9％，女性4％である〕．その率は男性のほうが2～3倍高く，またアフリカ系およびアジア系アメリカ人では比較的少ない．結石の種類としては以下のものがあげられる．

- シュウ酸カルシウム（リン酸カルシウム）：腎結石のうちの約75％を占める
- リン酸マグネシウムアンモニウム：腎結石のうちの約15％を占める
- 尿酸，もしくはシスチン：腎結石のうちの約10％を占める

腎結石が大腎杯，腎盂を通り尿管に入ると，おそらく以下の三つの部位のうち，いずれかで（あるいは，すべての部位で）尿の流れを妨げると考えられる．

- 腎盂と尿管近位部の間
- 尿管が総腸骨動静脈と交差する部位（尿管中央部）
- 尿管が膀胱の筋性壁を通過する尿管膀胱移行部

利尿薬は，尿量を増加させる化学物質である．そのなかには，再吸収されずに水分とともに排出される浸透圧利尿薬も含まれる．たとえばアルコールは，ADH（尿量を抑制する抗利尿ホルモンである）の分泌を抑制することで利尿作用を発揮する．利尿薬のなかには，ナトリウムの再吸収を抑制することに伴って，いわば強制的に水分が排出されるように働くものもある．このような利尿薬には，コーヒーや紅茶，および高血圧や浮腫の治療に使われるさまざまな薬剤がある．

腎不全は深刻な病状である．外傷，感染症，重金属や有機溶剤による中毒症で発症する．通常はゆっくりと進行して，腎の濾過機能が徐々に低下し，窒素廃棄物が血液中に蓄積して血中pHが上昇する．腎不全には五つの段階があり，第5段階では腎機能は10～15％程度に低下する．この段階の患者は，透析か腎移植が必要である．危険因子としては，加齢，肥満，糖尿病，高血圧，喫煙，家族歴，人種（アフリカ系アメリカ人，ネイティブ・アメリカン，アジア系アメリカ人が特になりやすい）などがあげられる．

癒合腎とは，二つの腎臓が癒合して一つになるさまざまな変異を指す．馬蹄腎は，発生過程にある二つの腎臓が大動脈の前方，多くの場合，下腹部で癒合（通常は下葉が癒合）することで起こる．癒合した腎臓は，腹部の正中線の近くにあり，複数の腎動脈を伴っていることが多い．腎閉塞，結石形成，感染症などが癒合腎に合併する可能性は高い．

図9.2　泌尿器系

腎臓 9

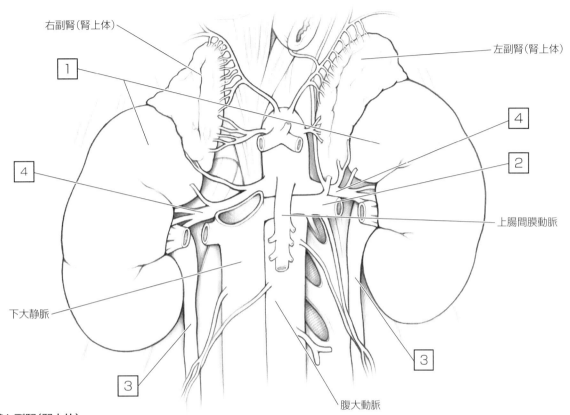

A. 腎臓と副腎（腎上体）

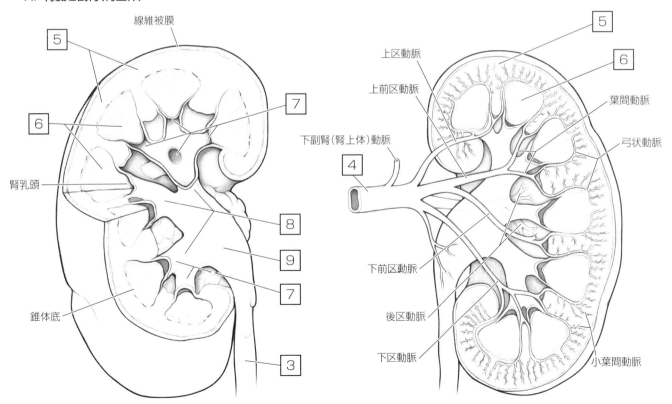

B. 右腎臓（腎実質と腎盂を露出するためにいくつかの面で切開した）

C. 左腎臓の前頭断：前面

図9.2

9 ネフロン

ネフロンは，部位によってその構造が多少異なる．**皮質ネフロン**は，その糸球体の位置が皮質内の外側の部分あるいは中央部分であり，通常**ヘンレ係蹄**は短い（尿を希釈するが濃縮は行わない尿細管）．一方，**傍髄質ネフロン**のヘンレ係蹄は長く，髄質へ深く伸びている．皮質ネフロンは腎臓中の全ネフロンの約85%を占め，傍髄質ネフロンは約10～15%を占めるにすぎない．しかし傍髄質ネフロンは，尿の濃縮において重要である．なお，一つの腎臓には100万以上のネフロンが含まれている．

ネフロンは，血漿を濾過して最終的に尿を生成する腎臓における機能単位である．個々のネフロンは以下の構造物からなる．

- **糸球体**：輸入細動脈によって形成された毛細血管の房であり，**ボーマン嚢**に収まっている．糸球体は血漿の濾過を行う
- **近位曲尿細管**：糸球体につながっており，血漿の濾液を受け取ってヘンレ係蹄に運ぶ
- **ヘンレ係蹄**：単一の長い尿細管であるが，太さは途中で変化する．その走行に沿って，再吸収と分泌に関与する上皮細胞に裏打ちされている
- **遠位曲尿細管**：ヘンレ係蹄から尿細管内に残った濾液を受け取り，その浸透圧を感知した後，集合管に運ぶ
- **集合管**：ネフロンの終末部である．小腎杯へ運ぶ前に，ここで最終的な尿濃縮物の「微調整」をする

糸球体は血漿を濾過する．その濾液には，細胞もほとんどタンパク質（アルブミンと比較してサイズが小さいものでない限り）も含まない．糸球体の内皮は有窓性であるが，血球細胞は通過できない．**足細胞**が有窓性内皮を覆い，タンパク質が濾過されるのを防ぐ．

糸球体に血液を供給する輸入細動脈に隣接して，**緻密斑**と呼ばれる特殊化した遠位曲尿細管壁が存在する．緻密斑は，遠位曲尿細管中の濾液に含まれる塩化ナトリウム（NaCl）を感知し，もしNaCl濃度が低ければ，緻密斑は傍糸球体細胞を刺激してレニン分泌を促す．**レニン**は，最終的にはアンジオテンシンⅡとアルドステロンを増加させる（レニン-アンジオテンシン-アルドステロン系）．これらのホルモンは，ネフロンによるNaClおよび水の再吸収を促す（アンジオテンシンⅡは近位曲尿細管に働きかけ，一方アルドステロンは集合管に働きかける）．また，遠位曲尿細管の緻密斑に隣接する傍糸球体細胞も，輸入細動脈の血圧をモニターしており，もし血圧が低ければレニンを分泌させ，レニン-アンジオテンシン-アルドステロン系および交感神経を介して血圧を上昇させる．

色分けしてみよう

以下に示すネフロンに関する構造物を，それぞれ指示された色で塗りなさい．

- ☐ 1. 近位曲尿細管：曲部と直部（青）
- ☐ 2. 傍髄質糸球体（紫）
- ☐ 3. ヘンレ係蹄の遠位上行脚（太い脚）と遠位曲尿細管（橙）
- ☐ 4. ヘンレ係蹄の細い上行脚と下行脚（緑）
- ☐ 5. 集合管（灰色）
- ☐ 6. 遠位曲尿細管の上皮細胞（橙）
- ☐ 7. 輸入細動脈（赤）
- ☐ 8. 傍糸球体細胞（紫）
- ☐ 9. 糸球体毛細血管の内皮（黄）
- ☐ 10. 足細胞（茶色）
- ☐ 11. ボーマン嚢（緑）
- ☐ 12. 近位曲尿細管の上皮（青）

臨床事項

閉塞性尿路疾患とは，尿の正常な流れが損なわれた状態のことであり，腎臓ネフロンから尿道口までのどこのレベルでも起こりうる．腎臓では感染症，がん，結石（腎結石），尿管では狭窄，屈曲，慢性感染症，結石，腫瘍，リンパ節による圧迫，膿瘍，虫垂炎，外傷などが原因となる．さらに，膀胱では腫瘍，結石，膀胱壁の憩室，先天性膀胱頸部閉塞，尿道では嚢胞，腫瘍，狭窄，前立腺炎（男性のみ），その他いくつかの原因が考えられる．

図9.3 泌尿器系

ネフロン 9

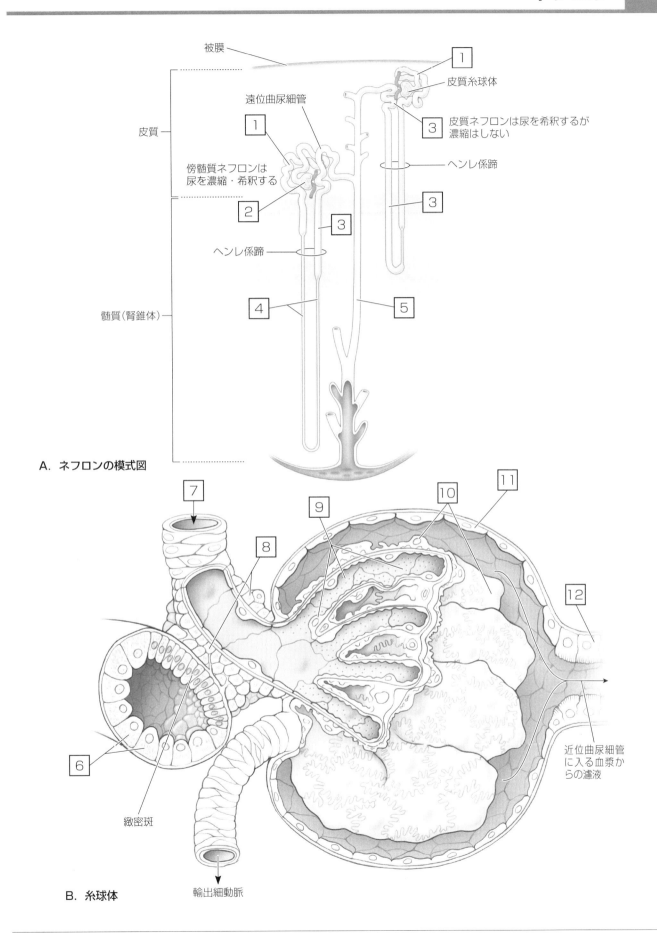

図9.3

9 腎尿細管の機能

◆糸球体における濾過

単位時間当たりに腎糸球体が濾過する体液容量を**糸球体濾過量**（**GFR**）と呼ぶ．ヒトの場合，一般的には1日で180 L（125 mL/分）の体液が濾過される．血漿は全血液容量のうちの3 Lを占めるので，腎臓は血漿をなんと1日当たり約60回も濾過することになる．糸球体に運び込まれる，もしくは糸球体から出ていく血液の量は，輸入・輸出細動脈に作用する神経とホルモンによる機序で制御されている．

◆尿細管における再吸収

血漿の濾液が近位曲尿細管（PCT）に入った後に，尿細管〔近位曲尿細管，ヘンレ係蹄，遠位曲尿細管（DCT）〕において修飾され，下の表のように組成が変わる．

● 濾液の成分の再吸収 ●		
物質	1日当たりの濾過量	再吸収率（%）
水	180 L	99
ナトリウムイオン（Na^+）	630 g	99.5
グルコース	180 g	100
尿素	54 g	44

再吸収は，拡散および仲介輸送の両方で起こる．たとえば，多くの物質の再吸収は Na^+ との組み合わせで起こる（共役輸送）．ヘンレ係蹄の下行脚を除いて，尿細管のどの区間でも Na^+ は能動的に再吸収される．また，水の再吸収は拡散で起こり，Na^+ の再吸収に依存する．Na^+ と水の約2/3が近位曲尿細管で再吸収される．実のところ，尿細管での再吸収は一般的に栄養素，イオン，および水に関しては高く，尿素のような老廃物に関しては低い（上の表を参照．尿素の再吸収は44%）．

◆尿細管における分泌

尿細管における分泌は，腎尿細管と平行に走る毛細血管内の物質を拡散もしくは能動輸送によって尿細管腔に運ぶ過程からなる．分泌される重要な物質としては以下のものがあげられる．

・水素イオン（H^+）
・カリウムイオン（K^+）
・有機アニオン，たとえばコリンやクレアチニン（筋肉の老廃物）
・外来性の化学物質

◆腎臓における Na^+ と水の制御

Na^+ の濾過は，**圧受容体反射**によって糸球体のレベルで制御されている．また，Na^+ の再吸収は，**アルドステロン**（副腎皮質から分泌される）によって尿細管のレベルで制御される．他の要因も働いてはいるが，集合管系に到達するまでは，水の再吸収が Na^+ の移動と共役している．集合管に入ると，水は**バソプレシン**（抗利尿ホルモン，ADH）の制御を受けるようになる．ADHは，主に視床下部の視索上核（および室傍核）で合成されるが，下垂体後葉に貯蔵され，そこから放出される（図11.1参照）．ADHの血中濃度が低いと，尿の希釈（水の排出）が起こる．一方，ADHの血中濃度が高い場合には，水チャネル（**アクアポリン**と呼ばれる）を活性化し，水を再吸収して尿を濃縮する．

腎臓は，以下の制御に関しても重要な働きをする．

・水分貯留が，ADHおよび対向流増幅系（腎臓の直血管系）によって促進される．その結果，髄質の間質液が高浸透圧になる
・K^+ の血中濃度：尿細管の分泌・再吸収の両方によって調節される
・カルシウムイオン（Ca^{2+}）およびビタミンDの恒常性：副甲状腺ホルモンと協調して制御される
・呼吸器系と協調して行われる血漿水素イオン濃度の恒常性制御（酸-塩基平衡）
・重炭酸イオン（HCO_3^-）濃度の調節，およびアンモニウムイオン（NH_4^+）の産生・排出による新たな HCO_3^- の生成

✎ 色分けしてみよう

尿細管機能に関して以下に示す動態の特徴を，それぞれ指示された色で塗りなさい．

☐ 1．水の移動（青）
☐ 2．溶質の移動（黄）
☐ 3．濾液（緑）
☐ 4．近位曲尿細管の細胞（茶色）
☐ 5．ヘンレ係蹄の細い下行部の細胞
☐ 6．遠位曲尿細管の細胞
☐ 7．集合管の細胞

臨床事項

さまざまなホルモンが腎機能に作用する．簡単にいえば，副甲状腺ホルモン（PTH）は，血漿中の Ca^{2+} の減少に反応して Ca^{2+} の再吸収を増加させ，リン酸の再吸収を減少させる．抗利尿ホルモン（ADH，バソプレシン）は，血漿浸透圧の上昇と血液量の減少に反応し，水透過性を増加させる．アルドステロンは，（レニン-アンジオテンシンII系を介して）血液量の減少と血漿 K^+ の増加に反応し，Na^+ 再吸収，K^+ 分泌，H^+ 分泌を増加させる．心房性ナトリウム利尿ペプチド（ANP）は，心房圧の上昇に反応し，糸球体濾過量（GFR）を増加させ，Na^+ 再吸収を減少させる．アンジオテンシンIIは，（レニンを介して）血液量の減少に反応し，Na^+-H^+ 交換と（近位曲尿細管での）HCO_3^- 再吸収を増加させる．

図9.4　泌尿器系

腎尿細管の機能

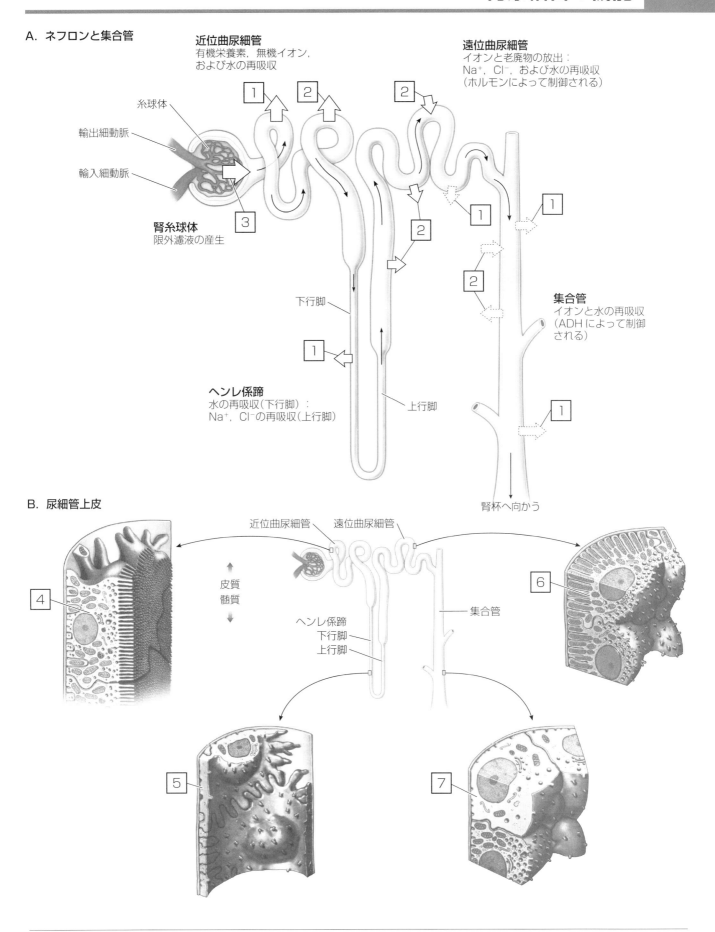

図 9.4

9 膀胱と尿道

腎杯，腎盂，尿管，膀胱，および尿道の近位部は，**移行上皮**（尿路上皮）で覆われている．この上皮は特殊な性質をもっており，尿路と膀胱が拡がると，この上皮も「拡がる」あるいは伸びることができる．尿管は3層からなる平滑筋に包まれる．一方，膀胱壁は，**排尿（「排出」）筋**と呼ばれる方向性がランダムな平滑筋が入り交じったものである．男性でも女性でも，尿道の近位部は移行上皮で内腔は覆われている．遠位方向にいくに従い，上皮は多列円柱状になり，やがて尿道が外部に開くと重層扁平上皮へと変化する．

膀胱は，恥骨結合の後側の**腹膜下**に位置する．適当な時期に尿を排出（排尿）するまでの間，膀胱は蓄尿する．膀胱は尿を800〜1,000 mLまで保持することができる．内部には，膀胱壁の後下部に**膀胱三角**と呼ばれる平滑な領域がある．膀胱三角は，上部にある二つの尿管口と，膀胱底にある単一の尿道口によって仕切られている．

排尿には複数の重要な過程が含まれる．

- 通常は，交感神経線維が膀胱壁を弛緩させて膨張できるようにする．また，膀胱頸のところにある内尿道括約筋（平滑筋）を収縮させる（女性には，この内尿道括約筋がない）
- 排尿筋にある伸張受容器を刺激することによって，排尿を開始する．この受容器は，骨盤内臓神経によって脊髄のS2〜S4レベルへ求心性のシグナルを送る
- 遠心性副交感神経は，（骨盤内臓神経を経て）排尿筋の反射収縮，男性においては内尿道括約筋の弛緩をもたらし，また排尿「衝動」を強める
- 準備ができているときには（あるいは，場合によってできていないときでも），陰部神経（S2〜S4）経由の遠心性体性神経が（男性でも女性でも）外尿道括約筋を随意的に弛緩させると，排尿が起こる
- 膀胱が空になると，外尿道括約筋が収縮する（男性では，球海綿体筋が最後の数滴の尿を尿道から排出する）．また，排尿筋は再び交感神経の制御下で弛緩する

女性の尿道は短く（3〜5 cm），内・外尿道括約筋（尿道腟括約筋と呼ばれる別の骨格筋と混在している）に取り巻かれている（**図3.16**参照）．尿道は前庭に開口する．男性の尿道はそれより長く（約20 cm），便宜的に次の三つの部分に分ける．

- **尿道の前立腺部**：男性尿道の近位部で，前立腺を貫通する
- **尿道の隔膜部**：中央に位置する短い部分で，外尿道括約筋（骨格筋）によって覆われる
- **尿道の海綿体部（陰茎の，海綿体の部分の尿道）**：陰茎の尿道球，陰茎下垂部，および陰茎亀頭を通り，外尿道口のところで開口する

男性でも女性でも，尿道腺は尿道内腔に開口して粘膜を潤滑化する（**図3.16**，男性の尿道球腺と女性の大前庭腺）．

色分けしてみよう

以下の膀胱と尿道の構造物を異なる色で塗りなさい．
- ☐ 1. 女性の膀胱壁の排尿筋
- ☐ 2. 女性および男性の膀胱三角
- ☐ 3. 女性の尿道
- ☐ 4. 女性の外尿道括約筋
- ☐ 5. 男性の内尿道括約筋
- ☐ 6. 尿道の隔膜部
- ☐ 7. 男性の外尿道括約筋
- ☐ 8. 尿道の海綿体部
- ☐ 9. 尿道の前立腺部

臨床事項

腹圧性尿失禁（不随意性の尿漏れ）は，咳，くしゃみ，排便，あるいは物を持ち上げたときなど，一般に，腹腔内圧が上昇したときに起こる．本来，括約筋の構造（尿道括約筋）は十分強く，膀胱から尿が流れ出ることはない．しかしながら，膀胱や腟の括約筋構造，および，その他の骨盤底の支持構造が脆弱化すると，ストレス尿失禁を起こすことがある．その要因としては，多胎産（複数児の出産で，経腟分娩の際に括約筋が伸展する），肥満，慢性の咳，重い物の持ち上げなどがある．

通常，尿は透明で淡い黄色を呈する．濃縮されると濃い黄色になる．この色は，体内でヘモグロビンが壊される際の副産物であるウロビリンによるものである．尿が濁っている場合は，**尿路感染症**の可能性がある．

尿はわずかに芳香を放つが，そのまま放置すると，細菌が尿素溶質を代謝した結果，アンモニア臭がするようになる．**糖尿病**患者では，尿にアセトンが含まれるため，フルーティーなにおいがすることがある．

尿は，一般的には弱酸性（約pH 6）である．通常，タンパク質や全粒小麦などの酸性食が，このような酸性尿の原因である．菜食のようなアルカリ性食や，慢性嘔吐および/または尿路感染症は，尿をアルカリ性（pH 8）にすることがある．

図9.5　泌尿器系

膀胱と尿道　9

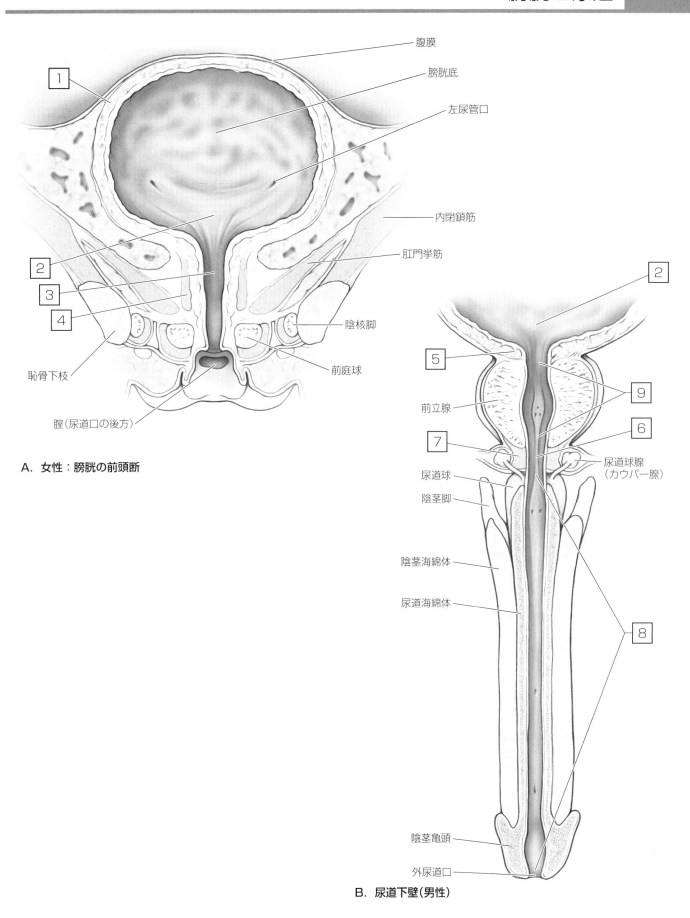

A．女性：膀胱の前頭断

B．尿道下壁（男性）

図9.5

復習問題

以下の各文章（1〜4）について，図のなかの該当する構造や特徴に色を塗りなさい．

1. 腎臓のこの領域には，ほとんどのネフロンとそれらの糸球体が含まれている．
2. ほとんどの尿細管と直細動脈は，この領域に存在している．
3. この構造は，それぞれの錐体から尿を集める．
4. この構造は尿を膀胱へ運ぶ．

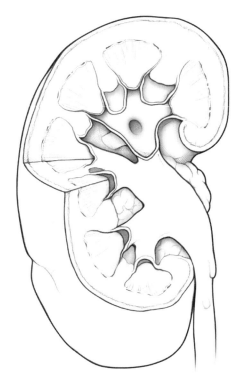

5. 解剖学的に記述すると，腎臓は腹膜腔内に存在せず，腸間膜内に浮遊してもいない．臨床医は，腎臓の位置をどのような用語を使って説明するか？
6. 腎結石が尿管を下って膀胱に入ることがあるが，その途中で結石が停留する主な場所が3か所ある．その3か所とは，どの部位か？
7. 腎糸球体のレベルでは，細胞やタンパク質が濾過されるのを防ぐために細胞が糸球体を包んでいる．これらの細胞は何と呼ばれているか？
8. このホルモン濃度の上昇によって，集合管での水の貯留（再吸収）が起きる．
9. 骨盤内や会陰部の手術において，男性の随意性尿道括約筋（外括約筋）を可能であれば温存することが必須である神経は，次のうちどれか？
    A. 大腿神経
    B. 下殿神経
    C. 閉鎖神経
    D. 骨盤内臓神経
    E. 陰部神経
10. 尿細管内の液の浸透圧をモニターするのはネフロンのどの部位か？
    A. ボーマン嚢
    B. 集合管
    C. 遠位曲尿細管
    D. ヘンレ係蹄
    E. 近位曲尿細管

解答

1. 腎皮質
2. 腎錐体（髄質）
3. 小腎杯
4. 尿管

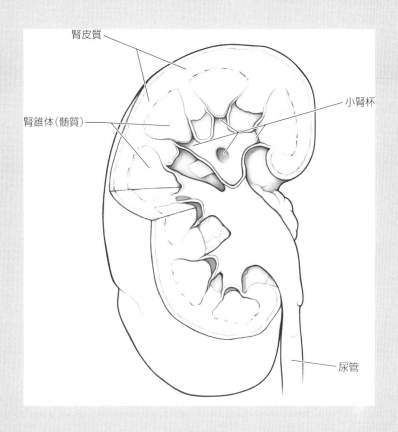

5. 腎臓は後腹膜臓器である．
6. 腎杯尿管接合部，尿管と総腸間膜動静脈が交差する部位，および膀胱の筋性壁を通過する尿管膀胱接合部
7. 足細胞
8. 抗利尿ホルモン（ADH，バソプレシンとも呼ばれる）
9. E
10. C

第10章
生殖器系

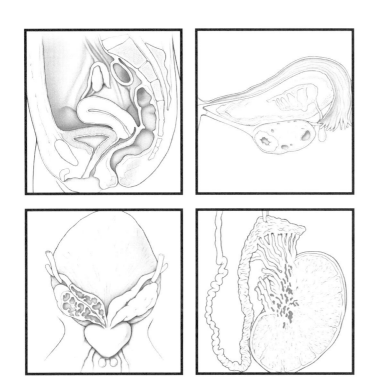

10 女性生殖器系の概要

女性生殖器系は以下の構造物からなる．

- **卵巣**：女性生殖器系の性腺は左右1対からなり，卵子（卵母細胞，卵）と呼ばれる雌性生殖細胞をつくり，**エストロゲン**やプロゲステロンなどのホルモンを分泌する
- **卵管（ファロピウス管，輸卵管）**：子宮側壁の上部から伸びる左右1対の管であり，それぞれの末端は采状の漏斗として，（排卵した卵子を「捕捉する」ために）卵巣の近くの骨盤腔に開口する
- **子宮**：中空で洋梨形の筋（平滑筋）性臓器である．発達中の胎児を守り，栄養を与える
- **腟**：弾性筋性で膨張性の管である（産道とも呼ばれる）．子宮頸部から腟前庭までの長さは約8～9 cmである

女性生殖器系の臓器について下の表にまとめた．

構造	説明
卵巣	卵巣提索（卵巣動静脈，神経，リンパ管を含む）と固有卵巣索（子宮につながっている）の間にあり，吊り下げられた状態にある
卵管（ファロピウス管，輸卵管）	子宮広間膜（卵巣と卵管を吊り下げ子宮を包む）の卵管間膜内を走行する．卵管采，卵管は卵管漏斗，卵管膨大部，卵管峡部，卵管子宮部に分けられる
子宮	子宮体（子宮底と峡部）と子宮頸よりなる．骨盤隔膜と靱帯で支持され，子宮広間膜に包まれている
腟	腟円蓋を含む線維性筋性の筒状構造（子宮頸の突出のまわりの陥凹）

卵巣は，**卵巣提索**（卵巣の神経血管などを含む）によって外側の骨盤壁から吊るされており，**固有卵巣索**によって内側の子宮につなぎ止められている．子宮，卵管，および卵巣は，**子宮広間膜**によっても支持されている．この子宮広間膜は，骨盤壁から折り返した腹膜からなる，いわば「間膜」のようなものであり，上方に長く伸びて，これらの臓器を包み込んでいる．そういった意味では，腸間膜とあまり変わらないのである．これらの構造物については，次の表にまとめた．

構造	説明
子宮広間膜	子宮と卵管を吊り下げている腹膜のヒダ．卵巣間膜（卵巣を包む），卵管間膜（卵管を包む），および子宮間膜（残りの部分）から構成される
卵巣	卵巣提索によって外側の骨盤壁から吊り下げられており，固有卵巣索によって子宮につなぎ止められている
卵管	采状の末端（排卵された卵子を捕捉する），漏斗，膨大部，峡部，および子宮部からなる．子宮広間膜の卵管間膜のなかを通る

構造	説明
横子宮頸靱帯（基靱帯，もしくはマッケンロート靱帯）	子宮を支持する線維性筋性の骨盤筋膜層
仙骨子宮靱帯	子宮頸の側部から仙骨へ伸びており，子宮を支持する．腹膜の下を走行する（子宮仙骨ヒダを構成する）

会陰部は，恥骨結合から左右の坐骨結節に向かって外側に伸び，次に尾骨の先端に向かって後方に至る菱形の領域である．この菱形の前方半分の領域は，**尿生殖三角**であり，陰門もしくは女性外性器を含む．前庭球の勃起組織を包む大陰唇は小陰唇を取り囲んでいる．小陰唇は，**陰門**および尿道と腟の開口部の境界となっている．陰核の勃起組織（陰核脚，陰核体，および陰核亀頭．男性の場合と同様であるが，大きさは小さい）は，坐骨恥骨枝に沿い前方の恥骨結合のところで交わる尿生殖三角の両外側の境界となっている．この領域は**陰部神経**（S2～S4の体性神経の枝）によって支配され，**内陰部動脈**の枝で栄養されている（図5.16を参照）．

色分けしてみよう

以下の女性生殖器の構造物を異なる色で塗りなさい．

- ☐ 1. 卵管
- ☐ 2. 卵巣
- ☐ 3. 子宮（子宮底，子宮体，および子宮頸）
- ☐ 4. 腟
- ☐ 5. 陰核（勃起組織：陰核脚，陰核体，および陰核亀頭）（陰核脚は坐骨海綿体筋に覆われている）（図3.16を参照）
- ☐ 6. 尿道の開口部
- ☐ 7. 小陰唇
- ☐ 8. 大陰唇
- ☐ 9. 腟の開口部
- ☐ 10. 前庭球（両側にある大きい勃起組織，腟と尿道開口部の横にあり，球海綿体筋に覆われている．前方に伸びて陰核亀頭と接続する．図3.16を参照）

臨床事項

ヒトパピローマウイルス（HPV）とクラミジア・トラコマチスは，米国で最も一般的な二つの性感染症（STD）である．HPV感染症（90％以上が良性）は，男女ともに血清型6と11によるイボ状病変が特徴である．ウイルスは通常，皮膚同士の接触によって伝播する．潜伏期間は3週間から8か月である．HPVは女性の子宮頸がんと高い関連がある．クラミジア感染症は最も一般的な細菌性性病であり，性的に活動的な女性の40％に抗体が認められる（これは感染歴があることを示唆している）．感染構造には，女性では尿道，子宮頸，大前庭腺，卵管，男性では尿道，精巣上体，前立腺が含まれる．

子宮摘出術（子宮の切除）は，下腹部の壁から，または腟から行うことができる．

卵管結紮術は避妊手術の一つで，恥骨のすぐ上の小さな腹部を切開して行うことが多い．腹腔鏡下卵管結紮術は，臍付近の小さな切開創から腹腔鏡を挿入して行うこともある．

図10.1 生殖器系

女性生殖器系の概要 10

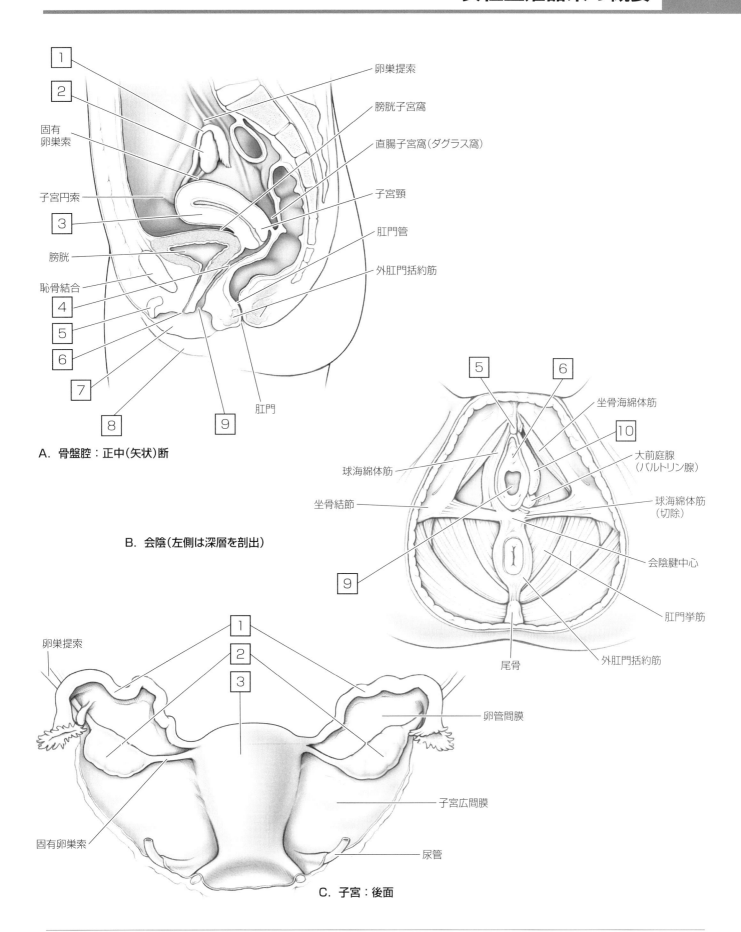

A. 骨盤腔：正中（矢状）断

B. 会陰（左側は深層を剖出）

C. 子宮：後面

図 10.1

10 卵巣と卵管

卵巣は後腹膜内で発生する．後腹壁の高い位置で発生を開始するが，精巣と同様に，胎児期の成長中に骨盤腔に下降する．骨盤腔のなかで，卵巣は**子宮広間膜**に包まれて外側骨盤壁と内側の子宮との間に吊り下げられる．出生時には，二つの卵巣は合わせて約60万〜80万個の一次卵母細胞を保有している（さらに新しく卵が形成されることはない）．しかしながら，ほとんど大部分の卵は完全に成熟することはない．成熟して最終的に排卵に至るのは400個程度のみである．残りのものは変性する．

成熟卵細胞（卵子）の排卵に至る卵巣内の一連の事象は，以下のとおりである．

1. 胎児の発達中に，卵祖細胞（将来卵になる）が一次卵母細胞に変化し，第一減数分裂を開始する．しかし，この状態で一次減数分裂は思春期まで停止する．
2. 思春期になると，最終的には成熟を遂げる原始卵胞のみが第一減数分裂を終了し，二次卵母細胞を形成する．
3. 二次卵母細胞は，1層の顆粒膜細胞からなる一次卵胞に収まっており，成長を開始して，やがて成熟した一次卵胞となる．
4. 卵細胞が成長して大きくなるにつれ，顆粒膜細胞が増え（エストロゲンと少量のプロゲステロンを分泌する），「卵胞腔」と呼ばれる卵胞液で満たされた腔を有する二次卵胞を形成する．
5. 上記のような二次卵胞が，各月経周期の初期に約10〜20個成熟を開始するが，通常は1個のみが優勢となり成熟し，一方で他は変性する．
6. 成熟卵胞はグラーフ卵胞とも呼ばれ，大きくなり（直径約10 mm），卵巣の被膜の表面下で膨らみ始める．排卵は，二次卵母細胞がグラーフ卵胞から排出される過程である．卵母細胞は月経周期の中ごろ（28日周期の14日目）に排出される．
7. この二次卵母細胞（一倍体の染色体をもち，第二減数分裂中期で止まっている）は，卵管采によって捕捉される．一方，卵巣表面に残った顆粒膜細胞は肥大し，黄体と呼ばれる腺様構造を形成する（エストロゲン，プロゲステロン，およびインヒビンを分泌する）．二次卵母細胞は約24時間確認できる．受精が起こらない場合には変性し，卵管を通過する．
8. 卵が受精しない場合には，黄体は10日程度存続するが，その後退縮する．
9. 受精が起こった場合は，二次卵母細胞は第二減数分裂を終了し，卵子（卵）となる．卵の23本の染色体と精子の同数の染色体が合わさって，接合子（受精卵）の体細胞分裂が開始される．受精すると，二次卵母細胞は第二減数分裂を終えて，23本の染色体が入った雌性前核をもつ成熟卵子となる．卵子との間で受精する精子は23本の染色体をもつ雄性前核をもち，受精によってこれらの二つの前核が46本の染色体をもつ二倍体（2n）の接合体となる．この接合体が分裂（最初の卵割）して，胚の発生が始まる．
10. 次に，この受精卵は卵管を通って移動し，受精後約5日目に子宮内膜に着床する．
11. 妊娠初期には，黄体がエストロゲンとプロゲステロンを分泌することによって妊娠を維持する．その後，黄体は2〜3か月くらいで退行し，代わりに胎盤が妊娠維持の役割を果たす．

卵管は以下のように区分される．

- **卵管漏斗**と卵管采：卵巣を包み込み，排卵した卵を捕捉する
- **膨大部**：第二の区分であり，正常な場合はここで受精が起こる
- **峡部**：卵管の内側部にある区分で細くなっている
- **壁内部**：子宮壁内にあり子宮腔に開口する

 色分けしてみよう

以下の卵巣と卵管の構造物を異なる色で塗りなさい．

- ☐ 1. 峡部
- ☐ 2. 膨大部
- ☐ 3. 卵管采
- ☐ 4. 一次卵胞
- ☐ 5. 二次卵胞
- ☐ 6. 成熟したグラーフ卵胞
- ☐ 7. 排卵された卵
- ☐ 8. 成熟黄体

臨床事項

卵巣嚢腫は液体を貯留しており，多くはグラーフ卵胞由来である．多くは良性で症状がない．

多嚢胞性卵巣症候群は，非常に頻度の高いホルモンの疾患である．月経の頻度が少ない，あるいは月経が長引くことが特徴である．異常に肥大した卵巣には，皮質下卵胞嚢胞が多数存在する．

子宮外妊娠とは，受精卵が子宮以外の組織に着床することである．卵管が最も多い部位であるが，卵巣，腹部，子宮頸部に発生することもある．子宮外妊娠の女性の約50%は，骨盤内炎症性疾患（PID）の既往がある．

卵巣がんは，女性生殖器における最も致死率の高いがんである．ほとんどは卵巣表面の上皮から発生し，しばしば，がん細胞は卵巣の被膜を破って腹膜表面に播種し，時に骨盤内の隣接臓器（大網，腸間膜，腸）に浸潤する．また，がん細胞は静脈を介して肝臓や肺に転移することもある．

図10.2　生殖器系

卵巣と卵管 10

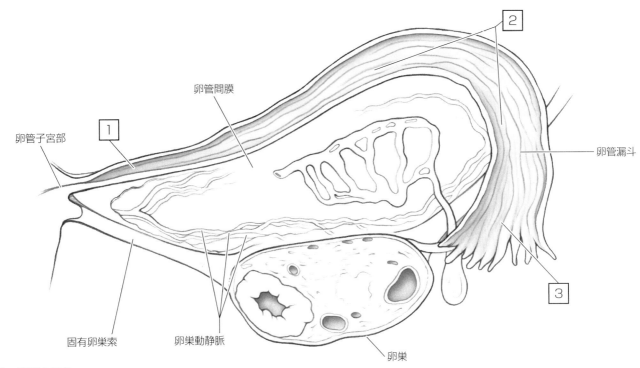

A. 卵管の区分

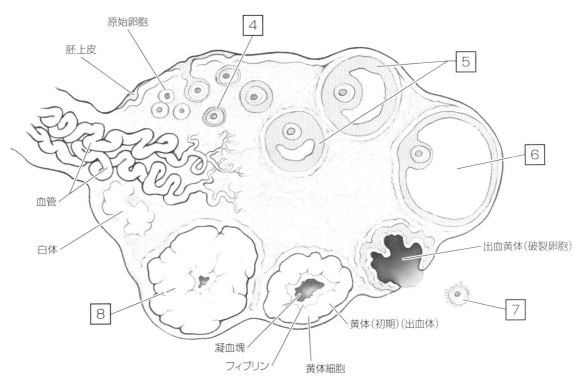

B. 成熟卵巣

図10.2

10 子宮と腟

◆子宮

子宮は洋梨形の臓器であり，**子宮広間膜**（子宮間膜）に包まれた状態で吊り下げられ，外側の卵管とつながっている．また固有卵巣索によって，卵巣につながっている．さらに，その前方側面で折り返して**子宮円索**となる．これが，子宮導帯の遠位の遺残である（近位の遺残は，卵巣に付着する固有卵巣索である）．子宮導帯は，卵巣を後腹壁の発生部位から骨盤内へと引き下ろす．子宮円索は鼡径管を通り，扁平な線維性の束として大陰唇（男性の陰嚢と相同である）内に停止する．

子宮は複数の部位からなる．

- **子宮底**：2本の卵管の付着部位より上の部分
- **子宮体**：子宮の中央部であり，下側へ細くなり子宮頸へと続く
- **子宮頸**：子宮の「くびれた」部分．腹膜下にあり，細い子宮頸管が通り，腟の上部に開口する

子宮壁の内側は**子宮内膜**であり，受胎産物の着床に備えて月経周期の前半で顕著に増殖する（**図10.4**を参照）．しかし，受精が起こらなかった場合には，子宮内膜は変性して，3〜5日の**月経中**に脱落する．これによって，次の月経周期が始まる．子宮壁の中央の層は**子宮筋層**と呼ばれ，厚い平滑筋の層である．また，子宮の外層は**子宮外膜**と呼ばれ，漿膜層である（臓側腹膜による被膜）．

◆腟

腟は長さが約8〜9 cmで，子宮頸部より伸びて前庭の開口部に至る弾性筋性の筒状構造物である（小陰唇で囲まれている）．その内腔は非角化重層扁平上皮に覆われ，頸管腺からの粘液で潤滑化されている．

腟の粘膜固有層には豊富な神経と静脈叢が分布しており，性的刺激で血液が充満する．閉経後は，エストロゲンの減少により腟上皮が萎縮する．

色分けしてみよう

以下の子宮と腟の構造物を異なる色で塗りなさい（**図10.4**を参照）．

- ☐ 1．子宮底
- ☐ 2．子宮体
- ☐ 3．子宮頸部
- ☐ 4．腟
- ☐ 5．子宮内膜の基底層（月経後，新しい機能層を再生する）
- ☐ 6．子宮内膜の機能層（増殖し，月経中に脱落する厚い表面層）
- ☐ 7．子宮腺

臨床事項

子宮脱は，子宮の支持構造，特に基靱帯，子宮仙骨靱帯，肛門挙筋が弱くなったときに起きる．生殖年齢後期から高齢の女性群が最も発症しやすい．出産時の外傷，肥満，慢性的な咳，重い荷物をもつこと，支持靱帯の弱体化などが危険因子となる．

子宮頸がんは通常，外子宮口付近の上皮が単層円柱上皮から重層扁平上皮に変化する部分（移行帯）に発生する．子宮頸がんの約85〜90%は扁平上皮がんであるが，10〜15%は腺がんである．危険因子としては，早期の性行為，複数のセックスパートナー，ヒトパピローマウイルス（HPV），喫煙などがあり，罹患年齢は通常40〜60歳である．

子宮筋腫（平滑筋腫）は，子宮筋層の平滑筋と結合組織細胞の良性腫瘍である．子宮筋腫は硬く，大きさは1〜20 cm程度である．全女性の約30%に発症する可能性があり，50歳以上の女性では40〜50%が発症するため，この良性腫瘍は女性に最も多くみられる腫瘍である．

子宮内膜がんは，女性生殖器の悪性腫瘍のなかで最も多いものである．このがんは55〜65歳の女性に発症することが多く，危険因子としては，肥満（プロゲステロン合成を伴わない脂肪細胞からのエストロゲン合成の増加），プロゲスチンを併用しないエストロゲン補充療法，乳がんまたは大腸がん，早い初潮または遅い閉経（エストロゲン刺激が長い），慢性無排卵症，妊娠歴または授乳歴がない，糖尿病などがある．

子宮摘出術は子宮を切除する手術であり，下前腹壁から行うか，腟から行う．

子宮頸部検査と細胞診（パパニコロウ塗抹標本）は，子宮頸部の細胞を採取して顕微鏡検査を行い，子宮頸がんの有無を調べるために行われる．子宮頸がんは，女性のがんのなかで2番目に多い．

図10.3 生殖器系

子宮と腟 10

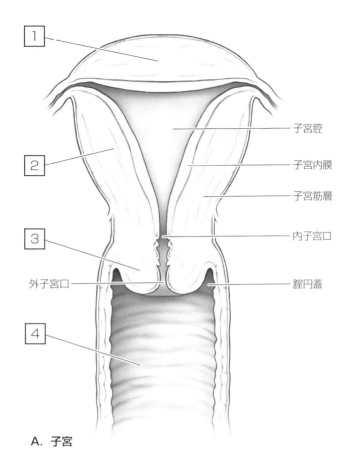

A. 子宮

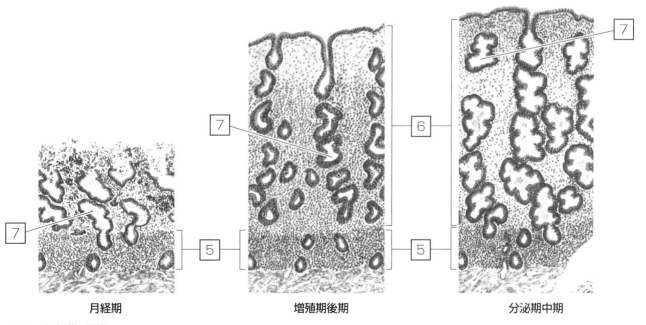

B. 子宮内膜の周期

図 10.3

10 月経周期

月経周期は，妊娠が起こらないと仮定した場合の，女性の28日周期における形態的・機能的変化の連続である．月経周期は四つの相に分けられる（日数には女性によって多少の違いがあり，教科書によっては虚血期は含まれていない）．

1. **月経期**（1〜4または5日目）：月経出血は，1日目に子宮内膜の機能層の壊死と排出で始まる．月経血量は平均約35〜50 mLである
2. **卵胞期，増殖期**または**エストロゲン期**（4〜15日目）：選択された卵胞の顆粒膜細胞の増殖（エストロゲンを必要とする）と排卵まで一致し，子宮内膜の再生と修復が急速に進む．子宮内膜の厚さが約0.5 mmから2〜3 mmまで厚くなる
3. **黄体期**または**分泌期**（15〜26または27日目）：15日目ごろの周期の半ばから始まる．この時期に，黄体形成ホルモン（LH）と卵胞刺激ホルモン（FSH）の多量の分泌が急に起こり，成熟したグラーフ卵胞における卵子の排卵が誘発される．卵胞細胞は黄体に変化し，大量のプロゲステロン，エストロゲン，インヒビンを産生する（ネガティブフィードバック機構により，インヒビンはLHやFSHとともに視床下部に作用して，ゴナドトロピン放出ホルモンの分泌を抑制する．LHとFSHも，このフィードバック機構に加わる）
4. **虚血期**（28日目）：受精が成立しなかった場合，黄体が25日目ごろから変性し，28日目に月経が始まり，月経期からまた新しい月経周期が始まる

卵胞期には，エストロゲンの血中濃度が上昇し，これによって視床下部と下垂体にフィードバックがかかり，GnRHのサージが上昇する．このため，排卵期にLHとFSHがピークに達する．もし受精が起こらなかった場合には，月経周期の25日目ごろに黄体は退化しはじめ，28日目以降に月経が開始する．これがまた，次の新たな月経周期の始まりとなる．

受精し着床が起こった場合には，エストロゲンとプロゲステロンの血中濃度が継続的に増加する．エストロゲンは子宮筋層の増殖を促進し，一方，プロゲステロンは子宮収縮を抑制する．これによって胎児は，出産までの満期（9か月）を迎えることができる．着床卵の栄養膜細胞（トロホブラスト細胞）が分泌する**ヒト絨毛性性腺刺激ホルモン（hCG）**の刺激によって，最初の2か月は**黄体**がエストロゲンとプロゲステロンを分泌する．おおむね60〜80日経つと，黄体に代わって胎盤が，妊娠の維持に必要なエストロゲンとプロゲステロンを分泌するようになる．

また，月経周期は子宮内膜に変化を引き起こす．この変化は以下の時期からなる．

- **月経期**：およそ3〜5日続き，（着床が起こらないと）子宮内膜が変性して脱落し月経出血が起こると，月経周期が開始する（この時期は子宮周期の28日目前後でみられ，4日目まで続く）．
- **増殖期**：約5〜14日目まで．この期間に子宮内膜が顕著に肥厚する．エストロゲンがこの増殖を促進する
- **分泌期**：排卵後，プロゲステロン（この名称は「妊娠を促進する」という意味がある）の影響により，子宮内膜の分泌活性（栄養分に富んだ粘液の産生）が盛んになる

 色分けしてみよう

月経周期に関する以下の特徴を色分けする．それぞれを指示された色で塗りなさい．

- ☐ 1. 黄体（黄，中心を赤く塗る）
- ☐ 2. 子宮内膜の静脈と静脈腔（青）
- ☐ 3. 月経周期における子宮内膜のラセン動脈（赤）
- ☐ 4. LHの血中濃度（表中の線）（橙）
- ☐ 5. FSHの血中濃度（茶色）
- ☐ 6. プロゲステロンの血中濃度（青）
- ☐ 7. エストロゲンの血中濃度（緑）
- ☐ 8. インヒビンの血中濃度（紫）

臨床事項

不妊のカップルのうち約10〜15％は，各種の**生殖技術**により子どもを授かることができる．このような生殖技術の例を下に示す．

- 人工授精（ドナーの精子を利用する）
- 配偶子卵管内移植
- 子宮腔内人工授精（パートナーまたはドナーの精子を利用する）
- 子宮腔内への胚移植を伴う体外授精
- 接合子卵管内移植

月経過多症は，子宮からの異常な出血による月経血量が多量になる状態である．原因としては，ホルモンバランスの乱れ，子宮筋腫，子宮内膜ポリープ，子宮体がんなどがある．

子宮内膜症はまれな疾患ではなく，下腹部の異常な場所に子宮内膜組織が出現することが特徴である．思春期から閉経後までの女性に発症するが，20〜30歳に最も多くみられる．症状としては，下腹部痛と月経前出血などがある．この症状は，エストロゲンが減少する閉経後に落ち着くことが多い．

卵巣嚢胞は液体を含んだ嚢で，通常，卵巣の上皮成分，主にグラーフ卵胞から発生し，通常は良性で無症状である．生殖年齢にある女性が最もよく罹患する．

図10.4　生殖器系

月経周期 10

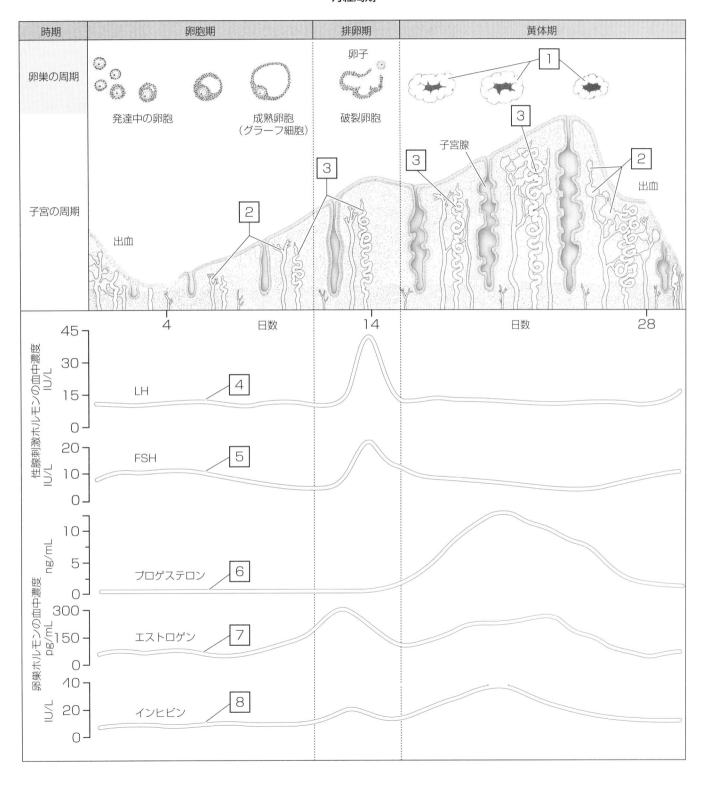

図 10.4

10 女性乳房

女性の乳房は，およそ第2肋骨から第6肋骨の範囲で，かつ内側は胸骨から外側の中腋窩線の範囲にある．乳腺組織は**浅筋膜**内に存在し，組織学的にはホルモンの影響下に汗腺から発達変化したものであり，**乳房提靱帯**（クーパー靱帯）と呼ばれる線維性組織の束によって支持されている．乳頭は通常，おおよそ第4肋間に存在する．乳頭のまわりを有色の**乳輪**が取り囲む．乳腺の構造的特徴を以下に示す．

- **分泌腺房**：管状胞状腺の腺小葉にある細胞が，部分分泌（メロクリン，タンパク質性の分泌産物が開口分泌によって放出される）機構および傍分泌（パラクリン，分泌物の脂肪性成分は，膜成分によって取り囲まれた液滴の形で放出される）機構によって「乳汁」を放出する
- **小葉内導管**：腺房からの分泌物を集めて，小葉間導管へと導く
- **小葉間導管**：合わさって，およそ15〜25本の乳腺管となる
- **乳腺管**：乳汁を乳頭の方向に導いて排出する．乳頭表面に開口する前に，乳頭の深部で一部拡張している部分がある．この拡張部を**乳管洞**と呼ぶ

乳輪は，乳頭を囲む円形の色素沈着した皮膚で，皮脂腺の一種，汗腺，乳輪腺（モントゴメリー腺）などが，ここに分布している．乳輪腺はアポクリン腺の一種で，多数の感覚神経終末とともに，表面隆起を起こし表皮を潤滑にさせている．これらの腺は乳頭を湿らせ，柔らかくしている．

乳房の発達は，プロラクチン，成長ホルモン，エストロゲン，プロゲステロン，および副腎皮質ホルモンの制御下にある．妊娠中は，プロラクチン，エストロゲン，およびプロゲステロンの血中濃度が上昇し管状胞状腺の発達を促すが，乳汁産生は阻害される．出生時にエストロゲンとプロゲステロンの血中濃度が急激に低下すると，**乳汁分泌**が起こる．また，プロラクチンの血中濃度が高く維持され，かつオキシトシンの血中濃度が上昇すると，乳汁の分泌を促進する．妊娠していないか，あるいは哺乳（高い授乳頻度）がない場合には，管状胞状腺は退行して機能しなくなる．閉経後は，乳腺管は一部残るものの，腺組織はかなり萎縮して脂肪に置き換わる．

色分けしてみよう

女性乳房に関する以下の構造物を色分けする．それぞれを異なる色で塗りなさい．

- [ ] 1. 乳輪
- [ ] 2. 乳頭
- [ ] 3. 乳管
- [ ] 4. 乳管洞
- [ ] 5. 皮下脂肪組織
- [ ] 6. 乳腺小葉

臨床事項

線維嚢胞性変化（線維嚢胞症）は，女性の約80％に起こる高頻度の良性病変の総称であり，通常は腺組織の成熟と退縮の周期的変化に関係する．**線維腺腫**は腺上皮の良性新生物であり，乳腺腫瘍としては乳がんに次いで2番目に多い腫瘍である．通常，20〜35歳の生殖年齢にある女性が罹患するが，ほとんどの症例は30歳未満の女性である．これらの腫瘍は，片側の乳房に単一のしこりとして，または両側の乳房に複数のしこりとして発生する境界明瞭で触知可能な腫瘤である．エストロゲンの刺激により腫瘍は増大し，閉経後は縮小する．どちらの腫瘍も触知可能な腫瘤であり，マンモグラフィや超音波検査でも確認できるため，経過観察が必要である．

乳がん（通常は腺管がん，もしくは浸潤性小葉がん）は，女性では最も多い悪性腫瘍である．米国での女性の発症率は世界で一番高い．全例のうち約2/3は，閉経後の女性に発症する．最も多い種類は浸潤性乳管がんで，約75％の症例に認められ，乳房提靱帯に浸潤して靱帯の短縮と皮膚上のくぼみを引き起こすことがある．皮下リンパ管に浸潤しリンパ管を閉塞すると，リンパ管拡張と皮膚浮腫が生じ，その結果「オレンジピール」様を呈することがある．このがんの約60％は，乳房の外側上部1/4の領域（腋窩に最も近い領域）に発生する．乳房からのリンパは，その約75％がこの腋窩リンパ節に流れるために，リンパ節転移は通常，腋窩に起こる（**図6.7**参照）．

ほとんどの乳がんは，年齢，早い初潮，高い年齢での最初の満期妊娠，遅い閉経などによって増加するホルモンへの曝露と関連している．さらに，乳がんの約5〜10％は，常染色体優性の腫瘍抑制遺伝子（*BRCA1*および*BRCA2*）の家族性または遺伝性関連変異が原因である．

乳がん治療には，化学療法，ホルモン療法，免疫療法や，放射線療法や手術などの「局所」に対する治療など，いくつかの選択肢がある．乳房部分切除術は，腫瘍を周囲の正常組織とともに切除する乳房温存手術である．

根治的乳房切除術は，腋窩リンパ節，脂肪，胸壁の筋肉とともに乳房全体を切除するもの（全摘術）である．非典型的乳房切除術は，乳房全体を腋窩リンパ節と大胸筋リンパ節の大部分と一緒に切除するものである．乳房全摘術（単純乳房切除術）は，乳房全体を切除し，腋窩リンパ節を一部切除するか，あるいはしないかを選択するものである．

図10.5 生殖器系

女性乳房

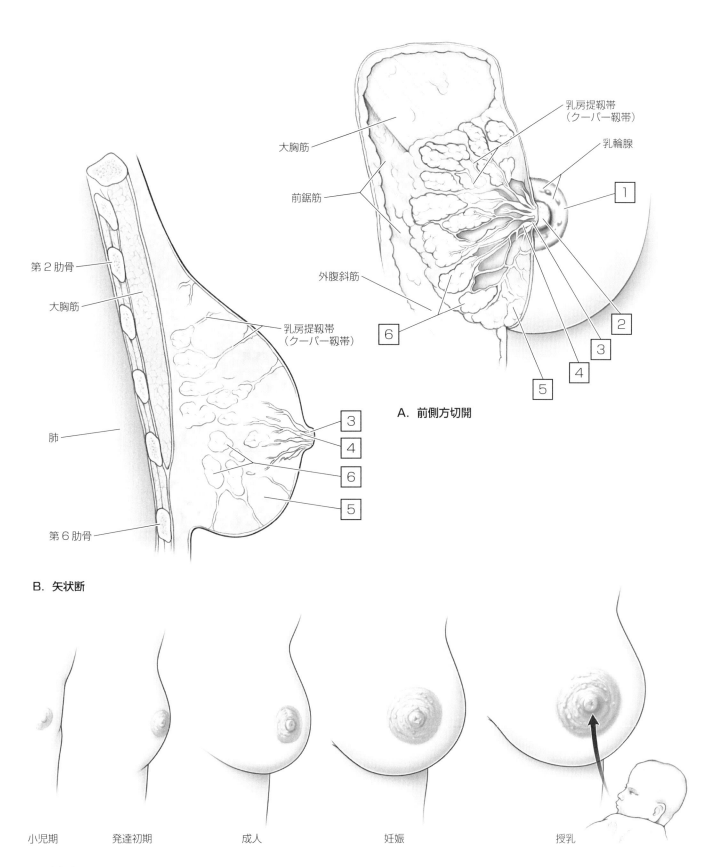

図 10.5

10 男性生殖器系の概要

男性生殖器系は次の構造物からなる.
- **精巣**：男性生殖器系の左右1対の性腺である. その形は卵形で, 大きさはクルミ大である. **精子**と呼ばれる男性生殖細胞を産生する. 精巣は陰嚢に収まっている（腹骨盤腔から外に出ている）
- **精巣上体**：曲がりくねった管（曲精細管は伸びると, 長さはほぼ7mもある）で, 精子を収納して成熟まで貯蔵する
- **精管**：約40～45cmの筋性（平滑筋）の導管であり, 精子を精巣上体から射精管（精嚢）へと運ぶ
- **精嚢**：左右1対の管状の腺である. 前立腺の後方にあり, 長さは約15cmで, 精液を産生する. **射精管**のところで精管とつながっている
- **前立腺**：クルミ大の腺である. 膀胱から出た尿道は前立腺を貫く. 前立腺は前立腺液を産生し, これを精液（精子は腺分泌液中に懸濁している）に加える
- **尿道**：前立腺を貫き, 陰茎に入る管である. 射精の際に, 精液を体外へ排出する管であるとともに, 膀胱から尿を体外へ排出する

男性生殖器について下の表にまとめた（詳細は**図10.7**参照）.

構造	説明
精巣	腹壁の後腹膜内にて発達し, 下降して陰嚢に至る
精巣上体	頭部, 体部, および尾部よりなる. その機能は精子の成熟と貯蔵である
精管	精巣上体尾部から始まり, 精索のなかに入って鼠径管を経て上行し, 精嚢からの導管と合流して射精管をつくる
精嚢	アルカリ性の精液を分泌する（内容は下を参照）
前立腺	前立腺内尿道を取り囲む. 前立腺液を分泌する（下を参照）

骨盤内の精管, 精嚢, および前立腺は, 男性骨盤の腹膜深部に位置する. 腹膜は骨盤壁から折り返して膀胱の上面を覆い, 直腸下部の前面および側面に至る（**図A**参照）. 前側の膀胱と後側の直腸との間で腹膜が折り返してできるくぼみは**直腸膀胱窩**と呼ばれ, 男性においては（座位でも立位でも）腹骨盤腔の最も低い位置に相当する. 腹腔内の液は, 男性の腹腔の最も低い位置にある（特に立位や座位の場合）この場所に集まる.

精嚢は, アルカリ性の粘稠な液（精液中の液体成分の約70％に相当する）を産生する. この液は精子を栄養し, かつ女性の腟における酸性環境から精子を保護する働きがある. 精液は, 精子の代謝の基質となるフルクトースを含み, その他に単糖類, アミノ酸, アスコルビン酸, プロスタグランジンを生成する.

前立腺は, 精液（前立腺分泌物と精巣からの精子）の約20％に相当する分泌物を産生する. これは, わずかにアルカリ性（pH 7.29）で乳白色の分泌物であり, 粘性は少ない. 女性の腟中に入ると, 固まりやすい精液を液化させる役割がある. また, 前立腺の分泌物はクエン酸, タンパク質分解酵素, その他各種のイオン（カルシウム, ナトリウム, カリウムなど）, 線維溶解酵素, 酸性フォスファターゼ（PAP）, 前立腺特異抗原（PSA）を含む. 1回の射精で約2～5mLの精液が排出され, そのpHは約7～8である. 通常, 1億の精子が含まれる. 射精された精子の約20％が形態異常であり, ほぼ同数に運動性がないと考えられている！

小さい尿道球腺（カウパー腺）は尿道隔膜部の後外側にあり, 尿道を潤滑にする粘液状の分泌物を分泌する（**図3.16**および**図10.8**参照）.

色分けしてみよう

以下の男性生殖器系の構造物を異なる色で塗りなさい.
- [ ] 1. 精管
- [ ] 2. 精巣
- [ ] 3. 精巣上体
- [ ] 4. 前立腺
- [ ] 5. 精嚢

臨床事項

良性前立腺肥大（BPH）は通常, 高齢の男性にみられる, かなり一般的な疾患である（80歳以上の男性のうち90％は, ある程度のBPHを有する）. 前立腺の腺細胞ないし基質細胞の増殖による. このような肥大が原因となって, 尿意切迫, 排尿の勢いが弱い, 頻尿, 夜間頻尿（夜間に頻回に尿意を催す）などの症状が現れる.

前立腺炎は前立腺の炎症であり, しばしば, 尿道からの尿の逆流によって前立腺内に入ったさまざまな細菌によって起こる.

米国では, **前立腺がん**は男性において2番目に多い内臓のがんである（最も多いのは肺がん）. また, 50歳以上の男性において2番目に多い死因が前立腺がんである. 前立腺がんの70％は後部の辺縁域に起こり（腺がん）, 直腸指診で触知可能である.

〔訳注：わが国では, 男性において5番目に多いがんである〕

図10.6　生殖器系

男性生殖器系の概要

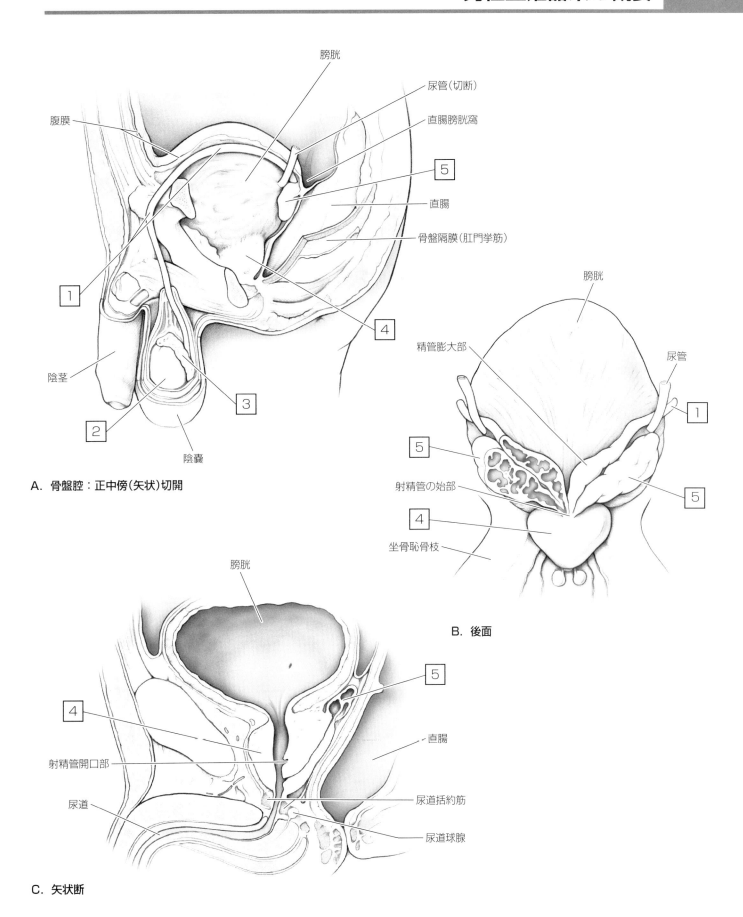

図10.6

10 精巣と精巣上体

精巣は，後腹壁の高い位置の後腹膜内で発達し，卵巣同様，胎児成長期に骨盤腔へと下降する．しかし，骨盤腔内にとどまらず，さらに下降して鼠径管を通り，陰嚢に入る．精子形成（精子の産生）の最適温度は，身体の深部体温（37℃）よりも少し低いので，精巣は体外に下垂している．また，精巣はアンドロゲン（男性ホルモン）を産生する．

精巣は厚い被膜（白膜）に包まれており，**曲精細管**を含む小葉と**ライディッヒ細胞**を含む間質結合組織によって構成されている．ライディッヒ細胞はテストステロンを産生する．胎児期初期に，ライディッヒ細胞はテストステロンとインスリン様タンパク質3（INSL3）を分泌し，発生過程での精巣の下降を刺激する．成体でのライディッヒ細胞は，精子形成を維持するためにテストステロンを分泌しつづけ，また，精子を精管や精巣上体に向けて輸送するために必要なオキシトシンを分泌する．曲精細管は，**精子形成細胞**（最終的に精子になる）を生じる胚上皮と，**セルトリ細胞**と呼ばれる支持細胞で構成されている．セルトリ細胞は，構造的支持を行い代謝や栄養供給を支援し，また**血液精巣関門**（リンパ系による自己免疫応答から生殖細胞を保護する）としても機能する．

精子形成の過程では，減数分裂により精子細胞が産生される．それは，以下の一連の段階からなる．

- **精祖細胞**：曲精細管胚上皮の基底層（外層）にある幹細胞．体細胞分裂によって一次精母細胞になる
- **一次精母細胞**：（将来は4個の精子となる）46本の染色体を有する大型の生殖細胞．第一減数分裂によって2個の二次精母細胞になる（23本の染色体を有する．内訳は，22本が常染色体で，残りの1本はXもしくはY染色体である）
- **二次精母細胞**：一次精母細胞より小型で，すぐに第二減数分裂を起こして精子細胞になる〔23本の染色体を有する一倍体（1n）である〕
- **精子細胞**：成熟過程（精子変態と呼ばれる）を経て頭部と尾部を形成し，精子に変化する細胞．精子に変化したものは，曲精細管の管腔から精巣上体へ移動し，そこに貯蔵されて成熟する

 色分けしてみよう

曲精細管の胚上皮細胞に関する以下の構造物を色分けする．それぞれの細胞を異なる色で塗りなさい．

- ☐ 1. ライディッヒ細胞（テストステロンを産生する間質細胞）
- ☐ 2. 精子
- ☐ 3. 精子細胞
- ☐ 4. 二次精母細胞
- ☐ 5. 一次精母細胞
- ☐ 6. 精祖細胞（基底幹細胞）
- ☐ 7. セルトリ細胞（支持細胞）

未成熟な精子が精巣から精巣上体へと移動する経路には，以下のものが含まれる．

- **直精細管**：小葉端から精巣縦隔（中央部の隔壁）と迷路状の精巣網へ至る直線的な管である
- **精巣網**：網目状の吻合管であり，精子を迅速に精巣輸出管に送る
- **精巣輸出管**：約10本もしくはそれ以上の蛇行した管であって，線毛上皮によって裏打ちされている．この線毛上皮によって精子は精巣上体の頭部へ送られ，さらに，その先で1本の管になり，著しく蛇行する精巣上体管に送られる．精巣上体管の長さは約7mであり，最終的には精管の近位端につながる

 色分けしてみよう

精巣と精巣上体に関する以下の構造物を色分けする．それぞれを異なる色で塗りなさい．

- ☐ 8. 精管
- ☐ 9. 精巣上体（頭部，体部，および尾部）
- ☐ 10. 小葉（曲精細管の）
- ☐ 11. 白膜（精巣の厚く「白い」被膜）
- ☐ 12. 精巣網（精巣縦隔内にある）
- ☐ 13. 精巣輸出管

臨床事項

精巣がんには，異なるタイプの新生物が含まれる．精巣がんのうち約95％は曲精細管の生殖細胞由来であり，いずれも悪性である．最も発症しやすい年齢は15～34歳である．セルトリ細胞およびライディッヒ細胞の腫瘍は比較的頻度が低く，良性であることが多い．

精巣炎は，片側または両側の精巣の炎症で，通常はウイルス（ムンプスウイルス），細菌（性感染病の病原体，たとえば淋病，クラミジア），または真菌の感染によって起きる．

精子形成は，栄養（ビタミン）不足，発育障害，全身や局所の感染症，精巣温度の上昇，一部の薬剤，毒物（農薬，プラスチックに含まれる化学物質），電離放射線など，さまざまな要因によって損なわれる可能性がある．

精管切除術（パイプカット）は，ピル，コンドーム，子宮内避妊器具（IUD），女性卵管結紮などに比べ，避妊の失敗率が低い．局所麻酔を用いて外来での施術が可能である．

図10.7 生殖器系

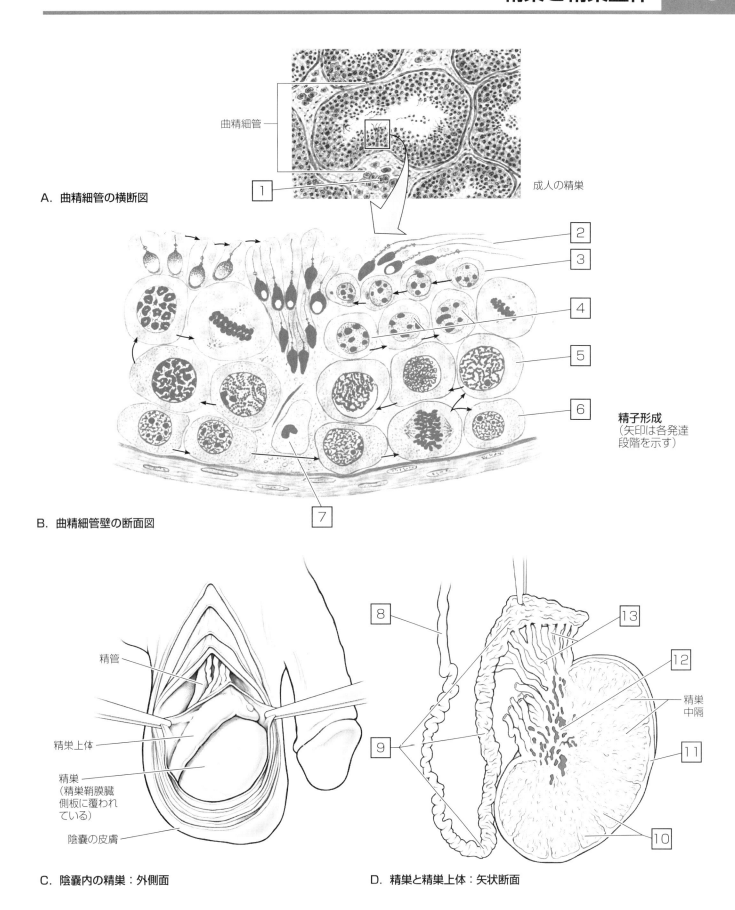

図10.7 精巣と精巣上体

10 男性尿道と陰茎

◆ **尿道**

男性尿道は約20cmの長さであり，便宜的に次の三つの部分に分ける．

- **尿道の前立腺部**：男性尿道の近位部で，前立腺を貫通する
- **尿道の隔膜部**：中央に位置する短い部分で，外尿道括約筋（骨格筋）によって覆われる
- **尿道の海綿体部**（陰茎の，海綿体の部分の尿道）：陰茎の尿道球，陰茎下垂部，および陰茎亀頭を通り，外尿道口に開口する

膀胱から始まる尿道が前立腺部に入る部位で，平滑筋でできた括約筋が尿道を取り囲む．これが**内尿道括約筋**である．この括約筋は交感神経によって制御され，射精中に膀胱頸部で尿道を閉じる．そのため，精液が上行して膀胱に入ることも，膀胱中の尿が尿道に入ることもない．尿道の隔膜部も括約筋で取り囲まれている．これが**外尿道括約筋**で，骨格筋でできており，**陰部神経**の枝に支配される（体性神経支配）（図3.16参照）．この括約筋は随意的に調節される．

尿道の海綿体部の近位に小さな二つの腺が開口する．これが**尿道球腺（カウパー腺）**で，外尿道括約筋（深会陰横筋）のなかにある．このエンドウ豆大の腺は，清明で粘稠なアルカリ粘液を分泌する．射精前に，この腺は尿道の海綿体部の管腔を潤滑化し，また酸性環境を中和することによって，精液の通り道を整備する．

◆ **陰茎**

陰茎は，尿と精液に共通の出口を提供する．また，男性の性器官でもあり，その勃起組織は三つの海綿体からなる．

- **陰茎海綿体**：左右1対の海綿体．それぞれは坐骨恥骨枝に沿って起始し，おおむね恥骨結合の高さで合わさって陰茎脚の背側柱となる
- **尿道海綿体**：単一の勃起組織海綿体で，会陰縫線（尿道球）のところで起始し，陰茎海綿体と合わさって陰茎下垂部（尿道の海綿体部を含む）の前面となる

左右1対の陰茎海綿体の各近位部（会陰中に存在する部分）は，薄い骨格筋の層に覆われる（坐骨海綿体筋および球海綿体筋，図3.16参照）．しかし，これら3本の海綿体の遠位部2/3は，密性結合組織でできた筋膜〔深陰茎筋膜（**バック筋膜**）〕がその周囲を取り囲んでいる．尿道海綿体は尿道の海綿体部を含み，勃起組織が少ない．それゆえ，射精中に尿道腔を押しつぶして精液の流れを阻害するようなことは起こらない．副交感神経刺激によって勃起が起こる．すなわち，副交感神経刺激により，勃起組織に血液を供給する動脈の壁の平滑筋が弛緩し，血液が勃起組織の洞に流れ込んで充満する．勃起によって静脈が押しつぶされると，血液は海綿体の洞にとどまり勃起が維持される．

尿道の海綿体部は，陰茎亀頭の尿道舟状窩と呼ばれる拡張した部分を通り，外尿道口のところで終わる．尿道の海綿体部には，その走行に沿って小型の尿道粘液腺(リトル腺)の開口部があり，尿道内腔を潤滑化する．陰茎亀頭は，その全部またはほとんどを，弾力性のある包皮で覆われている（図示せず）．

色分けしてみよう

男性尿道と陰茎に関する以下の構造物を色分けする．それぞれを異なる色で塗りなさい．

- ☐ 1. **尿道の前立腺部**
- ☐ 2. **尿道の隔膜部**
- ☐ 3. **尿道球腺**
- ☐ 4. **尿道の海綿体部**
- ☐ 5. **陰茎海綿体**
- ☐ 6. **尿道海綿体**
- ☐ 7. **深陰茎筋膜（バック筋膜）（横断面）**

臨床事項

勃起不全（ED）は，性交可能な陰茎勃起状態に達しない，および／または，その状態を維持できないことを意味する．年齢とともにその頻度は高くなる．原因にはさまざまなものがある．たとえば，

- うつ，不安，およびストレス障害
- 脊髄の病変，多発性硬化症，あるいは以前に受けた骨盤の手術
- 血管性の要因，たとえば，粥状動脈硬化症，高コレステロール，高血圧，糖尿病，喫煙，および，これらをコントロールするために用いられる薬物の投与
- ホルモンによる要因

ED治療に利用できる薬剤の標的は，陰茎の動脈の平滑筋であり，これを弛緩させることによって海綿体の洞に血液が流れ込みやすくなる．

割礼は，包皮を外科的に切除し，陰茎亀頭を露出させる処置である．これは，男性に行われる最も一般的な小外科手術で，通常は両親の求めによって行われるが，イスラム教やユダヤ教，アフリカやオーストラリアの一部の原住民族でも行われている宗教的な処置である．医学的には，割礼は衛生を容易にし，尿路感染症の発症を減らし，性感染症のリスクを減らし，陰茎がん（元来この種のがんはまれであるが）のリスクを減らす．

『ネッター解剖学アトラス［電子書籍付］（原書第7版）』図363，364，367を参照．

図10.8　生殖器系

男性尿道と陰茎 10

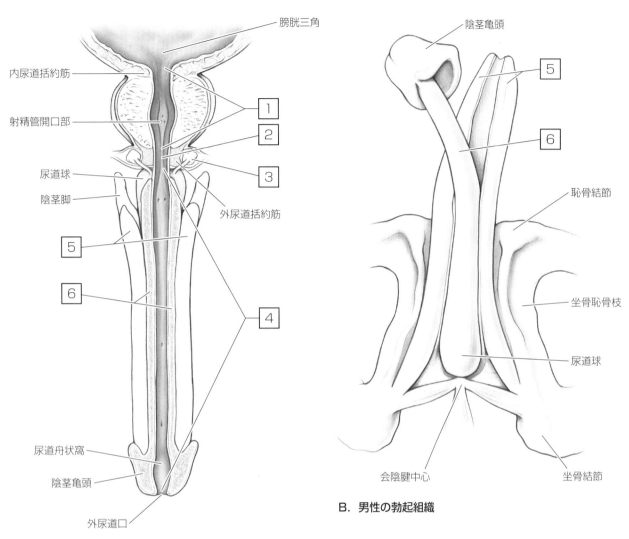

A. 尿道下壁

B. 男性の勃起組織

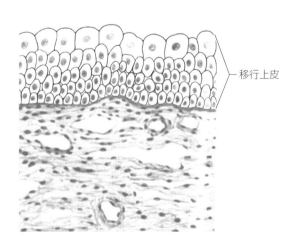

C. 陰茎体の断面図

D. 尿道前立腺部および尿道隔膜部の移行上皮

図10.8

📖 復習問題

1. 正常に受精が行われる部位は次のなかでどこか？
   A. 卵管膨大部
   B. 卵管采
   C. 子宮底
   D. 卵管子宮部
   E. 子宮峡部

2. 生殖にはすべての重要なホルモンの相互作用が重要であるが，妊娠の維持に最も重要なのは次のうちどれか？
   A. エストロゲン
   B. FSH
   C. インヒビン
   D. LH
   E. プロゲステロン

3. 23歳の男性の不妊症が，テストステロンの不足に関係しているようである．この状態の原因として考えられる細胞はどれか？
   A. ライディッヒ細胞
   B. 曲精細管の細胞
   C. セルトリ細胞
   D. 精子細胞
   E. 精祖細胞

以下の各文章（4～6）について，図のなかの該当する特徴や構造に色を塗りなさい．

4. 卵巣はこの構造によって子宮につながれている．
5. 外陰部は，この毛のないヒダで区切られている．
6. 子宮のこの部分はがんになることが多く，その上皮は，定期的なパパニコロウ塗抹標本の細胞診によって，臨床的に容易に評価・観察することができる．

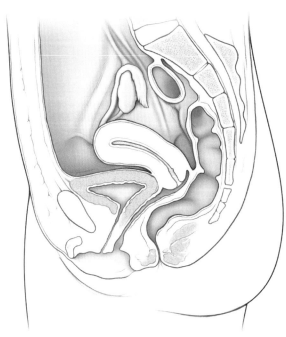

7. 卵子が受精して子宮壁に着床すると，最初の2～3か月間はこの構造によってホルモン的に維持される．
8. この構造において精子は最終的に成熟する．
9. 精液の体積の約70%を占める部分を産生する男性の構造物はどれか？
10. 陰茎の尿道は，この勃起組織のなかにある．

解答

1. A
2. E
3. A
4. 固有卵巣索
5. 小陰唇
6. 子宮頸

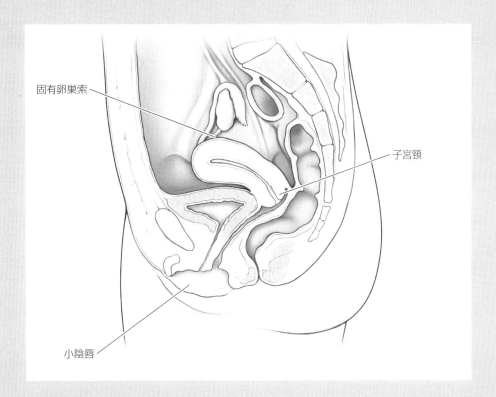

7. 卵巣内の黄体
8. 精巣上体
9. 精嚢
10. 海綿体

第11章
內分泌系

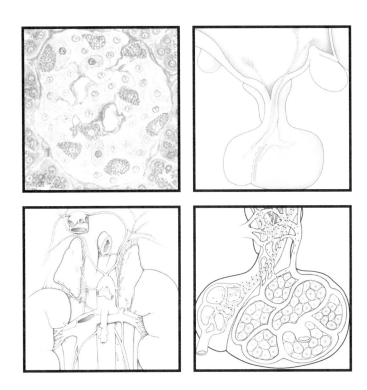

11 概要

内分泌系は，神経系および免疫系とともに，身体のさまざまな機能における情報伝達，統合，調節などを助ける働きがある．具体的には，内分泌系はホルモンを血流中に放出することによって，標的部位（細胞および組織—多くの場合かなり離れた部位にある）と相互作用する．一般的にいえば，内分泌腺および内分泌ホルモンには，上記以外にも共通の特徴がいくつかある．すなわち，

- 分泌は**フィードバック機構**によって調節される
- ホルモンは，細胞膜上もしくは細胞内（細胞質内または核内）にある標的受容体に結合する
- 場合によっては，ホルモン作用の発現は遅いが，その効果は持続的である
- 化学的に異なるさまざまな分子（アミン類，ペプチド類およびタンパク質，ステロイド類）がホルモンとして働く

ホルモンは，さまざまなかたちで標的細胞あるいは組織に影響を与える（**図B**を参照）．

- **自己分泌（オートクリン）**：細胞はホルモンを分泌し，そのホルモンによる作用を受ける
- **傍分泌（パラクリン）**：ホルモンが，直接に隣接する細胞あるいは近傍にある細胞に作用する
- **内分泌**：ホルモンが血流やリンパ系によって運ばれて，身体の他の部分の細胞や組織に作用する
- **神経分泌**：ホルモンが神経に作用するか，神経によって影響を受ける

主要なホルモンおよび，それらを分泌する組織について下の表にまとめた．

その他，**胎盤**はヒト絨毛性性腺刺激ホルモン（HCG），エストロゲン類，プロゲステロン，およびヒト胎盤性ラクトゲン（HPL）を分泌する．また，他にもさまざまな成長因子類を分泌する細胞が存在する．生殖器系の内分泌に関しては，第10章生殖器系（**図10.1**および**図10.4**で女性のホルモン，**図10.7**で男性のホルモン）で詳しく説明してある．

下の表には主要なもののみを示しているが，実際には他にも多くのホルモンがある．改めて述べるまでもないが，内分泌系は身体の広範な部位に作用を及ぼし，身体機能を制御するために非常に重要な働きをしている．

色分けしてみよう

表に示した主な内分泌系の器官（①〜⑭）を色分けする．それぞれの臓器または組織から分泌される主なホルモンが何であるか考えながら，個々の臓器・組織を異なる色で塗りなさい．下の図については，赤鉛筆で矢印をなぞりながら，ホルモンが細胞に影響を与える経路にも注意を払うこと．

● 主なホルモンのまとめ ●

組織/器官	ホルモン
① 視床下部（黄）	抗利尿ホルモン（ADH），オキシトシン，甲状腺刺激ホルモン放出ホルモン（TRH），ACTH放出ホルモン（CRH），成長ホルモン放出ホルモン（GHRH），性腺刺激ホルモン放出ホルモン（GnRH），ソマトスタチン（SS），プロラクチン抑制因子（ドパミン）
② 松果体（橙）	メラトニン
③ 下垂体前葉（黄緑）	副腎皮質刺激ホルモン（ACTH），甲状腺刺激ホルモン（TSH），成長ホルモン（GH），プロラクチン，卵胞刺激ホルモン（FSH），黄体形成ホルモン（LH），メラニン細胞刺激ホルモン（MSH）
③ 下垂体後葉（黄緑）	オキシトシン，バソプレシン（抗利尿ホルモン，ADH）
④ 甲状腺（緑）	サイロキシン（T_4），トリヨードサイロニン（T_3），カルシトニン，インターロイキン，インターフェロン
⑤ 副甲状腺（水色）	副甲状腺ホルモン（PTH）
⑥ 胸腺（紫）	サイモポエチン，チムリン，サイモシン，胸腺液性因子
⑦ 心臓（ピンク）	心房性ナトリウム利尿ペプチド（ANP）
⑧ 消化管（赤）	ガストリン，セクレチン，コレシストキニン（CCK），モチリン，胃抑制ペプチド（GIP），グルカゴン，ソマトスタチン，血管活性腸管ペプチド（VIP），グレリン
肝臓	インスリン様成長因子（IGF），レプチン，その他多数
⑨ 副腎（薄橙）	コルチゾール，アルドステロン，アンドロゲン，アドレナリン（A），ノルアドレナリン（NA）
⑩ 膵島（茶色）	インスリン，グルカゴン，ソマトスタチン，VIP，膵ポリペプチド
⑪ 腎臓（黒）	エリスロポエチン（EPO），カルシトリオール，レニン，ウロジラチン
⑫ 脂肪組織（青）	レプチン
⑬ 卵巣（黄）	エストロゲン，プロゲステロン，インヒビン，リラキシン
⑭ 精巣（橙）	テストステロン，インヒビン
白血球および結合組織の一部	各種のサイトカイン〔インターロイキン，コロニー刺激因子，インターフェロン，腫瘍壊死因子（TNF）〕

図11.1　内分泌系

概要 11

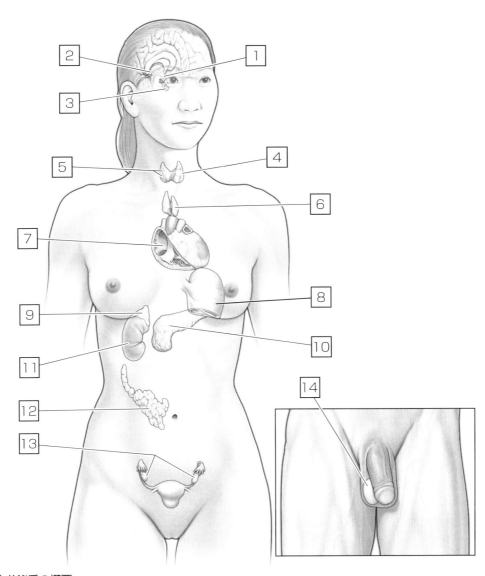

A. 内分泌系の概要

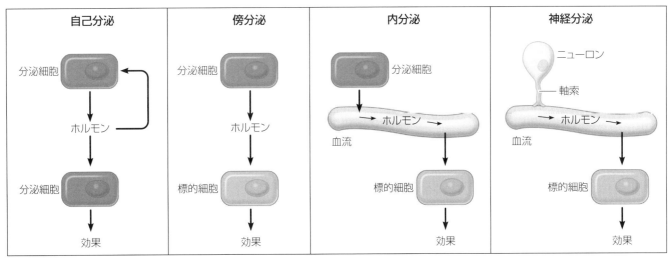

B. ホルモンによる細胞間情報伝達の概要

図 11.1

11 視床下部と下垂体

◆視床下部

視床下部（図4.11参照）は，視床および視床上部（松果体）（図4.6参照）とともに間脳の一部を構成する．機能に関していえば，内臓の調節および恒常性については視床下部が大変重要な役割を担っている．視床下部の神経内分泌細胞は，視床下部-下垂体門脈系にホルモンを放出する．これらのホルモンは，下垂体前葉の分泌細胞を刺激もしくは抑制する．視床下部（室傍核および視索上核）の神経内分泌細胞は，下垂体後葉および正中隆起に軸索を送る．下垂体後葉は，実際には脳の間脳底から生じた突起に由来する構造物である．これらの軸索は，ホルモンを下垂体後葉の体循環に至る血管系に放出するのであるが，もともとそのホルモンを合成・分泌するのは視床下部であることを覚えておく必要がある．

◆下垂体

下垂体は，蝶形骨のトルコ鞍と呼ばれる骨性のくぼみのなかに収まっており，上部の視床下部とは**漏斗**と呼ばれる茎でつながっている（図4.11, 図11.2参照）．この下垂体茎は，血管と視床下部の複数の神経核に由来する軸索を含んでいる．下垂体は三つの部位からなる．すなわち，

- **前葉**：**腺下垂体**とも呼ばれ，中咽頭の外胚葉性組織が上方に伸びたもの（ラトケ嚢）に由来する．前葉は異なる7種類のホルモンを分泌する（図11.1の表を参照）．後葉と異なり，前葉は視床下部と直接つながってはいないが，下垂体門脈系の血管によってつながっている
- **後葉**：**神経下垂体**とも呼ばれ，視床下部の神経が伸びてつくられた組織である．血管と視床下部の室傍核および視索上核からくる軸索の終末を含む．ADHとオキシトシンの2種類のホルモンを分泌する
- **中間葉（中間部）**：前葉および後葉の中間に介在する非常に小さい葉である．ヒトではあまり発達していない．ヒトでの内分泌機能は明らかではないが，カエルではメラニン細胞刺激ホルモン（MSH）を含んでいる

色分けしてみよう

以下の視床下部と下垂体の構造物を異なる色で塗りなさい．
- ☐ 1. 視床下部室傍核の細胞と軸索（黄）
- ☐ 2. 視床下部視索上核の細胞と軸索（緑）
- ☐ 3. 中間葉の嚢胞腔と結合組織（ピンク）
- ☐ 4. 下垂体前葉（赤）
- ☐ 5. 下垂体後葉（青）

臨床事項

内分泌疾患は決して珍しいものではなく，一般的には以下の四つに大別される．

1. **ホルモンの過剰産生**：通常，内分泌細胞数の増加によって起こる．**甲状腺機能亢進症〔グレーヴス病（バセドウ病）〕**はそのよい例で，異常な抗体が甲状腺刺激ホルモン（TSH）の作用を模倣し，甲状腺細胞の数を著しく増加させる．
2. **ホルモンの産生低下**：疾患によって内分泌器官が破壊され，ホルモンの分泌が不足することがある．たとえば，**副腎結核**，異常な抗体が甲状腺ホルモン分泌細胞を標的にして破壊する**橋本病**，あるいは**性腺機能低下症**のように内分泌器官の正常な発達に影響を及ぼす遺伝子異常などがある．
3. **ホルモンに対する組織の反応の変化**：ホルモン受容体の遺伝的変異．たとえば，**糖尿病**患者では，筋肉や肝臓のインスリンに対する抵抗性が，脂肪組織から発信される信号の変化によって引き起こされる．
4. **内分泌腺の腫瘍**：ほとんどの内分泌腺腫瘍はホルモンの過剰産生を引き起こす．たとえば，**甲状腺機能亢進症〔グレーヴス病（バセドウ病）〕**では，甲状腺ホルモンの過剰な産生と分泌が，甲状腺中毒症を引き起こし，組織の代謝を著しく増加させる．

幸い，下垂体前葉からのホルモンの放出は，三つの異なる**調節機構**によって注意深く制御されている．
(1) 下垂体は，視床下部とその視床下部調節ホルモンの**下垂体**門脈への放出により主に制御されている
(2) 下垂体の内部の細胞からの**傍分泌（パラクリン）**および**自己分泌（オートクリン）**
(3) 全身に循環するホルモンから，下垂体分泌の負の**フィードバック**制御が行われる

図11.2　内分泌系

視床下部と下垂体 11

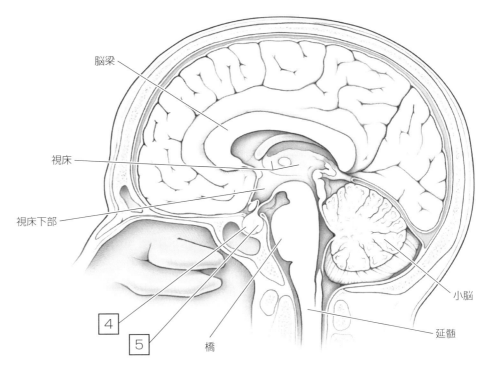

A. 視床下部と下垂体：正中矢状断

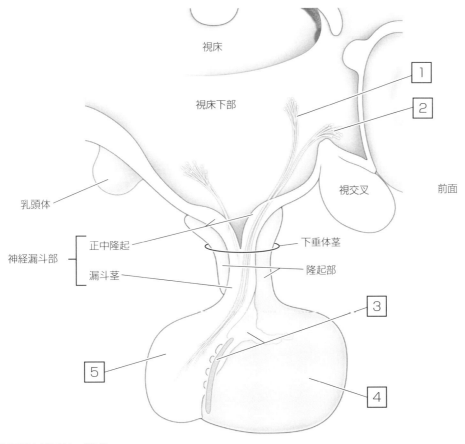

B. 視床下部と下垂体の構成

図11.2

11 下垂体

視床下部の神経内分泌細胞は，視床下部-下垂体門脈系にホルモンを放出する．これらのホルモンは，下垂体前葉の分泌細胞を刺激もしくは抑制する．このようなホルモンには以下のものがある（略称については図11.1の表を参照）．

- **TRH**（甲状腺刺激ホルモン放出ホルモン）：TSH（甲状腺刺激ホルモン）の分泌を促す
- **CRH**（副腎皮質刺激ホルモン放出ホルモン）：ACTH（副腎皮質刺激ホルモン）の分泌を促す
- **GHRH**（成長ホルモン放出ホルモン）：GHの分泌を促す
- **ソマトスタチン**（ソマトトロピン分泌抑制ホルモン）：GHの分泌を抑制する
- **GnRH**（性腺刺激ホルモン放出ホルモン）：LHとFSHの分泌を促す
- **ドパミン**：プロラクチンの分泌を抑制する

下垂体前葉の主要な細胞には2種類ある（組織学的に赤く染まるか，青く染まるかの染色性に基づく）．これらの細胞は以下のホルモンを分泌する．

- **成長ホルモン分泌細胞**：好酸性細胞（赤く染まる）であり，**GH**を分泌する．GHは骨，臓器，身体全体の成長を促し，除脂肪体重を増加させる
- **乳腺刺激ホルモン分泌細胞**：好酸性細胞（赤く染まる）であり，プロラクチンを分泌する．このホルモンは，乳房の発達と乳汁産生を促進する
- **甲状腺刺激ホルモン分泌細胞**：好塩基性細胞（青く染まる）であり，**TSH**を分泌する．TSHは，甲状腺におけるサイロキシンの産生と分泌を促進する
- **副腎皮質刺激ホルモン分泌細胞**：好塩基性細胞（青く染まる）であり，**ACTH**を分泌する．ACTHは，副腎皮質におけるコルチゾールの分泌を促進する
- **性腺刺激ホルモン分泌細胞**：好塩基性細胞（青く染まる）であり，**LH**と**FSH**を分泌する．LHとFSHは，性腺における配偶子形成とホルモン合成を促進する

視床下部から下垂体後葉（神経下垂体）へ送られる軸索は，放出刺激を受け取るまで軸索終末にホルモンを貯蔵しておくことができ，あるいは，腺の毛細血管系に即座にホルモンを放出することもできる．このような放出は，視床下部への神経性およびホルモン性の信号によって調節されている．上記のようなホルモンには以下のものがある．

- **オキシトシン**：乳房からの射乳（ただし，乳汁産生はプロラクチンによる），および分娩時の子宮収縮を促進する
- **ADH（抗利尿ホルモン）**：血管を収縮させ，血圧を上昇させる（これが，ADHを**バソプレシン**とも称するゆえんである）．ADHは，腎臓に働き水の再吸収を促すことによって，体液の保持にも寄与する

色分けしてみよう

以下の下垂体からのホルモン分泌に関係する構造物を，指示された異なる色で塗りなさい．

- ☐ 1. 視索上核および室傍核のニューロンと軸索（紫）
- ☐ 2. 下垂体前葉の好酸性細胞（赤）
- ☐ 3. 下垂体前葉の好塩基性細胞（青）
- ☐ 4. 肝臓（橙）を標的とするGH（矢印）
- ☐ 5. 甲状腺（茶色）を標的とするTSH（矢印）
- ☐ 6. 副腎皮質（黄）を標的とするACTH（矢印）
- ☐ 7. 精巣と卵巣（青）を標的とするFSH（矢印）
- ☐ 8. 精巣と卵巣（赤）を標的とするLH（矢印）
- ☐ 9. 乳房（緑）を標的とするプロラクチン（矢印）
- ☐ 10. 肝臓によるインスリン様成長因子（IGFs）の放出（ピンク）

臨床事項

合成オキシトシンは，人為的に分娩の進行（すなわち子宮の収縮）を誘導ないし促進させるために臨床で使われる．

ADH（バソプレシン）は，腎臓での尿の濃縮と，それによる水の体内貯留に作用する．ADHの分泌不全は，多量の低張尿を排出させる**尿崩症**を発症させる．中枢性尿崩症は，主に外傷や下垂体後葉に影響を与える外科手術によって発症する．

思春期前の小児での**成長ホルモン欠乏症**は，低身長をもたらし，思春期開始が遅れることがある．このような欠乏症の患児に対して，遺伝子組換え成長ホルモン療法で治療することができる．

プロラクチノーマは，下垂体腫瘍の一つであり（全下垂体腫瘍の約30％を占める），女性では無月経，不妊症，骨減少症，乳汁漏，男性では勃起不全や性欲減退をきたす．腫瘍の大きさが小さい場合は，ドパミン作動薬のブロモクリプチンで治療は可能である．この薬は腫瘍を小さくし，プロラクチンの分泌を抑制する．腫瘍が大きい場合は，外科的切除や放射線治療が必要である．

ACTH分泌性下垂体腺腫は，循環血液中のコルチコステロイド濃度の上昇によって起きる**クッシング症候群**のいくつかの原因の一つである．臨床症状には，異常な脂肪組織の沈着，筋肉の萎縮，高血糖，および高血圧が含まれる．男性よりも女性に多く発症する．

図11.3　内分泌系

下垂体 11

下垂体の機能

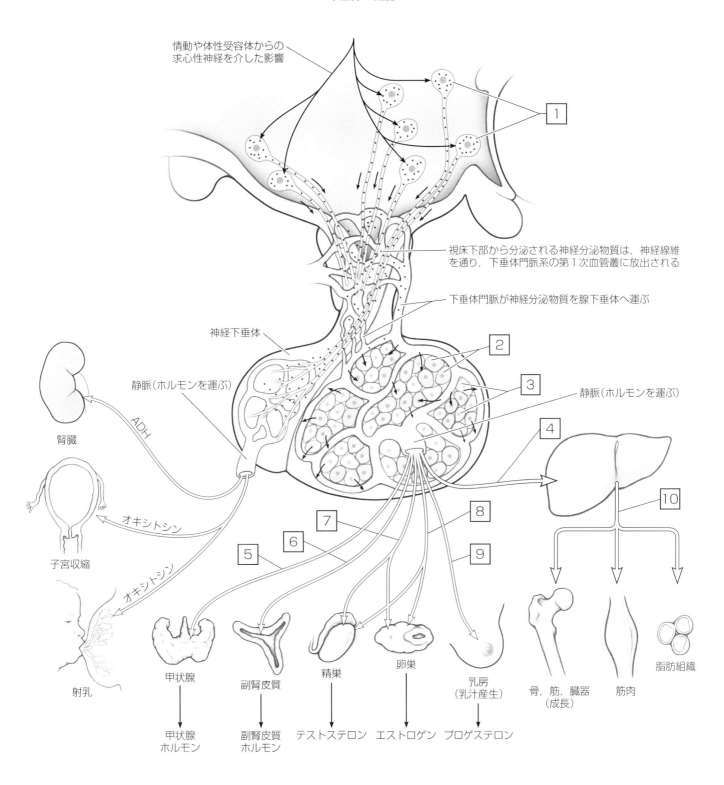

図 11.3

11 甲状腺と副甲状腺

◆甲状腺

甲状腺は**導管のない内分泌腺**であり，その重量は約20gである．峡部でつながった左葉と右葉からなる．ヒトの約50%では，甲状腺において小さな錐体葉が頭方に延びている．甲状腺は気管の前方で，かつ輪状軟骨の直下に位置する．また，他の内分泌器官と同様，血管に富む．

甲状腺の特徴説明	
葉	左右にあり，細い峡部でつながっている
血液供給	上・下甲状腺動脈
静脈還流	上・中・下甲状腺静脈
錐体葉	甲状腺組織の上方への延長．誰にでもあるわけではない（50%の割合で存在する）

甲状腺は濾胞で構成されている．濾胞は上皮細胞で取り囲まれた構造をしている．上皮細胞は，サイロキシン（T_4）（分泌物の90%がT_4である）とトリヨードサイロニン（T_3）を合成，貯蔵，分泌する．濾胞細胞（上皮細胞）は，活発にヨウ素を取り込み，チロシン分子をヨウ素化する．こうしてつくられたT_3とT_4は，サイログロブリンに結合した状態で甲状腺濾胞に貯蔵される〔ホルモンを多量に貯蔵するのは内分泌腺（甲状腺）のみである〕．下垂体前葉から分泌されたTSHの刺激により，サイログロブリンは細胞質に取り込まれ，T_3とT_4は血流中に放出される．

実際にはT_4は前駆体ホルモンであって，T_4は標的組織でさらに活性の高いT_3に変換される．

傍濾胞細胞（C細胞，**図B**で表記）は，濾胞細胞の周辺に位置し，濾胞腔に面していない．この細胞は**カルシトニン**を分泌する．カルシトニンは，カルシウム代謝を調節するホルモンであり，**副甲状腺ホルモン（PTH）**に対する生理的な拮抗作用をもつ．

T_3，T_4は，
- 組織の代謝速度を増加させる
- 酸素の消費を増加させる
- 心拍数，呼吸数，腎機能を増加させる
- 成長ホルモン（GH）の産生に必要であり，また中枢神経系の発達に非常に重要である

 色分けしてみよう

甲状腺の構造に関して，以下の構造物を異なる色で塗りなさい．

- ☐ 1. 外頸動脈から分岐した甲状腺を栄養する上甲状腺動脈と，鎖骨下動脈から分岐した下甲状腺動脈（黄）
- ☐ 2. 内頸静脈と甲状腺から血液を還流する内頸静脈の枝（緑）
- ☐ 3. 総頸動脈（ピンク）
- ☐ 4. 甲状腺，峡部と錐体葉（赤）
- ☐ 5. 多量のサイログロブリンを含む濾胞を取り囲む濾胞細胞（青）

◆副甲状腺

副甲状腺は上下2対の腺であって，甲状腺の後面に付着して存在する．通常は腺が四つあるが，その数と位置が個体によって異なることもある．血流中のカルシウムが減少すると，副甲状腺は**PTH**を分泌する．PTHは骨に働きかけて，骨再吸収および血流へのカルシウムとリン酸イオンの放出を促す．また，腎臓に作用してカルシウムを再吸収させる．さらにPTHは，消化管のカルシウム吸収に重要なビタミンDの代謝を変化させる．

 色分けしてみよう

副甲状腺に関して，以下の構造物を異なる色で塗りなさい．

- ☐ 6. 副甲状腺（上部の対と下部の対）（赤）
- ☐ 7. 標的組織部位（骨，腎臓，小腸）（青）

臨床事項

グレーヴス病（バセドウ病）は自己免疫疾患であり，40歳以下の患者における甲状腺機能亢進症の最大原因である．この疾患の頻度は，男性に比べ女性で7倍高い．甲状腺ホルモンが過剰に産生され放出されるため，甲状腺中毒症を発症し，組織代謝が亢進する．

甲状腺機能低下症は，甲状腺の産生する甲状腺ホルモンの量が身体の必要とする量に満たない疾患である（橋本病）．

副甲状腺機能亢進症（約85%が孤発性良性腺腫）は，PTHの増加と血中カルシウム濃度の上昇（高カルシウム血症）を引き起こし，その結果，疲労，便秘，多尿，うつ，骨痛，吐気などが発症する．

副甲状腺機能低下症（PTH欠乏症）は，通常，甲状腺への直接の外傷や甲状腺手術中の甲状腺の切除の結果として起きる．PTHの分泌に必要なマグネシウムの食事からの摂取が不足すると，PTHが低下することがある．

図11.4　内分泌系

甲状腺と副甲状腺 11

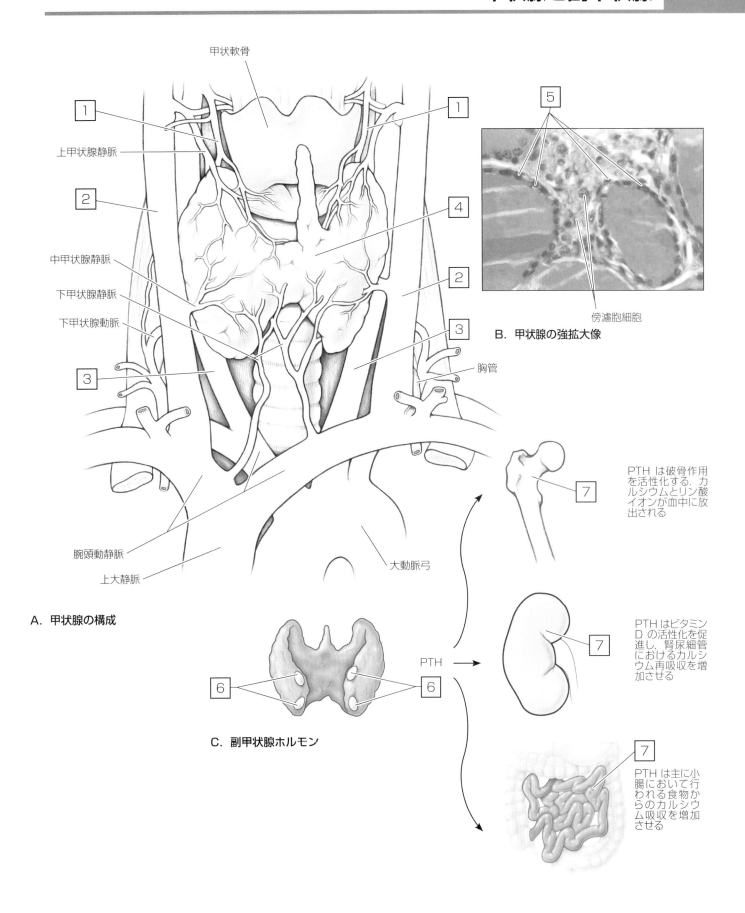

A. 甲状腺の構成
B. 甲状腺の強拡大像
C. 副甲状腺ホルモン

図11.4

11 副腎

対をなす副腎（腎上体）は，**後腹膜にある導管をもたない内分泌腺**である．対をなし，それぞれ各腎臓上極の上部に位置し，上方には横隔膜がある．各副腎の重量は通常，約7～8gである．副腎には血管が豊富に存在し，外層の**皮質**と内部の**髄質**からなる．右の副腎の形態は錐体形であることが多く，左は半月状である．

◆副腎皮質

副腎の皮質と髄質は，いずれも血管に富んでおり，放射状に並んだ血管叢を有する．皮質は20種類以上のステロイドホルモンを産生する．構造的には，皮質を異なる三つの組織学的領域に分ける．

- **球状帯**：副腎の被膜の直下にある皮質外層部であり，鉱質コルチコイド，主にアルドステロンを産生する
- **束状帯**：中間部であり，糖質コルチコイド，主にコルチゾール（ヒトでは最も重要），コルチコステロン，コルチゾンを産生する
- **網状帯**：皮質の最内層であり，（副腎皮質性）アンドロゲンを産生する

アルドステロンは，細胞外液区画と血液容量の制御に重要な役割を果たす．また，カリウムのバランス維持にも重要である．細胞外液区画と血液容量が（たとえば，下痢や出血によって）減少すると，腎臓からレニンが放出され，アンジオテンシンⅡの血中濃度を上昇させる．アンジオテンシンⅡは，強力なアルドステロン分泌促進作用を有する．次に，アルドステロンが汗腺，唾液腺，小腸・大腸，および腎臓に作用する．これによってナトリウムと水分を保持し，細胞外液区画と血液容量を増加させる．

コルチゾールは，直接的・間接的にさまざまな組織に対して作用を及ぼす．また，ストレスを受けると放出されるホルモンであると考えられている．コルチゾールによって次のようなことが起こる．

- 筋肉の消耗
- 脂肪の蓄積
- 高血糖
- インスリン抵抗性
- 骨粗鬆症
- 免疫抑制（抗炎症性）および抗アレルギー作用
- 結合組織の産生が減少し，それによって傷の治りが悪くなる
- 神経興奮性の亢進
- 糸球体濾過率の増加（水利尿），ナトリウム貯留およびカリウム排出の増加

副腎アンドロゲンは，男女両性の思春期に関係している．女性では血中アンドロゲンの主な供給源となっており，これによって恥毛および腋毛の発育が起こる．一方，男性では精巣のテストステロンによって恥毛および腋毛の発育が起こる．一般的に，アンドロゲンにはアナボリックな（タンパク質同化）作用があるため，筋肉量が増加し骨形成が起こる．また，皮脂腺肥大（ニキビになる），毛髪の生え際の後退，およびヒゲが生える原因となる（運動選手がタンパク質同化ステロイドを乱用したときに起こることを思い浮かべてみよ）．

◆副腎髄質

髄質は，2種類のホルモン（アドレナリンとノルアドレナリン）を産生する．これらは，古典的には神経伝達物質であると考えられている．しかし，血液中に放出されることからホルモンであるといえる．実際のところ，副腎髄質の細胞は**自律神経系の交感神経系の節後要素**であり，緊急反応（闘争・逃走反応）を引き起こす．この2種のホルモンとは以下のものである．

- アドレナリン（A）：髄質が分泌するホルモンの約80％を占める
- ノルアドレナリン（NA）：髄質が分泌するホルモンの20％を占めるが，自律神経系においては神経伝達物質として大きな役割を担っている

 色分けしてみよう

以下の副腎を構成する構造物を異なる色で塗りなさい．

- ☐ 1. 副腎（黄）
- ☐ 2. 副腎の被膜（橙）
- ☐ 3. 球状帯（アルドステロン）（緑）
- ☐ 4. 束状帯（コルチゾール）とその細胞（ピンク）
- ☐ 5. 網状帯（アンドロゲン）とその細胞（赤）
- ☐ 6. 髄質（AとNA）とその細胞（青）

臨床事項

アジソン病は，慢性副腎皮質不全症とも呼ばれる．通常，この疾患は約90％の副腎皮質が障害されるまで症状が現れない．症状としては以下のものがあげられる．

- 毛髪の色調が濃くなる
- 皮膚の色素斑（皮膚の色素沈着）
- 低血圧，低血糖
- 体重減少，疲労感，食欲不振，嘔吐，および下痢
- 筋力低下

クッシング症候群は，糖質コルチコイドの血中濃度が上昇するような場合に起こる．異所性に分泌されるACTH産生腫瘍，過形成，あるいは副腎皮質腫瘍，糖質コルチコイド薬の投与などによって発症する．臨床症状としては以下のものがあげられる．

- 頬の紅潮と「満月様顔貌」
- 肩の脂肪褥（脂肪パッド，いわゆる「野牛の肩瘤」）と，やせた四肢
- 挫傷と薄い皮膚
- 骨粗鬆症，筋萎縮，高血圧
- 赤色の皮膚線条を伴う懸垂腹
- 傷が治りにくい

図11.5　内分泌系

副腎 11

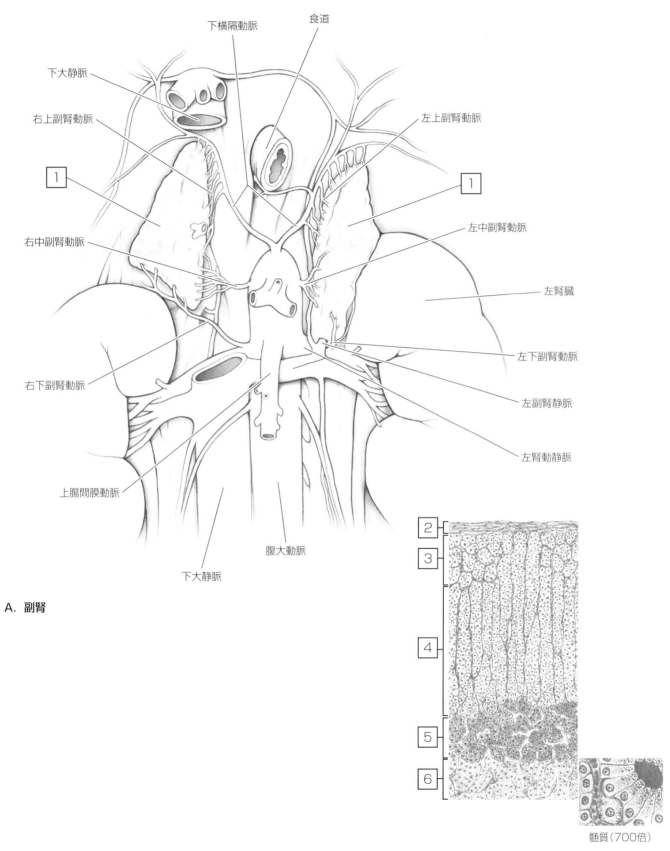

A. 副腎

B. ヒトの正常な副腎

図 11.5

11 膵臓

膵臓内分泌腺（膵臓は重要な消化器系外分泌腺でもある）は，（ランゲルハンスの）膵島細胞の集合であって，グルカゴン，インスリン，ソマトスタチンを合成し分泌する数種類の異なる細胞の集まった集合である．その他にも，PP細胞（胃主細胞を刺激し，胆汁分泌と腸の運動を抑制する膵臓ポリペプチドを分泌）や，イプシロン細胞（食欲を刺激するグレリンを分泌する）など，いくつかのホルモンが膵島でつくられる．この二つのホルモンを合わせても，全細胞数の5%程度にすぎない．主なホルモンは以下の三つである：

- グルカゴン：α細胞が分泌する（全細胞数の15〜20%）
- インスリン：β細胞が分泌する（全細胞数の65〜70%）
- ソマトスタチン：δ細胞が分泌する（全細胞数の5〜10%）

グルカゴンは**燃料動員ホルモン**である．グリコーゲンを分解するために肝臓に働きかける．また，肝臓におけるアミノ酸からの糖新生を促進する．その結果，**血中のグルコース濃度が上昇する**．グルカゴンは脂肪組織にも作用して，脂肪分解と脂肪酸の遊離を促進する．正味の効果として，グルカゴンはグルコース，脂肪酸，およびケト酸の血中濃度を上昇させる．

インスリンは**燃料貯蔵ホルモン**である．特に食後など，血漿中のグルコース濃度が上昇すると，インスリンの分泌が増加する．身体における主要な燃料は，グルコース，脂肪酸，および（脂肪代謝によってできる）ケト酸である．インスリンは，細胞による**グルコースの取り込みを促進する**．グルコースは，グリコーゲンとして（特に肝臓と筋肉に）貯蔵される．また，インスリンは脂肪合成を促進し，脂肪分解を阻害する．さらに，細胞によるアミノ酸の取り込みとタンパク質としての貯蔵も促進する．インスリンの正味の効果は，グルコースとケト酸の血中濃度を低下させることである．

膵臓（δ細胞から分泌される）からの**ソマトスタチン**の役割については，ほとんど知られていない．インスリンの分泌やグルカゴン分泌を抑制し，膵臓の外分泌を抑制する可能性がある．

 色分けしてみよう

以下の膵臓内分泌腺構造物を，それぞれ指示された色で塗りなさい．

- ☐ 1．膵臓（膵頭，鉤状突起，膵体，および膵尾）（緑）（図8.10を参照）
- ☐ 2．δ細胞（水色）（ソマトスタチン）
- ☐ 3．α細胞（橙）（グルカゴン）
- ☐ 4．膵島の外側にある，膵臓外分泌腺の腺房（赤）
- ☐ 5．β細胞（黄）（インスリン）

臨床事項

糖尿病（DM）に罹患している人は米国では約1,500万人に上るが，その罹患率は，たぶん過小評価であろうと思われる．糖尿病には2種類ある．すなわち，

- **1型**：インスリン依存性糖尿病である．身体の免疫機能によって膵島が障害されるため，膵島のインスリンが，まったく，もしくはほとんど欠如している（自己免疫疾患）．そのため，外からインスリンを投与する必要がある．インスリンがなければ，ほとんどの細胞はグルコースを取り込むことができないため，インスリンは非常に重要である．脳，肝臓，運動する筋肉はその例外であり，GLUT2トランスポーターが存在するため（運動する骨格筋ではGLUT4が亢進している），通常は十分量のグルコースが取り込まれる．
- **2型**：インスリン非依存性糖尿病であり，血漿中には正常の濃度もしくは正常より高い濃度のインスリンが存在するが，標的細胞のインスリン受容体の活性低下によってインスリンに対する反応性が低下している．糖尿病のうち約90%が，この2型である．

2型糖尿病における制御されていない高血糖の状態では，多尿，多飲（強い口渇），多食（過食）の症状が現れる．

糖尿病に関する死亡例のうち，約80%が血管合併症による．このような合併症としては次のものがあげられる．

- **網膜症**：網膜を栄養する血管における毛細血管瘤と出血
- **虚血発作**：脳血栓症，多くの場合，頸動脈もしくは脳血管の破裂を起こすプラークが原因となる
- **心筋梗塞**：心臓を栄養する冠状動脈の枝の閉塞
- **腎臓病**：腎糸球体の血管の糸球体硬化症
- **粥状動脈硬化症**：大動脈とその主要な枝におけるプラーク形成

膵臓がんは，米国におけるがん死亡原因の約5位を占めている．膵臓がんのほとんどは腺がんで，膵臓の外分泌部（導管系の細胞）から発生する．

図11.6　内分泌系

膵臓 11

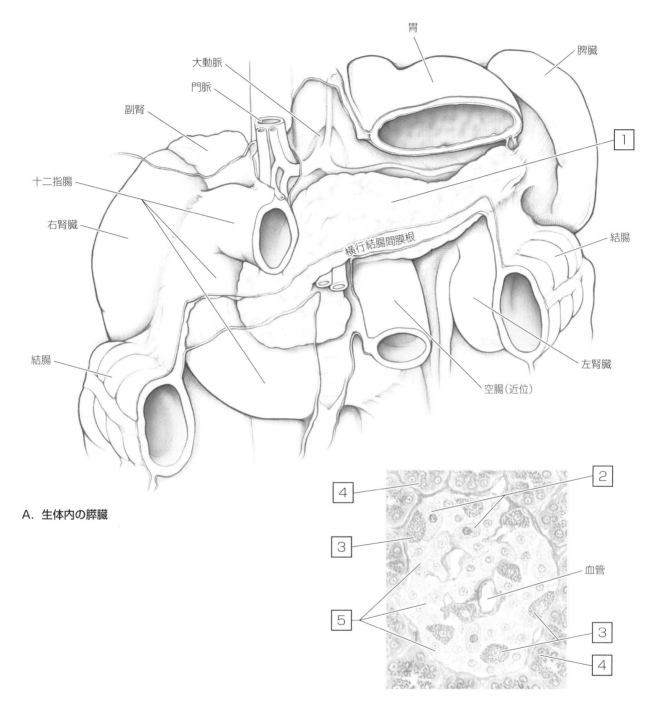

A. 生体内の膵臓

B. 膵島細胞の弱拡大像

図 11.6

11 思春期

通常，思春期は10～14歳である．男女両性において生殖器の成熟の時期であるとともに，第2次性徴が現れる時期でもある．思春期の1～2年前に副腎アンドロゲンの血中濃度が上昇し（副腎皮質性思春期徴候），これが両性における恥毛，腋毛およびヒゲの早期発育および身体の成長促進に関与している．生殖器が完全に成熟する前の男性では，ホルモンレベルが正常な成熟バランスになるまでの間，夢精を経験することがある．

思春期には，次のようなことが起こる．

- 視床下部による性腺刺激ホルモン放出ホルモン（GnRH）の分泌が増加する
- GnRHは，下垂体前葉からの黄体形成ホルモン（LH）および卵胞刺激ホルモン（FSH）の分泌を促進する
- 女性では，LHの標的は卵巣である．これによって，アンドロゲンが産生された後，エストロゲンに変換される．LHはプロゲステロンの産生も促進する．一方FSHは，アンドロゲンからエストロゲンへの変換を促進する．思春期から生殖期にかけては，LHの値がFSHより高く，老齢期にはホルモン量が最も多くなり，FSH値がLH値より高くなる
- エストロゲンによって生殖に関連する器官に変化が起こり，思春期の第2次性徴が現れる
- 男性では，LHは精巣に作用して，テストステロンの産生を促進する．テストステロンとFSHがともに精巣に作用すると，精子形成の促進が起こる
- テストステロンによって生殖に関連する器官に変化が起こり，思春期の第2次性徴が現れる

第2次性徴は通常，思春期に起こる．第2次性徴に関する項目と図を右ページに示した．

注：GnRHという表記は，視床下部から分泌される性腺刺激ホルモン放出ホルモンのことで，女性の月経周期については**図10.4**に詳述されている．LH，FSH，プロゲステロン，エストロゲン，インヒビンの影響を示す．

 色分けしてみよう

図にまとめた思春期に関する特徴を色分けする．以下の特徴を指示された色で塗りなさい．

- [ ] 1．ACTH矢印（副腎を標的とする）（緑）
- [ ] 2．FSH矢印（卵巣と精巣を標的とする）（橙）
- [ ] 3．LH矢印（卵巣と精巣を標的とする）（茶色）
- [ ] 4．副腎アンドロゲン（ピンク）
- [ ] 5．副腎皮質（黄）
- [ ] 6．卵巣（薄橙）
- [ ] 7．精巣（水色）
- [ ] 8．エストロゲン矢印（女性の性徴を誘導する）（赤）
- [ ] 9．エストロゲン矢印（男性の性徴を誘導する）（青）
- [ ] 10．プロゲステロン矢印（女性の性徴を誘導する）（黄緑）
- [ ] 11．テストステロン矢印（男性の性徴を誘導する）（紫）

臨床事項

セミノーマは，通常15～35歳の男性に発生する浸潤性胚細胞性精巣腫瘍で，この年齢層の男性における固形腫瘍の約95％を占める．

一部の男性では**早発性男性化**の徴候がみられるが，これは，ホルモン活性を有するやや珍しいライディッヒ細胞腫瘍と関連している可能性がある．

遅発性思春期は女性で数年間生じることがある．この症状は，食欲不振による栄養不良，若い女子の極端な運動能力，または慢性腎不全，甲状腺機能低下症，クッシング症候群などの全身疾患から起こる可能性がある．

性的曖昧性は，出生児の約1％で程度の差はあるが認められる．出生児の0.1～0.2％は，外科的矯正に至るほどの曖昧性をもっている．

図11.7　内分泌系

思春期 11

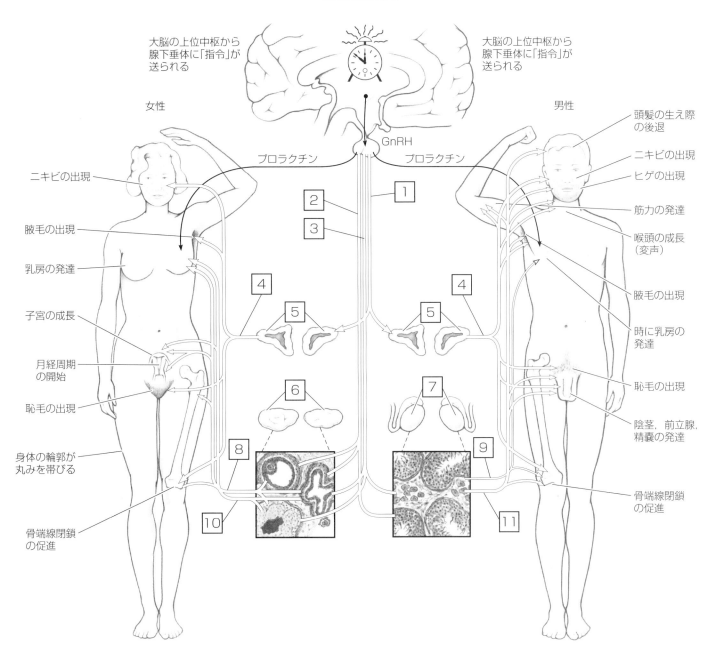

図 11.7

11 消化器系のホルモン

ヒトの身体のうち最大の内分泌器官は消化管であるといっても，おそらく差し支えないであろう．消化，吸収，蠕動，代謝，貯蔵など，複雑な消化管の生理は，内分泌系，神経内分泌系，神経系，および免疫系の複雑かつ統合された作用によって制御されている．このような制御にかかわるホルモンは数多く存在し多様であるが，これらを説明することは本書の目的からそれてしまう．しかしながら，いくつかの「主要なホルモン」に関しては，ここで紹介しておいてもよいと思う．

唾液の組成は，ADHとアルドステロンの作用によって変化する．一方，消化管の主なホルモンは，胃，膵臓，および肝臓の**分泌活性**を制御する．同様に，インスリン，グルカゴン，コルチゾール，アドレナリン，ノルアドレナリンおよび成長ホルモンなどの**ホルモン**が，器官の代謝に重要な役割を果たす．身体におけるエネルギー貯蔵，摂食と絶食，肥満のコントロール，体温調節は，いずれも内分泌系と神経内分泌系の統合的な機序によってなされる．

しかし，主に腹部消化管に焦点を当てるならば，重要な役割を果たしている主要なホルモンは五つである．主要とはいえないが，消化管が最適に機能を果たすうえで重要なホルモンおよび神経内分泌分子が，他にも多数ある．そのなかでも，五つのホルモンが最も重要性が高い．これらについて下の表にまとめた．

これらのすべてのホルモンに共通する事柄は，いずれも消化管の内部環境を調節する**フィードバック機構**に関与し，複数の標的細胞に作用するということである．食事と食事の間であっても，モチリンのようなホルモンは，「**空腹期消化管強収縮運動 migrating myoelectric complex（MMC）**」を開始する．MMCとは，波状に蠕動運動が繰り返されることであり，これによって結腸に食物残渣を送り，消化管から残渣を一掃する．その結果，実質的に細菌が胃および小腸から取り除かれる．除去されない場合には，細菌が繁殖し，そのまま増えて病気を引き起こす．

消化管の腸管神経系（図4.21 参照）には20種類以上の物質（神経伝達物質，神経調節物質）があり，下の表のホルモンとともに胃，十二指腸，小腸，大腸の収縮，弛緩，運動性に重要な役割を担っていることを記憶しておいてほしい．ガストリン，胃抑制ペプチド，グルコース依存性インスリン分泌ポリペプチド，コレシストキニン（CCK）およびセクレチンは，自律神経とともに胃内容の排出に重要な役割を果たしている．

色分けしてみよう

図の矢印は，主要な消化管ホルモンの標的部位を示している．それぞれのホルモンに関する矢印を指示された色で塗りなさい．

- ☐ 1．ガストリン（赤）
- ☐ 2．セクレチン（青）
- ☐ 3．コレシストキニン（緑）
- ☐ 4．胃抑制ペプチド（黄）
- ☐ 5．モチリン（橙）

ホルモン	神経内分泌細胞の種類と分泌部位	分泌を促す刺激	主な働き	その他の働き
ガストリン	**G細胞** 胃，十二指腸	迷走神経（第X脳神経），胃の拡張，アミノ酸	HCl分泌の促進	胃内容排出の抑制
セクレチン	**S細胞** 十二指腸	酸	膵臓の導管細胞における水および重炭酸イオン（HCO_3^-）分泌の促進	胃液分泌の抑制，胃運動の抑制，および胆管系における水およびHCO_3^-分泌の促進
コレシストキニン（CCK）	**I細胞** 十二指腸，空腸	脂肪，迷走神経（第X脳神経）	膵臓の腺房細胞による酵素分泌の促進と胆嚢の収縮促進	胃運動の抑制，ただし胃下部の胃内容の排出を促進
胃抑制ペプチド（GIP）	**K細胞** 十二指腸，空腸	脂肪	胃液分泌の抑制と胃運動の抑制	インスリン分泌の促進
モチリン	**M細胞** 十二指腸，空腸	十二指腸内容の酸性化と胆汁	運動性の増加と空腹期消化管強収縮運動（MMC）の開始	

臨床事項

嘔吐は，延髄にある嘔吐中枢で制御される反射運動である．腸内ウイルスや細菌により，胃や小腸の刺激によって嘔吐反射が起きる．また，第四脳室のいわゆる「トリガーゾーン」〔第四脳室の後下端の門（かんぬき）の付近にある最後野付近〕の化学受容器が感知する全身性の刺激も，嘔吐を引き起こすことがある．また，頭部の損傷やジェットコースターなどの前庭系への異常刺激も嘔吐を引き起こすことがある．

消化器系へのホルモンの影響についてのより詳細な説明は，**図11.6**を参照されたい．

消化器系のホルモン 11

主要な消化管ホルモン

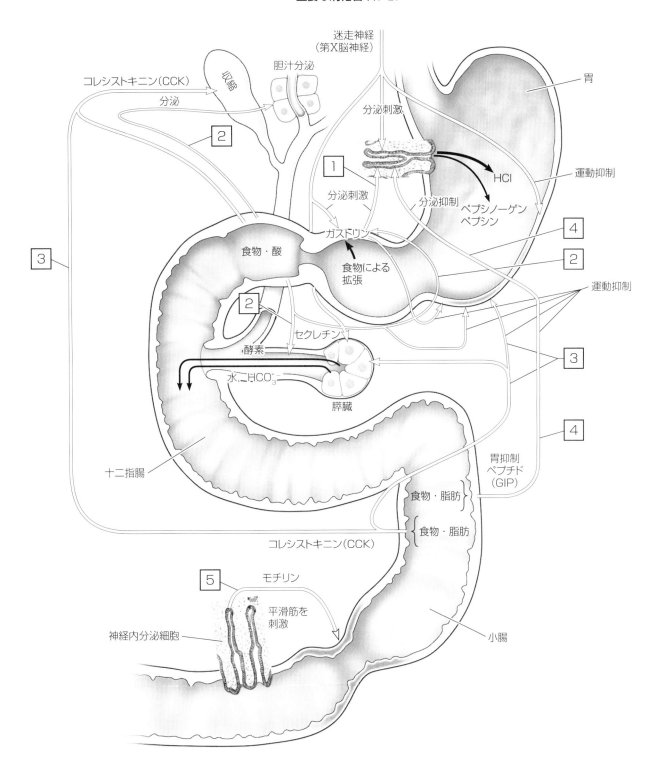

図11.8

復習問題

1. 次の内分泌器官のなかで，子宮収縮，射乳，および尿の濃縮にかかわっているのはどれか？
   A. 副腎皮質
   B. 腎臓
   C. 卵巣
   D. 副甲状腺
   E. 下垂体後葉

2. ホルモンが軸索より血流に放出されるときには，次のどの形式の細胞間情報伝達が生じるか？
   A. 自己分泌（オートクリン）
   B. 内分泌
   C. 全分泌（ホロクリン）
   D. 神経分泌（ニューロクリン）
   E. 傍分泌（パラクリン）

3. グレーヴス病（バセドウ病）は，甲状腺ホルモンの過剰産生と過剰分泌によって起きる自己免疫疾患である．この場合に認められる可能性が最も高い症状は，次のうちどれか？
   A. 冷感
   B. 皮膚の乾燥
   C. 顔面浮腫
   D. 易興奮性
   E. 遅脈

4. クッシング症候群は，どの腺からどのようなホルモンの分泌が増加することを特徴とするか？ 具体的に答えよ．

5. あるホルモンは「燃料動員」ホルモン，別のホルモンは「燃料貯蔵」ホルモンであることが知られている．この二つのホルモンの名前をあげなさい．

6. 内分泌器官のなかで，おそらく最も大きい（脂肪を除く）内分泌器官はどれか？

以下の各文章（7〜10）に対して，図のなかの適切な内分泌器官を色分けしなさい．各器官の名称も書き込みなさい．

7. この内分泌器官は，血液中のカルシウムの濃度を調節して（増加させて）いる（黄）．
8. この構造から放出されるソマトスタチン（SS）は，成長ホルモン（GH）の放出を抑制する（緑）．
9. この内分泌腺は，コルチゾール，アルドステロン，アンドロゲン，アドレナリン，ノルアドレナリンなどを放出する（赤）．
10. 性腺刺激ホルモンは，この内分泌器官内の好塩基性細胞から放出される（青）．

📖 復習問題

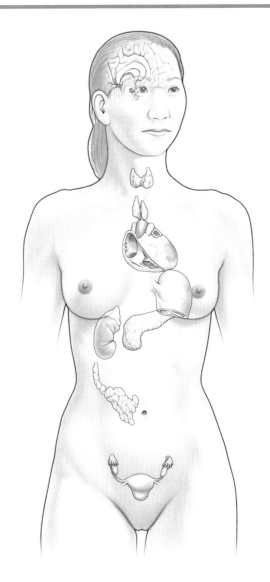

💡 解答

1. E
2. D
3. D
4. 副腎皮質（束状帯）からの糖質コルチコイド（主にコルチゾール）
5. グルカゴンとインスリン（膵臓由来）
6. 消化管
7. 副甲状腺
8. 視床下部
9. 副腎
10. 下垂体前葉

解答

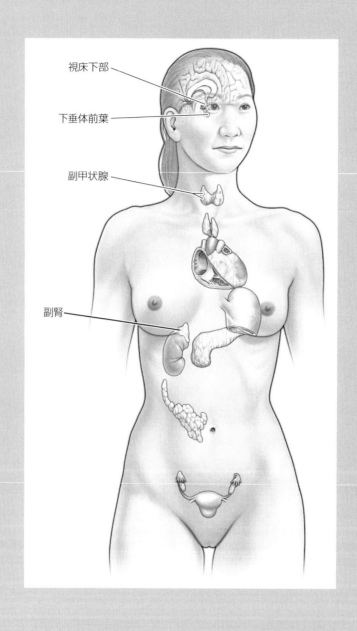

索　引

図番号の太字は右ページを示す．

数字

Ⅰ型肺胞細胞　Type I pneumocyte（alveolar cell）　7.1，7.6
Ⅱ型肺胞細胞　Type II pneumocyte（alveolar cell）　7.1，7.6

アルファベット

ACTH（副腎皮質刺激ホルモン）　11.3，11.7
ADH（抗利尿ホルモン）　11.3
BALT（気管支関連リンパ系組織）　6.6
B細胞　B cell　6.1，6.3，**6.4**
Bリンパ球　B lymphocyte　6.3
CD4　6.3
CNS（中枢神経系）　1.11，**1.11**
COPD（慢性閉塞性肺疾患）　7.5，7.6
CRH（副腎皮質刺激ホルモン放出ホルモン）　11.3
DCT（遠位曲尿細管）　9.3，**9.3**，9.4
ER（小胞体）　1.4
FSH（卵胞刺激ホルモン）　11.3，11.7
　FSHの血中濃度　FSH level　10.4
GALT〔腸管関連リンパ（系）組織〕　6.6
GERD（胃食道逆流症）　8.4
GFR（糸球体濾過量）　9.4
GH（成長ホルモン）　11.3
GHRH（成長ホルモン放出ホルモン）　11.3
GnRH（性腺刺激ホルモン放出ホルモン）　11.3
hCG（ヒト絨毛性性腺刺激ホルモン）　10.4
HPV（ヒトパピローマウイルス）　10.1
IGF（インスリン様成長因子）　11.3
IRDS（新生児呼吸窮迫症候群）　7.6
LH（黄体形成ホルモン）　11.3，11.7
　LHの血中濃度　LH level　10.4
LLQ（左下腹部）　8.1
LUQ（左上腹部）　8.1
MALT（粘膜関連リンパ（系）組織）　6.6
MMC（空腹期消化管強収縮運動）　11.8
PALS（動脈周囲リンパ鞘）　6.5，**6.5**
PCT（近位曲尿細管）　9.3，**9.4**
PICA（後下小脳動脈）　5.10
PNS（末梢神経系）　1.11，**1.11**
Psoas徴候　Psoas sign　3.14
PTH（副甲状腺ホルモン）　11.4
RLQ（右下腹部）　8.1
RUQ（右上腹部）　8.1
S状結腸　Sigmoid colon　3.16，8.1，8.8，**8.8**
　S状結腸間膜　Sigmoid mesocolon　5.15，**8.8**
　S状結腸静脈　Sigmoid vein　5.19
　S状結腸動脈　Sigmoid artery　5.15
S状静脈洞　Sigmoid sinus　5.11
TRH（甲状腺刺激ホルモン放出ホルモン）　11.3
TSH（甲状腺刺激ホルモン）　11.3
T細胞　T cell　6.1，**6.4**
Tリンパ球　T lymphocyte　6.3

α細胞　Alpha cell　11.6
β細胞　Beta cell　11.6
δ細胞　Delta cell　11.6

あ

アキレス腱　Achilles tendon　2.20，3.30，**3.30**
アクアポリン　Aquaporin　9.4
悪性腫瘍　Malignant tumor（neoplasm）　1.5，9.1
悪性貧血　Pernicious anemia　4.14
アーケード　Arcade　8.7
足　Foot　1.1
アジソン病　Addison disease　11.5
アジュバント　Adjuvant　6.7
アセチルコリン　Acetylcholine　4.19
アダムのリンゴ　Adam's apple　7.4
圧受容体反射　Baroreceptor reflex　9.4
アテトーシス　Athetosis　4.7
アデノイド扁桃炎　Adenoiditis　7.4
アドレナリン　Adrenaline（Epinephrine）　4.19
アナフィラキシー反応　Anaphylactic reaction　6.7
アブミ骨　Stapes　4.25
アブミ骨底　Base of stapes　4.25
アポクリン汗腺　Apocrine sweat gland　1.12
　類似アポクリン汗腺　Modified apocrine sweat gland　1.12
アマクリン細胞　Amacrine cell　4.24
甘味　Sweet　4.27
アルコック管　Alcock's canal　3.16
アルツハイマー病　Alzheimer disease　4.2，4.9
アルドステロン　Aldosterone　9.4，11.5
アルブミン　Albumin　5.1
アレルギー　Allergy　6.7
アレルゲン　Allergen　7.1，7.2
鞍関節　Saddle joint　1.9
アンドロゲン　Androgen　11.5
アンモン角　Cornu ammonis（Ammon's horn）　4.9

い

胃　Stomach　1.13，4.19，8.1，8.4，8.5，8.10，11.6，11.8
異形性　Dysplasia　1.5
移行域　Transitional zone　8.6
移行上皮　Transitional epithelium　1.5，9.5，10.8
異種移植片　Xenograft　6.4
胃十二指腸動脈　Gastroduodenal artery　8.10
胃食道逆流症　Gastroesophageal reflux disease　8.4，8.6
胃腺頸部粘液細胞　Mucous neck cell　8.6
胃体　Body of stomach　8.6
一次運動野　Primary motor cortex　4.4
一次感覚野　Primary somatosensory cortex　4.4
一次視覚皮質　Primary visual cortex　4.24
一次視覚野　Primary visual cortex　4.4，4.10
一次精母細胞　Primary spermatocyte　10.7
一次聴覚野　Primary auditory cortex　4.4
一次皮質野　Primary cortex　4.5
一過性脳虚血発作　Transient ischemic attack　5.10
胃底　Fundus of stomach　8.6
胃底域　Gastric fundic zone　8.6
胃粘膜ヒダ　Gastric folds（rugae）　8.6，**8.6**
胃脾間膜　Gastrosplenic ligament　8.5
胃表面上皮細胞　Surface epithelial cell　8.6
胃抑制ペプチド　Gastric inhibitory peptide　11.8，**11.8**
陰核　Clitoris　3.16，10.1
　陰核脚　Crus of clitoris　3.16，9.5
　陰核深動脈　Deep artery of clitoris　5.16
　陰核背動脈　Dorsal artery of clitoris　5.16
陰茎　Penis　3.16，4.19，10.6
　陰茎亀頭　Glans penis　9.5，10.8
　陰茎脚　Crus of penis　9.5，10.8
陰茎海綿体　Corpus cavernosum　9.5，10.8
陰茎深動脈　Deep artery　10.8
インスリン　Insulin　11.6
インスリン様成長因子　Insulin-like growth factor　11.3
インターフェロン　Interferon　6.2
咽頭　Pharynx　4.22，7.4，8.1
　咽頭後隙　Retropharyngeal space　3.7，3.8
　咽頭喉頭部　Laryngopharynx　3.5，**3.5**，7.1，7.4，**7.4**，8.4，**8.4**
　咽頭口部　Oropharynx　3.5，**3.5**，7.1，7.4，**7.4**，8.4，**8.4**
咽頭収縮筋　Pharyngeal constrictor muscle　7.1
咽頭頭底板　Pharyngobasilar fascia　3.5
咽頭反射　Gag reflex　3.5，8.2
咽頭鼻部　Nasopharynx　3.5，**3.5**，7.1，7.2，7.4，8.4，**8.4**
咽頭扁桃　Pharyngeal tonsil　8.4
陰嚢　Scrotum　4.19，10.6
　陰嚢の皮膚　Skin of scrotum　10.7
インヒビン　Inhibin　10.4
　インヒビンの血中濃度　Inhibin level　10.4
インピンジメント症候群　Impingement syndrome　3.18
陰部神経　Pudendal nerve　3.16，4.31，10.1，10.8
陰部神経管　Pudendal canal　3.16
陰部大腿神経　Genitofemoral nerve　4.30
陰門　Vulva　10.1

う

右胃静脈　Right gastric vein　5.19
右胃動脈　Right gastric artery　5.15，8.10
ウィリス動脈輪　Arterial circle of Willis　4.27，5.10
ウィルムス腫瘍　Wilms' tumor　9.1
ウィンスロー孔　Foramen of Winslow　8.5，8.6，**8.6**
右下副腎動脈　Right inferior suprarenal artery　11.5
右下腹部　Right lower quadrant　8.1
右冠状動脈　Right coronary artery　5.6
　右縁枝　Right marginal branch　5.6
　後下行枝　Posterior descending branch of right coronary artery　5.6
　後室間枝　Inferior interventricular branch of right coronary artery　5.6
　洞房結節枝　Sinuatrial（SA）nodal branch　5.6
右肝動脈　Right hepatic artery　5.15
右季肋部　Right hypochondrium　8.1
右結腸曲　Right colic flexure　8.6，8.8
右結腸静脈　Right colic vein　5.19
右結腸動脈　Right colic artery　5.15，8.7
烏口肩峰靱帯　Coracoacromial ligament　2.11，3.17
烏口鎖骨靱帯　Coracoclavicular ligament　2.11
烏口上腕靱帯　Coracohumeral ligament　2.11
右後頭葉　Right occipital lobe　4.24
烏口突起　Coracoid process　2.8，2.10，2.11，3.17，3.19
烏口腕筋　Coracobrachialis muscle　3.19
右鎖骨下静脈　Right subclavian vein　6.7
右鎖骨中線　Right midclavicular line　8.1
齲歯　Dental caries　2.4
羽状筋　Pennate muscle　1.10
右上副腎動脈　Right superior suprarenal artery　11.5
右上腹部　Right upper quadrant　8.1
右心耳　Right auricle（atrial appendage）　5.4
右心室　Right ventricle　5.4
右腎臓　Right kidney　8.6，8.10，11.6
右性腺静脈　Right gonadal　5.18
右総腸骨動脈　Right common iliac artery　5.16
右側腹部　Right flank　8.1
右鼠径部　Right inguinal region　8.1
右中副腎動脈　Right middle suprarenal artery　11.5

右肺　Right lung　7.5
　右肺の水平裂　Horizontal fissure of right lung　7.5
右背外側膝状体核　Right dorsal lateral geniculate nucleus　4.24
右肺下葉　Inferior lobe of right lung　7.5
右肺静脈　Right pulmonary vein　5.22
右肺上葉　Superior lobe of right lung　7.5
右肺中葉　Middle lobe of right lung　7.5
右肺動脈　Right pulmonary artery　5.22
右肺門　Hilum of right lung　7.1
右副腎（腎上体）　Right suprarenal（adrenal）gland　9.2
うま味　Umami　4.27
右葉　Right lobe　8.9
右リンパ本幹　Right lymphatic duct　6.1, **6.1**, **6.6**, **6.7**
右腕頭静脈　Right brachiocephalic vein　**5.3**, 5.17
運動軸索　Somatic motor axon　4.15
運動失調　Ataxia　4.12
運動神経　Motor nerve　**1.12**
運動線維　Motor fiber　**4.19**

え

永久歯　Permanent teeth　8.3
会陰　Perineal　3.16
　会陰腱中心　Perineal body　3.16, **3.16**, **10.1**, **10.8**
　会陰三角　Triangles of perineum　3.16
　会陰動脈　Perineal artery　5.16
　会陰の領域　Regions of perineum　3.16
会陰切開　Episiotomy　3.16
腋窩　Axilla　**1.1**, 3.18
腋窩陥凹　Axillary recess　2.11
腋窩筋膜　Axillary fascia　3.18
腋窩鞘　Axillary sheath　4.29, 5.20
腋窩静脈　Axillary vein　5.20, **5.20**
腋窩神経　Axillary nerve　2.10, 4.29, **4.29**
　腋窩神経損傷　Axillary nerve injury　3.24
腋窩動脈　Axillary artery　5.12
腋窩リンパ節　Axillary lymph node　6.1, **6.1**, **6.6**, 6.7
液性応答　Humoral response　6.3
エクリン汗腺　Eccrine sweat gland　1.12
エストロゲン　Estrogen　10.1, **10.4**, **11.3**, 11.7
　エストロゲン期　Estrogen phase　10.4
　エストロゲンの血中濃度　Estrogen level　10.4
エナメル質　Enamel　8.3
エプスタイン・バーウイルス　Epstein-Barr（EB）virus　6.5
遠位　Distal　**1.2**
遠位曲尿細管　Distal convoluted tubule　9.3, 9.3, 9.4
　遠位曲尿細管の細胞　Distal convoluted tubule cell　9.4
遠位指節間関節　Distal interphalangeal（DIP）joint　3.21
　遠位指節間関節の関節包　Capsule of a distal interphalangeal joint　2.14
円運動　Circumduction　1.3
円回内筋　Pronator teres muscle　3.20, 3.21, **3.24**
遠近調節反射　Accommodation reflex　4.23
嚥下　Swallowing　3.5, 8.4
塩酸　Hydrochloric acid　8.6
遠視　Hyperopia　4.24
炎症性化学伝達物質　Chemical inflammatory mediator　6.2
炎症性メディエーター　Inflammatory mediator　6.2

炎症反応　Inflammatory response　6.2, **6.2**
遠心性機能　Efferent function　4.22
遠心性（運動性）神経線維　Efferent（motor）fiber　4.22
　遠心性神経線維の終末　Efferent nerve ending　4.26
遠心性突起　Peripheral process　4.1
遠心側　Distal　8.3
延髄　Medulla oblongata　1.11, **2.3**, 4.5, 4.6, 4.6, 4.10, 4.12, 11.2
円錐靱帯　Conoid ligament　2.11
円柱上皮　Columnar epithelium　1.5
塩味　Salty　4.27

お

横隔胸膜　Diaphragmatic part of parietal pleura　7.5
横隔神経　Phrenic nerve　4.28
　横隔神経ブロック　Phrenic nerve block　4.28
横隔膜　Diaphragm　**1.13**, 3.14, 5.3, 5.14, 7.1, 7.5, 8.4, 8.5, 8.9, 9.1
　横隔膜右脚　Right crus of respiratory diaphragm　3.14
　横隔膜腱中心　Central tendon of respiratory diaphragm　3.14
　横隔膜左脚　Left crus of respiratory diaphragm　3.14
横筋筋膜　Transversalis fascia　3.12, 3.13, **3.13**
横口蓋ヒダ　Transverse palatine fold　8.2
横行結腸　Transverse colon　8.1, **8.5**, **8.7**, 8.8, 8.10
横行結腸間膜　Transverse mesocolon　5.15, 8.5, **8.7**, 8.8
　横行結腸間膜根　Attachment of transverse mesocolon　**8.10**, 11.6
横手根靱帯　Transverse carpal ligament　3.23
横静脈洞　Transverse sinus　5.11
黄色靱帯　Ligamentum flavum　2.5, 2.9, **4.18**
横足弓　Transverse arch　2.19
黄体　Corpus luteum　**10.2**, 10.4
　成熟黄体　Mature corpus luteum　10.2
黄体期　Lutea phase　10.4
黄体形成ホルモン　Luteinizing hormone　11.7
黄体細胞　Lutein cell　**10.2**
黄疸　Jaundice　8.10
横断　Cross section　1.13
横断面　Transverse plane　1.2
黄点　Lutea　4.23
嘔吐　Vomiting　8.6, 11.8
横突起　Transverse process　2.5, **2.5**, 2.6, **2.7**
横突孔　Transverse foramen　2.5, 2.6
横突肋骨窩　Transverse costal facet　2.6, **2.8**
黄斑　Macula lutea　4.24
　黄斑内の中心窩　Fovea centralis in macula　4.23
横披裂筋　Transverse arytenoid muscle　3.6, **3.6**
オキシトシン　Oxytocin　11.3, **11.3**
おたふくかぜ　Mumps　8.2
オトガイ　Chin　**1.1**
オトガイ下三角　Submental　3.7
オトガイ棘　Mental spine　**2.4**
オトガイ筋　Mentalis muscle　3.1
オトガイ孔　Mental foramen　**2.4**
オトガイ舌筋　Genioglossus muscle　3.4
オトガイ舌骨筋　Geniohyoid muscle　3.4, **3.7**, 4.28, **4.28**
オトガイ動脈　Mental artery　5.8
オートクリン　Autocrine　11.1, 11.2

か

外果　Lateral malleolus　2.17, **3.29**

回外　Supination　1.3, 2.12, 3.20
回外筋　Supinator muscle　3.20, **3.24**
外括約筋　External sphincter muscle　8.8
外顆粒層　Outer nuclear layer　**4.24**
外眼筋　Extrinsic muscles of eyeball　3.3, **4.22**, 4.23
外筋層　Muscularis externa　8.8
外頸静脈　External jugular vein　5.11, **5.11**, 5.20
外頸動脈　External carotid artery　5.8, **5.8**, 5.9
回結腸静脈　Ileocolic vein　5.19
回結腸動脈　Ileocolic artery　5.15, **8.7**
開口障害　Lockjaw　3.2
外後頭隆起　External occipital protuberance　2.3
外肛門括約筋　External anal sphincter muscle　3.16, 8.8, **10.1**
外呼吸　External respiration　7.1
外耳　External ear　**4.22**, 4.25
外子宮口　External os　10.3
外耳道　External acoustic meatus　4.25
外終糸　Filum terminale externum　**4.13**
外傷　Trauma　4.26
外精筋膜　External spermatic fascia　3.13
外舌筋　Extrinsic muscle of tongue　3.4
外旋　Lateral rotation　1.3
回旋筋腱板　Rotator cuff　2.11, 3.17, **3.17**
外側　Lateral　**1.2**
外側縁　Lateral border　**2.10**
外側顆　Lateral condyle　**2.17**
外側嗅索核　Lateral olfactory tract nucleus　**4.27**
外側嗅条　Lateral olfactory stria　**4.27**
外側胸動脈　Lateral thoracic artery　**5.12**
外側広筋　Vastus lateralis muscle　3.27, **3.28**
外側膝状体　Lateral geniculate body　4.10, **4.24**
外側手根側副靱帯　Radial collateral ligament of wrist joint　**2.14**
外側上顆　Lateral epicondyle　2.10, 2.17, 3.20
外側上腕筋間中隔　Lateral intermuscular septum of arm　3.19
外側脊髄視床路　Lateral spinothalamic tract　4.14
外側仙骨稜　Lateral sacral crest　**2.7**
外側足底動脈　Lateral plantar artery　**5.13**
外側側副靱帯　Fibular collateral ligament　2.12, 2.18, 2.20
外側大腿回旋動脈　Lateral circumflex femoral artery　**5.13**
外側大腿皮神経　Lateral cutaneous nerve（of the thigh）　4.30
外側直筋　Lateral rectus muscle　3.3, **3.3**, 4.22
外側半規管　Horizontal semicircular duct　**4.26**
外側半月　Lateral meniscus　2.18, **2.18**
外側皮質脊髄路　Ateral corticospinal tract　**4.14**
外側腹側核　Ventral lateral　4.10, **4.10**
外側網様体脊髄路　Lateral reticulospinal tract　4.14
外側翼突筋　Lateral pterygoid muscle　3.2
外側輪状披裂筋　Lateral cricoarytenoid muscle　3.6
回腸　Ileum　8.1, **8.5**, **8.7**, **8.7**
外腸骨静脈　External iliac vein　3.13, 5.18, **5.21**
外腸骨動脈　External iliac artery　3.13, **5.13**, **5.14**, 5.16
回腸動脈　Ileal artery　5.15, **8.7**
外転　Abduction　1.3, **2.14**
外転神経（第Ⅵ脳神経）　Abducens nerve（CN IV）　**2.3**, 4.22, **4.22**
外頭蓋底　External surface of cranial base　2.2
回内　Pronation　1.3, 2.12, 3.20
外尿道括約筋　External urethral sphincter muscle　3.16, 9.5, 10.8, **10.8**

外尿道口　External urethral orifice（meatus）　9.5，10.8
海馬　Hippocampus　4.8，4.9，**4.9**
　海馬の病変　Hippocampal damage　4.6
灰白交通枝　Gray ramus communicans　**4.15**，4.19
灰白質　Gray matter　4.5，**4.5**，4.13
　灰白質の後角　Posterior horn of gray matter　4.14
　灰白質の前角　Anterior horn of gray matter　4.14
　灰白質の側角　Lateral horn of gray matter　4.14
海馬交連　Hippocampal commissure　4.9
海馬采　Fimbria of hippocampus　4.8，4.9
海馬傍回　Parahippocampal gyrus　4.8，4.9
外反　Eversion　1.3
外腹斜筋　External oblique muscle　**1.10**，3.12，3.13，**3.13**，**3.14**，**10.5**
外腹斜筋腱膜　Aponeurosis of external abdominal oblique muscle　3.12，3.13
外分泌器官　Exocrine　8.10
外閉鎖筋　Obturator externus muscle　3.28
解剖学的正位　Anatomical position　1.1，3.20
蓋膜　Tectorial membrane　2.9，4.25
外膜　Adventitia　5.7，8.10
界面活性層　Surface-active layer　7.6
海綿骨　Spongy bone　1.7，2.1
海綿静脈洞　Cavernous sinus　5.11
　海綿静脈洞血栓症　Cavernous sinus thrombosis　5.11
外網状層　Outer plexiform layer　4.24
外有毛細胞　Outer hair cell　4.25
潰瘍性大腸炎　Ulcerative colitis　8.8
外肋間筋　External intercostals muscle　3.11
カイロミクロン　Chylomicrons　6.1
下咽頭　Hypopharynx　3.5
下咽頭収縮筋　Inferior pharyngeal constrictor muscle　3.5
カウパー腺　Cowper's gland　9.5，10.8
下横隔静脈　Inferior phrenic vein　5.18
下横隔動脈　Inferior phrenic artery　5.14，11.5
下角　Inferior angle　2.10
下顎窩　Mandibular fossa　2.4
下顎角　Angle　2.4
下顎頸　Neck　2.4
下顎後静脈　Retromandibular vein　5.11
下顎後部　Retromandibular　5.9
下顎骨　Mandible　1.7，2.2
下顎枝　Ramus　2.4
下顎小舌　Lingula　2.4
下顎神経（第Ⅴ脳神経第3枝）　Mandibular nerve （CN V3）　2.3，3.2，4.22
下顎切痕　Mandibular notch　2.4
下顎体　Body of mandible　2.4，3.7
化学的攻撃　Chemical attack　6.3
化学的消化　Chemical digestion　8.7
下顎頭　Head of mandible　2.4
下関節突起　Inferior articular process　2.5，2.6，2.7，2.9
下丘　Inferior colliculus　4.12
蝸牛　Cochlea　4.25
蝸牛管　Cochlear duct　4.25，4.26
蝸牛神経　Cochlear nerve　2.3，4.22，4.25，4.25
蝸牛神経節　Spiral ganglion　4.25
蝸牛水管　Cochlear aqueduct　4.25
蝸牛窓　Cochlear window　4.25，4.25
核　Nucleus　1.10，4.1
顎下三角　Submandibular triangle　3.7
顎下神経節　Submandibular ganglion　4.20，8.2
顎下腺　Submandibular gland　3.7，8.2

顎下腺管　Submandibular duct　8.2
角化層　Stratum corneum　1.12
顎関節　Temporomandibular joint　2.4
　顎関節関節円板　Articular disc of temporomandibular joint　3.2
　顎関節関節包　Articular capsule　2.4，**2.12**，2.14
　顎関節外側靱帯　Lateral（temporomandibular）ligament　2.4
角質層　Keratin（Cornified layer）　1.5
核小体　Nucleolus　1.4
顎静脈　Maxillary vein　5.11
顎舌骨筋　Mylohyoid muscle　3.4，3.7，8.2
下区動脈　Inferior segmental artery　9.2
顎動脈　Maxillary artery　5.8，5.9
獲得抵抗性　Acquired resistance　6.3
獲得免疫　Adaptive（Acquired） immunity　6.3，6.3
獲得免疫応答　Adaptive immune response　6.3
顎二腹筋　Digastric muscle　3.7，5.8
　顎二腹筋後腹　Posterior belly of digastric muscle　3.7
　顎二腹筋前腹　Anterior belly of digastric muscle　3.7
角膜　Cornea　4.23，**4.23**，4.24
下行脚　Descending limb　9.4
下後鋸筋　Serratus posterior inferior muscle　3.9，**3.10**
下行結腸　Descending colon　8.1，**8.5**，8.8，9.1
下甲状腺静脈　Inferior thyroid vein　5.11，**11.4**
下甲状腺動脈　Inferior thyroid artery　5.8，11.4，**11.4**
下行大動脈　Descending aorta　5.12，5.13，5.14，**8.4**
　下行大動脈の食道枝　Esophageal branch of descending aorta　8.4
下後腸骨棘　Posterior inferior iliac spine　2.15
下肢　Lower limb　1.1
　自由下肢　Free part of lower limb　**1.1**
下矢状静脈洞　Inferior sagittal sinus　5.11
下歯槽孔　Inferior alveolar foramen　2.4
下歯槽神経　Inferior alveolar nerve　2.4
　下歯槽神経ブロック　Inferior alveolar nerve block　2.4
下歯槽静脈　Inferior alveolar vein　2.4
下歯槽動脈　Inferior alveolar artery　2.4，5.8，5.9
下肢帯　Pelvic girdle　2.15
下斜筋　Inferior oblique muscle　3.3，**3.3**
下縦隔　Inferior mediastinum　5.3
顆状関節　Condyloid joint　1.9
過剰骨　Supernumerary（accessory） bone　1.7
下小脳脚　Inferior cerebellar peduncle　4.12，4.12
下唇下制筋　Depressor labii inferioris muscle　3.1
下垂　Depression　1.3
下垂手　Wrist drop　3.24，4.29
下垂足　Foot drop　3.32，4.31
下垂体　Hypophysis（Pituitary gland）　4.6，4.10，11.2
下垂体後葉　Posterior lobe of pituitary gland　4.11，11.2
下垂体前葉　Anterior lobe of pituitary gland　4.11，11.2
　下垂体前葉の好塩基性細胞　Basophils of anterior pituitary　11.3
　下垂体前葉の好酸性細胞　Acidophils of anterior pituitary　11.3
下垂体茎　Hypophyseal stalk　**11.2**
下錐体静脈洞　Inferior petrosal sinus　5.11
下垂体中間葉結合組織　Connective tissue of

intermediate lobe　11.2
ガストリン　Gastrin　11.8，**11.8**
化生　Metaplasia　1.5
下前区動脈　Anterior inferior segmental artery　9.2
下双子筋　Inferior gemellus muscle　3.25
肩　Shoulder　→肩（けん）
下腿　Leg　**1.1**
下腿筋膜　Deep fascia of leg（crural fascia）　3.32
下大静脈　Inferior vena cava　3.14，5.4，**5.14**，5.17，5.18，**5.22**，8.5，8.6，8.7，8.9，8.10，9.1，9.2，11.5
下腸間膜静脈　Inferior mesenteric vein　5.17，5.18，5.19
下腸間膜動脈　Inferior mesenteric artery　5.14，5.15，**5.15**，8.8
下腸間膜動脈神経節　Inferior mesenteric ganglion　4.19
下直筋　Inferior rectus muscle　3.3，**3.3**
下直腸静脈　Inferior rectal vein　5.18，**5.19**
下直腸動脈　Inferior rectal artery　5.16
滑液　Synovial fluid　1.9
滑液包　Synovial bursa　1.9，2.11，**2.18**
滑液包炎　Bursitis　4.31
滑車　Trochlea（pulley）　3.3
滑車神経（第Ⅳ脳神経）　Trochlear nerve（CN Ⅳ）　2.3，4.22，**4.22**
滑車切痕　Trochlear notch　2.12
活性化T細胞　Activated T cell　6.3
活動電位　Action potential　5.5
滑膜　Synovial membrane　1.8，**1.8**，2.11，2.12，2.16，2.18
滑膜腔　Synovial cavity　2.9
滑膜性の連結　Synovial joint　1.8
滑面小胞体　Smooth endoplasmic reticulum　1.4
割礼　Circumcision　10.8
下殿神経　Inferior gluteal nerve　4.31
下殿動脈　Inferior gluteal artery　5.16
可動域　Range of motion　1.3
可動結合　Diarthrosis　1.8
下頭斜筋　Obliquus capitis inferior muscle　3.10
下橈尺関節　Distal radioulnar joint　2.14
下鼻甲介　Inferior nasal concha　2.2，2.3，**4.23**，7.2，7.3
下鼻道　Inferior nasal meatus　4.23，7.2
過敏性反応　Hypersensitivity reaction　6.7
下副腎（腎上体）動脈　Inferior suprarenal（adrenal） artery　5.14，9.2
下腹部　Hypogastric region　8.1
下腹壁静脈　Inferior epigastric vein　3.13，5.18
下腹壁動脈　Inferior epigastric artery　3.13
下部食道括約筋　Lower esophageal sphincter　8.4
下方　Inferior　1.2
下葉　Inferior lobe　7.5
顆粒層　Stratum granulosum　1.12
下涙乳頭　Inferior lacrimal papilla　4.23
カルシトニン　Calcitonin　11.4
ガレン大静脈　Vein of Galen　5.11
下肋部　Hypochondriac region　8.1
下肋骨窩　Inferior costal facet　2.6，2.8
がん　Cancer　1.5
眼　Eye　1.1，4.19
肝胃間膜　Hepatogastric ligament　8.6
肝炎　Hepatitis　8.9
肝円索　Round ligament（Ligamentum teres） of liver　5.22，8.9，**8.9**
感音難聴　Sensorineural hearing loss（deafness）　4.25
眼窩　Orbital cavity　7.3

索引3

眼窩下動脈	Infraorbital artery	**5.8**, **5.9**
感覚軸索	Sensory axon	**4.15**
感覚受容器	Sensory receptor	**4.15**
眼角静脈	Angular vein	**5.11**
感覚神経	Sensory nerve	**1.12**
感覚神経線維	Sensory nerve fiber	**4.28**
眼窩骨膜	Periorbita	**3.3**
肝鎌状間膜	Falciform ligament	**8.9**
肝冠状間膜	Coronary ligament of liver	**8.9**
眼球鞘	Fascial sheath of eyeball	**3.3**
肝硬変	Hepatic cirrhosis	**5.18**, **5.19**, **8.9**
寛骨	Coxal（Pelvic）bone	**2.15**
寛骨臼	Acetabulum	**1.9**, **2.15**, **2.16**
寛骨臼横靱帯	Transverse acetabular ligament	**2.16**
寛骨臼唇	Acetabular labrum	**2.16**
肝細胞	Several hepatocyte	**8.9**
肝細胞索	Hepatocyte	**8.9**
環軸関節	Atlantoaxial joint	**2.9**
環軸関節の関節包	Capsule of atlantoaxial joint	**2.9**
環軸車軸関節	Atlantoaxial pivot joint	**1.9**
間質	Interstitium	**7.6**
間質細胞（肺）	Interstitial cell	**7.6**
癌腫	Carcinoma	**1.5**
肝十二指腸間膜	Hepatoduodenal ligament	**8.6**
冠循環	Coronary circulation	**5.2**
冠状静脈洞	Coronary sinus	**5.6**
冠状動脈	Coronary artery	**5.6**, **5.14**
冠状動脈造影	Coronary artery angiography	**5.13**
冠状動脈バイパス手術	Coronary artery bypass	**5.6**
冠状縫合	Coronal suture	**1.8**, **2.2**, **2.3**
肝静脈	Hepatic vein	**5.18**, **5.22**, **8.9**
冠状面	Coronal plane	**1.2**
肝小葉	Lobules of liver	**8.9**
眼神経（第Ⅴ脳神経第1枝）	Ophthalmic nerve（CN V1）	**2.3**, **4.22**
関節円板	Articular disc	**2.4**, **2.8**
関節窩	Glenoid fossa（cavity）	**2.5**, **2.8**, **2.11**
関節腔	Articular cavity	**1.8**, **1.8**, **2.8**, **2.11**
関節結節	Articular eminence	**2.4**
関節周囲動脈網	Periarterial anastomosis	**1.9**
関節上腕靱帯	Glenohumeral ligament	**2.11**
関節唇	Glenoid labrum	**2.11**
関節突起	Condylar process	**2.4**, **2.5**
関節突起間関節	Zygapophyseal joint	**2.9**
関節内胸肋靱帯	Intraarticular sternocostal ligament	**2.8**
関節軟骨	Articular cartilage	**1.8**, **1.8**, **2.1**, **2.11**, **2.12**, **2.18**
関節包靱帯	Capsular ligament	**2.16**
関節リウマチ	Rheumatoid arthritis	**6.7**
汗腺	Sweat gland	**1.12**, **4.15**
汗腺管	Sweat gland duct	**1.12**
肝臓	Liver	**4.19**, **5.2**, **5.22**, **8.1**, **8.5**, **8.10**, **9.1**
肝臓右葉	Right lobe of liver	**8.9**
肝臓左葉	Left lobe of liver	**8.6**, **8.9**
杆体細胞	Rod cell	**4.24**
環椎	Atlas	**1.9**, **2.5**, **2.6**, **2.9**, **2.9**, **3.8**, **3.10**
環椎横靱帯	Transverse ligament of atlas	**2.9**
環椎後弓	Posterior arch of atlas	**2.6**, **2.9**
環椎後頭関節	Atlantooccipital joint	**2.9**
環椎後頭関節の関節包	Capsule of atlantooccipital joint	**2.9**
環椎十字靱帯	Cruciate ligament of atlas	**2.9**
環椎前弓	Anterior arch of atlas	**2.6**
環椎前結節	Anterior tubercle of atlas	**2.6**
眼底静脈叢	Basilar complex	**5.11**
眼動脈	Ophthalmic artery	**5.10**

肝動脈の枝	Branch of hepatic artery	**8.9**, **8.9**
間脳	Diencephalon	**1.11**, **4.6**
間脳の構造物	Diencephalic structure	**4.6**
眼房水	Aqueous humor	**4.23**
肝三つ組	Portal triad	**8.6**, **8.7**, **8.9**, **8.9**
顔面	Face	**1.1**
顔面の筋	Muscle of face	**4.22**
顔面静脈	Facial vein	**5.11**
顔面神経（第Ⅶ脳神経）	Facial nerve（CN VII）	**2.3**, **3.1**, **4.6**, **4.20**, **4.22**, **4.22**, **4.23**, **7.2**
顔面神経（第Ⅶ脳神経）の枝	Branches of facial nerve（CN VII）	**8.2**
顔面頭蓋	Viscerocranium	**2.2**
顔面動脈	Facial artery	**5.8**, **5.8**, **5.9**
肝門脈	Hepatic portal vein	**5.17**, **8.5**, **8.6**, **8.7**, **8.9**
肝門脈系	Hepatic portal system	**8.7**
岩様部	Petrous part	**2.3**
眼輪筋	Orbicularis oculi muscle	**3.1**
肝類洞	Hepatic sinusoid	**8.9**
関連痛	Referred pain	**5.6**
肝弯曲	Hepatic flexure	**8.6**, **8.8**

き

記憶	Memory	**6.3**
機械的消化	Mechanical digestion	**8.7**
気管	Trachea	**3.5**, **3.7**, **4.22**, **5.14**, **7.1**, **7.4**, **7.5**, **8.4**
気管支	Bronchi	**4.22**, **7.5**
区域気管支	Tertiary bronchi	**7.5**
葉気管支	Secondary bronchi	**7.5**
気管支関連リンパ系組織	Bronchus-associated lymphoid tissue	**6.6**
気管支動脈	Bronchial artery	**5.14**
気管支肺（肺門）リンパ節	Bronchopulmonary（hilar）lymph node	**7.5**
気管軟骨	Tracheal cartilage	**7.5**
起始	Origin	**1.10**
基質	Ground substance	**1.6**
奇静脈	Azygos vein	**5.17**, **5.20**
奇静脈系	Azygos venous system	**5.17**, **5.17**
キス病	Kissing disease	**6.5**
基節骨	Proximal	**2.14**
キーゼルバッハ部位	Kiesselbach's area	**7.3**
規則的収縮	Rhythmic contraction	**1.10**
基底層	Stratum basale	**1.12**
基底板	Basal lamina	**4.25**
基底膜	Basilar membrane	**1.5**, **1.10**, **4.26**, **4.27**
希突起膠細胞	Oligodendrocyte	**4.1**, **4.2**
キヌタ骨	Incus	**4.25**, **4.25**
球海綿体筋	Bulbospongiosus muscle	**3.16**, **5.16**, **10.1**
嗅覚反応	Olfactory response	**4.27**
球関節	Ball-and-socket（Spheroid）joint	**1.9**
嗅球	Olfactory bulb	**4.27**
球形嚢	Saccule	**4.25**, **4.25**, **4.26**, **4.26**
嗅結節	Olfactory tubercle	**4.27**
嗅細胞	Olfactory cell	**4.1**
嗅索	Olfactory tract	**4.6**, **4.8**, **4.27**
嗅三角	Olfactory trigone	**4.27**
嗅受容体細胞	Olfactory receptor cell	**4.27**
弓状線	Arcuate line	**3.12**
弓状動脈	Arcuate artery	**9.2**, **9.2**
嗅上皮	Olfactory epithelium	**4.27**, **4.27**
嗅神経（第Ⅰ脳神経）	Olfactory nerve（CN I）	**4.22**, **4.22**
嗅神経軸索	Olfactory axon	**4.27**
求心性（感覚性）神経線維	Afferent（Sensory）fiber	**4.22**
求心性機能	Afferent function	**4.22**

求心性神経	Afferent nerve	**5.5**
求心性神経線維	Afferent nerve fiber	**4.26**
求心性神経線維のシナプス後末端	Afferent nerve ending	**4.26**
求心性突起	Central process	**4.1**
急性喉頭炎	Acute laryngitis	**3.6**, **7.4**
急性中耳炎	Acute otitis media	**7.2**
嗅腺	Olfactory gland	**4.27**
嗅皮質	Olfactory cortex	**4.4**
橋	Pons	**1.11**, **4.5**, **4.6**, **4.6**, **4.10**, **4.11**, **4.12**, **11.2**
頬	Cheek	**1.1**
胸横筋	Transversus thoracis muscle	**3.11**
胸郭	Thoracic cage	**2.8**
胸郭下口	Inferior thoracic aperture	**2.8**
胸郭上口	Superior thoracic aperture	**2.8**
胸（下行）大動脈	Thoracic aorta	**5.12**, **5.13**, **5.14**, **7.5**, **8.4**
胸（下行）大動脈の食道枝	Esophageal branch of thoracic aorta	**8.4**
胸管	Thoracic duct	**6.1**, **6.1**, **6.6**, **6.7**, **11.4**
頬筋	Buccinator muscle	**3.1**, **3.2**, **3.5**, **8.2**
胸腔	Thoracic cavities	**1.13**
胸腔穿刺	Thoracentesis	**1.13**
凝血塊	Blood clot	**10.2**
胸肩峰動脈	Thoracoacromial artery	**5.12**
頬骨	Zygomatic	**2.2**
胸骨	Sternum	**2.8**, **3.7**, **3.18**, **7.1**
頬骨弓	Zygomatic arch	**3.2**
胸骨甲状筋	Sternothyroid muscle	**3.7**, **3.7**, **4.28**
胸骨舌骨筋	Sternohyoid muscle	**3.7**, **3.7**, **4.28**
胸骨体	Body of sternum	**2.8**, **3.11**
胸骨柄	Manubrium of sternum	**2.8**, **2.8**
胸骨柄結合	Manubriosternal junction	**7.5**
胸骨柄体軟骨結合	Manubriosternal joint	**2.8**
胸鎖乳突筋	Sternocleidomastoid muscle	**3.7**, **3.7**, **3.9**, **4.22**, **4.28**
凝集原	Agglutinogens	**5.2**
橋静脈	Bridging vein	**4.18**
胸神経前枝	Anterior rami of thoracic nerves	**1.11**
狭心症	Angina pectoris	**5.6**, **8.2**
胸髄	Thoracic part of spinal cord	**4.19**, **4.21**
胸髄腰髄系	Thoracolumbar division	**4.19**
胸腺	Thymus	**5.3**, **6.1**, **6.4**, **6.6**
頬側面	Buccal surface	**8.3**
胸多裂筋	Multifidus thoracis muscle	**3.10**
胸椎	Thoracic vertebrae	**2.5**, **2.5**, **2.6**, **2.6**
胸椎後弯	Thoracic kyphosis	**2.5**, **2.5**
頬動脈	Buccal artery	**5.9**
橋動脈	Pontine artery	**5.10**
胸内臓神経	Thoracic splanchnic nerve	**4.19**, **4.21**
胸背神経	Thoracodorsa nerve	**4.29**
胸半棘筋	Semispinalis thoracis muscle	**3.10**
強皮症	Scleroderma	**1.6**
胸部	Thorax（chest）	**1.1**
峡部	Isthmus	**10.2**
胸部皮膚分節	Thoracic dermatome	**4.16**
強膜	Sclera	**4.23**, **4.23**, **4.24**
胸膜	Pleurae	**7.5**, **7.6**
胸膜腔	Pleural cavity	**1.13**, **1.13**
強膜静脈洞	Scleral venous sinus	**4.23**, **4.23**
胸膜頂	Cupula pleura	**7.5**
胸膜翻転部	Pleural reflection	**7.5**
胸腰筋膜	Thoracolumbar fascia	**3.9**
胸肋関節	Sternocostal joint	**2.8**
棘下窩	Infraspinous fossa	**2.10**
棘下筋	Infraspinatus muscle	**3.17**, **3.18**
棘下筋腱	Infraspinatus tendon	**2.11**, **3.17**

棘間靭帯　Interspinous ligament　2.5, 2.7, 2.9
棘筋　Spinalis muscle　3.10
棘孔　Foramen spinosum　2.3
棘上窩　Supraspinous fossa　2.10
棘上筋　Supraspinatus muscle　2.11, 3.17, 3.18
棘上筋腱　Supraspinatus tendon　2.11, **3.17**
棘上靭帯　Supraspinous ligament　2.5, 2.7, 2.9
局所解剖　Regional anatomy　1.1
局所神経ブロック　Regional nerve block　4.30
曲精細管　Seminiferous tubule　10.7, **10.7**
極動静脈　Polar vessels　9.1
棘突起　Spinous process　2.5, **2.5**, 2.6, 2.7, 2.9, 4.15
虚血期　Ischemic phase　10.4
虚血発作　Ischemic stroke　11.6
距骨　Talus　2.19
距骨滑車　Trochlea　2.19
距骨体の血管壊死　Avascular necrosis of talus body　5.13
距骨頭　Head of talus　2.19
挙上　Elevation　1.3
距腓関節　Talofibular joint　2.20
キラーT細胞　Killer T cell　6.3
ギラン・バレー症候群　Guillain-Barré syndrome　4.13, 4.15
近位　Proximal　1.2
近位曲尿細管　Proximal convoluted tubule　9.3, 9.4
　近位曲尿細管の細胞　Proximal convoluted tubule cell　9.4
　近位曲尿細管の上皮　Epithelium of proximal convoluted tubule　9.3
近位指（趾）節間（PIP）関節　Proximal interphalangeal（PIP）joint　3.21
　近位指（趾）節間関節の関節包　Capsule of a proximal interphalangeal joint　2.14, 2.20
筋萎縮　Muscle atrophy　1.10
筋萎縮性側索硬化症　Amyotrophic lateral sclerosis　4.14
筋外膜　Epimysium　**1.10**
筋形質　Sarcoplasm　**1.10**
筋型動脈　Muscular artery　5.7, **5.7**
筋原線維　Muscle myofibril　1.10
筋三角　Trigonum musculare　3.7
近視　Myopia　4.24
筋枝　Muscular branch　4.30
筋周膜　Perimysium　**1.10**
筋鞘　Sarcolemma　**1.10**
近心側　Mesial　8.3
筋線維　Muscle fibers　1.10
筋線維芽細胞　Myofibroblast　1.6
筋線維束　Muscle fascicles　1.10
筋線維束性攣縮　Fasciculation　4.14
筋層間（平滑筋）神経叢　Myenteric（smooth muscle）plexus　4.21
筋層間神経叢　Myenteric plexus　4.21
筋電図　Electromyography　1.10
筋突起　Coronoid process　2.4
筋内膜　Endomysium　**1.10**
筋肉　Muscle　1.10, 11.3
筋肉内注射　Intramuscular injection　3.26
筋皮神経　Musculocutaneous nerve　4.29, **4.29**
　筋皮神経損傷　Musculocutaneous nerve injury　3.24
筋フィラメント　Muscle myofilament　1.10
筋腹　Muscle belly　**1.10**

く

空腸　Jejunum　5.15, 8.1, **8.5**, 8.7, **8.7**, 8.10, 11.6
空腹期消化管強収縮運動　Migrating myoelectric complex　11.8
区画　Compartment　3.32
くしゃみ反射　Sneeze reflex　7.2
口　Mouth　1.1
屈曲　Flexion　1.3, 2.14
屈筋支帯　Flexor retinaculum　2.13, **3.23**, 3.30
クッシング症候群　Cushing syndrome　11.3, 11.5
クーパー靭帯　Cooper's ligament　10.5, **10.6**
クプラ　Cupula　4.26
クモ膜　Arachnoid mater　1.13, **4.17**, 4.18
クモ膜下腔　Subarachnoid space　**4.17**, 4.18, 4.18
クモ膜下出血　Subarachnoid hemorrhage　5.10
クモ膜顆粒　Arachnoid granulation　4.17, **4.17**, 4.18, **4.18**
クラミジア・トラコマチス　Chlamydia trachomatis　10.1
グリンパティックシステム　Glymphatic system　4.18, 6.1
グルカゴン　Glucagon　11.6
くる病　Rickets　1.8, 2.1
グレーヴス病（バセドウ病）　Graves（Basedow）disease　11.2, 11.4
グロブリン　Globulin　5.1
クローン病　Crohn disease　8.7

け

頸横神経　Transverse cervical nerve　4.28
頸横動脈　Transverse cervical artery　5.8
頸筋膜気管前葉　Pretracheal fascia　3.7, **3.7**
頸筋膜深葉　Deep investing cervical fascia　3.7
頸筋膜浅葉　Superficial layer of deep cervical fascia　3.7, **3.7**
頸筋膜椎前葉　Deep investing cervical fascia　3.7
脛骨　Tibia　1.9, 2.17, **2.18**, 2.20, 3.29, 3.32
　脛骨骨折　Tibial fracture　2.17, 4.31
脛骨過労性骨膜炎　Medial tibial stress syndrome　3.29, 3.30
脛骨神経　Tibial nerve　4.31, **4.31**
脛骨粗面　Tibial tuberosity　2.17, **2.17**, 3.27
脛骨内側顆　Medial condyle of tibia　2.18
形質細胞　Plasma cell　1.6, 6.1, **6.3**
形質膜　Plasma membrane　1.4
茎状突起　Styloid process　2.4, 3.4, 3.5, 3.7
頸静脈孔　Jugular foramen　2.3, 5.11
頸静脈二腹筋リンパ節　Jugulodigastric node　6.7
頸神経前枝　Anterior rami of cervical nerve　1.11
頸神経叢　Cervical plexus　1.11, 4.28
　頸神経叢ブロック　Cervical plexus block　3.8, 4.28
頸神経ワナ　Ansa cervicalis　4.28
　頸神経ワナ下根　Inferior root of ansa cervicalis　4.28
痙性斜頸　Spasmodic torticollis　4.7
痙性不全対麻痺　Spastic paraparesis　4.14
頸長筋　Longus colli muscle　3.8
頸椎　Cervical vertebra　2.5, **2.5**, 2.6
頸椎前弯　Cervical lordosis　2.5, **2.5**
頸椎体　Bodies of cervical vertebrae　3.8
頸動脈管　Carotid canal　2.3
頸動脈三角　Carotid triangle　3.7
頸動脈鞘　Carotid sheath　3.7, **3.7**
頸動脈内膜切除　Carotid endarterectomy　5.8
頸動脈拍動　Carotid pulse　3.7
茎突咽頭筋　Stylopharyngeus muscle　3.4, 3.5, **4.22**
茎突下顎靭帯　Stylomandibular ligament　2.4
茎突舌筋　Styloglossus muscle　3.4, **3.5**
茎突舌骨筋　Stylohyoid muscle　3.4, 3.7, **3.7**
頸部　Neck（cervicis）　1.1
頸部皮膚分節　Cervical dermatomes　4.16
頸部リンパ節　Cervical lymph nodes　6.1
鶏歩　Steppage gait　3.32, 4.31
外科頸　Surgical neck　2.10
血液型　Blood group　5.2
血液供給　Supply function　5.2
血液胸腺関門　Blood-thymus barrier　6.4
血液空気関門　Blood-air barrier　7.6
血液精巣関門　Blood-testis barrier　10.7
血液貯留　Reservoir function　5.2
血液ドーピング　Blood doping　5.1
血管　Blood vessel　1.6, 1.12, 6.2, **10.2**, 11.6
血管形成術　Angioplasty　5.13
血管周囲細胞　Perivascular pericyte　4.2
血管層　Stratum vasculosum　4.23
血管内皮細胞　Endothelial cell　5.7
血管平滑筋　Vascular smooth muscle　4.15
月経過多症　Menorrhagia　10.4
月経期　Menstrual phase　**10.3**, 10.4
月経周期　Menstrual cycle　10.4
月経中　Menstruation　10.3
結合腱　Conjoint tendon　3.12
結合組織　Connective tissue　1.5, 8.9
　液性結合組織　Fluid connective tissue　5.1
　固有結合組織　Connective tissue proper　1.6
　疎性結合組織　Loose connective tissue　1.6
　緻密結合組織　Dense connective tissue　1.6
　特殊結合組織　Specialized connective tissue　1.6
血漿　Plasma　5.1, **5.1**, 7.6
月状骨　Lunate bone　2.13, 2.14, 3.23
楔状骨　Cuneiform bone　2.19
血漿成分　Plasma composition　5.1
楔状束　Fasciculus cuneatus　4.14
血漿タンパク質　Plasma proteins　5.1
血小板　Platelet　5.1, **5.1**
血清　Serum　5.1
結節間平面　Intertubercular plane　8.1
結節状シナプス　Varicosities（boutons en passant）　4.3
結腸　Colon　4.19, 8.10, 11.6
結腸憩室症　Colonic diverticulosis　8.8
結腸直腸がん　Colorectal cancer　8.8
結腸半月ヒダ　Plicae semilunares coli　8.8
結腸ヒモ　Taenia coli　8.8, **8.8**
結腸膨起　Haustra　8.8
ケロイド　Keloid　1.6
腱　Tendon　1.10
腱画　Tendinous intersection　3.12
肩（関節）　Shoulder（glenohumeral joint）　1.1, 2.11
　肩関節脱臼　Shoulder joint dislocation　2.11
　肩関節の関節包靭帯　Capsular ligament of shoulder　2.11
肩甲回旋動脈　Circumflex subscapular artery　5.12
肩甲下窩　Subscapular fossa　2.8
肩甲下筋　Subscapularis muscle　2.11, 3.17, 3.18, 3.19
肩甲下筋腱　Subscapularis tendon　2.11
肩甲下筋腱下包　Subtendinous bursa of subscapularis　2.11
肩甲下神経　Subscapular nerve　4.29
肩甲下動脈　Subscapular artery　5.12
肩甲挙筋　Levator scapulae muscle　3.9, 3.17
肩甲棘　Spine of scapula　2.10, 3.9, 3.17
肩甲頸　Neck of scapula　2.8, 2.10
肩甲骨　Scapula　1.9, 2.8, 2.10, **3.7**, 3.17

索引 | 5

肩甲骨棘　Scapula spine　**3.18**
肩甲骨骨折　Fracture of scapula　2.10
肩甲骨体　Scapula body　**3.18**
肩甲上神経　Suprascapular nerve　4.29
肩甲上神経損傷　Suprascapular nerve injury　3.24
肩甲上動脈　Suprascapular artery　**5.8**, **5.12**
肩甲舌骨筋　Omohyoid muscle　3.7, **3.7**, **4.28**, **5.8**
肩甲切痕　Suprascapular notch　**2.10**
肩甲背神経　Dorsal scapular nerve　**4.29**
肩甲背動脈　Dorsal scapular artery　**5.8**
肩鎖関節　Acromioclavicular (plane) joint　1.9, 2.11, **2.11**
肩鎖関節包　Acromioclavicular joint capsule　**2.11**
犬歯　Canine　2.4, 8.3
剣状突起　Xiphoid process　2.8
腱断裂　Tendon rupture　3.28
肩峰　Acromion　1.9, 2.8, 2.10, 2.11, **3.17**
肩峰下包　Subacromial bursa　**2.11**

こ

鉤　Uncus　4.27
高圧系　High-pressure system　**5.2**
好塩基球　Basophil　5.1, **5.1**
口蓋　Palate　**4.22**
口蓋咽頭弓と筋　Palatopharyngeal arch and muscle　**3.4**
口蓋咽頭筋　Palatopharyngeus muscle　**3.4**
口蓋骨　Palatine bone　2.2, 2.3, **2.3**, **7.2**
　口蓋骨垂直板　Perpendicular plate of palatine bone　**7.2**
　口蓋骨水平板　Horizontal plate of palatine bone　**7.2**
口蓋垂　Uvula of plate　**3.5**, 8.2, 8.4
口蓋垂筋　Musculus uvulae (Uvular muscle)　**3.4**
口蓋舌弓　Palatoglossal arch　**3.4**
口蓋舌筋　Palatoglossus muscle　3.4, **3.4**
後外側核　Lateral posterior　4.10
後外側腹側核　Ventral posterolateral　4.10
口蓋帆挙筋　Levator veli palatini muscle　3.4, **3.4**
口蓋帆張筋　Tensor veli palatini muscle　**3.4**
口蓋扁桃　Palatine tonsil　3.4, **4.27**, 8.2, 8.4
口蓋縫線　Palatine raphe　**8.2**
後角　Occipital (Posterior) horn　**4.13**, 4.14
口角下制筋　Depressor anguli oris muscle　**3.1**
口角挙筋　Levator anguli oris muscle　**3.1**
後下小脳動脈　Posterior inferior cerebellar artery　**5.10**
交感神経　Sympathetic part　**4.21**, 5.5
交感神経幹　Sympathetic trunk　**4.15**, 4.19, **4.19**
交感神経幹神経節　Ganglion of sympathetic trunk　4.15, **4.15**, **4.19**
交感神経系　Sympathetic nervous system　**4.19**
交感神経節後線維　Postganglionic sympathetic fiber　**4.19**, 4.28
交感神経節前線維　Preganglionic sympathetic fiber　**4.19**
後眼房　Posterior chamber　4.23, **4.23**
後距腓靱帯　Posterior talofibular ligament　2.20
咬筋　Masseter muscle　**3.2**
口腔　Oral cavity　**7.1**, **7.3**, 8.1
口腔がん　Oral cancer　**8.4**
後区動脈　Posterior segmental artery　**9.2**
広頸筋　Platysma muscle　**3.1**
後脛骨筋　Tibialis posterior muscle　**3.30**, 3.32
後脛骨筋腱　Tibialis posterior tendon　**2.20**, 3.30
後脛骨静脈　Posterior tibial vein　5.21

後脛骨動脈　Posterior tibial artery　5.13
後頭三角　Posterior triangle of neck　3.7
後脛腓靱帯　Posterior tibiofibular ligament　2.20
高血圧　Hypertension　5.2
後結節　Posterior tubercle　2.6
抗原　Antigen　6.3
膠原線維　Collagenous fiber　1.6, **1.6**
抗原提示細胞　Antigen-presenting cell　6.1
硬口蓋　Hard palate　**3.4**, **7.1**, 7.2, **7.4**, 8.2
後交通動脈　Posterior communicating artery　5.10
後根　Posterior root　**4.13**, **4.15**, **4.19**
虹彩　Iris　4.23, **4.24**
後索　Posterior (Dorsal) funiculus　4.14
好酸球　Eosinophil　1.6, 5.1, **5.1**, **6.2**
後枝　Posterior ramus　4.15
後耳介筋　Auricularis posterior muscle　**3.1**
後耳介動脈　Posterior auricular artery　5.8
後斜角筋　Posterior scalene muscle　3.8
口臭　Halitosis (bad breath)　8.2
後縦隔　Posterior mediastinum　5.3
後十字靱帯　Posterior cruciate ligament　2.18
後縦靱帯　Posterior longitudinal ligament　2.5, 2.9
甲状頸動脈　Thyrocervical trunk　5.8, **5.12**
後上歯槽動脈　Posterior superior alveolar artery　5.9
恒常性　Homeostasis　4.20
甲状舌骨筋　Thyrohyoid muscle　3.7, **3.7**, **4.28**, **4.28**
甲状舌骨膜　Thyrohyoid membrane　**3.6**, **7.4**
甲状腺　Thyroid gland　**3.7**, **7.1**, **7.4**, **11.3**, 11.4
　甲状腺峡部　Isthmus of thyroid gland　11.4
　甲状腺錐体葉　Pyramidal lobe of thyroid gland　11.4
甲状腺機能亢進症　Hyperthyroidism　11.2
甲状腺機能低下症　Hypothyroidism　11.4
甲状腺刺激ホルモン　thyroid stimulating hormone　11.3
甲状腺刺激ホルモン分泌細胞　Thyrotrope　11.3
甲状腺刺激ホルモン放出ホルモン　Thyrotropin-releasing hormone　11.3
甲状腺ホルモン　Thyroid hormone　**11.3**
鉤状突起　Uncinate process　**2.12**, **8.10**, 11.6
甲状軟骨　Thyroid cartilage　**3.5**, 3.6, **3.7**, **7.1**, **7.4**, **7.5**, **11.4**
　甲状軟骨板　Lamina of thyroid cartilage　3.6
甲状披裂筋　Thyroarytenoid muscle　**3.6**
　甲状披裂筋の甲状喉頭蓋部　Thyroepiglottic part of thyroarytenoid muscle　3.6
後上腕回旋動脈　Posterior circumflex humeral artery　**5.12**
合成オキシトシン　Synthetic oxytocin　11.3
後脊髄小脳路　Posterior spinocerebellar tract　4.14
後仙骨孔　Posterior sacral foramen　2.7
後仙腸靱帯　Posterior sacroiliac ligament　2.15
後側　Posterior　**1.2**
梗塞　Infarct　1.11
後退　Retraction　1.3
抗体　Antibody　6.3
抗体依存性過敏反応　Antibody-dependent hypersensitivity　6.7
後大腿皮神経　Posterior femoral cutaneous nerve　**4.31**
後大脳動脈　Posterior cerebral artery　5.10
好中球　Neutrophil　1.6, 5.1, **5.1**, 6.2, **6.2**
後天性免疫不全症候群　Acquired immunodeficiency syndrome　6.6
後頭　Occiput　**1.1**
喉頭　Larynx　3.6, **4.22**, **7.1**

後頭顆　Occipital condyle　**2.3**
喉頭蓋　Epiglottis　**3.4**, **3.5**, **4.27**, **7.1**, 7.4, **8.4**
後頭蓋窩　Posterior cranial fossa　2.3
喉頭蓋軟骨　Epiglottic cartilage　3.6
後頭極　Occipital pole　4.6
喉頭口　Laryngeal inlet　**3.5**, **8.4**
後頭骨　Occipital bone　2.2, **2.3**
　後頭骨底部　Basilar part of occipital bone　**3.4**, **3.5**, **3.8**, **7.2**
喉頭室　Laryngeal ventricle　7.4
後頭静脈洞　Occipital sinus　5.11
喉頭前庭　Laryngeal vestibule　**7.1**, 7.4, **7.4**
後頭動脈　Occipital artery　5.8
喉頭軟骨　Laryngeal cartilage　3.6
後頭乳突縫合　Occipitomastoid suture　**2.2**
後頭葉　Occipital lobe　4.4, **4.4**, **4.10**
後頭葉皮質　Cortex of occipital lobe　1.11
鉤突窩　Coronoid fossa　**2.10**
後内側腹側核　Ventral posteromedial　4.10
広背筋　Latissimus dorsi muscle　3.9, **3.17**, **3.19**
後半規管　Posterior semicircular duct　4.26
後半月大腿靱帯　Posterior meniscofemoral ligament　2.18
後鼻孔　Choanae　**3.4**, **3.5**, **7.2**, **8.4**
後腹側核　Ventral posterior (Ventrodorsal)　4.10
後腹膜性　Retroperitoneal　5.19
後腹膜臓器　Retroperitoneal viscera　8.5
　一次的後腹膜臓器　Primarily retroperitoneal viscera　8.5
　二次的後腹膜臓器　Secondarily retroperitoneal viscera　8.5
興奮　Excitation　**4.26**
硬膜　Dura mater　1.13, **4.17**, 4.18
硬膜外腔　Epidural space　**4.15**, 4.18
硬膜外血腫　Epidural hematoma　2.2, 5.10
硬膜外麻酔　Epidural anesthesia　4.18
硬膜下血腫　Subdural hematoma　5.10
硬膜静脈洞　Dural venous sinus　4.18, 5.11
後面　Posterior　2.10
　後面像　Posterior view　**7.4**
肛門管　Anal canal　**3.15**, 8.1, 8.8, **8.8**, **10.1**
肛門挙筋　Levator ani muscle　**3.15**, **3.16**, **5.16**, **5.19**, **8.8**, **9.5**, **10.1**, **10.6**
肛門三角　Anal triangle　3.16, **3.16**
肛門柱　Anal column　**8.8**
肛門洞　Anal sinus　**8.8**
後葉　Posterior lobe　4.12, 11.2
抗利尿ホルモン　Antidiuretic hormone　11.3
口輪筋　Orbicularis oris　**1.10**, 3.1
後輪状披裂筋　Posterior cricoarytenoid muscle　3.6, **3.6**
交連線維　Commissural fiber　4.5
後肋間静脈　Posterior intercostal vein　5.17
後肋間動脈　Posterior intercostal artery　3.11
股関節　Hip joint　1.9, **2.16**
　股関節部の骨折　Hip fracture　2.16
呼吸ガスの輸送　Transport of respiratory gase　7.1
呼吸困難　Dyspnea　7.1, 7.6
黒質　Substantia nigra　4.7
腰　Hip　**1.1**
鼓室　Tympanic cavity　4.25
鼓室階　Scala tympani　4.25, **4.25**
骨　Bone　**1.10**, 8.3
骨格筋　Skeletal muscle　**1.10**, **4.15**, 5.2
骨芽細胞　Osteoblast　2.1
骨幹　Diaphysis　2.1
骨間筋　Interosseous muscle　**3.23**, **3.23**
骨幹端　Metaphysis　2.1
骨間膜　Interosseous membrane　**1.8**, **2.12**, **2.12**, **2.14**, **3.21**, **3.24**

骨細胞　Osteocyte　2.1
骨小柱　Trabeculae　**2.1**
骨髄　Bone marrow　6.1，6.4，**6.6**
骨性骨盤　Bony pelvis　2.15
骨折　Fracture　2.1，2.4，2.6
　陥没骨折　Depressed fracture　2.2
　脛骨骨折　Tibial fracture　2.17，4.31
　肩甲骨骨折　Fracture of scapula　2.10
　股関節部の骨折　Hip fracture　2.16
　骨盤骨折　Pelvic fracture　2.15
　コレス骨折　Colles' fracture　2.12
　鎖骨骨折　Fracture of clavicle　2.10
　尺骨遠位端骨折　Distal ulnar fracture　2.12
　舟状骨骨折　Scaphoid fracture　2.13
　踵骨骨折　Calcaneal fracture　2.19
　大腿骨骨折　Femoral fracture　2.17
　中手骨頸部骨折　Fracture of metacarpal neck commonly　2.13
　頭蓋底骨折　Basilar fracture　2.2
　橈骨骨折　Radius fracture　3.20
　剥離骨折　Avulsion fracture　2.16
　腓骨骨折　Fibular fracture　2.17
　粉砕骨折　Comminuted fracture　2.2
　肋骨骨折　Rib fracture　2.8
骨層板　Bone lamellae　2.1
骨粗鬆症　Osteoporosis　1.7，1.8，2.5
骨端　Epiphysis　2.1
骨単位　Osteon　2.1
骨端板　Epiphysial plate　1.8
骨盤　Pelvis　1.1
　骨盤骨折　Pelvic fracture　2.15
　骨盤隔膜　Pelvic diaphragm　3.15，**10.6**
　骨盤内臓神経　Pelvic splanchnic nerve　4.20，**4.20**，4.21
骨膜　Periosteum　2.1
骨膜層　Periosteal layer　4.18
鼓膜　Tympanic membrane　4.25，**4.25**
こむら返り　Charley horse　2.16
固有肝動脈　Hepatic artery proper　5.15，8.6，8.7，8.9，**8.9**，8.10
固有層　Lamina propria　6.6
固有背筋　Intrinsic back muscle　3.10
固有卵巣索　Ligament of ovary　10.1，**10.1**，10.2
コラーゲン　Collagen　1.6
ゴルジ装置　Golgi body　1.4，**4.1**
コルチ器　Organ of Corti　4.25，**4.25**
コルチゾール　Cortisol　11.5
コレシストキニン　Cholecystokinin　11.8，**11.8**
コレス骨折　Colles' fracture　2.12
根管治療　Root canal therapy　8.3
根治的乳房切除術　Radical mastectomy　10.5

さ

臍　Umbilicus　5.19，**5.22**
臍横断線　Transumbilical line　8.1
細気管支　Bronchioles　7.5
　呼吸細気管支　Respiratory bronchioles　7.6
　終末細気管支　Terminal bronchiole　7.6
載距突起　Sustentaculum tali　2.19，2.20
細静脈　Venule　5.7，**5.7**
左胃静脈　Left gastric vein　5.17，5.19
　左胃静脈の食道枝　Esophageal branches of left gastric vein　5.17
臍静脈　Umbilical vein　5.22
[最]上胸動脈　Superior thoracic artery　5.12
最上肋間動脈　Supreme intercostal artery　5.8
最長筋　Longissimus muscle　3.10
細動脈　Arteriole　5.7，**5.7**
左胃動脈　Left gastric artery　5.15
臍動脈　Umbilical artery　5.16，5.22
サイトカイン　Cytokine　6.2，6.3

最内肋間筋　Innermost intercostal muscle　3.11
臍部　Umbilical region　8.1
細胞外基質　Extracellular matrix　1.6
細胞核　Cell nucleus　1.4，**4.27**
細胞呼吸　Cellular respiration　7.1
細胞質　Cytoplasm　1.4
細胞傷害性T細胞　Cytotoxic T cell　6.3
細胞傷害性過敏反応　Cytotoxic hypersensitivity　6.7
細胞小器官　Organelle　1.4
臍傍静脈　Paraumbilical vein　5.19，**5.19**
細胞性免疫　Cell-mediated immunity　6.3
細胞性免疫応答　Cell-mediated immune response　6.3
細胞体　Cell body　4.1，**4.1**
細胞内液　Intracellular fluid　7.6
（細胞の）密着結合　Tight junction　7.6
細胞媒介性過敏反応　Cell-mediated hypersensitivity reaction　6.7
細網細胞　Reticular cell　6.1
細網線維　Reticular fiber　1.6，**1.6**
サイログロブリン　Thyroglobulin　11.4
左縁枝　Left marginal branch　5.6
左下副腎動脈　Left inferior suprarenal artery　11.5
左下腹部　Left lower quadrant　8.1
左冠状動脈　Left coronary artery　5.6
　左冠状動脈回旋枝　Circumflex branch of left coronary artery　5.6
　左冠状動脈前下行枝　Anterior descending branch of left coronary artery　5.6
　左冠状動脈前室間枝　Anterior interventricular branch of left coronary artery　5.6
左肝動脈　Left hepatic artery　5.15
左季肋部　Left hypochondrium　8.1
左結腸曲　Left colic flexure　8.6，8.7，8.8
左結腸静脈　Left colic vein　5.19
左結腸動脈　Left colic artery　5.15
左後頭葉　Left occipital lobe　4.24
鎖骨　Clavicle　1.9，2.8，2.10，**2.11**，3.7，**3.17**，3.18
　鎖骨骨折　Fracture of clavicle　2.10
　鎖骨の胸骨関節面　Sternal facet of clavicle　2.10
　鎖骨の肩峰関節面　Acromial facet of clavicle　2.10
坐骨　Ischium　2.15
坐骨海綿体筋　Ischiocavernosus muscle　3.16，5.16，10.1
鎖骨下筋　Subclavius muscle　3.18
鎖骨下静脈　Subclavian vein　3.8，**3.8**，5.3，5.11，5.17，5.20，**5.20**
鎖骨下動脈　Subclavian artery　3.8，**3.8**，5.3，5.8，**5.8**，5.9，5.12，8.4，**8.4**
鎖骨間靱帯　Interclavicular ligament　2.8
坐骨棘　Ischial spine　2.15，3.15
坐骨結節　Ischial tuberosity　2.15，2.16，3.15，3.16，3.25，3.26，10.1，10.8
坐骨肛門窩（坐骨直腸窩）　Ischioanal (Ischiorectal) fossa　3.16，**3.16**
坐骨枝　Ramus of ischium　2.15
鎖骨上神経　Supraclavicular nerve　4.28
坐骨神経　Sciatic nerve　4.31
坐骨神経痛　Sciatica　2.7，4.31
坐骨大腿靱帯　Ischiofemoral ligament　2.16
坐骨恥骨枝　Ischiopubic ramus　3.16，10.6，10.8
坐骨直腸膿瘍　Ischiorectal abscess　3.16
左鎖骨下静脈　Left subclavian vein　5.20，6.1，**6.7**
左鎖骨下動脈　Left subclavian artery　5.14
左鎖骨中線　Left midclavicular line　8.1

左上副腎動脈　Left superior suprarenal artery　11.5
左上腹部　Left upper quadrant　8.1
左心室　Left ventricle　5.4
左腎静脈　Left renal vein　9.1，11.5
左腎臓　Left kidney　8.5，8.10，11.5，11.6
左腎動脈　Left renal artery　9.1，11.5
左心房　Left atrium　5.4
嗄声　Hoarseness　3.6，7.4
左性腺静脈　Left gonadal vein　5.18
左精巣動脈　Left testicular vein　9.1
左総頸動脈　Left common carotid artery　5.3，5.14
左側腹部　Left flank (lateral region)　8.1
左鼠径部　Left groin (inguinal region)　8.1
左中副腎動脈　Left middle suprarenal artery　11.5
左内頸静脈　Left internal jugular vein　6.1
左内頸動脈　Left internal jugular artery　6.7
左尿管口　Left ureteric orifice　9.5
左肺　Left lung　7.5
左背外側膝状体核　Left dorsal lateral geniculate nucleus　4.24
左肺下葉　Inferior lobe of left lung　7.5
左肺静脈　Left pulmonary vein　5.22
左肺上葉　Superior lobe of left lung　7.5，**7.5**
　左肺上葉の小舌　Lingula of superior lobe of left lung　7.5
左肺動脈　Left pulmonary artery　5.22
サーファクタント　Surfactant　7.1，7.6，**7.6**
左副腎（腎上体）　Left suprarenal (adrenal) gland　8.5，9.2
左副腎静脈　Left suprarenal vein　11.5
サプレッサーT細胞　Suppressor T cell　6.3
左腕頭静脈　Left brachiocephalic vein　5.17
三角筋　Deltoid muscle　1.10，2.11，3.17，3.18，3.19，3.24
三角筋下包　Subdeltoid bursa　2.11
三角筋粗面　Deltoid tuberosity　2.10
三角骨　Triquetrum bone　2.13，2.14
三叉神経（第V脳神経）　Trigeminal nerve (CN V)　3.2，4.22，**4.22**
　三叉神経（第V脳神経）第1枝（V1）　Trigeminal nerve (CN V1)　7.2
　三叉神経（第V脳神経）第2枝（V2）　Trigeminal nerve (CN V2)　7.2
　三叉神経（第V脳神経）の感覚枝　Sensory branches from trigeminal nerve (CN V)　7.3
三尖弁　Tricuspid valve　5.4，**5.4**
山頂　Culmen　4.12
山腹　Declive　4.12
酸味　Sour　4.27

し

歯　Teeth　4.22
　歯冠　Crown of teeth　8.3
耳　Otic (Ear)　1.1
自家移植片　Autograft　6.4
視覚連合野　Visual association area　4.4
耳下腺　Parotid gland　4.22，8.2，8.4
耳下腺管　Parotid duct　8.2
耳管　Auditory tube　3.4，4.25
耳管咽頭筋　Salpingopharyngeus muscle　3.5
耳管咽頭口　Pharyngeal opening of auditory (eustachian) tube　7.1，7.2
耳管軟骨部　Cartilaginous part of auditory (eustachian) tube　3.2
色素上皮　Pigmented epithelium　4.24
子宮　Uterus　4.19，10.1
子宮円索　Round ligament of uterus　10.1，10.3
子宮外妊娠　Ectopic pregnancy　10.2

子宮外膜	Perimetrium 10.3
子宮筋腫	Uterine fibroid 10.3
子宮筋層	Myometrium 10.3, **10.3**
子宮腔	Uterine cavity **10.3**
子宮頸（部）	Cervix of uterus **10.1**, 10.3
子宮頸がん	Cervical carcinoma 10.3
子宮頸部検査	Cervical examination 10.3
子宮広間膜	Broad ligament 10.1, **10.1**, 10.2, 10.3
子宮収縮	Uterine contraction 11.3
子宮腺	Uterine glands 10.3, **10.4**
子宮体	Body of uterus 10.3
[腎] 糸球体	Glomerulus 9.1, 9.3, **9.4**
糸球体毛細血管	Glomerular capillary 9.2
糸球体毛細血管の内皮	Endothelium of glomerular capillary 9.3
糸球体濾過量	Glomerular filtration rate 9.4
子宮脱	Uterine prolapse 10.3
子宮底	Fundus of uterus 10.3
子宮摘出術	Hysterectomy 10.3
子宮動脈	Uterine artery 5.16
子宮内膜	Endometrium of uterus 10.3, **10.3**
子宮内膜の基底層	Stratum basale of endometrium 10.3
子宮内膜の機能層	Stratum functionale of endometrium 10.3
子宮内膜の静脈	Vein of endometrium 10.4
子宮内膜の静脈腔	Venous lake of endometrium 10.4
子宮内膜のラセン動脈	Spiral artery of endometrium 10.4
子宮内膜がん	Endometrial carcinoma 10.3
子宮内膜症	Endometriosis 10.4
軸骨格	Axial skeleton 1.7
軸索	Axon 4.1, **4.1**, 4.2, 4.3, 11.1, 11.3
軸索原形質	Axoplasm 4.3
軸索細胞体間シナプス	Axosomatic synapse 4.1, **4.1**, 4.3
軸索軸索間シナプス	Axoaxonic synapse 4.3
軸索樹状突起間シナプス	Axodendritic synapse 4.1, **4.1**, 4.3
軸索小丘	Axon hillock 4.1, 4.3
軸椎	Axis **1.9**, 2.5, 2.6, 2.9, **2.9**, 3.10
軸椎歯突起	Dens of axis 2.9
軸平面	Axial plane 1.2
歯頸	Dental neck 8.3
刺激性病変	Irritative lesion 4.26
刺激伝導系	Impulse conducting system 1.10
歯垢	Dental plaque 8.3
視交叉	Optic chiasma 4.6, 4.12, 4.24, **4.24**, 11.2
視交叉上核	Suprachiasmatic nucleus 4.11
篩骨	Ethmoid bone 2.2, 2.3, **2.3**, 7.2
篩骨篩板	Cribriform plate of ethmoid bone 2.3, **4.27**, 7.2
篩骨垂直板	Perpendicular plate of ethmoid bone 2.3, **2.3**, 7.2
篩骨蜂巣（洞）	Ethmoidal cell (sinuses) 7.3
自己分泌	Autocrine 11.1, **11.1**, 11.2
自己免疫	Autoimmunity 6.7
自己免疫寛容	Self tolerance 6.4
自己免疫疾患	Autoimmune disease 6.4, 6.7
歯根	Root 7.3, 8.3
歯根管	Root canal 8.3
歯根尖孔	Apical foramina 8.3
歯根膜	Periodontium 8.3
視細胞層	Photoreceptor layer 4.24
視索	Optic tract 4.6, 4.24
視上核	Supraoptic nucleus 4.11
視前域外側核	Lateral preoptic nucleus 4.11
視索内側核	Medial preoptic nucleus 4.11
支持グリア細胞	Supporting glial cell **4.24**

支持細胞	Supporting (Sustentacular) cell **4.26**, 4.27
示指伸筋	Extensor indicis muscle 3.22
示指伸筋腱	Extensor indicis tendon 3.22
支持靱帯	Suspensory ligament 4.24
歯周病	Periodontal disease 2.4, 8.3
視床	Thalamus 4.5, 4.6, 4.7, **4.7**, 4.9, 4.10, 4.12, 11.2
歯状回	Dentate gyrus 4.9, **4.9**
視床下核	Subthalamic nucleus 4.7
視床核	Thalamic nuclei 4.10
歯状核	Dentate nucleus 4.12
視床下溝	Hypothalamic sulcus 4.6
視床下部	Hypothalamus 4.6, 4.8, **4.8**, 4.11, 4.20, 11.2
視床下部の損傷	Impairment to hypothalamus 4.11
視床下部外側核	Lateral hypothalamic nucleus 4.11
視床下部後野	Posterior hypothalamic area 4.11
視床下部視索上核	Supraoptic hypothalamic nucleus 11.2
視床下部室傍核	Paraventricular hypothalamic nucleus 11.2
視床下部前野	Anterior hypothalamic area 4.11
視床下部動脈	Hypothalamic artery 5.10
耳小骨	Auditory ossicles 4.25
視床髄板	Medullary lamina of thalamus 4.10, **4.10**
歯状線	Dentate line **3.16**, 8.8
視床前核	Anterior nuclei of thalamus 4.8
視床枕	Pulvinar **4.7**, 4.10
糸状乳頭	Filiform papillae 3.4, **3.4**, 4.27
茸状乳頭	Fungiform papilla 3.4, **3.4**, 4.27
矢状縫合	Sagittal suture 2.2
指静脈	Digital vein 5.20, 5.21
矢状面	Sagittal plane 1.2
耳状面	Auricular surface 2.15
視神経（第Ⅱ脳神経）	Optic nerve (CN Ⅱ) 2.3, 3.3, 4.22, **4.22**, 4.23, 4.24
視神経管	Optical canal 2.3
耳神経節	Otic ganglion 4.20
歯髄	Dental pulp 8.3
歯髄炎	Pulpitis 2.4
ジストニア	Dystonia 4.7
耳石	Otolith 4.26
耳石膜	Otolithic membrane 4.26
指（趾）間関節	Interphalangeal joint 2.14
指（趾）節骨	Phalanges 2.13, **2.14**, 2.19
脂腺	Sebaceous glands 1.12
自然免疫	Innate immunity 6.3
刺創	Stab wound 4.31
歯槽	Dental socket (alveoli) 8.3
歯槽骨膜	Alveolar periosteum 8.3
歯槽部（稜）	Alveolar part (crest) 2.4
膝	Knee 1.1
膝横靱帯	Transverse ligament of knee 2.18
膝蓋下脂肪体	Infrapatellar fat pad 2.18
膝蓋下皮下包	Subcutaneous infrapatellar bursa 2.18
膝蓋腱反射	Patellar reflex (Knee jerk) 1.3, 3.27
膝蓋骨	Patella 1.7, 2.17, **2.18**, 3.27, 3.28
膝蓋骨亜脱臼	Patellar subluxation 2.18
膝蓋上包	Suprapatellar (synovial) bursa 2.18
膝蓋靱帯	Patellar ligament 2.18, 3.27, **3.27**, 3.28
膝前皮下包	Subcutaneous prepatellar bursa 2.18
膝窩筋	Popliteus muscle 3.30

膝窩筋腱	Popliteus tendon 2.18
膝窩静脈	Popliteal vein 5.21, **5.21**
膝窩動脈	Popliteal artery 5.13
膝窩リンパ節	Popliteal node 6.6
室間孔	Interventricular foramen 4.17
膝関節	Knee joint 2.17, 2.18
膝関節での屈曲	Flexion at knee joint 1.3
膝関節での伸展	Extension at knee joint 1.3
櫛状線	Pectinate line **3.16**, 8.8
室傍核	Paraventricular nucleus 4.11
耳道腺	Ceruminous gland 1.12
歯突起	Dens 2.6, **2.9**
シナプス	Synapse 4.1, 4.3
シナプス間隙	Synaptic cleft **4.3**, 4.3
シナプス後細胞	Postsynaptic cell 4.3
シナプス後膜	Postsynaptic membrane 4.3
シナプス小胞	Synaptic vesicle 4.3
シナプス前膜	Presynaptic membrane **4.3**
シナプスボタン	Synaptic bouton 4.3, **4.3**
歯肉炎	Gingivitis 2.4, 8.2, 8.3
歯肉上皮	Gingival (gum) epithelium 8.3
篩板	Cribriform plate **4.27**, 7.2
脂肪	Fat 4.18
脂肪細胞	Adipocyte 1.6
脂肪腫	Lipoma 1.6
脂肪組織	Fat (Adipose) tissue 11.3
脂肪体	Fat (Fatty) pads 2.12
耳鳴	Tinnitus 4.26
尺側手根屈筋	Flexor carpi ulnaris muscle 3.21, **3.22**, 3.24
尺側手根伸筋	Extensor carpi ulnaris muscle 3.22, **3.24**
尺側皮静脈	Basilic vein 5.20, **5.20**
弱毒化生ウイルス	Live attenuated virus 6.7
車軸関節	Pivot joint 1.9
射精管	Ejaculatory duct 10.6
射精管開口部	Opening of ejaculatory duct 10.6, 10.8
射精管の始部	Beginning of ejaculatory duct 10.6
尺骨	Ulna 1.8, 1.9, 2.12, **2.12**, 2.13, 2.14, 3.19, 3.20, 3.21, 3.22, 3.24
尺骨遠位端骨折	Distal ulnar fracture 2.12
尺骨茎状突起	Ulnar styloid process 2.12
尺骨静脈	Ulnar vein 5.20, **5.20**
尺骨神経	Ulnar nerve 4.29, **4.29**
尺骨神経損傷	Ulnar nerve injury 3.24
尺骨粗面	Ulnar tuberosity 2.12
尺骨動脈	Ulnar artery 5.12
射乳	Milk expulsion (ejection) 11.3
斜披裂筋	Oblique arytenoid muscle 3.6, **3.6**
斜披裂筋の披裂喉頭蓋部	Aryepiglottic part of oblique arytenoid muscle 3.6
斜裂	Oblique fissure 7.5
縦隔	Mediastinum 1.13, **1.13**, 5.3
縦隔胸膜	Mediastinal pleura 7.5
縦隔リンパ節	Mediastinal lymph node 6.1, 6.6, 6.7
集合管	Collecting duct 9.3, **9.4**
集合管の細胞	Collecting duct cell 9.4
集合リンパ小節	Aggregated lymphatic nodules 8.7
終糸	Terminal filum 4.13
重症筋無力症	Myasthenia gravis 6.7
舟状骨	Scaphoid bone 2.13, **2.14**, 2.19, **2.20**, 3.23
舟状骨骨折	Scaphoid fracture 2.13
舟状骨粗面	Tuberosity of navicular bone 2.19
自由上肢	Free part of upper limb 1.1
自由神経終末	Free nerve ending 4.15
終神経節	Terminal ganglion 4.20
重層円柱上皮	Stratified columnar epithelium

索引 | 8

1.5
縦走筋　Longitudinal muscle　6.6，8.7
重層上皮　Stratified epithelium　1.5
重層扁平上皮　Stratified squamous epithelium　1.5，8.3
重層立方上皮　Stratified cuboidal epithelium　1.5
縦足弓　Longitudinal arch of foot　2.19
十二指腸　Duodenum　8.1，**8.6**，8.7，**8.10**，9.1，**11.6**，**11.8**
　十二指腸下行部（第2部）　Descending（2nd）part of duodenum　8.7
　十二指腸下部（水平部または第3部）　Inferior（horizontal or 3rd）part of duodenum　8.5，8.7
　十二指腸上行部（第4部）　Ascending（4th）part of duodenum　8.7
　十二指腸上部（第1部）　Superior（1st）part of duodenum　8.7
　十二指腸空腸曲　Duodenojejunal flexure　**8.7**，9.1
周皮細胞　Pericyte　5.7
自由ヒモ　Free tenia　8.8
絨毛　Villus　8.7
主気管支　Main bronchi　7.5
　右主気管支　Right main bronchus　7.1
　左主気管支　Left main bronchus　7.1
粥状動脈硬化症　Atherosclerosis　5.7，5.8，11.6
手根　Carpus（Wrist）　1.1，2.13
手根管圧迫症候群　Carpal tunnel syndrome　4.29
手根間関節　Intercarpal joints　2.14
手根関節　Carpi（carpal）joint　2.14
　手根関節の関節円板　Articular disc of carpi joint　2.14
　手根関節の屈曲　Flexion at carpi joint　1.3
　手根関節の伸展　Extension at carpi joint　1.3
手根弓　Carpal arch　2.13
手根骨　Carpal（Wrist）bone　**1.7**，2.13
手根中央関節　Midcarpal joint　2.14
手根中手関節　Carpometacarpal joint　2.14
主細胞　Chief（Principa）cell　8.6
種子骨　Sesamoid bones　1.7，2.13，2.17，2.19，**2.20**，**3.31**
手掌　Palm　1.1
手掌腱膜　Palmar aponeurosis　3.21
樹状細胞　Dendritic cell　6.1，6.2
樹状突起　Dendrite　4.1，**4.1**，4.3
樹状突起間シナプス　Dendrodendritic synapse　4.1，4.3，**4.3**
樹状突起棘　Dendritic spine　4.1，**4.1**，4.3
樹状突起棘シナプス　Dendritic spine synapse　4.3
樹状突起稜シナプス　Dendritic crest synapse　4.3
主膵管　Main pancreatic duct　8.10
出血　Hemorrhage　1.11
出血黄体　Corpus hemorrhagicum　10.2
受動免疫　Passive immunity　6.3，**6.3**
授乳　Lactation　10.5
手背　Dorsum of hand　1.1
手背静脈網　Dorsal venous network of hand　5.20
腫瘍　Tumor　4.27
受容器神経終末　Receptive ending　4.1
受容性失語（症）　Receptive aphasia　1.11，4.5
主要組織適合複合体　Major histocompatibility complex　6.4
シュワン細胞　Schwann cell　4.1，4.2，**4.27**
上位肩甲下神経　Upper subscapular nerve　4.29
上衣細胞　Ependymocyte　4.2
上胃部　Epigastric region　8.1

小陰唇　Labium minus　10.1
上咽頭収縮筋　Superior pharyngeal constrictor muscle　3.4，3.5
漿液　Serous fluid　8.5
漿液性腺房細胞　Serous acinar cell　8.2
上縁　Superior border　2.10
小円筋　Teres minor muscle　3.17，**3.18**，3.19
小円筋腱　Teres minor tendon　2.11，**3.17**
消化管　Gastrointestinal（GI）tract　4.22，5.2
上顎骨　Maxillary bone　2.2，2.3，**2.3**
　上顎骨口蓋突起　Palatine process of maxillary bone　7.2
　上顎骨前鼻棘　Anterior nasal spine of maxillary bone　7.2
上顎神経（第Ⅴ脳神経第2枝）　Maxillary nerve（CN V2）　2.3，4.22
上顎洞　Maxillary sinus　7.3
　上顎洞の開口部　Opening of maxillary sinus　7.3
小角軟骨　Corniculate cartilage　3.6，7.4
消化性潰瘍　Gastroduodenal（Peptic）ulcer　8.6，8.7
松果体　Pineal gland（body）　4.6，**4.6**，4.12
上眼窩裂　Superior orbital fissure　2.3
上眼瞼挙筋　Levator palpebrae superioris muscle　3.3
上眼静脈　Superior ophthalmic vein　5.11
上関節突起　Superior articular process　2.5，2.6，2.7，2.9
上関節面　Superior articular surface　2.6
小丘　Colliculi　4.6
上丘　Superior colliculus　4.6，4.12
小臼歯　Premolar（Bicuspid）tooth　2.4，8.3
小胸筋　Pectoralis minor muscle　3.17，3.18
小頬骨筋　Zygomaticus minor muscle　3.1
笑筋　Risorius muscle　3.1
上区動脈　Superior（apical）segmental artery　9.2
小結節　Lesser tubercle　2.10
上行咽頭動脈　Ascending pharyngeal artery　5.8，5.9
上行脚　Ascending limb　9.4
上後鋸筋　Serratus posterior superior muscle　3.9，**3.10**
上行頸動脈　Ascending cervical artery　5.8
上行結腸　Ascending colon　8.1，8.5，**8.7**，8.8
小膠細胞　Microglia　4.2
上甲状腺静脈　Superior thyroid vein　5.11，**11.4**
上甲状腺動脈　Superior thyroid artery　5.8，**5.9**，11.4
上行大動脈　Ascending aorta　5.4，5.5，7.5
上後腸骨棘　Posterior superior iliac spine　2.15
小後頭神経　Lesser occipital nerve　4.28
小後頭直筋　Rectus capitis posterior minor muscle　3.10
上行腰静脈　Ascending lumbar vein　5.18
踵骨　Calcaneum　2.19
　踵骨骨折　Calcaneal fracture　2.19
踵骨腱　Calcaneal tendon　**2.20**，3.30，**3.30**
踵骨隆起　Tuberosity of calcaneal tuberosity　3.30
小坐骨孔　Lesser sciatic foramen　2.15
小坐骨切痕　Lesser sciatic notch　2.15
上肢　Upper limb　1.1
上耳介筋　Auricularis superior muscle　3.1
小指（趾）外転筋　Abductor digiti minimi muscle　3.23，3.31，3.32
小指球　Hypothenar eminence　3.23
小指球筋　Hypothenar muscle　3.23，**3.24**
上矢状静脈洞　Superior sagittal sinus　**4.17**，4.18，**4.18**，5.11

小指伸筋　Extensor digiti minimi muscle　3.22，**3.22**，3.24
小指伸筋腱　Extensor digiti minimi tendon　3.22
上歯槽動脈　Superior alveolar artery　5.8
硝子体　Vitreous body　4.23
上肢帯　Pectoral（Shoulder）girdle　2.10
硝子体液　Vitreous humor　4.23
硝子体眼房　Vitreous chamber　4.23
小指対立筋　Opponens digiti minimi muscle　3.23
硝子軟骨　Hyaline cartilage　1.7，2.1
上斜筋　Superior oblique muscle　3.3，**3.3**，4.22
上縦隔　Superior mediastinum　5.3
踵舟靱帯　Calcaneonavicular ligament　2.20
鞘状突起　Processus vaginalis　3.13
上小脳脚　Superior cerebellar peduncle　4.12，**4.12**
上小脳動脈　Superior cerebellar artery　5.10
小静脈　Small vein　5.7
鞘状毛細血管　Sheathed capillary　6.5
上唇挙筋　Levator labii superioris muscle　3.1
上伸筋支帯　Superior extensor retinaculum　3.29
小心臓静脈　Small cardiac vein　5.6
小腎杯　Minor calyces　9.2
上唇鼻翼挙筋　Levator labii superioris alaeque nasi muscle　3.1
上錐体静脈洞　Superior petrosal sinus　5.11
小舌　Lingula　4.12，7.5
上前区動脈　Anterior superior segmental artery　9.2
上前腸骨棘　Anterior superior iliac spine　**2.15**，2.16
上双子筋　Superior gemellus muscle　3.25
掌側骨間筋　Palmar interosseous muscle　3.23，**3.24**
掌側靱帯　Palmar ligament　2.14
掌側中手靱帯　Palmar metacarpal ligament　2.14
掌側橈骨手根靱帯　Palmar radiocarpal ligament　2.14
掌側橈尺靱帯　Palmar radioulnar ligament　2.14
掌側面　Palm（Palmar surface）　1.2，**2.14**
上大静脈　Superior vena cava　5.3，5.4，**5.5**，5.17，**5.20**，**5.22**，7.5，11.4
小帯線維　Zonular fibers　4.23，**4.23**
小唾液腺　Minor salivary gland　8.2
小柱　Trabecula　6.5
小柱骨　Trabecular bone　1.7
小柱網　Trabecular meshwork　4.23
小腸　Small intestine　1.13，4.19，8.1，8.5，11.8
　小腸の腸間膜　Mesentery of small intestine　8.5
上腸間膜静脈　Superior mesenteric vein　5.17，5.19，8.7，8.10
上腸間膜動脈　Superior mesenteric artery　5.14，5.15，**5.22**，8.5，8.7，**8.7**，8.8，**8.10**，9.2，11.5
　上腸間膜動脈神経節　Superior mesenteric ganglion　4.19
上直筋　Superior rectus muscle　3.3，**3.3**
上直腸静脈　Superior rectal vein　5.18
　右上直腸静脈　Right superior rectal vein　5.19
　左上直腸静脈　Left superior rectal vein　5.19
上直腸動脈　Superior rectal artery　5.15
小殿筋　Gluteus minimus muscle　3.25，**3.26**
小転子　Lesser trochanter　2.15，**2.16**，2.17
上殿神経　Superior gluteal nerve　4.31
上殿動脈　Superior gluteal artery　5.16
上頭斜筋　Obliquus capitis superior muscle

索引 9

3.10
上橈尺関節　Proximal radioulnar joint　2.12
小動脈　Small artery　5.7
掌動脈弓　Palmar arch　5.12
小児期　Childhood　10.5
小脳　Cerebellum　1.11, 4.5, 4.6, 4.10, 4.12, 11.2
　小脳のホムンクルス　Schematic of cerebellum　4.12
小脳脚　Cerebellar peduncle　4.6, 4.12
小脳テント　Tentorium cerebelli　5.11
小脳半球　Hemisphere of cerebellum　4.12
小脳皮質　Cerebellar cortex　4.12
小脳プルキンエ細胞　Purkinje cell of cerebellum　4.1
上皮　Epithelium　4.27, 6.6, 8.8, 8.10
上鼻甲介　Superior nasal concha　2.3, 2.3, 7.2
踵腓靱帯　Calcaneofibular ligament　2.20
上鼻道　Superior nasal meatus　7.2
小鼻翼軟骨　Minor alar cartilage　7.2
小伏在静脈　Small saphenous vein　5.21
上副腎（腎上体）動脈　Superior suprarenal（adrenal）artery　5.14
上方　Superior　1.2
上膀胱動脈　Superior vesical artery　5.16
小胞体　Endoplasmic reticulum　1.4
漿膜　Serosa　6.6, 8.7, 8.8
漿膜性心膜　Serous pericardium　5.3
静脈　Vein　2.1, 5.2, 5.7, 5.7, 6.1, 11.3
静脈うっ滞　Venous stasis　5.21
静脈管　Ductus venosus　5.22
静脈管索　Ligamentum venosum　5.22, 8.9
静脈性洞様血管　Venous sinusoids　6.5
静脈穿刺　Venipuncture　5.17, 5.20
静脈洞交会　Confluence of sinuses　5.11
静脈瘤　Varicose vein　5.21
小網　Lesser omentum　8.5, 8.6, 8.6
小葉　Lobule　8.9, 10.7
上葉　Superior（Upper）lobe　7.5
小葉下静脈　Sublobular vein　8.9
小葉間胆管　Interlobular bile duct　8.9
小葉間導管　Interlobular duct　10.5
小葉間動脈　Interlobular artery　9.2, 9.2
小腰筋　Psoas minor muscle　3.14
小葉内導管　Intralobular duct　10.5
踵立方靱帯　Calcaneocuboid ligament　2.20
小菱形筋　Rhomboid minor muscle　3.9, 3.17
小菱形骨　Trapezoid bone　2.13, 2.14
上涙乳頭　Superior lacrimal papilla　4.23
上肋骨窩　Superior costal facet　2.6, 2.8, 2.9
上腕　Arm　1.1
上腕横靱帯　Transverse humeral ligament　2.11
上腕筋　Brachialis muscle　3.19, 3.24
上腕骨　Humerus　1.7, 1.9, 2.10, 2.12, 3.19, 3.24
上腕骨外側上顆　Lateral epicondyle of humerus　3.19, 3.22
上腕骨滑車　Trochlea　2.10, 2.10, 2.12
上腕骨小頭　Capitulum　2.10, 2.12
上腕骨頭　Head of humerus　2.10
上腕骨内側上顆　Medial epicondyle of humerus　3.19, 3.21
上腕三頭筋　Triceps brachii muscle　3.19, 3.24
上腕三頭筋腱　Triceps brachii tendon　2.12
上腕静脈　Brachial vein　5.20, 5.20
上腕深動脈　Profunda brachii（deep brachial）artery　5.12
上腕動脈　Brachial artery　5.12
上腕二頭筋　Biceps brachii muscle　1.10, 3.19, 3.20, 3.24
上腕二頭筋腱　Biceps brachii tendon　2.11, 2.12, 3.17

上腕二頭筋腱炎　Biceps tendinitis　3.19
上腕二頭筋反射　Biceps reflex　3.19
食道　Esophagus　1.13, 3.5, 3.14, 5.14, 7.1, 7.4, 7.5, 8.1, 8.4, 8.4, 8.5, 11.5
食道胸部　Thoracic part of esophagus　8.4
食道頸部　Cervical part of esophagus　8.4
食道静脈　Esophageal vein　5.19, 5.19
食道静脈叢　Esophageal vein plexus　5.17
食道神経叢　Esophageal plexus　5.17
食道腹部　Abdominal part of esophagus　8.4
鋤骨　Vomer　2.2, 2.3, 7.2, 7.3
自律神経系　Autonomic nervous system　1.12, 4.15, 4.21
自律神経節前線維　Preganglionic autonomic fiber　4.15
シルヴィウス水道　Aqueduct of Sylvius　4.12, 4.17
深陰茎筋膜　Deep fascia of penis　10.8
深陰茎背静脈　Deep dorsal vein of penis　10.8
腎盂　Renal pelvis　9.2
腎盂炎　Pyelitis　9.1
腎盂腎炎　Pyelonephritis　9.1
腎炎　Nephritis　9.1
深横中手靱帯　Deep transverse metacarpal ligament　2.14
深横中足靱帯　Deep transverse metatarsal ligament　2.20
心音　Heart sound　5.4
心外膜　Epicardium　1.13, 5.3
腎下垂　Renal ptosis（Nephroptosis）　9.1
心筋　Cardiac muscle　1.10, 4.15
心筋梗塞　Myocardial infarction　5.6, 11.6
伸筋支帯　Extensor retinaculum　3.22
腎区域　Renal Segment　9.2
神経下垂体　Neurohypophysis　11.2, 11.3
深頸筋膜　Deep investing cervical fascia　3.7, 3.7
神経効果器接合部　Neuroeffector junction　4.15
神経膠細胞　Glia cell　4.2
神経膠突起　Glial process　4.1, 4.3
神経細管　Neurotubule　4.1, 4.3
神経細胞形質　Perikaryon　4.1
神経細胞体　Soma　4.1
神経終末枝　Terminal branch　4.29
神経節細胞　Ganglion cell（Gangliocyte）　4.24
神経節細胞層　Ganglion cell layer　4.24
神経線維　Nerve fiber　4.26, 4.27
神経線維層　Layer of nerve fibre　4.24
神経叢　Nerve plexus　1.11, 4.27, 4.28
深頸動脈　Deep cervical artery　5.8
神経内分泌細胞　Neuroendocrine cell　11.8
神経分泌　Neurosecretion　11.1, 11.1
神経漏斗部　Neural stalk　11.2
腎結石　Renal stone　9.2
深指屈筋　Flexor digitorum profundus muscle　3.21, 3.24
深指屈筋腱　Flexor digitorum profundus tendon　3.23
深膝蓋下包　Deep infrapatellar bursa　2.18
心室筋　Ventricular muscle　5.5
心室束枝　Ventricular bundle branch　5.5
心室中隔筋性部　Muscular part of interventricular septum　5.4
心室中隔膜性部　Membranous part of interventricular septum　5.4
心室頻拍　Ventricular tachycardia　5.5
腎周囲脂肪組織　Perirenal fat　9.1
深掌静脈弓　Deep venous palmar arch　5.20
深掌動脈弓　Deep palmar arch　5.12
深静脈　Deep vein　5.20, 5.21
腎静脈　Renal vein　5.18, 9.1, 9.2
心身症　Psychosomatic disorder　4.8

腎髄質　Renal medulla　9.2
腎錐体　Renal pyramid　9.2, 9.3
シンスプリント　Shin splints　3.29, 3.30
新生児呼吸窮迫症候群　Infant respiratory distress syndrome　7.6
心切痕　Cardiac notch　7.5
深層　Deep layer　3.10
心臓　Heart　1.13, 1.13, 4.19, 5.2, 5.3
腎臓　Kidney　4.19, 5.2, 5.14, 5.22, 8.7, 9.1, 9.2, 11.3
心臓静脈　Cardiac vein　5.6
心臓神経叢　Cardiac plexus　4.19
腎臓病　Kidney disease　11.6
心臓弁膜症　Valvular heart disease　5.5
唇側面　Labial surface　8.3
深鼡径輪　Deep inguinal ring　3.13
心タンポナーデ　Cardiac tamponade　5.3
伸長上衣細胞　Tanycyte　4.2, 4.2
伸張反射　Stretch reflex　3.19
伸展　Extension　1.3, 2.14
腎動脈　Renal artery　5.14, 9.1, 9.2
腎乳頭　Renal papilla　9.2
心嚢血腫　Hemopericardium　5.3
真皮　Dermis　1.12
　乳頭層　Papillary layer　1.12
　網状層　Reticular dermis　1.12
真皮下組織　Hypodermis　1.12
腎皮質　Renal cortex　9.2
真皮深層血管網　Deep dermal nerve plexus　1.12
真皮乳頭　Dermal papilla　1.12
真皮乳頭毛細血管ループ　Capillary loops of dermal papillae　1.12
深部静脈血栓症　Deep venous thrombosis　5.21
腎不全　Renal failure　9.2
心房細動　Atrial fibrillation　5.5
腎傍脂肪体　Pararenal fat　9.1
心房中隔欠損　Atrial septal defect　5.22
心房の筋　Atrial muscle　5.5
心膜　Pericardium　5.3
心膜炎　Pericarditis　5.3
心膜腔　Pericardial cavity　1.13, 1.13
心膜穿刺　Pericardiocentesis　1.13
心膜嚢　Pericardial sac　1.13

す

水解小体　Lysosome　1.4
髄核　Nucleus pulposus　2.5, 2.5, 2.7, 2.9
髄芽腫　Medulloblastoma　4.12
髄腔　Marrow cavity　2.1
膵頸　Neck of pancreas　8.10
髄質　Medulla　6.1, 9.2, 9.3, 9.4, 11.5, 11.5
水晶体　Lens　4.23, 4.23, 4.24
水腎症　Hydronephrosis　9.1
膵臓　Pancreas　4.19, 8.1, 8.5, 8.6, 8.10, 8.10, 11.6, 11.8
　膵臓鉤状突起　Uncinate process of pancreas　8.10, 11.6
膵臓がん　Pancreatic cancer　8.10, 11.6
膵体　Body of pancreas　8.10, 11.6
錐体筋　Pyramidalis muscle　3.12
錐体交叉　Decussation of pyramids　4.5
錐体細胞　Cone（Pyramidal）cell　4.1, 4.24
錐体底　Base of pyramid　9.2
膵島　Pancreatic islet　11.6
膵頭　Head of pancreas　8.7, 8.10, 11.6
水頭症　Hydrocephalus　4.17
　交通性水頭症　Communicating hydrocephalus　4.17
　正常圧水頭症　Normal pressure hydrocephalus　4.17
　閉塞性水頭症　Obstructive hydrocephalus

4.17
膵尾　Tail of pancreas　**8.10**，11.6
水平細胞　Horizontal cell　**4.24**
髄膜　Meninges　2.3，**4.18**
髄膜炎　Meningitis　4.27
髄膜層　Meningeal layer　4.18
髄膜リンパ管　Meningeal（dural）lymphatics　4.18

せ
正円孔　Foramen rotundum　2.3
正円窓　Round window　4.25，**4.25**
精管　Ductus（vas）deferens　3.13，10.6，10.7，**10.7**
精管切除術　Vasectomy　10.7
精管膨大部　Ampulla of ductus（vas）deferens　10.6
制御性T細胞　Regulatory T cell　6.3
制御タンパク質　Regulatory protein　5.1
精索　Spermatic cord　3.13，**3.13**，3.16
精子　Spermatozoon　10.6，10.7
精子形成　Spermatogenesis　10.7，**10.7**
精子形成細胞　Spermatogenic cell　10.7
性腺機能低下症　Spermatid　10.7
星状膠細胞　Astrocyte　**4.1**，4.2
　星状膠細胞足突起　Astrocyte foot process　4.2
生殖技術　Assisted reproductive strategy　10.4
成人　Adult　10.5
性腺機能低下症　Hypogonadism　11.2
性腺刺激ホルモン分泌細胞　Gonadotroph　11.3
性腺刺激ホルモン放出ホルモン　Gonadotropin-releasing hormone　11.3
精巣　Testis　3.13，8.5，10.6，**10.7**，11.3，11.7
精巣炎　Orchitis　10.7
精巣下降　Descent of testis　3.13
精巣がん　Testicular cancer　10.7
精巣挙筋膜　Cremasteric fascia　3.13
精巣上体　Epididymis　10.6，10.7，**10.7**
精巣静脈　Testicular vein　5.18，**9.1**
精巣中隔　Septa testis　10.7
精巣導帯　Gubernaculum　3.13
精巣動脈　Testicular artery　5.14，**9.1**
精巣網　Area of rete testis　10.7
精巣輸出管　Efferent ductules　10.7
精祖細胞　Spermatogonium　10.7
声帯筋　Vocalis muscle　3.6
声帯靱帯　Vocal ligament　3.6，7.4
声帯ヒダ　Vocal fold　3.6，**7.1**，7.4
正中　Median　1.2
正中核群　Median nuclei group　**4.10**
正中矢状面　median sagittal plane　1.2
正中神経　Median nerve　4.29，**4.29**
　正中神経損傷　Median nerve injury　3.24
正中線　Medial line　8.1
正中仙骨動脈　Median sacral artery　**5.14**
正中仙骨稜　Median sacral crest　2.7
正中隆起　Median eminence　11.2
正中輪状甲状靱帯　Median cricothyroid ligament　7.4
成長ホルモン　Growth hormone　11.3
成長ホルモン欠乏症　Growth hormone deficiency　11.3
成長ホルモン分泌細胞　Somatotroph　11.3
成長ホルモン放出ホルモン　Growth hormone-releasing hormone　11.3
性的曖昧性　Sexual ambiguity　11.7
静的平衡　Static equilibrium　4.26
精嚢　Seminal vesicle　10.6
声門下腔　Infraglottic cavity　7.4
声門裂　Rima glottidis　3.6，7.4

赤核脊髄路　Rubrospinal tract　4.14
赤色骨髄　Red bone marrow　6.4
脊髄　Spinal cord　1.11，1.13，4.13，**4.15**，4.20
脊髄円錐　Conus medullaris　4.13，**4.13**
脊髄腔　Spinal cavity　1.13
脊髄硬膜　Spinal dura mater　4.13
脊髄神経　Spinal nerve　2.7，**2.7**，4.15，4.19
脊髄神経後根　Posterior root of spinal nerve　4.16
脊髄神経後枝　Posterior ramus of spinal nerve　4.15
脊髄神経節　Spinal ganglion（Dorsal root ganglion）4.15，**4.15**，4.19
脊髄神経節細胞　Spinal ganglion cell　4.1
脊髄神経線維　Spinal nerve fiber　4.22
脊髄神経前枝　Anterior ramus of spinal nerve　4.15，**4.29**，4.30
脊髄中心管　Central canal of spinal cord　4.17
脊髄白質　White matter of spinal cord　4.13
脊髄網様体路　Spinoreticular tract　4.14
脊柱　Vertebral column　2.5
　脊柱の屈曲　Flexion of spine　1.3
　脊柱の伸展　Extension of spine　1.3
脊柱管　Vertebral canal　2.6
脊柱起立筋　Erector spinae muscle　3.10，**3.10**
脊柱前弯症　Lordosis　2.5
脊柱側弯症　Scoliosis　2.5
咳反射　Cough reflex　8.4
赤脾髄　Splenic red pulp　6.5
セクレチン　Secretin　11.8，**11.8**
舌　Tongue　**7.1**，8.2
舌咽神経（第IX脳神経）　Glossopharyngeal nerve（CN IX）　2.3，4.20，4.22，**4.22**
舌下小丘　Sublingual caruncle　8.2
舌下神経（第XII脳神経）　Hypoglossal nerve（CN XII）　2.3，3.4，4.22，**4.22**，4.28，8.2
　舌下神経（第XII脳神経）損傷　Hpoglossal nerve（CN XII）injury　8.2
舌下神経管　Hypoglossal canal　2.3
舌下腺　Sublingual gland　4.22，8.2
舌下ヒダ　Sublingual fold　8.2
舌筋　Tongue muscle　4.22
赤血球　Red blood cell（Erythrocyte）　**1.6**，5.1，5.1，6.5，7.6，7.6
節後交感神経　Postganglionic sympathetic　4.15
舌骨　Hyoid bone　1.7，**3.4**，3.5，3.6，3.7，7.1，7.4
舌骨舌筋　Hyoglossus muscle　3.4，3.5
舌根　Root of tongue　3.5，4.27，8.4
切歯　Incisor tooth　2.4，8.3
舌神経　Lingual nerve　8.2
舌正中溝　Midline groove of tongue　3.4
舌尖　Apex of tongue　4.27
節前交感神経　Preganglionic sympathetic　4.15
舌面　Lingual surface　8.3
舌体　Body of tongue　4.27，7.4
舌動脈　Lingual artory　5.8，**5.9**
舌乳頭　Lingual papillae　4.27
舌表面　Tongue surface　4.27
舌扁桃　Lingual tonsil　4.27
舌盲孔　Foramen cecum of tongue　3.4，4.27
舌リパーゼ　Lingual lipase　8.2
セミノーマ　Seminomas　11.7
セメント質　Cement　8.3
セルトリ細胞　Sertoli cell　10.7
線維芽細胞　Fibroblast　1.6
線維症　Fibrosis　1.6
線維性関節包　Fibrous capsule　1.8，**1.8**
線維性心膜　Fibrous pericardium　5.3，7.5
線維性の連結　Fibrous joint　1.8
線維腺腫　Fibroadenoma　10.5

線維層　Fibrous layer　4.23
線維軟骨　Fibrocartilage　1.7，**2.4**
線維軟骨結合　Symphysis　1.8
線維嚢胞症　Fibrocystic disease　10.5
線維嚢胞性変化　Fibrocystic change　10.5
線維被膜　Fibrous capsule　9.2
線維輪　Anulus fibrosus　2.5，**2.5**，2.7，2.9
線維攣縮　Fibrillation　4.14
浅陰茎背静脈　Superficial dorsal vein of penis　10.8
前運動皮質　Premotor cortex　4.4
浅会陰横筋　Superficial transverse perineal muscle　3.16，**3.16**
前外側中心動脈　Anterolateral central artery　5.10
前角　Frontal（Anterior）horn　**4.13**，4.14
前額　Forehead　1.1
前核群　Anterior nucleus group　4.10
前額面　Frontal plane　1.2
前下小脳動脈　Anterior inferior cerebellar artery　5.10
腺下垂体　Adenohypophysis　11.2
前眼房　Anterior chamber　4.23，**4.23**
前弓　Anterior arch　2.6
前鋸筋　Serratus anterior muscle　**3.11**，3.18，10.5
仙棘靱帯　Sacrospinous ligament　2.15
前距腓靱帯　Anterior talofibular ligament　2.20
浅筋膜　Superficial fascia　10.5
前脛骨筋　Tibialis anterior muscle　3.29，3.32
前脛骨筋腱　Tibialis anterior tendon　2.20
前脛骨静脈　Anterior tibial vein　5.21
前脛骨動脈　Anterior tibial artery　5.13
前頸三角　Anterior triangle　3.7
前脛腓靱帯　Anterior tibiofibular ligament　2.20
仙結節靱帯　Sacrotuberous ligament　2.15，3.25，**3.25**
前交通動脈　Anterior communicating artery　5.10
前交連　Anterior commissure　4.6，4.27
仙骨　Sacrum　**1.11**，2.5，**2.5**，2.7，**2.7**，2.15，3.15
仙骨管　Sacral canal　2.7
仙骨神経前枝　Anterior rami of sacral nerve　1.11
仙骨神経叢　Sacral plexus　4.13，4.30
仙骨部皮膚分節　Sacral dermatome　4.16
仙骨裂孔　Sacral hiatus　2.7
前根　Anterior root　**4.13**，4.15，4.19
浅在静脈　Superficial set of vein　5.20
前索　Anterior funiculus　4.14
前枝　Anterior ramus　4.15
前耳介筋　Auricularis anterior muscle　3.1
浅指屈筋　Flexor digitorum superficialis muscle　3.21，3.24
浅指屈筋腱　Flexor digitorum superficialis tendon　3.21，3.23
全失語（症）　Global aphasia　1.11，4.5
前斜角筋　Anterior scalene muscle　3.8
前縦隔　Anterior mediastinum　5.3
前十字靱帯　Anterior cruciate ligament　2.18
　前十字靱帯損傷　Anterior cruciate ligament injury　2.18
　前十字靱帯断裂　Rupture of anterior cruciate ligament　1.9
前縦靱帯　Anterior longitudinal ligament　2.5，**2.5**，2.7，2.8，2.9，**2.15**
浅掌静脈弓　Superficial venous palmar arch　5.20
線状体　Striatum　4.7
浅掌動脈弓　Superficial palmar arterial arch　5.12

前上腕回旋動脈　Anterior circumflex humeral artery　5.12
全身性　Systemic　6.3
全身性エリテマトーデス　Systemic lupus erythematosus　6.7
仙髄　Sacral part of spinal cord　4.21
前脊髄小脳路　Anterior spinocerebellar tract　4.14
前脊髄動脈　Anterior spinal artery　5.10
前仙骨孔　Anterior (pelvic) sacral foramen　2.7
前仙腸靱帯　Anterior sacroiliac ligament　2.15
浅層　Superficial layer　3.10
前側　Ventra　1.2
喘息　Asthma　3.11, 7.1, 7.5
浅側頭静脈　Superficial temporal vein　5.11
浅側頭動脈　Superficial temporal artery　5.8, **5.8**, **5.9**
浅鼠径輪　Superficial inguinal ring　3.13
浅鼠径リンパ節　Superficial inguinal nodes　**6.6**, 6.7
前大脳動脈　Anterior cerebral artery　5.10
センチネルリンパ節　Sentinel lymph node　6.7
仙腸関節　Sacroiliac joint　2.15
仙腸靱帯　Sacroiliac ligament　2.15
仙椎　Sacrum vertebrae　2.7
仙椎後弯　Sacral kyphosis　2.5, **2.5**
穿通枝　Perforating branch　3.11
前庭　Vestibule　4.25
前庭階　Scala vestibuli　4.25, **4.25**
前庭球　Bulb of vestibule　3.16, **5.16**, 9.5, 10.1
前庭神経　Vestibular nerve　2.3, **4.22**, **4.25**
前庭神経節　Vestibular ganglion　4.26
前庭水管内の内リンパ管　Endolymphatic duct in vestibular aqueduct　4.25
前庭窓　Vestibular (oval) window　4.25, **4.25**
前庭ヒダ　Vestibular fold (false cord)　3.6, 7.4
前庭膜　Vestibular membrane　4.25, **4.25**
前庭裂　Rima vestibuli　3.6
先天性巨大結腸症　Congenital megacolon　4.21
蠕動　Peristalsis　1.10
前頭蓋窩　Anterior cranial fossa　2.3
前頭骨　Frontal bone　2.2, **2.3**, 7.2
前頭神経　Frontal nerve　2.3
前頭前皮質　Prefrontal cortex　4.4
前頭洞　Frontal sinus　2.3, 7.1, **7.2**, 7.3
前頭葉　Frontal lobe　4.4, **4.4**, 4.10
前頭葉皮質　Cortex of frontal lobe　1.11
前突　Protraction　1.3
前乳頭筋　Superoposterior (anterior) papillary muscle　5.5
前脳の外傷　Forebrain trauma　4.8
前脳の病変　Forebrain lesion　4.6
前半規管　Anterior semicircular duct　4.26
仙尾靱帯　Sacrococcygeal ligament　2.15
前腹側核　Ventral anterior　4.10, **4.10**
前方コンパートメント症候群　Anterior compartment syndrome　3.29
前面　Anterior surface　2.10, **11.2**
前面像　Anterior view　7.4
線毛上皮　Ciliated epithelium　7.1
前網様体脊髄路　Anterior reticulospinal tract　4.14
前葉　Anterior lobe　4.12, 11.2
前葉症候群　Anterior lobe syndrome　4.12
前立腺　Prostate　8.5, 9.5, 10.6
前立腺炎　Prostatitis　10.6
前立腺がん　Prostate cancer　10.6
前肋間動脈　Anterior intercostal artery　3.11, **5.14**
前腕　Forearm　1.1
前腕正中皮静脈　Median antebrachial vein　5.20

そ

双羽状筋　Bipennate muscle　1.10
総肝管　Common hepatic duct　8.5, 8.10
総肝動脈　Common hepatic artery　5.15
臓器移植　Organ transplant　6.4
双極細胞　Bipolar cell　4.24
総頸動脈　Common carotid artery　5.8, **5.8**, **5.12**, **8.4**, 11.4
象牙質　Dentin　8.3
総腱輪　Common tendinous ring　3.3
総指伸筋　Extensor digitorum muscle　3.22, **3.22**, 3.24
総指伸筋腱　Extensor digitorum tendon　3.22, **3.23**
増殖期　Proliferative phase　10.4
増殖期後期　Late proliferative phase　10.3
総伸筋腱　Common extensor tendon　3.22
臓性機能　Visceral　4.22
臓側胸膜　Visceral pleura　1.13, 7.5, **7.5**
臓側心膜　Visceral pericardium　1.13
臓側腹膜　Visceral peritoneum　1.13, 8.5, **8.5**
総腸骨静脈　Common iliac vein　5.21
総腸骨動脈　Common iliac artery　5.13, 5.14, **5.16**
早発性男性化　Precocious virilization　11.7
相反性シナプス　Reciprocal synapse　4.3
総腓骨神経　Common fibular (peroneal) nerve　4.31, **4.31**
僧帽筋　Trapezius muscle　3.7, 3.9, 3.17, **3.18**, **4.22**, **4.28**
双方向性伝達　Two-way communication　4.3
僧帽弁　Mitral valve　5.4, **5.4**
足根　Ankle　1.1
足根骨　Tarsal (ankle) bones　2.19
足細胞　Podocyte　9.3
側索　Lateral funiculus　4.14
束状帯　Zona fasciculata　11.5
足底(面)　Sole (Plantar surface)　1.2, 2.19
足底筋　Plantaris muscle　3.30
足底腱膜　Plantar aponeurosis　3.31, **3.31**
足底静脈　Plantar vein　5.21
足底静脈弓　Plantar venous arch　5.21
足底神経　Plantar nerve　4.31
足底動脈弓　Plantar arterial arch　5.13
足底板　Plantar plate　2.20
足底方形筋　Quadratus plantae muscle　3.31
側頭　Temple　1.1
側頭極　Temporal pole　4.6
側頭筋　Temporalis muscle　3.2
側頭骨　Temporal bone　2.2, **2.3**
側頭側　Temporal　4.24
側頭葉　Temporal lobe　4.4, **4.4**
側頭葉皮質　Cortex of temporal lobe　1.11
側脳室　Lateral ventricle　4.5, 4.7, 4.9, 4.17
側脳室後角　Occipital (posterior) horn of lateral ventricle　4.9
側脳室脈絡叢　Choroid plexus of lateral ventricle　4.17
足背静脈　Dorsalis pedis vein　5.21
足背静脈弓　Dorsal venous arch of foot　5.21, **5.21**
足背動脈　Dorsalis pedis artery　5.13
側副血行路　Collateral routes of circulation　5.9
側副靱帯　Collateral ligament　2.20
側方コンパートメント症候群　Lateral compartment syndrome　3.29
鼠径鎌　Inguinal falx　3.13
鼠径管　Inguinal canal　3.13
鼠径靱帯　Inguinal ligament　3.12, 3.13, 3.14, **3.16**, **5.21**
鼠径輪　Inguinal ring　3.13
鼠径リンパ節　Inguinal lymph node　6.1
阻血性壊死　Avascular necrosis　1.7, 1.8
阻血性骨壊死　Avascular osteonecrosis　2.13
組織傷害　Tissue injury　6.2
ソマトスタチン　Somatostatin　11.3, 11.6
ソマトトロピン分泌抑制ホルモン　Somatotrophin release–inhibiting hormone　11.3
粗面小胞体　Rough endoplasmic reticulum　1.4, **4.1**

た

第1胸椎　First thoracic vertebra　1.11, 2.6
第1中足骨　1st metatarsal bone　2.20, 3.29, **3.29**, **3.31**, **3.32**
第1中足骨粗面　Tuberosity of 1st metatarsal bone　2.19
第1腰椎椎体　Vertebral body of L1　8.6
第1肋骨　1st rib　1.11, 3.8, 3.11, **5.3**
第2肋骨　2nd rib　10.5
第3中手骨　3rd metacarpal bone　3.23
第3腓骨筋　Fibularis (peroneus) tertius muscle　3.29
第3腰椎棘突起　Spinous process of L3 vertebra　8.5
第4腰椎棘突起　Spinous process of L4 vertebra　4.18
第5指屈筋腱　Flexor tendons to 5th digit　3.24
第5中足骨　5th metatarsal bone　3.29, **3.31**, **3.32**
第5中足骨粗面　Tuberosity of 5th metatarsal bone　2.19
第5腰椎　L5 vertebra　1.11
第6肋骨　6th rib　10.5
第7胸椎棘突起　Spinous process of T7 vertebra　2.6
第7頸椎　C7 vertebra　1.11, 3.9
第7肋骨　7th rib　2.6
第9胸椎横突起　Transverse process of T9 vertebra　2.6
第12胸椎　T12 vertebra　1.11, 3.9, 3.17
第12胸椎椎体　Body of T12 vertebra　8.5
第12肋骨　12th rib　3.9
大陰唇　Labia majora　10.1
大円筋　Teres major muscle　3.17, 3.18, **3.19**, **3.24**
体幹　Trunk　4.4
大臼歯　Molar tooth　2.4, 8.3
大胸筋　Pectoralis major muscle　3.17, 3.18, **3.18**, **10.5**
大頰骨筋　Zygomaticus major muscle　3.1
大径動脈　Large artery　5.7, **5.7**
大径静脈　Large vein　5.7, **5.7**
大結節　Greater tubercle　2.10
大後頭孔　Foramen magnum　2.3
大後頭直筋　Rectus capitis posterior major muscle　3.10
大坐骨孔　Greater sciatic foramen　2.15
大坐骨切痕　Greater sciatic notch　2.15
第三脳室　3rd ventricle　4.5, 4.17
第三脳室脈絡叢　Choroid plexus of 3rd ventricle　4.6, 4.17
大耳介神経　Great auricular nerve　4.28
代謝細胞　Metabolic cell　4.15
体循環　Systemic circulation　5.2, 5.4
帯状回　Cingulate gyrus　4.6, 4.8
大静脈系　Caval system　5.17
大心臓静脈　Great cardiac vein　5.6
大腎杯　Major calyces　9.2
体性運動線維　Somatic motor fiber　4.28
体性運動連合野　Somatic motor association area　4.4

体性感覚連合野　Somatic sensory association area　4.4
体性機能　Somatic　4.22
体性神経系　Somatic nervous system　4.15
大前庭腺　Greater vestibular gland　3.16, 10.1
対側（性）　Contralateral　1.2, 4.24
大腿　Thigh　1.1
大腿筋膜張筋　Tensor fasciae latae muscle　3.27
大腿骨　Femur　1.8, 1.9, 1.9, 2.17, 2.18
　大腿骨骨折　Femoral fracture　2.17
大腿骨外側顆　Lateral condyle of femur　2.18
大腿骨頸　Neck of femur　2.15, 2.16, 2.17
大腿骨小転子　Lesser trochanter of femur　3.14
大腿骨頭　Head of femur　1.8, 2.15, 2.16, 2.17
　大腿骨頭の関節軟骨　Articular cartilage on head of femur　2.16
大腿骨頭靱帯　Ligament of head of femur　2.16
大腿骨内側顆　Medial condyle of femur　2.18
大腿四頭筋　Quadriceps femoris muscle　3.27
大腿四頭筋腱　Quadriceps femoris tendon　2.18, 3.27
大腿静脈　Femoral vein　5.13, 5.21
大腿神経　Femoral nerve　4.30
　大腿神経前皮枝　Anterior cutaneous branches of femoral nerve　4.30
大腿深動脈　Deep femoral artery　5.13
大腿直筋　Rectus femoris muscle　1.10, 3.27, 3.32
大腿直筋腱　Rectus femoris tendon　3.28
大腿動脈　Femoral artery　5.13
大腿二頭筋短頭　Short head of biceps femoris muscle　3.26
大腿二頭筋長頭　Long head of biceps femoris muscle　3.26
大大脳静脈　Great cerebral vein　5.11
大腿方形筋　Quadratus femoris muscle　3.25, 3.26, 3.28
大腸　Large intestine　1.13, 8.1
大腸内視鏡検査　Colonoscopy　8.8
大殿筋　Gluteus maximus muscle　3.15, 3.25, 3.26, 4.31
大転子　Greater trochanter　2.15, 2.16, 2.17, 3.25
大動脈　Aorta　5.6, 5.14, 5.15, 5.22, 6.7, 7.1, 11.6
大動脈圧　Aortic pressure　5.2
大動脈弓　Arch of aorta　5.3, 5.4, 8.4, 11.4
大動脈周囲リンパ節　Paraaortic lymph node　6.7
大動脈弁　Aortic valve　5.4, 5.4
大内転筋　Adductor magnus muscle　3.26, 3.28, 3.32
大脳鎌　Falx cerebri　5.11
大脳基底核　Basal ganglia（Basal nuclei）　4.5, 4.7
大脳脚　Cerebral peduncle　4.6, 4.6
大脳縦裂　Longitudinal cerebral fissure　4.5, 4.6
大脳皮質　Cerebral cortex　1.11, 4.7
大脳辺縁系　Limbic system　4.8, 4.10
胎盤　Placenta　11.1
大鼻翼軟骨　Major alar cartilage　7.2
大伏在静脈　Great saphenous vein　5.21
大網　Greater omentum　8.5, 8.6
大腰筋　Psoas major muscle　3.14, 3.27, 9.1
第四脳室　4th ventricle　4.6, 4.12, 4.17
　第四脳室外側口　Lateral aperture　4.17
　第四脳室正中口　Median aperture　4.17
　第四脳室脈絡叢　Choroid plexus of 4th ventricle　4.17
対立　Opposition　2.14
大菱形筋　Rhomboid major muscle　3.9, 3.17

大菱形骨　Trapezium bone　1.9, 2.13, 2.14
多羽状筋　Multipennate muscle　1.10
唾液　Saliva　8.2, 11.8
唾液腺　Salivary gland　8.1
楕円関節　Ellipsoid joint　1.9
ダグラス窩　Rectouterine pouch of Douglas　10.1
脱臼　Dislocation　2.4, 2.6, 2.10, 2.12
脱落歯　Deciduous teeth　8.3
多能性造血幹細胞　Multipotent hematopoietic（hemopoietic）stem cell　6.4
多嚢胞性卵巣症候群　Polycystic ovary syndrome　10.2
多発性硬化症　Multiple sclerosis　4.2, 4.15, 6.7
多発性骨髄腫　Multiple myeloma　2.17
樽胸　Barrel chest　7.6
多列円柱上皮　Pseudostratified columnar epithelium　7.1
多列上皮　Pseudostratified epithelium　1.5
短胃動脈　Short gastric artery　5.15
（総）胆管　（Common）Bile duct　5.15, 8.6, 8.7, 8.9, 8.9, 8.10
単球　Monocyte　5.1, 5.1, 6.2, 6.2
短胸回旋筋　Brevis rotatores thoracis muscle　3.10
短頸回旋筋　Brevis rotatores cervicis muscle　3.10
短骨　Short bone　1.7
短趾屈筋　Flexor digitorum brevis muscle　3.31, 3.31, 3.32
短趾伸筋腱　Extensor digitorum brevis tendon　3.32
短小指（趾）屈筋　Flexor digiti minimi brevis muscle　3.23, 3.31, 3.32
胆膵管膨大部　Hepatopancreatic ampulla　8.10
弾性円錐　Conus elasticus　3.6
弾性型動脈　Elastic typed artery　5.7, 5.7
弾性線維　Elastic fiber　1.6, 1.6
弾性軟骨　Elastic cartilage　1.7
胆石症　Gallstones　8.10
胆石発作　Biliary colic　8.10
単層円柱上皮　Simple columnar　1.5
淡蒼球　Globus pallidus　4.5, 4.7, 4.7
淡蒼球外節　External segment of globus pallidus　4.7
淡蒼球内節　Internal segment of globus pallidus　4.7
単層上皮　Simple epithelium　1.5
単層扁平上皮　Simple squamous　1.5
単層立方上皮　Simple cuboidal　1.5
短橈側手根伸筋　Extensor carpi radialis brevis muscle　3.22, 3.22, 3.24
短内転筋　Adductor brevis muscle　3.28
胆嚢　Gallbladder　4.19, 5.15, 8.1, 8.5, 8.6, 8.9, 8.9, 8.10
胆嚢管　Cystic duct　5.15, 8.9, 8.10
胆嚢動脈　Cystic artery　5.15
短腓骨筋　Fibularis（peroneus）brevis muscle　3.29
短腓骨筋腱　Fibularis（peroneus）brevis tendon　3.29
短母指外転筋　Abductor pollicis brevis muscle　3.23
短母指屈筋　Flexor pollicis brevis muscle　3.23
短母趾屈筋　Flexor hallucis brevis muscle　3.31, 3.32
短母趾屈筋腱　Flexor hallucis brevis tendon　2.19
短母趾伸筋　Extensor hallucis brevis muscle　3.32
短母指伸筋　Extensor pollicis brevis muscle　3.22

短母指伸筋腱　Extensor pollicis brevis tendon　3.22
短肋骨挙筋　Brevis levatores costarum muscle　3.10

ち

遅延性過敏反応　Delayed hypersensitivity reaction　6.7
恥骨　Pubis bone　2.15
恥骨下枝　Inferior pubic ramus　9.5
恥骨筋　Pectineus muscle　3.28
恥骨結合　Pubic symphysis　2.15, 3.15, 3.16, 10.1
恥骨結節　Pubic tubercle　2.15, 3.12, 10.8
恥骨靱帯　Pubic ligament　2.15
恥骨大腿靱帯　Pubofemoral ligament　2.16
恥骨部　Pubic region　8.1
恥骨稜　Pubic crest　3.13
膣　Vagina　3.15, 3.16, 9.5, 10.1, 10.3
　膣の開口部　Vaginal opening　10.1
膣円蓋　Vaginal fornix　10.3
遅発性思春期　Delayed puberty　11.7
緻密骨　Compact bone　1.7, 1.8, 2.1
緻密斑　Macula densa　9.3, 9.3
緻密部　Pars compacta　4.7
チャーリーホース　Charley horse　2.16
治癒　Healing　6.2
中位肩甲下神経　Middle subscapular nerve　4.29
中咽頭収縮筋　Middle pharyngeal constrictor muscle　3.5
肘窩　Cubital fossa　2.12, 5.12
中隔核　Septal nuclei　4.8
中間広筋　Vastus intermedius muscle　3.27
中間神経　Intermediate nerve　4.22
肘関節　Elbow joint　2.12
　肘関節の屈曲　Flexion at elbow joint　1.3
　肘関節の伸展　Extension at elbow joint　1.3
中間層　Intermediate layer　3.10
中間層の筋肉　Intermediate muscle　3.9
中間部　Pars intermedia　11.2
中間腹側核　Ventral intermedial　4.10, 4.10
中間葉　Intermediate lobe　11.2
中間葉嚢胞腔　Cleft of intermediate lobe　11.2
肘筋　Anconeus muscle　3.19, 3.22
中径静脈　Medium vein　5.7, 5.7
中径動脈　Medium artery　5.7, 5.7
中結腸静脈　Middle colic vein　5.19
中結腸動脈　Middle colic artery　5.15
中甲状腺静脈　Middle thyroid vein　5.11, 11.4
中硬膜神経　Middle meningeal nerve　2.3
中硬膜静脈　Middle meningeal vein　2.3
中硬膜動脈　Middle meningeal artery　2.3, 5.8, 5.9
中耳　Middle ear　4.22, 4.25
中斜角筋　Scalenus medius muscle　3.8
中縦隔　Middle mediastinum　5.3
中手骨　Metacarpal bone　1.9, 2.13, 2.14, 3.23
中手骨頸部骨折　Fracture of metacarpal neck commonly　2.13
中手指節（MP）関節　Metacarpophalangeal（MP）joint　2.14
　中手指節関節の関節包　Capsule of metacarpophalangeal joint　2.14
　中手指節関節の側副靱帯　Collateral ligament of metacarpophalangeal joint　2.14
中手静脈　Metacarpal vein　5.20
中小脳脚　Middle cerebellar peduncle　4.12, 4.12
中心窩　Fovea centralis　4.24, 4.24
中心溝　Central sulcus　4.4

中心後回　Postcentral gyrus　4.4
中心小体　Centriole　1.4
中心静脈　Central vein　8.9, 8.9
中心静脈洞　Central venous sinus　2.1
中心小葉　Central lobule　4.12
中心正中核　Centromedian　4.10
中心前回　Precentral gyrus　4.4
中心臓静脈　Middle cardiac vein　5.6
中心束　Central band　3.23
中心動脈　Central artery　6.5
虫垂　Vermiform appendix　6.6, 8.7, 8.8
虫垂炎　Appendicitis　6.6, 8.8
虫垂間膜　Mesoappendix　6.6
虫垂切除術　Appendectomy　6.6
虫垂のリンパ小節　Lymph nodules of vermiform appendix　6.6
中枢神経系　Central nervous system　1.11, 1.11
肘正中皮静脈　Median cubital vein　5.20, 5.20
中節骨　Middle phalanx　2.14
中足骨　Metatarsal bone　2.19
中足骨体（幹）　Shaft（body）of metatarsal bone　2.19
中足骨底　Base of metatarsal bone　2.19
中足骨頭　Head of metatarsus　2.19
中足趾節関節　Metatarsophalangeal joint　2.20
　中足趾節関節の関節包　Capsule of metatarso-phalangeal joint　2.20
中足静脈　Metatarsal vein　5.21
中大脳動脈　Middle cerebral artery　5.10
中直腸静脈　Middle rectal vein　5.18, 5.19
中殿筋　Gluteus medius muscle　3.25, 3.26, 4.31
肘頭　Olecranon　2.12, 3.19, 3.22
肘頭窩　Olecranon fossa　2.10
中頭蓋窩　Middle cranial fossa　2.3
中脳　Midbrain　1.11, 4.6, 4.6, 4.11
中脳小丘　Colliculi of midbrain　4.6
中脳水道　Cerebral aqueduct　4.12, 4.17
中鼻甲介　Middle nasal concha　2.3, 2.3, 7.2, 7.3
中鼻道　Middle nasal meatus　7.2
　中鼻道への開口部　Opening into middle nasal meatus　7.3
虫部　Vermis　4.12, 4.12
虫部小節　Nodule　4.12
虫部小舌　Lingula　4.12
虫部垂　Uvula　4.12
虫部錐体　Pyramid　4.12
虫部葉　Folium　4.12
虫部隆起　Tuber　4.12
中膜　Tunica media　5.7
中葉　Middle lobe　7.5
虫様筋　Lumbrical muscle　3.23, 3.23, 3.31
蝶下顎靱帯　Sphenomandibular ligament　2.4
聴覚連合野　Auditory association area　4.4
腸管　Intestine　5.22
　腸管のリンパ小節　Lymphoid nodules of intestine　6.1
腸管関連リンパ（系）組織　Gut-associated lymphoid tissue　6.3, 6.6
腸管神経系　Enteric nervous system　4.15, 4.21, 4.21
腸管神経叢　Enteric plexus　4.19
腸間膜　Mesentery　8.5, 8.5
　腸間膜根　Root of mesentery　8.7
長胸回旋筋　Longus rotatores thoracis muscle　3.10
長胸神経　Long thoracic nerve　4.29
　長胸神経損傷　Long thoracic nerve injury　3.24
鳥距溝　Calcarine fissure　4.24

長頸回旋筋　Longus rotatores cervicis muscle　3.10
蝶形骨　Sphenoid bone　2.2, 2.3, 2.3, 7.2
蝶形骨洞　Sphenoidal sinus　2.3, 7.1, 7.2, 7.3
蝶形骨洞口　Opening of sphenoidal sinus　7.2, 7.3
腸脛靱帯　Iliotibial tract　3.26
蝶口蓋動脈　Sphenopalatine artery　5.8, 5.9
長骨　Long bone　1.7
腸骨　Ilium　2.15
腸骨下腹神経　Iliohypogastric nerve　4.30
腸骨筋　Iliacus muscle　3.14, 3.27
腸骨鼡径神経　Ilioinguinal nerve　4.30
腸骨粗面　Iliac tuberosity　2.15
腸骨大腿靱帯　Iliofemoral ligament　2.16
腸骨翼　Ala（wing）of ilium　2.15
腸骨稜　Iliac crest　3.25
腸骨リンパ節　Iliac lymph node　6.1, 6.6, 6.7
長趾屈筋　Flexor digitorum longus muscle　3.30, 3.32
長趾屈筋腱　Flexor digitorum longus tendon　3.30, 3.31
長趾伸筋　Extensor digitorum longus muscle　3.29
長趾伸筋腱　Extensor digitorum longus tendon　3.32
腸絨毛　Intestinal villi　6.6, 8.7
長掌筋　Palmaris longus muscle　3.21, 3.24
長掌筋腱　Palmaris longus tendon　3.21
聴神経鞘腫　Acoustic neuroma　4.26
調節機構　Regulatory mechanism　11.2
調節帯　Moderator band　5.5
長足底靱帯　Long plantar ligament　2.20
腸恥包　Iliopectineal bursa　2.16
長橈側手根伸筋　Extensor carpi radialis longus muscle　3.22, 3.22, 3.24
蝶頂縫合　Sphenoparietal suture　2.2
長内転筋　Adductor longus muscle　3.28
腸内分泌細胞　Enteroendocrine cell　8.6
腸捻転　Intestinal volvulus　8.7
蝶番関節　Hinge joint（Ginglymus）　1.9
長腓骨筋　Fibularis（peroneus）longus muscle　3.29, 3.32
長腓骨筋腱　Fibularis（peroneus）longus tendon　2.20, 3.29
長母指外転筋　Abductor pollicis longus muscle　3.22
長母指屈筋　Flexor pollicis longus muscle　1.10, 3.21, 3.24
長母趾屈筋　Flexor hallucis longus muscle　3.30, 3.31
長母趾屈筋腱　Flexor hallucis longus tendon　3.30
長母趾伸筋　Extensor hallucis longus muscle　3.29, 3.32
長母指伸筋　Extensor pollicis longus muscle　3.22
長母指伸筋腱　Extensor pollicis longus tendon　3.22
腸腰筋　Iliopsoas muscle　3.14, 3.27, 3.28
腸腰靱帯　Iliolumbar ligament　2.15, 2.15
蝶鱗縫合　Sphenosquamous suture　2.2
腸肋筋　Iliocostalis muscle　3.10
長肋骨挙筋　Longus levatores costarum muscle　3.10
直静脈洞　Straight sinus　5.11
直精細管　Straight tubules　10.7
直腸　Rectum　3.15, 8.1, 8.5, 8.8, 10.6
直腸S状結腸移行部　Rectosigmoidal junction　8.8
直腸子宮窩　Rectouterine pouch　10.1
直腸静脈　Rectal vein　5.19

直腸弁　Rectal valve　8.8
直腸膀胱窩　Rectovesical pouch　8.5, 10.6, 10.6
直動脈　Straight artery（Arteriae rectae）　5.15, 8.7

つ
椎間（円）板　Intervertebral disc　1.8, 2.5, 2.6, 2.7, 2.9, 2.15, 4.18
椎間孔　Intervertebral foramen　2.5, 2.5, 2.7, 2.9
椎弓　Vertebral arch　2.5
椎弓根　Pedicle　2.5, 2.7
椎弓板　Lamina　2.5, 2.6, 2.6, 2.7
椎孔　Vertebral foramen　2.5, 2.5, 2.6
椎骨　Vertebra　1.7
椎骨動脈　Vertebral artery　2.6, 3.10, 5.8, 5.10, 5.12
椎切痕　Vertebral notch　2.5
椎前筋　Prevertebral muscle　3.8
椎前神経節　Prevertebral ganglion　4.15, 4.19
椎体　Vertebral body　1.8, 2.5, 2.6, 2.7, 4.15, 4.18
痛風　Gout　1.8
ツチ骨　Malleus　4.25, 4.25

て
低圧系　Low-pressure system　5.2
底屈　Plantar flexion　1.3
低酸素症　Hypoxia　7.1
停止　Insertion　1.10
底側骨間筋　Plantar interosseous muscle　3.31, 3.32
底側踵舟靱帯　Plantar calcaneonavicular ligament　2.20
底側靱帯　Plantar ligament　2.20
底側中足靱帯　Plantar metatarsal ligament　2.20
低炭酸血症　Hypocapnia　7.1
テストステロン　Testosterone　11.3, 11.7
テニス肘　Tennis elbow　3.22
転移　Metastasis　1.5, 6.1
伝音性難聴　Conductive hearing loss　4.25
電解質　Electrolyte　5.1
伝染性単核球症　Infectious mononucleosis　5.1, 6.5
殿部　Buttock　1.1
殿部内（筋肉内）注射　Intragluteal（intramuscular）injection　4.31

と
島　Insula　4.4, 4.4, 4.7
頭蓋骨　Bone of skull　1.7, 4.18
頭蓋底骨折　Basilar fracture　2.2
頭蓋と椎骨の関節　Craniovertebral joint　2.9
頭蓋表筋　Epicranius muscle　3.1
動眼神経（第Ⅲ脳神経）　Oculomotor nerve（CN Ⅲ）　2.3, 4.20, 4.22, 4.22
同系移植片　Isograft　6.4
瞳孔括約筋　Sphincter pupillae muscle　4.22, 4.23
瞳孔散大筋　Dilator pupillae muscle　4.23
橈骨　Radius　1.8, 2.12, 2.12, 2.13, 2.14, 3.19, 3.20, 3.21, 3.22, 3.24
　橈骨骨折　Radius fracture　3.20
橈骨頸　Neck of radius　2.12
橈骨茎状突起　Radial styloid process　2.12
橈骨手根関節　Radiocarpal joint　2.14
橈骨静脈　Radial vein　5.20, 5.20
橈骨神経　Radial nerve　4.29, 4.29
　橈骨神経損傷　Radial nerve injury　3.24
橈骨神経溝　Radial groove　2.10
橈骨切痕　Radial notch　2.12

橈骨粗面　Radial tuberosity　2.12
橈骨頭　Head of radius　2.12
橈骨動脈　Radial artery　5.12
橈尺関節　Radioulnar joint　3.20
投射線維　Projection fiber　4.5
同種移植片　Allograft　6.4
導出静脈　Emissary vein　4.18
豆状骨　Pisiform bone　2.13，3.23
動静脈シャント　Arteriovenous shunt　1.12
動静脈吻合　Arteriovenou（AV）anastomosis　5.7
頭側　Cranial　1.2
同側（性）　Ipsilateral　1.2，4.24
橈側手根屈筋　Flexor carpi radialis muscle　3.21，3.24
橈側皮静脈　Cephalic vein　5.20，**5.20**
頭長筋　Longus capitis muscle　3.8
頭頂骨　Parietal bone　1.7，2.2，2.3
頭頂乳突縫合　Parietomastoid suture　2.2
頭頂葉　Parietal lobe　4.4，**4.4**，4.10
頭頂葉皮質　Cortex of parietal lobe　1.11
動的平衡　Dynamic equilibrium　4.26
糖尿病　Diabetes mellitus（DM）　9.5，11.2，11.6
　1型糖尿病　Type I diabetes mellitus　6.7，11.6
　2型糖尿病　Type II diabetes mellitus　11.6
糖尿病性ニューロパチー　Diabetic neuropathy　4.21
糖尿病網膜症　Diabetic retinopathy　4.24
頭半棘筋　Semispinalis capitis muscle　3.10
頭板状筋　Splenius capitis muscle　3.9，3.10，3.10
頭　Head（Cephalon）　1.1
洞房結節　Sinuatrial node　5.5，**5.6**
動脈　Artery　2.1，5.2，5.7，**5.7**，6.1
動脈管　Ductus arteriosus　5.22
動脈管開存症　Patent ductus arteriosus　5.22
動脈管索　Ligamentum arteriosum　5.22
動脈周囲リンパ鞘　Periarterial lymphatic sheath　6.5，**6.5**
動脈吻合　Anastomotic loop　8.7
動脈瘤　Aneurysm　4.27，5.14
動毛　Kinocilium　4.26
特異性　Specificity　6.3
ドパミン　Dopamine　11.3
トリスムス　Trismus　3.2
トルコ鞍　Sella turcica　2.3
トルコ鞍内の下垂体　Hypophysis（pituitary gland）in sella turcica　7.2
貪食細胞　Phagocytic cell　6.1，6.2，8.9
貪食作用　Phagocytosis　6.2

な

内因子　Intrinsic factor　8.6
内陰部静脈　Internal pudendal vein　3.16，5.18
内陰部動脈　Internal pudendal artery　3.16，5.16，10.1
　内陰部動脈後陰唇枝　Posterior labial branch of internal pudendal artery　5.16
　内陰部動脈の終末部　Terminal portion of internal pudendal artery　5.16
内果　Medial malleolus　2.17，**2.17**，3.29
内括約筋　Internal sphincter muscle　8.8
内顆粒層　Inner nuclear layer　4.24
内眼筋　Intrinsic muscle of eyeball　3.3
内胸動脈　Internal thoracic artery　5.8，5.12
内頸静脈　Internal jugular vein　5.3，5.11，**5.17**，**5.20**，11.4
内頸動脈　Internal carotid artery　2.3，5.8，**5.8**，**5.9**，5.10，**5.10**，5.11
内肛門括約筋　Internal anal sphincter muscle　3.16，8.8

内呼吸　Internal respiration　7.1
内耳　Internal ear　4.25
内痔核　Internal hemorrhoid　8.8
内子宮口　Internal os　10.3
内耳孔　Internal acoustic opening　2.3
内耳神経（第Ⅷ脳神経）　Vestibulocochlear nerve（CN Ⅷ）　2.3，4.22，**4.22**，4.25
　内耳神経（第Ⅷ脳神経）の蝸牛神経　Cochlear divisions of vestibulocochlear nerve（CN Ⅷ）　4.26
　内耳神経（第Ⅷ脳神経）の前庭神経　Vestibular divisions of vestibulocochlear nerve（CN Ⅷ）　4.26
内耳道　Internal acoustic meatus　4.25
内終糸　Filum terminale internum　4.13
内精筋膜　Internal spermatic fascia　3.13
内舌筋　Intrinsic muscle of tongue　3.4
内旋　Medial（Internal）rotation　1.3
内臓神経　Splanchnic nerve　4.15，4.19
内側　Medial　1.2
内側縁　Medial border　2.10
内側顆　Medial condyle　2.17
内側核群　Medial group　4.10
内側関節面　Medial articular surface　2.18
内側嗅条　Medial olfactory stria　4.27
内側嗅領　Entorhinal area　4.27
内側胸筋神経　Medial pectoral nerve　4.29
内側楔状骨　Medial cuneiform bone　2.20，3.29
内側広筋　Vastus medialis muscle　3.27，**3.28**，3.32
内側臍索　Medial umbilical ligament　5.16，5.22
内側三角靱帯　Medial（deltoid）ligament　2.20
内側膝状体　Medial geniculate body　4.10
内側手根側副靱帯　Ulnar collateral ligament of wrist joint　2.14
内側上顆　Medial epicondyle　2.10，2.12，**2.17**，3.20，3.22
内側上腕筋間中隔　Medial intermuscular septum of arm　3.19
内側上腕皮神経　Medial brachial cutaneous nerve　4.29
内側靱帯　Medial ligament　2.20
内側髄板　Internal medullary lamina　4.10
内側前腕皮神経　Medial antebrachial cutaneous nerve　4.29
内側足底動脈　Medial plantar artery　5.13
内側側副靱帯　Ulnar（Tibial）collateral ligament　2.12，2.18
内側大腿回旋動脈　Medial circumflex femoral artery　5.13
内側直筋　Medial rectus muscle　3.3，**3.3**
内側半月　Medial meniscus　2.18
内側腹側核　Medial ventral nucleus　4.10
内側網様体脊髄路　Medial reticulospinal tract　4.14
内側翼突筋　Medial pterygoid muscle　3.2
内腸骨静脈　Internal iliac vein　5.18，**5.21**
内腸骨動脈　Internal iliac artery　5.13，5.14，**5.16**，**5.16**
内転　Adduction　1.3，2.14
内転筋　Adductor muscle　3.27
内転筋腱裂孔　Adductor hiatus of adductor magnus muscle　5.13
内頭蓋底　Internal surface of cranial base　2.3
内尿道括約筋　Internal urethral sphincter muscle　9.5，10.8，**10.8**
内反　Inversion　1.3
内腹斜筋　Internal oblique muscle　3.12，3.13，**3.13**，3.14
内腹斜筋腱膜　Internal abdominal oblique muscle　3.12
ナイーブリンパ球　Antigennaive lymphocyte　6.4

内分泌　Endocrine　11.1，**11.1**
内分泌器官　Endocrine organ　8.10
内分泌細胞　Endocrine cell　4.19
内分泌（系）疾患　Endocrine（system）disease　11.2
内分泌腺　Endocrine（Ductless）gland　11.4
内閉鎖筋　Obturator internus muscle　3.15，**3.16**，3.25，9.5
内包　Internal capsule　4.5，**4.5**
内膜　Tunica intima　5.7
内網状層　Inner plexiform layer　4.24
内有毛細胞　Inner hair cell　4.25
内容物推進運動　Propulsion　8.7
内リンパ嚢　Endolymphatic sac　4.25
内肋間筋　Internal intercostal muscle　3.11
ナチュラルキラー細胞　Natural killer（NK）cell　6.1，6.2，**6.2**，6.3
軟口蓋　Soft palate　3.5，7.1，7.2，7.4，8.2，8.4
軟骨間関節　Interchondral joints　2.8
軟骨細胞　Chondrocyte（Cartilage cell）　1.6
軟骨性の連結　Cartilaginous joint　1.8
軟膜　Pia mater　1.13，**4.2**，4.18
軟膜静脈　Pial vein　4.17

に

苦味　Bitter　4.27
肉腫　Sarcoma　1.6
肉離れ　Muscle tear（strain）　3.28，4.31
二次精母細胞　Secondary spermatocyte　10.7
ニッスル小体　Nissl body　4.1
二分棘突起　Bifid spinous process　2.6
二分靱帯　Bifurcate ligament　2.20
乳管　Lactiferous duct　10.5
乳がん　Breast cancer　6.1，10.5
　乳がん治療　Breast cancer therapy　10.5
乳管洞　Lactiferous sinus　10.5
乳歯　Deciduous teeth　8.3
乳汁産生　Milk production　11.3
乳汁分泌　Lactation　10.5
乳腺刺激ホルモン分泌細胞　Lactotrope（Mammotrope）　11.3
乳腺小葉　Gland lobules　10.5
乳頭　Nipple　10.5
乳頭下血管網　Superficial plexus　1.12
乳頭筋　Papillary muscle　5.4
乳頭体　Mammillary body　4.6，**4.8**，**4.9**，**4.12**，11.2
乳頭体核　Nucleus of mammillary body　4.11
乳び槽　Cisterna chyli　6.1，6.7
乳房　Breast　1.1，11.3
乳房提靱帯　Suspensory retinacula of breast　10.5，**10.5**
乳様突起　Mastoid process　3.7
乳輪　Areola　10.5
乳輪腺　Areolar gland　10.5
ニューロン　Neuron　4.2，11.1
　運動ニューロン　Motor neuron　4.1，4.13，**4.15**
　　下位運動ニューロン　Lower motor neuron　4.14
　　上位運動ニューロン　Upper motor neuron　4.14
　介在ニューロン　Interneuron　4.1
　感覚ニューロン　Sensory neuron　4.1，**4.15**
　偽単極ニューロン　Pseudounipolar neuron　4.1
　視索上核ニューロン　Supraoptic neuron　11.3
　室傍核ニューロン　Paraventricular neuron　11.3
　節後ニューロン　Postganglionic neuron　4.20

索引 | 15

節前交感ニューロン　Preganglionic sympathetic neurons　**4.15**
節前ニューロン　Preganglionic neurons　4.20
双極ニューロン　Bipolar neuron　4.1
多極ニューロン　Multipolar neuron　4.1
単極ニューロン　Unipolar neuron　4.1
パラニューロン　Paraneurons　4.19
尿管　Ureter　**5.16**, 9.1, 9.2, **10.1**, **10.6**
　尿管の近位部　Proximal ureter　9.2
尿細管　Renal tubule　9.2
尿失禁　Incontinence　3.16
尿生殖三角　Urogenital triangle　3.16, **3.16**, 10.1
尿道　Urethra　**3.15**, 9.1, 9.5, 10.6, **10.6**
尿道圧縮筋　Compressor urethrae muscle　3.16
尿道開口部　Urethral opening　10.1
尿道海綿体　Corpus spongiosum　9.5, 10.8
尿道海綿体部　Spongy (cavernous) urethra　9.5, 10.8
尿道隔膜部　Intermediate part of (membranous) urethra　9.5, 10.8
尿道括約筋　Urethral sphincter muscle　3.16, **10.6**
尿道球　Bulb of penis　9.5, 10.8
尿道球腺　Bulbourethral gland　**3.16**, 9.5, 10.6, 10.8
尿道舟状窩　Navicular fossa　10.8
尿道前立腺部　Prostatic urethra　9.5, 10.8
尿道腟括約筋　Sphincter urethrovaginalis muscle　3.16
尿崩症　Diabetes insipidus　11.3
尿路感染症　Urinary tract tinfection　9.5
妊娠　Pregnancy　10.5

ね
ネガティブ選択　Negative selection　6.4
猫背　Hunchback　2.5
ネフロン　Nephron　9.1
粘液　Mucus　4.27
粘液性腺房細胞　Mucous acinar cell　8.2
捻挫　Sprain　2.20
粘膜　Mucosa　8.8
粘膜下神経叢　Submucosal plexus　4.21, **4.21**
粘膜下組織　Submucosa　6.6, 8.6, 8.7, 8.8
粘膜関連リンパ（系）組織　Mucosa-associated lymphoid tissue　6.6
粘膜筋板　Muscularis mucosae　6.6, 8.6, 8.7, 8.8
粘膜固有層　Lamina propria　8.8, 8.10
粘膜ヒダ　Mucosal fold　8.10
燃料貯蔵ホルモン　Fuel-storage hormone　11.6
燃料動員ホルモン　Fuel-mobilization hormone　11.6

の
脳　Brain　**1.11**, 1.13, 5.2
脳幹　Brainstem　1.11, 4.6, **4.21**
　脳幹の病変　Brainstem lesion　4.6
脳弓　Fornix　**4.6**, 4.8, 4.9, **4.11**
脳弓脚　Crus of fornix　4.9
脳弓体　Body of fornix　4.9, **4.12**
脳弓柱　Columns of fornix　4.9
脳血管障害　Cerebrovascular accident　5.10
脳室　Ventricle　**4.2**
脳室周囲核　Periventricular nucleus　4.11
脳腫瘍　Brain tumor　4.2
脳底動脈　Basilar artery　5.10
脳底動脈内耳道枝　Internal acoustic artery　**5.10**
脳頭蓋　Neurocranium　2.2
能動免疫　Active immunity　6.3, **6.3**
脳梁　Corpus callosum　4.5, **4.5**, 4.6, **4.7**, 4.8, **4.10**, **4.11**, 11.2

脳梁膝　Genu of corpus callosum　4.6, **4.6**, 4.9
脳梁体　Body of corpus callosum　4.6
脳梁膨大　Splenium of corpus callosum　4.6, **4.6**, **4.9**
ノルアドレナリン　Norepinephrine　4.19

は
肺　Lung　1.13, **4.19**, **4.22**, **5.2**, **7.1**, 10.5
パイエル板　Peyer's patch　6.6
肺炎　Pneumonia　7.5, 7.6
肺がん　Lung cancer　7.5, 7.6
肺換気　Pulmonary ventilation　7.1
肺間膜　Pulmonary ligament　**7.5**
肺気腫　Emphysema　3.11, 7.1, 7.6
背屈　Dorsiflexion　1.3
杯細胞　Goblet cell　8.8, **8.8**
排出筋　Drive away muscle　9.5
肺循環　Pulmonary circulation　5.2, 5.4
胚上皮　Germinal epithelium　10.2
肺静脈　Pulmonary vein　5.4, 7.5, 7.6
肺神経叢　Pulmonary plexus　4.19
肺尖　Apex of lung　**7.5**
肺線維症　Pulmonary fibrosis　7.5
背側　Dorsal　1.2
背側外側核　Lateral dorsal nucleus　4.10, **4.10**
背側腔系　Dorsal cavity system　1.13
背側骨間筋　Dorsal interosseous muscle　3.23, 3.24, 3.31, **3.32**
背側手根中手靱帯　Dorsal carpometacarpal ligament　2.14
背側中足靱帯　Dorsal metatarsal ligament　2.20
背側橈骨手根靱帯　Dorsal radiocarpal ligament　2.14
背側橈尺靱帯　Dorsal radioulnar ligament　2.14
背側内側核　Medial dorsal　4.10
背側面　Dorsal surface　2.14
肺動脈　Pulmonary artery　7.5, 7.6
肺動脈圧　Pulmonary arterial pressure　5.2
肺動脈幹　Pulmonary trunk　5.4, **5.22**, 7.5
肺動脈弁　Pulmonary valve　5.4, **5.4**, 5.5
背内側核　Dorsomedial nucleus　4.11
排尿筋　Detrusor muscle　9.5
背部　Back　1.1
肺胞　Alveoli　7.6
　肺胞の毛細血管網　Capillary plexus of alveoli　7.6
肺胞液　Alveolar liquid　7.6
肺胞腔　Alveolar space　7.6
肺胞嚢　Alveolar sacs　7.6
　肺胞嚢の毛細血管網　Capillary plexus of alveolar sacs　7.6
ハイムリック法　Heimlich maneuver　3.6
肺門　Hilum of lung　7.5, **7.5**
排卵　Ovulation　10.2
パーキンソン病　Parkinson disease　4.7
白交通枝　White ramus communicans　4.15, 4.19
白質　White matter　4.5, **4.5**, 4.13
白線　Linea alba　3.12
薄束　Gracile fasciculus　4.14
白体　Corpus albicans　10.2
白内障　Cataract　4.23
白脾髄　Splenic white pulp　6.5
白膜　Tunica albuginea　10.7
破骨細胞　Osteoclast　2.1
橋本病　Hashimoto disease　11.2
破傷風（テタヌス）　Tetanus　3.2
バソプレシン　Vasopressin　9.4, 11.3
発育性股関節形成不全　Developmental dislocation of the hip　2.16
薄筋　Gracilis muscle　**3.26**, 3.28, 3.32
バック筋膜　Buck's fascia　10.8

白血球　White blood cell (Leukocyte)　**5.1**, 6.1
白血球層　Buffy coat　**5.1**
白血球増加　Leukocytosis　6.2
白血病　Leukemia　5.1
　顆粒球性白血病　Granulocytic leukemia　6.5
発達初期　Onset of maturity　10.5
発熱　Fever　6.2
鼻　Nose　→鼻（び）
ハバース管　Haversian canal　2.1, **2.1**
馬尾　Cauda equina　**1.13**, 4.13, **4.18**
ハムストリング　Hamstring muscle　3.26, 4.30, 4.31
パラクリン　Paracrine　11.1, 11.2
バルトリン腺　Bartholin's gland　**3.16**, 10.1
破裂孔　Foramen lacerum　2.3
半羽状筋　Unipennate muscle　1.10
板間層　Diploë　**1.8**
半規管　Semicircular duct (canal)　4.25, **4.25**, 4.26
半奇静脈　Hemiazygos vein　5.17
半月ヒダ　Semilunar fold　**8.8**
半月弁　Semilunar valves　5.4
半月裂孔　Semilunar hiatus　7.3
半腱様筋　Semitendinosus muscle　3.26
伴行静脈　Venae comitantes　5.20
ハンチントン病　Huntington disease　4.7
半膜様筋　Semimembranosus muscle　3.26

ひ
鼻　Nasal (Nose)　1.1
鼻咽頭　Nasopharynx　7.2
鼻炎　Rhinitis　7.2
被殻　Putamen　**4.5**, 4.7
皮下脂肪組織　Subcutaneous fatty tissue　10.5
皮下静脈　Subcutaneous vein　**1.12**
皮下組織　Subcutaneous tissue　**1.12**
皮下動脈　Subcutaneous artery　**1.12**
光受容細胞　Photoreceptor cell　4.24
引きずり歩行　Shuffling gait　3.32
鼻筋　Nasalis muscle　3.1
鼻腔　Nasal cavity　**4.23**, **4.27**, 7.1, 7.2, **7.3**
鼻腔外側壁　Lateral wall of nasal cavity　4.27
ビゲローのY靭帯　Y ligament of Bigelow　2.16
鼻甲介　Turbinate　7.2
腓骨　Fibula　**2.17**, **2.20**, **3.29**, 3.32
　腓骨骨折　Fibular fracture　2.17
尾骨　Coccyx　**1.11**, 2.5, **2.5**, 2.7, **2.7**, 2.15, **2.15**, 3.15, **3.16**, 10.1
鼻骨　Nasal bone　2.2, 2.3, **7.2**
尾骨筋　Coccygeus muscle　3.15
腓骨頸　Neck of fibula　2.17
腓骨静脈　Fibular (peroneal) vein　5.21, **5.21**
尾骨神経　Coccygeal nerve　4.19
尾骨先端　Tip of coccyx　3.16
腓骨頭　Head of fibula　2.17, **2.18**, 3.29
腓骨頭尖　Apex of fibula　2.17
腓骨動脈　Fibular (peroneal) artery　5.13, **5.13**
膝　Knee　**1.1**, 1.9
脾索　Splenic cords　6.5
肘　Elbow　**1.1**, 1.9
皮質　Cortex　**6.1**, 9.2, **9.3**, 9.4, 11.5
皮質糸球体　Cortical glomerulus　9.3
皮質ネフロン　Cortical nephron　9.3
脾腫　Splenomegaly　6.5
微絨毛　Microvillus　8.7
び粥　Chyme　8.6
鼻出血　Epistaxis (Nose bleed)　7.3
尾状核　Caudate nucleus　**4.5**, 4.7
尾状核頭部　Head of caudate nucleus　4.9
微小管　Microtubule　1.4
微小血管障害　Microangiopathy　5.13
微小循環床　Microcirculatory bed　**5.7**

微小線維　Microfilament　1.4
脾静脈　Splenic vein　**5.17**，5.19，**6.5**
尾状葉　Caudate lobe　8.9
皮神経　Cutaneous nerve　1.12，4.31
脾腎ヒダ　Splenorenal ligament　8.5
ヒス束　Bundle of His　5.5
鼻前庭　Nasal vestibule　7.2
鼻前頭管開口部　Opening of frontonasal duct　7.3
脾臓　Spleen　**4.19**，**5.15**，6.1，6.4，**6.6**，**8.5**，**8.6**，**8.10**，**11.6**
脾臓の被膜　Splenic capsule　6.5
尾側　Caudal　1.2
鼻中隔　Nasal septum　2.3，**3.5**，**7.1**，7.2，7.3，**7.4**，**8.4**
鼻中隔軟骨　Nasal septal cartilage　7.2，**7.2**
　鼻中隔軟骨の外側突起　Lateral process of nasal septal cartilage　7.2
脾柱静脈　Trabecular vein　6.5
脾柱動脈　Trabecular artery　6.5
尾椎　Vertebrae　2.7
ヒップポインター損傷　Hip pointer injury　2.16
脾洞　Splenic venous sinus　6.5，**6.5**
鼻道　Nasal meatus　7.2
脾動脈　Splenic artery　5.15，**8.10**
非特異的自然免疫　Nonspecific innate immunity　6.2
非特異的障壁　Nonspecific barrier　6.3
ヒト絨毛性腺刺激ホルモン　Human chorionic gonadotropin　10.4
ヒトパピローマウイルス　Human papillomavirus　10.1
皮膚　Skin　4.15，4.18，5.2，10.8
腓腹筋　Gastrocnemius muscle　3.30，**3.32**
腓腹神経　Sural nerve　4.31
皮膚分節（デルマトーム）　Dermatome　4.16
被膜　Capsule　6.1，**6.5**，7.2
被膜下洞　Subcapsular sinus　6.1
肥満細胞　Mast cell　1.6，6.2
鼻毛様体神経　Nasociliary nerve　2.3
病原体　Pathogen　6.2
表在静脈　Superficial vein　5.18，5.21
表出性失語（症）　Expressive aphasia　1.11，4.5
標的細胞　Leptocyte（Target cell）　**11.1**
標的組織部位　Target tissue site　11.4
表皮　Epidermis　1.12
鼻翼の線維脂肪組織　Alar fibrofatty tissue　7.2
ヒラメ筋　Soleus muscle　3.30，3.32
鼻梁　Bridge of nose　7.2
脾リンパ小節　Splenic lymphoid nodule　6.5
鼻涙管　Nasolacrimal duct　4.23
　鼻涙管開口部　Opening of nasolacrimal duct　4.23
ヒルシュスプルング病　Hirschsprung disease　4.21
披裂軟骨　Arytenoid cartilage　3.6，**3.6**，**7.4**
脾弯曲　Splenic flexure　8.6，8.7，8.8

ふ
ファロー四徴症　Fallot's tetralogy　5.22
ファロピウス管　Fallopian tube　10.1
フィードバック機構　Feedback mechanism　11.1，11.2，11.8
フィブリノーゲン　Fibrinogen　5.1
フィブリン　Fibrin　10.2
封入体　Inclusion body　1.4
不規則形骨　Irregular bone　1.7
腹圧性尿失禁　Urinary stress incontinence　9.5
復位　Reposition　2.14
腹横筋　Transversus abdominis muscle　3.12，3.13，**3.13**，**3.14**
腹横筋腱膜　Transversus abdominis aponeurosis　3.12

腹腔神経節　Celiac ganglion　4.19
腹腔動脈　Celiac trunk　5.14，5.15，**5.15**，**5.22**，**8.5**，**8.10**
副交感神経　Parasympathetic part　**4.21**，5.5
副交感神経系　Parasympathetic nervous system　4.19
副交感神経神経節　Parasympathetic ganglion　4.20
副交感神経節後線維　Postganglionic parasympathetic fiber　4.20
副交感神経節前線維　Preganglionic parasympathetic fiber　4.20
副甲状腺　Parathyroid gland　11.4
副甲状腺機能亢進症　Hyperparathyroidism　11.4
副甲状腺機能低下症　Hypoparathyroidism　11.4
副甲状腺ホルモン　Parathyroid hormone　11.4
腹骨盤腔　Abdominopelvic cavity　1.13
伏在神経　Saphenous nerve　4.30
副細胞　Mucous neck cell　8.6
副静脈　Accessory vein　9.1
副腎　Suprarenal gland　**5.14**，**8.10**，9.1，11.5，**11.6**
副腎アンドロゲン　Adrenal androgen　11.5，11.7
副神経（第XI脳神経）　Accessory nerve（CN XI）　2.3，3.9，4.22，**4.22**，**4.28**
　副神経（第XI脳神経）脊髄根　Spinal root of accessory nerve（CN XI）　2.3
副腎結核　Adrenal gland tuberculosis　11.2
副腎髄質　Adrenal medulla　4.19，**4.19**
副腎皮質　Adrenal cortex　**11.3**，11.7
副腎被膜　Capsule of gland　11.5
副腎皮質刺激ホルモン　Adrenocorticotropic hormone　11.3
副腎皮質刺激ホルモン分泌細胞　Corticotrope　11.3
副腎皮質刺激ホルモン放出ホルモン　Corticotropin-releasing hormone　11.3
副腎皮質ホルモン　Adrenal cortex hormone　11.3
腹側　Ventral　1.2
腹側腔系　Ventral cavity system　1.13
腹大動脈　Abdominal aorta　5.13，5.14，**5.15**，**5.16**，**8.5**，**8.6**，**8.7**，**8.10**，**9.1**，**9.2**，**11.5**
腹直筋　Rectus abdominis muscle　3.12
腹直筋鞘　Rectus sheath　3.12
腹直筋鞘後葉　Posterior layer of rectus sheath　3.12
副動脈　Accessory artery　9.1
腹内側核　Ventromedial nucleus　4.11
副半奇静脈　Accessory hemiazygos vein　5.17
副鼻腔　Paranasal sinus　4.22，7.3
副鼻腔炎　Rhinosinusitis　7.3
副鼻軟骨　Accessory nasal cartilage　7.2
腹部　Abdominal part　1.1
腹膜　Peritoneum　1.13，**3.12**，**9.1**，**9.5**，**10.6**
腹膜下　Subperitoneally　9.5
腹膜腔　Peritoneal cavity　1.13，8.5
腹膜後器官　Retroperitoneal viscera　8.5
腹膜垂　Omental（epiploic）appendices　8.8，**8.8**
腹膜穿刺　Abdominal paracentesis　1.13
腹膜内臓器　Intraperitoneal viscera　8.5
腹膜翻転　Peritoneal reflection　8.8
付属肢骨格　Appendicular skeleton　1.7
物理的障壁　Physical barrier　6.2，**6.2**
プテリオン　Pterion　2.2
不動結合　Synarthrosis　1.8
舞踏病　Chorea　4.7
不動毛　Stereocilia　4.26
プルキンエ線維　Purkinje fiber　5.5
プロゲステロン　Progesterone　**10.4**，**11.3**，

11.7
プロゲステロンの血中濃度　Progesterone level　10.4
プロラクチノーマ　Prolactinoma　11.3
プロラクチン　Prolactin　11.3，**11.7**
分界溝　Terminal sulcus　3.4，4.27
分界条　Stria terminalis　4.8，**4.8**，**4.9**
分泌活性　Secretory activity　11.8
分泌期　Secretory phase　10.4
分泌期中期　Midsecretory phase　**10.3**
分泌腺　Secretory gland　4.15
分泌腺房　Secretory alveoli　10.5
噴門域　Cardiac zone　8.6

へ
平滑筋　Smooth muscle　1.10，4.15，**8.10**
平滑筋細胞　Smooth muscle cell　5.7
平滑筋腫　Leiomyoma　10.3
閉鎖神経　Obturator nerve　4.30
閉鎖動脈　Obturator artery　2.16，5.13，**5.13**，**5.16**
閉鎖膜　Obturator membrane　2.16
閉塞　Occlusion　5.10
閉塞性尿路疾患　Obstructive uropathy　9.3
平面関節　Plane joint　1.9
壁細胞　Parietal cell　8.6
壁側胸膜　Parietal pleura　1.13，7.5，**7.5**
壁側心膜　Parietal pericardium　1.13
壁側腹膜　Parietal peritoneum　1.13，8.5，**8.5**，**8.6**
壁内部　Intramural portion　10.2
臍　Umbilicus　→臍（さい）
ペプシノーゲン　Pepsinogen　8.6，**11.8**
ペプシン　Pepsin　11.8
ヘマトクリット　Hematocrit　5.1
ヘモグロビン分子　Hemoglobin molecule　7.6
ペルオキシゾーム　Peroxisomes　1.4
ヘルニア　Hernia　2.7，3.12
　間接ヘルニア　Indirect hernia　3.13
　鼠径ヘルニア　Inguinal hernia　3.13
　直接ヘルニア　Direct hernia　3.13
　椎間板ヘルニア　Herniated intervertebral disc　2.5，4.13，4.16，4.31
　腹壁ヘルニア　Ventral hernia　8.5
　裂孔ヘルニア　Hiatal hernia　8.6
ヘルパーT細胞　Helper T cell　6.3
ベル麻痺　Bell's palsy　3.1
弁　Valve　5.7
偏位　Deviation　7.3
辺縁系の病変　Limbic lesion　4.6
辺縁帯状皮質　Limbic cingulate cortex　4.10
辺縁動脈　Marginal artery　5.15
変形性関節症　Osteoarthritis　1.8，2.7
変形性膝関節症　Knee osteoarthritis　2.18
変性関節疾患　Degenerative joint disease　1.8
片側性　Unilateral　1.2
片側バリズム　Hemiballismus　4.7
扁桃　Tonsils　6.1，6.6
扁桃体　Amygdaloid body　**4.7**，**4.8**，**4.8**，**4.9**，**4.27**
便秘　Constipation　4.21
扁平筋　Flat muscle　1.10
扁平骨　Flat bone　1.7
扁平上皮　Squamous epithelium　1.5
片葉　Flocculus　4.12
片葉小節葉　Flocculonodular lobe　4.12
　片葉小節葉の選択的損傷　Selective damage to flocculonodular lobe　4.12
ヘンレ係蹄　Loop of Henle　9.3，**9.3**，**9.4**
　ヘンレ係蹄の遠位上行脚（太い脚）　Distal ascending loop of Henle（thick limb）　9.3
　ヘンレ係蹄の細い下行部の細胞　Thin descend-

索引｜17

ing segment cell of loop of Henle 9.4
ヘンレ係蹄の細い下行脚　Thin ascending loop of Henle 9.3
ヘンレ係蹄の細い上行脚　Thin descending loop of Henle 9.3

ほ

方形回内筋　Pronator quadratus muscle **1.10**, 3.20
方形筋　Quadrate muscle 1.10
方形葉　Quadrate lobe 8.9
縫合　Suture 1.8
膀胱　Urinary bladder **3.13**, **4.19**, **8.5**, 9.1, **10.1**, **10.6**
縫工筋　Sartorius muscle **3.27**, 3.32
縫工筋腱　Sartorius tendon **3.27**
膀胱三角　Trigone of bladder **9.5**, **10.8**
膀胱子宮窩　Vesicouterine pouch **10.1**
膀胱底　Fundus of bladder 9.5
膀胱壁　Urinary bladder wall 9.5
傍糸球体細胞　Juxtaglomerular cell 9.3
傍矢状面　Parasagittal plane 1.2
房室結節　Atrioventricular（AV）node 5.5
房室束　Atrioventricular（AV）bundle 5.5
放射状胸肋靱帯　Radiate sternochondral ligament **2.8**
放射状肋骨頭靱帯　Radiate ligament of head of rib **2.8**, 2.9
帽状腱膜　Epicranial aponeurosis（Galea aponeurotica）3.1, **3.1**
傍髄質糸球体　Juxtamedullary glomerulus 9.3
傍髄質ネフロン　Juxtamedullary nephron 9.3
紡錘筋　Fusiform muscle 1.10
縫線核　Raphe nucleus 4.7
放線冠　Corona radiata 4.5
膨大部　Ampulla **4.25**, **4.26**, 10.2
膨大部稜　Ampullary crest 4.26
傍虫部　Paravermis 4.12
傍分泌　Paracrine 11.1, **11.1**, 11.2
傍濾胞細胞　Parafollicular cell **11.4**, **11.4**
頬　Cheek 1.1
母趾外転筋　Abductor hallucis muscle **3.31**, **3.32**
母指球　Thenar eminence 3.23
母指球筋　Thenar muscle 3.23
母指対立筋　Opponens pollicis muscle 3.23
ポジティブ選択　Positive selection 6.4
母指（趾）内転筋　Adductor pollicis muscle 3.23, **3.24**, 3.31, 3.32
母趾末節骨　Distal phalanx of great toe 2.20
補体　Complement 6.2
補体系　Complement system 6.2
勃起不全　Erectile dysfunction 5.16, 10.8
ボーマン嚢　Bowman's capsule 9.3
ホムンクルス　Homunculus 4.4
ホルモン　Hormone 9.4, **11.1**, 11.8

ま

マイクロフィラメント　Microfilament 1.4
マイヤー係締　Meyer's loop 4.24
膜　Membrane 7.6
膜迷路　Membranous labyrinth 4.26
マクロファージ　Macrophage 1.6, 6.1, 6.2, 6.5
　固定マクロファージ　Fixed macrophage 6.2
　肺胞マクロファージ　Alveolar macrophage 7.6
　遊走性マクロファージ　Free macrophage 6.2
マジャンディー孔　Foramen of Magendie 4.17
末梢血管疾患　Peripheral vascular disease 5.13
末梢自律神経節　Peripheral autonomic ganglion 4.19

末梢神経　Peripheral nerve 1.11, **4.13**
末梢神経系　Peripheral nervous system 1.11, **1.11**
末梢神経節　Peripheral ganglion 4.20
末節骨　Distal phalanx 2.14
マルファン症候群　Marfan syndrome 1.6
慢性炎症　Chronic inflammation 1.6
慢性閉塞性肺疾患　Chronic obstructive pulmonary disease 7.5
マンモグラフィ　Mammography 6.1

み

ミエリン鞘　Myelin sheath **4.1**, **4.3**
味覚　Taste 4.27
味覚野　Gustatory cortex 4.4
味孔　Taste pore 4.27
ミトコンドリア　Mitochondria 1.4, **4.1**, **4.3**
耳　Otic（Ear）→耳（じ）
脈拍触知部位　Pulse point 5.12, 5.13
脈絡叢　Choroid plexus **4.9**, 4.17, 4.18
脈絡膜　Choroid **4.23**, **4.24**
ミューラー細胞　Muller cell 4.24
味蕾　Taste bud 4.27
味蕾細胞　Taste cell 4.27

む

無気肺　Atelectasis 7.6
無嗅覚症　Anosmia 4.27
無血管性壊死　Avascular necrosis 1.7, 1.8
虫歯　Tooth decay 2.4, 8.3
無漿膜野　Bare area 8.9
むち打ち症　Whiplash 2.6, 2.9
無尿　Anuria 9.1
胸やけ　Heartburn 8.4

め

眼　Eye →眼（がん）
迷走神経（第X脳神経）Vagus nerve（CN X）2.3, 3.4, **4.20**, 4.21, 4.22, **4.22**, 11.8
迷路動脈　Labyrinthine artery 5.10
メズサの頭　Caput medusae 5.18, 5.19
めまい　Vertigo 4.26
メモリーB細胞　Memory B cell 6.3
メモリーT細胞　Memory T cell 6.3
免疫応答　Immune response 6.2
免疫学的記憶　Immunological memory 6.3
免疫監視　Immunological surveillance **6.2**
免疫グロブリン　Immunoglobulin 6.3
免疫細胞　Immune cell 4.15
免疫接種法　Immunization 6.7
免疫不全　Immunodeficiency 6.7

も

毛幹　Hair shaft 1.12
毛細血管　Capillary **4.2**, 5.7, **5.7**
　毛細血管内腔　Capillary lumen 7.6
　毛細血管の内皮細胞　Capillary endothelial cell 7.6
網状帯　Zona reticularis 11.5
盲腸　Cecum 8.1, **8.7**, 8.8
網嚢　Omental bursa（lesser sac）**8.5**, 8.6, **8.6**, 8.10
網嚢孔　Omental（epiploic）foramen **8.5**, 8.6, **8.6**
毛包　Hair follicle 1.12
網膜　Retina 4.23, 4.24, **4.24**
網膜細胞　Retinal cell 4.1
網膜症　Retinopathy 11.6
網膜剥離　Detached retina 4.24
毛様体　Ciliary body 4.23, **4.23**, **4.24**
毛様体筋　Ciliary muscle **4.22**, 4.23
毛様体神経節　Ciliary ganglion 4.20

毛様体突起　Ciliary process 4.23
網様部　Pars reticularis（Pars reticulata）4.7
モチリン　Motilin 11.8, **11.8**
モル腺　Moll glands 1.12
門脈　Portal vein 5.19, **5.22**, 8.9, **11.6**
　門脈の枝　Branch of portal vein 8.9, **8.9**
門脈圧亢進症　Portal hypertension 5.19, 6.5, 8.9
門脈系　Portal system 5.17
門脈トリアッド　Portal triad 8.9
モンロー孔　Foramen of Monro 4.17

ゆ

有郭乳頭　Vallate papillae 3.4, **3.4**, 4.27
有機栄養素　Organic nutrient 5.1
有棘層　Stratum spinosum 1.12
有機老廃物　Organic waste 5.1
融合基底膜　Fused basement membrane 7.6
有鉤骨　Hamate bone 2.13, **2.14**
有鉤骨鉤　Hook of hamate bone 2.14
有頭骨　Capitate bone 2.13, **2.14**, 3.23
有毛細胞　Hair cell **4.25**, 4.26, **4.26**
　有毛細胞（I型）Hair cell（type I）4.26
　有毛細胞（II型）Hair cell（type II）4.26
幽門　Pylorus 8.6, 8.7
幽門域　Pyloric zone 8.6
幽門管　Pyloric canal 8.6
幽門洞　Pyloric antrum 8.6
癒合腎　Renal fusion 9.2
輸出細動脈　Efferent arteriole 9.2, **9.3**, 9.4
輸出リンパ管　Efferent lymphatic vessel 6.1
ユースタキオ管　Eustachian tube 3.4
輸入細動脈　Afferent arteriole 9.2, 9.3, **9.4**
輸入リンパ管　Afferent lymphatic vessel 6.1
輸卵管　Oviduct 10.1

よ

葉間動脈　Interlobar artery 9.2, **9.2**
腰筋膿瘍　Psoas abscess 3.14
葉状乳頭　Foliate papillae 3.4, **3.4**, 4.27
腰神経前枝　Anterior ramus of lumbar nerve 1.11
腰神経叢　Lumbar plexus 1.11, **4.13**, 4.30, **4.30**
腰髄　Lumbar part of spinal cord 4.21
腰仙骨関節面　Lumbosacral articular surface 2.7
腰仙骨神経幹　Lumbosacral trunk 4.30, **4.30**, **4.31**
腰仙骨神経叢　Lumbosacral plexus 1.11
腰椎　Lumbar vertebrae 2.5, **2.5**, 2.7
腰椎穿刺　Lumbar puncture 4.18
腰椎前弯　Lumbar lordosis 2.5, **2.5**
腰椎椎体　Lumbar vertebral body 2.9
腰内臓神経　Lumbar splanchnic nerve 4.19, 4.21
腰部　Lumbar region 8.1
腰部皮膚分節　Lumbar dermatome 4.16
腰部リンパ節　Lumbar lymph node 6.1, 6.6, 6.7
腰方形筋　Quadratus lumborum muscle 3.14
翼口蓋神経節　Pterygopalatine ganglion 4.20
翼口蓋部　Pterygopalatine part 5.9
翼状肩甲骨　Winged scapula 3.9, 3.24
翼状靱帯　Alar ligament 2.9
翼状突起外側板　Lateral plate of pterygoid process 3.2
翼状突起内側板　Medial plate of pterygoid process 7.2
抑制　Inhibition 4.26
翼突下顎縫線　Pterygomandibular raphe 3.2, 3.5

索引｜18

翼突筋静脈叢　Pterygoid plexus　5.11，**5.11**
翼突鈎　Pterygoid hamulus　**3.4**
翼突部　Pterygoid part　5.9

ら
ライソソーム　Lysosome　1.4
ライディッヒ細胞　Leydig cell　10.7
ラセン器　Spiral organ　**4.25**
ラセン状中隔　Spiral septum　5.22
ラムダ縫合　Lambdoid suture　**2.2**
卵（子）　Ovum　10.2，**10.4**
ランヴィエ絞輪　Ranvier's node　**4.3**
卵円窩　Fossa ovalis　5.22
卵円孔　Foramen ovale　**2.3**，5.22
卵円窓　Oval window　4.25，**4.25**
卵管　Uterine tube　10.1
卵管間膜　Mesosalpinx　10.1，**10.2**
卵管采　Fimbria ovarica　10.2
卵管子宮部　Uterine part　**10.2**
卵管漏斗　Infundibulum　10.2，**10.2**
卵形嚢　Utricle　4.25，**4.25**，4.26，**4.26**
乱視　Astigmatism　4.24
卵巣　Ovary　**4.19**，10.1，**10.2**，11.3，11.7
卵巣がん　Ovarian cancer　10.2
卵巣静脈　Ovarian vein　5.18，**10.2**
卵巣提索　Suspensory ligament of ovary　10.1，**10.1**
卵巣動脈　Ovarian artery　5.14，**10.2**
卵巣嚢腫　Ovarian cystoma　10.2
卵巣嚢胞　Ovarian cyst　10.4
卵胞　Follicle
　一次卵胞　Primary follicle　10.2
　原始卵胞　Primordial follicle　**10.2**
　グラーフ卵胞　Graafian follicle　10.2，**10.4**
　成熟卵胞　Mature follicle　10.2，**10.4**
　二次卵胞　Secondary follicle　10.2
　破裂卵胞　Ruptured follicle　**10.2**，10.4
卵胞期　Follicular phase　10.4
卵胞刺激ホルモン　Follicle stimulating hormone　11.7

り
梨状窩　Piriform fossa　**8.4**
梨状筋　Piriformis muscle　3.15，3.25，**3.26**，**4.31**
立方骨　Cuboid bone　2.19
立方上皮　Cuboidal epithelium　1.5
立毛筋　Arrector muscle of hairs　**1.12**，**4.15**
利尿薬　Diuretic　9.1，9.2
リーベルキューンの陰窩　Crypts of Lieberkühn　6.6
リボソーム　Ribosome　1.4
隆起部　Pars tuberalis　11.2
隆椎　Vertebra prominens　2.6
菱形靱帯　Trapezoid ligament　**2.11**
良性腫瘍　Benign neoplasms　1.5
良性前立腺肥大　Benign prostatic hypertrophy　10.6

両側性　Bilateral　1.2
緑内障　Glaucoma　4.24
輪状筋　Circular muscle　1.10
輪状甲状筋　Cricothyroid muscle　3.6，**3.6**
輪状甲状膜切開　Cricothyrotomy　7.4
輪状靱帯　Annular ligament　2.12
輪状軟骨　Cricoid cartilage　3.6，7.4，**7.5**
輪状軟骨板　Lamina of cricoid cartilage　3.6
輪状ヒダ　Circular fold　8.7
鱗状縫合　Squamous suture　2.2
輪走筋　Circular muscle　6.6，8.7
リンパ　Lymph　6.1
リンパ管　Lymph vessel　6.1，6.5
リンパ管炎　Lymphadenitis　6.1
リンパ還流　Lymphatic drainage　6.1
リンパ器官　Lymphoid organ　6.1
リンパ球　Lymphocyte　1.6，5.1，**5.1**，6.1，6.3，**6.4**
　未熟なリンパ球　Immature lymphocyte　6.4
リンパ球前駆細胞　Lymphocyte progenitor cell　6.3
リンパ行性転移　Lymphatic metastases　6.7
リンパ小節　Lymphoid nodule　**6.1**，8.7，8.8，**8.8**
リンパ節　Lymph node　6.1，6.4
リンパ節炎　Lymphangitis　6.1
鱗部　Squamous part　2.3
リンホカイン　Lymphokine　6.3

る
涙管　Lacrimal duct　4.23
涙骨　Lacrimal bone　2.2，2.3
涙小管　Lacrimal canaliculi　4.23
涙腺　Lacrimal gland　3.3，**4.22**，4.23
涙腺神経　Lacrimal nerve　2.3
涙点　Punctum　4.23
類洞　Sinusoid　8.9
涙嚢　Lacrimal sac　4.23
ルシュカ孔　Foramen of Luschka　4.17

れ
裂孔靱帯　Lacunar ligament　3.13
レニン　Renin　9.3
連合神経路　Association tract　4.5
連合線維　Association fiber　4.5
レンズ核　Lentiform nucleus　4.5，4.7，**4.7**
レンズ核線条体動脈　Lenticulostriate artery　5.10
連続シナプス　Serial synapse　4.3

ろ
老眼　Presbyopia　4.24
漏斗　Infundibulum　11.2
漏斗茎　Infundibular stem　11.2
濾液　Filtrate　9.4
ロキタンスキー・アショッフ洞　Rokitansky-Aschoff sinus　8.10
肋頸動脈　Costocervical trunk　5.8，**5.12**

肋骨頸　Neck of rib　2.8
肋鎖靱帯　Costoclavicular ligament　2.8
肋軟骨　Costal cartilage　2.8
肋下神経　Subcostal nerve　4.30
肋間筋　Intercostal muscle　3.12
肋間隙　Intercostal space　3.11
肋間静脈　Posterior intercostal vein　3.11
肋間神経　Intercostal nerve　3.11，**3.11**，4.13
肋間動脈　Posterior intercostal artery　3.11，3.11
肋骨　Rib　7.5
　肋骨骨折　Rib fracture　2.8
肋骨角　Angle of rib　2.8
肋骨下平面　Subcostal plane　8.1
肋骨胸膜　Costal pleura　7.5
肋骨結節　Tubercle of rib　2.8
肋骨溝　Costal groove　2.8
肋骨体　Body of rib　2.8
肋骨頭　Head of rib　2.8
肋骨頭下関節面　Inferior articular facet of head of rib　2.8
肋骨頭上関節面　Superior articular facet of head of rib　2.8
肋骨肋軟骨連結　Costochondral joint　2.8
濾胞　Follicle　11.4
濾胞細胞　Follicular cell　11.4
濾胞樹状細胞　Follicular dendritic cell　6.1

わ
ワクチン　Vaccine　6.4
ワクチン接種　Vaccination　6.7
鷲手　Claw hand　3.24，4.29
ワルダイエル咽頭輪　Waldeyer's lymphatic (tonsillar) ring　6.6，7.4
腕尺関節　Humeroulnar joint　2.12
腕神経叢　Brachial plexus　1.11，**4.13**
　神経幹　Trunks of brachial plexus　4.29
　　下神経幹　Inferior trunk of brachial plexus　4.29
　　上神経幹　Superior trunk of brachial plexus　4.29
　　中神経幹　Middle trunk of brachial plexus　4.29
　神経根　Root of brachial plexus　4.29
　神経束　Cord of brachial plexus　4.29
　　外側神経束　Lateral cord of brachial plexus　4.29
　　後神経束　Posterior cord of brachial plexus　4.29
　　内側神経束　Medial cord of brachial plexus　4.29
腕橈関節　Humeroradial joint　2.12
腕橈骨筋　Brachioradialis muscle　**3.21**，3.22，3.24
腕頭静脈　Brachiocephalic vein　**5.12**，5.14，5.20，6.7，8.4，11.4
腕頭動脈　Brachiocephalic artery　**5.12**，5.14，8.4，11.4

ネッター解剖学カラーリングテキスト 原書第3版

2025年 1月15日　発行	著　者　John T. Hansen
	監訳者　相磯貞和
	発行所　エルゼビア・ジャパン株式会社
	☎（出版）03-3589-5024
	発売元　株式会社 南 江 堂
	〒113-8410　東京都文京区本郷三丁目42番6号
	☎（出版）03-3811-7235　（営業）03-3811-7239
	ホームページ　https://www.nankodo.co.jp/
	組版・印刷・製本　広研印刷株式会社

Netter's Anatomy Coloring Book, 3rd Ed
Ⓒ 2025 Elsevier Japan K.K.

定価は表紙に表示してあります．
落丁・乱丁の場合はお取り替えいたします．

Printed and Bound in Japan
ISBN 978-4-524-20464-9

本書の無断複製を禁じます．
JCOPY〈出版者著作権管理機構 委託出版物〉
本書の無断複製は，著作権法上での例外を除き禁じられています．複製される場合は，そのつど事前に，出版者著作権管理機構（TEL 03-5244-5088，FAX 03-5244-5089，e-mail: info@jcopy.or.jp）の許諾を得てください．

本書のコピー，スキャン，デジタル化等の無断複製は著作権法上の例外を除き禁じられています．違法ダウンロードはもとより，代行業者等の第三者によるスキャンやデジタル化はたとえ個人や家庭内での利用でも一切認められていません．著作権者の許諾を得ないで無断で複製した場合や違法ダウンロードした場合は，著作権侵害として刑事告発，損害賠償請求などの法的措置をとることがあります．
＜発行所：エルゼビア・ジャパン株式会社＞